Hand Surgery
Tricks of the Trade

手外科 手术技巧

原著 [美] Pedro K. Beredjiklian

主审 劳 杰 田 文 邵新中

主译 于亚东

中国科学技术出版社

·北京·

图书在版编目（CIP）数据

手外科：手术技巧 /（美）佩德罗·K. 贝雷吉利安 (Pedro K. Beredjiklian) 原著；于亚东主译 . -- 北京：中国科学技术出版社，2025.1. -- ISBN 978-7-5236-0992-7

Ⅰ . R658.2

中国国家版本馆 CIP 数据核字第 2024TG4579 号

著作权合同登记号：01-2023-3712

策划编辑	丁亚红　孙　超
责任编辑	韩　放
装帧设计	佳木水轩
责任印制	徐　飞

出　　版	中国科学技术出版社
发　　行	中国科学技术出版社有限公司
地　　址	北京市海淀区中关村南大街 16 号
邮　　编	100081
发行电话	010-62173865
传　　真	010-62179148
网　　址	http://www.cspbooks.com.cn

开　　本	889mm×1194mm　1/16
字　　数	724 千字
印　　张	31
版　　次	2025 年 1 月第 1 版
印　　次	2025 年 1 月第 1 次印刷
印　　刷	北京博海升彩色印刷有限公司
书　　号	ISBN 978-7-5236-0992-7/R·3335
定　　价	298.00 元

译校者名单

主　审　劳　杰　田　文　邵新中

主　译　于亚东

副主译　于晓飞　王　立　许娅莉

译　者　（以姓氏笔画为序）

于昆仑　王丰羽　田　野　白江博

吕　莉　张栋栋　张晓然

内容提要

本书引进自 Thieme 出版社，由国际知名骨科专家 Pedro K. Beredjiklian 博士领衔编写，汇集了众多专家多年的实践经验与技巧。全书共十四篇 88 章，对手外科相关的关键原则、手术方法、潜在风险和并发症等主题进行了全面且专业的阐释，涵盖了腕和手的急慢性肌腱、神经、韧带和骨损伤的手术治疗，肌腱转位、韧带重建、关节置换术、截骨术和关节固定术等重建操作，肘、腕和手部的慢性肌腱病和神经嵌压的处理，关节炎、皮肤缺损、Dupuytren 病和手部化脓性感染的手术技术，腕管综合征的内镜及关节镜技术等内容。本书视角独特、逻辑清晰、图片丰富，可帮助读者详细了解及掌握相关操作细节，可作为相关专业实习医师及住院医师的重要参考书，亦可供经验丰富的手外科医师在临床实践中查阅借鉴。

原著者名单

原著者

Pedro K. Beredjiklian, MD
Senior Vice President of Clinical
    Affairs

Chief of the Hand Service
Rothman Orthopaedic Institute
Professor of Orthopaedic Surgery

Sidney Kimmel Medical College
Thomas Jefferson University
Philadelphia, Pennsylvania, USA

合著者

Ludovico Lucenti, MD
Orthopaedic surgeon
Department of Orthopaedics and
    Traumatology
Policlinico Casilino Hospital
Rome, Italy

Kevin F. Lutsky, MD
Associate Professor
Department of Orthopaedic Surgery
Sidney Kimmel Medical College
Thomas Jefferson University
Philadelphia, Pennsylvania;
Research Director
Division of Hand Surgery
Rothman Orthopaedic Institute

Egg Harbor Township, New Jersey, USA

Jonas L. Matzon, MD
Associate Professor
Department of Orthopaedic Surgery
Sidney Kimmel Medical College
Thomas Jefferson University
Philadelphia, Pennsylvania;
Rothman Orthopaedic Institute-Hand, Wrist,
    Elbow, & Microvascular Surgery
Washington Township, New Jersey, USA

Michael Rivlin, MD
Associate Professor
Department of Hand and Orthopaedic
    Surgery

Rothman Institute of Orthopaedics
Sidney Kimmel Medical College
Thomas Jefferson University
Philadelphia, Pennsylvania, USA

Virak Tan, MD
Clinical Professor of Orthopedics
Rutgers-New Jersey Medical School
Institute for Hand and Arm Surgery
Madison, New Jersey, USA

Michael M. Vosbikian, MD
Assistant Professor
Department of Orthopaedic Surgery
Rutgers-New Jersey Medical School
Newark, New Jersey, USA

参编者

Jack Abboudi, MD
Assistant Professor
Department of Orthopaedic Surgery
Sidney Kimmel Medical College
Thomas Jefferson University
Philadelphia, Pennsylvania;
Rothman Orthopaedic Institute-Hand, Wrist,
    Elbow, & Microvascular Surgery
Malvern, Pennsylvania, USA

Joshua M. Abzug, MD
Associate Professor
Departments of Orthopedics and Pediatrics
University of Maryland School of Medicine;
Director, University of Maryland Brachial
    Plexus Practice

Director of Pediatric Orthopedics
University of Maryland Medical Center;
Deputy Surgeon-in-Chief
University of Maryland Children's Hospital;
Director and Founder, Camp Open Arms
Timonium, Maryland, USA

Irfan H. Ahmed, MD
Associate Professor
Director, Hand Surgery Fellowship
Chief, Hand and Upper Extremity Surgery
Department of Orthopaedics, University Hospital
New Jersey Medical School
Rutgers, The State University of New Jersey
Newark, New Jersey, USA

Daren Aita, MD
Orthopaedic Surgeon
Rothman Orthopaedic Institute-Hand, Wrist,
    Elbow, & Microvascular Surgery
Trenton, New Jersey, USA

Takintope Akinbiyi, MD, MSc
Chief Resident
Division of Plastic Surgery
Perelman School of Medicine
University of Pennsylvania
Philadelphia, Pennsylvania, USA

Salah Aldekhayel, MD, MEd, FRCSC
Assistant Professor of Plastic Surgery
Division of Plastic and Reconstructive Surgery

King Saud bin Abdulaziz University for Health
   Sciences
Riyadh, Saudi Arabia

MM. Al-Qattan, MD
Consultant Plastic Surgeon and Professor of
   Surgery
Head, Division of Plastic Surgery
King Saud University Riyadh, Saudi Arabia
Director, College of Medicine Research Center
   (CMRC) Medical College
King Saud University, Riyadh

Michael Aversano, MD
Orthopedic surgeon
Department of Pediatric Orthopaedic Surgery
Division of Pediatric Hand & Upper Extremity
   Surgery
Joe DiMaggio Children's Hospital
Hollywood, Florida, USA

Haripriya S. Ayyala, MD
Resident
Division of Plastic Surgery
Rutgers-New Jersey Medical School
Newark, New Jersey, USA

Armin Badre, MD, MSc, FRCSC
Assistant Clinical Professor
Western Upper Limb Facility (WULF)
Division of Orthopaedic Surgery, Department of
   Surgery
University of Alberta
Edmonton, Alberta, Canada

Steven Beldner, MD
Assistant Professor
Donald and Barbara Zucker School of Medicine
   at Hofstra/Northwell
Department of Orthopaedic Surgery
Lenox Hill Hospital-Northwell Health
New York, New York, USA

Oded Ben-Amotz, MD
Hand surgeon
Penn Musculoskeletal Center
Penn Medicine University City
Philadelphia, Pennsylvania, USA

Pedro K. Beredjiklian, MD
Senior Vice President of Clinical Affairs
Chief of the Hand Service
Rothman Orthopaedic Institute
Professor of Orthopaedic Surgery
Sidney Kimmel Medical College
Thomas Jefferson University
Philadelphia, Pennsylvania, USA

Philip E. Blazar, MD
Chief Division of Hand Surgery
Associate Professor of Orthopaedic Surgery
Harvard Medical School
Brigham Health

Boston, Massachusetts, USA

David J. Bozentka, MD
Chief, Orthopaedic Surgery
Penn Presbyterian Medical Center;
Chief, Hand Surgery Section
Department of Orthopedic Surgery;
Associate Professor
Perelman School of Medicine of the University
   of Pennsylvania
Philadelphia, Pennsylvania, USA

Philip S. Brazio, MD
Clinical Instructor, Microsurgery
Division of Plastic and Reconstructive Surgery
Stanford University
Palo Alto, California, USA

Lance M. Brunton, MD
Excela Health Orthopaedics and Sports Medicine
Latrobe, Pennsylvania, USA

Matthew B. Cantlon, MD
Orthopaedic Hand and Upper Extremity Surgeon
Orthopaedic and Neurosurgery Specialists
Greenwich, Connecticut, USA

Na Cao, MD
Resident
Department of Orthopaedic Surgery
Tufts Medical Center
Boston, Massachusetts, USA

John T. Capo, MD
Chief of Hand Surgery
Vice Chairman of Orthopaedics
Residency Program Director
RWJ Barnabas Health
Jersey City Medical Center
Jersey City, New Jersey, USA

Robert B. Carrigan, MD
Attending Orthopaedic Surgeon
Division of Orthopaedic Surgery
Children's Hospital of Philadelphia
Philadelphia, Pennsylvania, USA

Alexandria L. Case, MS
Orthopaedic Clinical Research Coordinator
Department of Orthopaedics
University of Maryland School of Medicine
Timonium, Maryland, USA

Benjamin Chang, MD
Professor of Clinical Surgery
Associate Chief, Division of Plastic Surgery
University of Pennsylvania Perelman School of
   Medicine
Philadelphia, Pennsylvania, USA

Claudia de Cristo, MD
Orthopaedic surgeon
Department of Orthopaedics and Traumatology
University Hospital "Policlinico-Vittorio

Emanuele"
University of Catania
Catania, Sicily, Italy

Charles A. Daly, MD
Consultant
Shoulder, Elbow, Hand & Wrist Surgery
Emory Upper Extremity Center;
Department of Orthopaedic Surgery
Emory University
Atlanta, Georgia, USA

Martin Dolan, MD
Orthopedic surgeon
Harvard Vanguard Medical Associates
Boston, Massachusetts, USA

Christopher Doumas, MD
Clinical Assistant Professor
Rutgers Robert Wood Johnson Medical School
Chief of Hand Surgery
Jersey Shore University Medical Center
University Orthopaedic Associates, LLC
Somerset, New Jersey, USA

A. Samandar Dowlatshahi, MD
Instructor, Harvard Medical School
Division of Hand Surgery, Department of
   Orthopaedics
Division of Plastic Surgery, Department of Surgery
Beth Israel Deaconess Medical Center
Boston, Massachusetts, USA

Matthew L. Drake, MD
Orthopedic Hand Surgeon
Olathe Health Johnson County Orthopedics and
   Sports Medicine
Olathe, Kansas, USA

John C. Dunn, MD
Walter Reed National Military Medical Center
Bethesda, Maryland, USA
Curtis National Hand Center
Baltimore, Maryland, USA

Daniel Fletcher, MD, ABOS, CAQSH, ASSH
Hand, Upper Extremity, and Shoulder Surgeon
Member, Rothman Institute Board of Councils
President, Trenton Orthopaedic Group at Rothman
   Institute
President, New Jersey Surgery Center
Trenton, New Jersey, USA

Christopher L. Forthman, MD
Consultant
Shoulder, Elbow, Hand & Wrist Surgery
Greater Chesapeake Hand to Shoulder Specialists
Curtis National Hand Center
Medstar Union Memorial Hospital
Baltimore, Maryland, USA

John R. Fowler, MD
Assistant Dean and Associate Professor
Department of Orthopaedics

University of Pittsburgh
Pittsburgh, Pennsylvania, USA

Gregory G. Gallant, MD, MBA
Rothman Orthopaedic Institute
Orthopaedic Surgeon
Hand, Wrist, Elbow, and Shoulder Specialist
Microvascular Surgeon
Doylestown, Pennsylvania, USA

Joseph D. Galloway, MD
Resident Physician
Department of Orthopaedic Surgery
Rutgers-New Jersey Medical School
Newark, New Jersey, USA

Rohit Garg, MD
Orthopaedic Hand Surgeon
Massachusetts General Hospital
Boston, Massachusetts, USA

Roger B. Gaskins, III, MD
Hand & Upper Extremity Surgeon
Florida Medical Clinic
Tampa, Florida, USA

R. Glenn Gaston, MD
Fellowship Director
Ortho Carolina Hand and Upper Extremity
  Fellowship
Chief of Hand Surgery
Atrium Musculoskeletal Institute
Charlotte, North Carolina, USA

Grigory E. Gershkovich, MD
Orthopaedic Surgeon
Tower Health Medical Group
Hand & Upper Extremity Surgery
Division of Orthopaedic Surgery
Phoenixville Hospital
Phoenixville, Pennsylvania, USA

Juan M. Giugale, MD
Hand and Upper Extremity Fellow
Department of Orthopaedics
University of Pittsburgh
Pittsburgh, Pennsylvania, USA

Ruby Grewal, MD
Associate Professor
Roth|McFarlane Hand and Upper Limb Center
University of Western Ontario
St. Joseph's Health Center
London, Ontario, Canada

Hari Om Gupta, DO, MSc
Orthopaedic Surgeon
LECOMT-Larkin Community Hospital
Miami Hand and Upper Extremity Institute
Miami, Florida, USA

Kevin D. Han, MD
Faculty Physician, BUMC-P
University of Arizona College of Medicine

Arizona Center for Hand Surgery
Phoenix, Arizona, USA

Curt Hanenbaum, MS IV
Medical Student
University of Connecticut
Storrs, Connecticut, USA

Carl M. Harper, MD, FAAOS
Assistant Professor
Department of Orthopedic Surgery
Division of Hand & Upper Extremity Surgery
Harvard Medical School
Boston, Massachusetts, USA

Jessica Hawken, MD
Orthopaedic Surgery Resident
Curtis National Hand Center
MedStar Union Memorial Hospital
Baltimore, Maryland, USA

J. Michael Hendry, MD, MSc
Assistant Professor, Queen's University
Division of Plastic Surgery
Kingston Health Sciences Centre
Kingston, Ontario, Canada

James P. Higgins, MD
Chief of Hand Surgery
Curtis National Hand Center
Medstar Union Memorial Hospital
Baltimore, Maryland, USA

Charles E. Hoffler, II, PhD, MD
Associate Professor of Orthopaedic Surgery at
  Larkin
Nova Southeastern University
Miami Hand and Upper Extremity Institute
Miami, Florida, USA

Ryan A. Hoffman, MD
Orthopedic Surgery Resident
Department of Orthopedic Surgery
Einstein Healthcare Network
Philadelphia, Pennsylvania, USA

Patrick A. Holt, MD, PhD
Orthopedic Surgeon
Peninsula Orthopaedic Associates
Salisbury, Maryland, USA

Bryan A. Hozack, MD
Chief Resident
Department of Orthopaedic Surgery
Thomas Jefferson University Hospital
Rothman Orthopaedics
Philadelphia, Pennsylvania, USA

Asif M. Ilyas, MD, MBA, FACS
Professor & Fellowship Program Director
Rothman Orthopaedic Institute
Thomas Jefferson University
Philadelphia, Pennsylvania, USA

Matthew L. Iorio, MD
Associate Professor
Director, PRS Hand Surgery Service
Co-Director, Extremity Microsurgical
  Reconstruction
Co-Director, Wound Care Program
Division of Plastic Surgery
University of Colorado Hospital
Aurora, Colorado, USA

Megan L. Jimenez, DO
Fellow
Sports Medicine and Surgery
Washington University
St. Louis, Missouri, USA

Christopher Jones, MD
Associate Professor
Department of Orthopaedic Surgery
Sidney Kimmel Medical College
Thomas Jefferson University
Rothman Orthopaedic Institute-Hand, Wrist,
  Elbow, & Microvascular Surgery
Philadelphia, Pennsylvania, USA

Jesse B. Jupiter, MD
Past President, American Shoulder and Elbow
  Surgeons
Hansjoerg Wyss/AO Professor
Harvard Medical School
Visiting Orthopedic Surgeon
Massachusetts General Hospital
Boston, Massachusetts, USA

Amir R. Kachooei, MD
Assistant Professor and Surgeon
Department of Orthopedic Hand and Elbow
Orthopedic Research Center
Mashhad University of Medical Sciences
Ghaem Hospital, Ahmad-Abad Street
Mashhad, Iran

Patricia M. Kallemeier, MD
Orthopaedic Surgeon
Hand, Wrist and Elbow Surgery
DMOS Orthopaedic Centers
West Des Moines, Iowa, USA

Brian Katt, MD
Hand and Upper Extremity Surgeon
Division of Hand Surgery
Rothman Institute
Philadelphia, Pennsylvania, USA

Ryan D. Katz, MD
Attending Hand Surgeon
Curtis National Hand Center
MedStar Union Memorial Hospital
Baltimore, Maryland, USA

Jonathan Keith, MD, FACS
Associate Professor
Division of Plastic Surgery

Rutgers New Jersey Medical School
Newark, New Jersey, USA

Julia A. Kenniston, MD
Orthopedic Hand Surgeon
Plymouth Bay Orthopedic Associates, Inc.
Plymouth, Massachusetts, USA

Peter S. Kim, MD
Orthopedic hand surgeon
Orthopedics and Sports Medicine, Atrius Health
Instructor of Surgery
Harvard Medical School
Boston, Massachusetts, USA

William H. Kirkpatrick, MD
Clinical Associate Professor
Department of Orthopaedic Surgery
Sidney Kimmel Medical College
Thomas Jefferson University
Rothman Orthopedic Institute
Division of Hand Surgery
Philadelphia, Pennsylvania, USA

William J. Knaus, MD
Assistant Professor of Surgery, Plastic and
   Reconstructive Surgery
Department of Surgery
Emory University School of Medicine
Atlanta, Georgia, USA

Moody Kwok, MD
Orthopedic hand surgeon
Rothman Institute
Willow Grove, Pennsylvania, USA

Dawn M. LaPorte, MD
Professor and Vice Chair Education
Department of Orthopaedic Surgery
Johns Hopkins University School of Medicine
Baltimore, Maryland, USA

David W. Lee, MD
Orthopedic Surgery Resident
Department of Orthopedic Surgery
Rutgers Robert Wood Johnson Medical School
New Brunswick, New Jersey, USA

Edward S. Lee, MD, MS
Chief
Division of Plastic Surgery
Rutgers-New Jersey Medical School
Newark, New Jersey, USA

Charles F. Leinberry, MD
Associate Professor
Department of Orthopaedic Surgery
Sidney Kimmel Medical College
Thomas Jefferson University
Hand and Wrist Specialist
Rothman Orthopaedic Institute
Bensalem, Pennsylvania, USA

Laura Lewallen, MD
Assistant Professor
Department of Orthopaedic Surgery
Johns Hopkins University School of Medicine
Baltimore, Maryland, USA

Zhongyu Li, MD, PhD
Professor
Department of Orthopaedic Surgery,
Wake Forest Baptist Medical Center
Wake Forest School of Medicine
Winston-Salem, North Carolina, USA

Ines C. Lin, MD, MSEd
Assistant Professor of Surgery
Department of Surgery
Division of Plastic Surgery
Perelman School of Medicine at the University of
   Pennsylvania
Philadelphia, Pennsylvania, USA

Frederic E. Liss, MD
Clinical Associate Professor
Department of Orthopaedic Surgery
Sidney Kimmel Medical College
Thomas Jefferson University;
Hand, Wrist, Elbow and Shoulder Surgery
Rothman Orthopaedic Institute
Philadelphia, Pennsylvania, USA

Sara Low, MD
Einstein Orthopedic Specialists
Einstein Healthcare Network
Philadelphia, Pennsylvania, USA

Ludovico Lucenti, MD
Orthopaedic surgeon
Department of Orthopaedics and Traumatology
Policlinico Casilino Hospital
Rome, Italy

Kevin F. Lutsky, MD
Associate Professor
Department of Orthopaedic Surgery
Sidney Kimmel Medical College
Thomas Jefferson University
Philadelphia, Pennsylvania;
Research Director
Division of Hand Surgery
Rothman Orthopaedic Institute
Egg Harbor Township, New Jersey, USA

Jacques A. Machol, IV, MD, FACS
Clinical Assistant Professor
USC Division of Plastic Surgery
Department of Plastic Surgery
Southern California Permanente Group
Los Angeles, California, USA

Derek L. Masden, MD, FACS
Vice Chairman of Plastic Surgery, MedStar
Washington Hospital Center
Plastic Surgery/Hand Surgery, MedStar

Washington Hospital Center;
Assistant Clinical Professor
Department of Plastic Surgery, MedStar
Georgetown University Hospital
Washington, DC, USA

Jonas L. Matzon, MD
Associate Professor
Department of Orthopaedic Surgery
Sidney Kimmel Medical College
Thomas Jefferson University
Philadelphia, Pennsylvania;
Rothman Orthopaedic Institute-Hand, Wrist,
   Elbow, & Microvascular Surgery
Washington Township, New Jersey, USA

Donald Mazur, MD
Orthopaedic Sports Medicine
Rothman Orthopaedics
Philadelphia, Pennsylvania, USA

Kenneth R. Means, Jr. MD
Vice-Chief
Curtis National Hand Center
MedStar Union Memorial Hospital
Baltimore, Maryland, USA

Juana Medina, MD
Orthopedic surgeon
Hand Surgery
Unidad Ortopedica de Colombia
Bogota, Colombia

Megan R. Miles, MD
Orthopaedic Surgery Resident
The Curtis National Hand Center
MedStar Union Memorial Hospital
Baltimore, Maryland, USA

Justin M. Miller, DO
Orthopaedic Co-Chief Resident
RWJ Barnabas Health
Jersey City Medical Center
Jersey City, New Jersey, USA

Dominic J. Mintalucci, MD
Hand & Upper Extremity Surgeon
Co-Director, The Hand Center at Santa Rosa
   Orthopaedics
Santa Rosa Orthopaedic Medical Group
Santa Rosa, California, USA

Bruce A. Monaghan, MD
Chairman
Department of Surgery
Inspira Medical Center Mullica Hill
Premier Orthopaedic Associates of Southern
   New Jersey
Mullica Hill, New Jersey, USA

James Monica, MD
Clinical Assistant Professor
Rutgers University/University Orthopaedic
   Associates

Somerset, New Jersey, USA

Nathan T. Morrell, MD
Assistant Professor, Orthopaedic Surgery
Orthopaedic Hand & Upper Extremity Surgery
University of New Mexico Health Sciences Center
Albuquerque, New Mexico, USA

Chaitanya S. Mudgal, MD, MS, MCh
Associate Professor in Orthopaedic Surgery
Harvard Medical School
Department of Orthopaedic Surgery
Hand Surgery Service
Massachusetts General Hospital
Boston, Massachusetts, USA

Van Thuc Nguyen, DO
Resident
Department of General Surgery
Arnot Ogden Medical Center
Elmira, New York, USA

Genghis E. Niver, MD
Hand and Upper Extremity Surgeon
Summit Medical Group
Florham Park, New Jersey, USA

John E. Nolan, III, MD, MS
Orthopaedic Surgery Resident
University of Vermont Medical Center
Burlington, Vermont, USA

Meredith N. Osterman, MD
Assistant Professor
Upper extremity and Microvascular Surgery
Thomas Jefferson University Hospital
The Philadelphia Hand to Shoulder Center
King of Prussia, Pennsylvania, USA

Nader Paksima, DO, MPH
Clinical Professor of Orthopedic Surgery
Associate Chief of Hand Service
NYU School of Medicine
New York, New York, USA

Pranay M. Parikh, MD
Chief, Section of Hand Surgery
Chief, Division of Plastic & Reconstructive
  Surgery
Assistant Professor of Surgery
University of Massachusetts Medical School
Baystate Medical Center
Springfield, Massachusetts, USA

Anthony Parrino, MD
Orthopedic surgeon
Department of Orthopaedic Surgery
University of Connecticut Health Center
Farmington, Connecticut, USA

Michael J. Pensak, MD
President
Ocean Orthopedic Associates
Toms River, New Jersey, USA

Craig S. Phillips, MD
Hand and Upper Extremity Surgeon
The Illinois Bone & Joint Institute;
Clinical Assistant Professor of Surgery
Department of Orthopaedic Surgery
The University of Chicago Hospitals
Pritzker School of Medicine
Chicago, Illinois, USA

Daniel B. Polatsch, MD
Assistant Professor
Donald and Barbara Zucker School of Medicine
  at Hofstra/Northwell
Department of Orthopaedic Surgery
Lenox Hill Hospital-Northwell Health
New York, New York, USA

Remy V. Rabinovich, MD
Attending Physician
Department of Orthopaedic Surgery
Lenox Hill Hospital-Northwell Health
New York, New York USA

James S. Raphael, MD
Chairman
Department of Orthopedic Surgery
Director of Hand & Upper Extremity Surgery
Einstein Healthcare Network
Philadelphia, Pennsylvania, USA

Lee M. Reichel, MD
Orthopaedic Surgeon
Austin Regional Clinic;
Associate Professor
UT Austin, Dell Medical School
Austin, Texas, USA

Michael E. Rettig, MD
Clinical Professor
Department of Orthopedic Surgery
New York University Langone Medical Center
New York, New York, USA

Marc J. Richard, MD
Associate Professor
Hand, Upper Extremity, and Microvascular
  Surgery
Department of Orthopaedic Surgery
Duke University Medical Center
Durham, North Carolina, USA

David Ring, MD, PhD
Associate Dean for Comprehensive Care
Professor of Surgery and Psychiatry
Dell Medical School
The University of Texas at Austin
Austin, Texas, USA

Michael Rivlin, MD
Associate Professor
Department of Hand and Orthopaedic Surgery
Rothman Institute of Orthopaedics
Sidney Kimmel Medical College

Thomas Jefferson University
Philadelphia, Pennsylvania, USA

Craig Rodner, MD
Associate professor
Department of Orthopaedic Surgery
University of Connecticut Health Center
Farmington, Connecticut, USA

Santiago Rodriguez, MD
Resident
Department of Orthopaedic Surgery
University of Connecticut Health Center
Farmington, Connecticut, USA

Brandon Rogalski, MD
Orthopedic Surgery Resident
The Philadelphia Hand Center
King of Prussia, Pennsylvania, USA

Stephen Ros, MD, PhD
Orthopedic Surgery Resident
Rutgers RobertWood Johnson Medical School
New Brunswick, New Jersey, USA

Jason M. Rovak, MD
Hand Surgeon
Hand Surgery Associates, P.C
Denver, Colorado, USA

Tamara D. Rozental, MD
Chief, Hand and Upper Extremity Surgery
Professor of Orthopaedic Surgery
Harvard Medical School
Beth Israel Deaconess Medical Center
Boston, Massachusetts, USA

Aaron Rubinstein, MD
Orthopaedic surgeon
Division of Orthopaedic Surgery
Rutgers New Jersey Medical School
Newark, New Jersey, USA

David E. Ruchelsman, MD, FAAOS
Chief of Hand Surgery
Director, Hand Surgery Research & Education
  Foundation
Clinical Associate Professor of Orthopaedic
  Surgery
NWH Department of Orthopaedic Surgery
Boston, Massachusetts, USA

Joseph Said III, MD
Orthopedic Hand and Upper Extremity Surgeon
Summit Medical Group
Westfield, New Jersey, USA

Keith A. Segalman, MD
Attending Physician
Curtis National Hand Center
Assistant Clinical Professor
Department of Orthopedic Surgery
Johns Hopkins Hospital
Baltimore Maryland, USA

Daniel A. Seigerman, MD
Rothman Orthopedic Institute;
Assistant Professor
Department of Orthopedic Surgery
Zucker School of Medicine, Hofstra/Northwell;
Chief of Hand Surgery, Phelps Hospital
New York, New York, USA

Adam B. Shafritz, MD
Professor of Orthopaedics and Rehabilitation
University of Vermont
Robert Larner, MD College of Medicine
Burlington, Vermont, USA

Jonathan W. Shearin, MD
Hand and Upper Extremity Surgeon
Tri-County Orthopaedics
Cedar Knolls, New Jersey, USA

Violeta Gutierrez Sherman, MD
Orthopaedic Surgeon
Kaiser Permanente
Hand & Upper Extremity Surgery
Kaiser Fresno Medical Center
Fresno, California, USA

Eon K. Shin, MD
Associate Professor
Department of Orthopaedic Surgery
Sidney Kimmel Medical College
Thomas Jefferson University
Philadelphia Hand to Shoulder Center
Langhorne, Pennsylvania, USA

Valeriy Shubinets, MD
Hand Surgery Fellow
Curtis National Hand Center
Union Memorial Hospital
Baltimore, Maryland, USA

Mark Snoddy, MD
Hand and Upper Extremity Fellow
Department of Orthopaedics
Brigham and Womens Hospital
Boston, Massachusetts, USA

Samir Sodha, MD
Chief of Hand Surgery
Assistant Professor
Department of Orthopaedic Surgery
Hackensack-Meridian School of Medicine at
  Seton Hall University
Rothman Orthopedic Institute
Hackensack, New Jersey, USA

David R. Steinberg, MD
Professor

Director, Hand and Upper Extremity Fellowship
Department of Orthopaedic Surgery
Perelman School of Medicine
University of Pennsylvania
Philadelphia, Pennsylvania, USA

T. Robert Takei, MD
Hand and Upper Extremity Surgeon
Rothman Orthopedic Institute;
Chief, Hand Surgery
Abington Memorial Hospital
Abington, Pennsylvania, USA

Virak Tan, MD
Clinical Professor of Orthopedics
Rutgers-New Jersey Medical School
Institute for Hand and Arm Surgery
Madison, New Jersey, USA

Brian A. Tinsley, MD
Orthopaedic surgeon
Orthopaedic Associates of Reading
Wyomissing, Pennsylvania, USA

Richard Tosti, MD
Hand, Wrist, Elbow, and Microvascular Surgeon
Philadelphia Hand to Shoulder Center;
Assistant Professor
Department of Orthopaedic Surgery
Thomas Jefferson University
King of Prussia, Pennsylvania, USA

Joseph Upton, MD
Hand and microvascular surgery
Childrens Hospital Boston
Boston Shriners Hospital
Beth Israel Deaconess Hospital;
Professor of Surgery
Harvard Medical School
Boston, Massachusetts, USA

Menar Wahood, DO
Orthopaedic surgeon
Larkin Community Hospital
Miami Hand and Upper Extremity Institute
Miami, Florida, USA

Mark L. Wang, MD, PhD
Associate Professor
Department of Orthopaedic Surgery
Sidney Kimmel Medical College
Thomas Jefferson University
Division of Hand Surgery
Rothman Orthopaedic Institute
Philadelphia, Pennsylvania, USA

Christopher Williamson, MD
Orthopaedic surgeon
Einstein Orthopedic Specialists
Einstein Healthcare Network
King of Prussia, Pennsylvania, USA

Jason D. Wink, MD, MS
Chief Resident
Division of Plastic Surgery
University of Pennsylvania
Philadelphia, Pennsylvania, USA

Jennifer Moriatis Wolf, MD
Professor
Department of Orthopaedic Surgery
The University of Chicago
Chicago, Illinois, USA

Kirk Wong, MD
Orthopedic surgeon
Rebound Orthopedics
Vancouver, Washington, USA

Katharine Criner Woozley, MD
Associate Professor
Department of Orthopaedic Surgery
Einstein Healthcare Network
Philadelphia, Pennsylvania, USA

George L. Yeh, MD
Orthopedic Surgeon
Potomac Valley Orthopaedic Associates
Olney, Maryland, USA

Rosemary Yi, MD
Clinical Instructor
Orthopedic Surgery Division
Rutgers University-New Jersey Medical School
RWJ Barnabas Health
Institute for Hand and Arm Surgery
Harrison, New Jersey, USA

John M. Yingling, DO
Orthopaedic Co-Chief Resident
RWJ Barnabas Health
Jersey City Medical Center
Jersey City, New Jersey, USA

Mikhail Zusmanovich, MD
Orthopedic surgeon
Department of Orthopaedic Surgery
New York University/Hospital for Joint Diseases
New York, New York, USA

原书序

费城 Rothman 研究所是美国最受推崇的骨科学术机构之一，Pedro K. Beredjiklian 博士是该研究所手部系主任，长期致力于住院医师及实习医师的教育及培训工作，*Hand Surgery:Tricks of the Trade* 即为最好的证明。尽管互联网上信息和视频内容激增，但本书仍是当下重要的专业教育资源。

所有与手外科相关的主要专题均在十四篇 88 章中进行讨论，每一章均由该领域的权威学者共同撰写。Beredjiklian 博士及 6 位合著者保证每一章的内容都是最新且准确的，各章包括腕和手的急慢性肌腱、神经、韧带和骨损伤的手术治疗，肌腱转位、韧带重建、关节置换术、截骨术和关节固定术等针对后遗症所需的重建操作，肘关节、腕关节和手部的慢性肌腱病和神经嵌压，关节炎、皮肤缺损、Dupuytren 病和手部化脓性感染的手术技术，腕管综合征的内镜及关节镜技术。

本书针对专业化主题全面阐述了"如何做"的要点内容，所述操作关键原则均与手术方法、潜在风险和并发症有关，更重要的是书中还包含著者提出的技巧、要点和经验教训。每一章都提供了一份参考资料清单，仅限于那些被认为是最重要的参考资料，以及一些关于进一步阅读这一主题的建议，不仅实习医师和住院医师可从书中受益，经验丰富的手外科医师也将受益，因为本书对他们临床实践中不常遇到的随访问题和手术方法问题同样具有指导作用。当然，我们的患者会成为最终的受益者。*Hand Surgery:Tricks of the Trade* 应成为每一位手外科医师的藏书。

Martin A. Posner, M.D.
Professor of Orthopedic Surgery
NYU School of Medicine
Chief:Division of Hand Surgery
NYU-Langone Orthopedic Hospital
New York City, New York, USA

译者前言

在笔者初涉手外科之际，曾反复阅读王澍寰院士主编的《手外科学》（2006 年）和顾玉东院士主编的《手外科手术学》（2007 年），受益颇多。之后，笔者在工作中多次参与编写手外科相关专著，并主译《肩肘手外科学：骨科核心知识》（2009年），积累了一定的经验和技巧。但在看到 Hand Surgery: Tricks of the Trade 时，笔者仍感到十分震撼。

本书的特色之一是它的版式，著者通过清晰的逻辑、独特的视角、丰富的彩色照片和手绘图片由浅入深地展示了手术技巧的各个方面，方便读者理解与掌握。

本书的特色之二是它的内容，书中总结了大量手术技巧，体现了多位著者丰富的临床经验和操作技术，非常值得国内同行借鉴参考。

在中文版即将付梓之际，感谢翻译团队的各位成员、同事及家人。正是有了他们的支持和付出，本书才能顺利完成并出版。由于中外术语规范及语言表达习惯有所差异，中文翻译版中可能遗有疏漏之处，敬请各位同道谅解并提出修改建议！

河北医科大学第三医院　于亚东

原书前言

从教学方面来说，手外科领域有许多可用的参考书，主题涉猎甚广。然而，尽管这些书中有很详细的介绍，但关于手术需要遵循的确切步骤和具体信息是有限的，本书的宗旨即在于此。这项工作旨在以清晰和可重复的方式介绍常见的手部手术外科的基础知识，这些章节可以使读者学习和回顾与每个过程相关的基本步骤和重要问题。换句话说，这是一部关于"如何做"的教科书，是一部医学生、外科实习医师和手外科医师均应牢记于心的著作。

本书的关键特色是每一章的组织结构一致，旨在让读者快速阅读手术步骤和回顾手术步骤相关的要点，重点强调手术技术。

我们对手外科大范围的主题信息进行了综合汇总，使其成为涵盖所有手术方法的参考书，为了补充这些信息，每一章都有大量的说明，不仅阐述了重要解剖，还详述了手术中的技巧，这些技巧将作为手术过程中的关键要点。

我们要感谢各章撰稿人在该领域的奉献，他们致力于分享自己的知识和经验。此外，我们非常感谢从事组织和汇编大量资料的各位主创人员。

Pedro K. Beredjiklian, MD

献 词

感谢我的两个儿子 Peter 和 Kirk，还有我可爱的妻子 Mary，他们一直激励我，如果没有他们的支持、耐心、奉献和理解，本书是不可能完成的。

目　录

第一篇　肌腱损伤

第 1 章　伸肌腱损伤修复（1、3、5 区）……………………………………………………… 002

第 2 章　伸肌腱损伤修复（2、4、6 ～ 9 区）…………………………………………………… 008

第 3 章　屈肌腱损伤修复（1 区）……………………………………………………………… 013

第 4 章　屈肌腱损伤修复（2 区）……………………………………………………………… 018

第 5 章　屈肌腱损伤修复（3 ～ 5 区）………………………………………………………… 022

第二篇　肌腱功能重建

第 6 章　屈肌腱功能重建（2 区）……………………………………………………………… 028

第 7 章　桡神经麻痹的肌腱转位……………………………………………………………… 035

第 8 章　低位正中神经麻痹的肌腱转位……………………………………………………… 042

第 9 章　低位尺神经麻痹的肌腱转位………………………………………………………… 054

第 10 章　示指固有伸肌腱转位修复拇长伸肌腱断裂……………………………………… 060

第 11 章　示指固有伸肌腱转位修复指总伸肌腱断裂……………………………………… 065

第 12 章　指浅屈肌腱转位修复拇长屈肌腱断裂…………………………………………… 068

第三篇　肌腱疾病

第 13 章　扳机指 / 拇的松解………………………………………………………………… 074

第 14 章　De Quervain 腱鞘炎……………………………………………………………… 079

第 15 章　尺侧腕伸肌腱腱鞘切除术 / 不稳定…………………………………………… 085

第 16 章　交叉综合征………………………………………………………………………… 089

第 17 章　外上髁清理术……………………………………………………………………… 092

第 18 章　内上髁清理术……………………………………………………………………… 097

第四篇　神经修复 / 重建

第 19 章　手部神经修复……………………………………………………………………… 102

第 20 章　周围神经损伤与自体或异体神经移植修复 ……………………………………… 108

第 21 章　神经导管在神经修复 / 重建中的应用 …………………………………………… 112

第 22 章　Oberlin 移位术 ……………………………………………………………………… 116

第五篇　神经压迫

第 23 章　开放式腕管松解术 ………………………………………………………………… 124

第 24 章　内镜下腕管松解术 ………………………………………………………………… 128

第 25 章　近端正中神经嵌压 ………………………………………………………………… 132

第 26 章　腕部尺神经开放减压 ……………………………………………………………… 140

第 27 章　内镜下尺神经松解 ………………………………………………………………… 148

第 28 章　开放性尺神经减压 / 肘部皮下移位 …………………………………………… 152

第 29 章　肌下尺神经转位 …………………………………………………………………… 156

第 30 章　慢性腕部疼痛的部分腕去神经支配治疗 ……………………………………… 160

第六篇　手部骨折

第 31 章　末节指骨骨折：经皮克氏针与切开复位内固定 ……………………………… 168

第 32 章　中节 / 近节指骨（克氏针）……………………………………………………… 173

第 33 章　中节 / 近节指骨（切开复位内固定）…………………………………………… 179

第 34 章　单髁或双髁骨折的固定 …………………………………………………………… 184

第 35 章　骨性槌状指的固定 ………………………………………………………………… 188

第 36 章　近位指间关节骨折脱位 …………………………………………………………… 191

第 37 章　掌骨骨折（克氏针）……………………………………………………………… 196

第 38 章　掌骨骨折（切开复位内固定）…………………………………………………… 201

第 39 章　掌骨骨折（有限切开、逆行髓内无头螺钉固定）……………………………… 209

第 40 章　第一掌骨基底骨折（Bennett 骨折与 Rolando 骨折）………………………… 214

第七篇　腕部骨折

第 41 章　舟骨钉 / 切开复位内固定 ………………………………………………………… 218

第 42 章　经皮穿针 /Kapandji 内固定 ……………………………………………………… 225

第 43 章　桡骨远端骨折：掌侧入路 ………………………………………………………… 230

第 44 章　桡骨远端骨折：背侧入路 ………………………………………………………… 235

第 45 章　桥接钢板治疗桡骨远端骨折 ……………………………………………………… 242

第 46 章　桡骨远端骨折外固定 ……………………………………………………………… 249

第八篇　骨功能重建

第47章　指骨截骨术 ··· 254

第48章　掌骨畸形愈合截骨矫正术 ·· 260

第49章　舟骨不连：股骨内侧髁血管化骨移植 ···································· 265

第50章　舟骨不连：切开复位内固定结合骨移植治疗驼背畸形 ······················· 269

第51章　头状骨缩短截骨术 ·· 275

第52章　桡骨远端截骨术治疗畸形愈合：掌侧入路 ······························· 277

第53章　桡骨远端截骨术治疗畸形愈合：背侧入路 ······························· 281

第九篇　关节炎

第54章　远位指间关节固定术 ··· 292

第55章　拇指基底关节成形：大多角骨切除术 ···································· 298

第56章　韧带重建肌腱填塞 ·· 303

第57章　全腕关节固定术 ·· 308

第58章　近排腕骨切除 ··· 314

第59章　舟骨切除和四角融合 ·· 318

第60章　尺骨远端部分切除：Wafer 手术和半切手术 ····························· 323

第61章　尺骨远端完全切除：Darrach 手术 ····································· 330

第十篇　不稳定性

第62章　手指（PIP/DIP）侧副韧带修复 ·· 336

第63章　手指掌指关节侧副韧带修复 ·· 340

第64章　拇指掌指关节侧副韧带修复 ·· 346

第65章　拇指掌指关节侧副韧带重建 ·· 353

第66章　舟月韧带修复 ··· 358

第67章　舟月关节囊固定术 ·· 362

第68章　舟月韧带重建（Brunelli 方法） ······································ 367

第69章　远桡尺韧带修复 / 重建 ·· 371

第十一篇　皮　肤

第70章　中厚皮片移植 ··· 376

第71章　全厚皮片移植 ··· 381

第72章　V-Y 推进皮瓣 ··· 385

第 73 章　掌侧推进皮瓣（Moberg 皮瓣）······388

第 74 章　邻指（翻转）皮瓣······393

第 75 章　大鱼际皮瓣······400

第 76 章　轴向旗形皮瓣和第一掌骨背侧动脉皮瓣（风筝样皮瓣）······405

第 77 章　Z 字成形术······409

第 78 章　前臂桡侧皮瓣······414

第十二篇　掌腱膜挛缩症

第 79 章　小针刀掌腱膜切断术治疗掌腱膜挛缩症······422

第 80 章　掌腱膜部分切除术治疗掌腱膜挛缩症······426

第十三篇　关节镜

第 81 章　拇指腕掌关节和掌指关节镜······434

第 82 章　诊断性腕关节镜······437

第 83 章　关节镜下 TFCC/ 韧带清创······443

第 84 章　TFCC Outside-In 修复······448

第十四篇　感　染

第 85 章　甲沟炎······456

第 86 章　脓性指头炎······461

第 87 章　屈肌腱鞘炎······465

第 88 章　脓毒性关节······469

索引······475

第一篇

肌腱损伤
Tendon Injuries

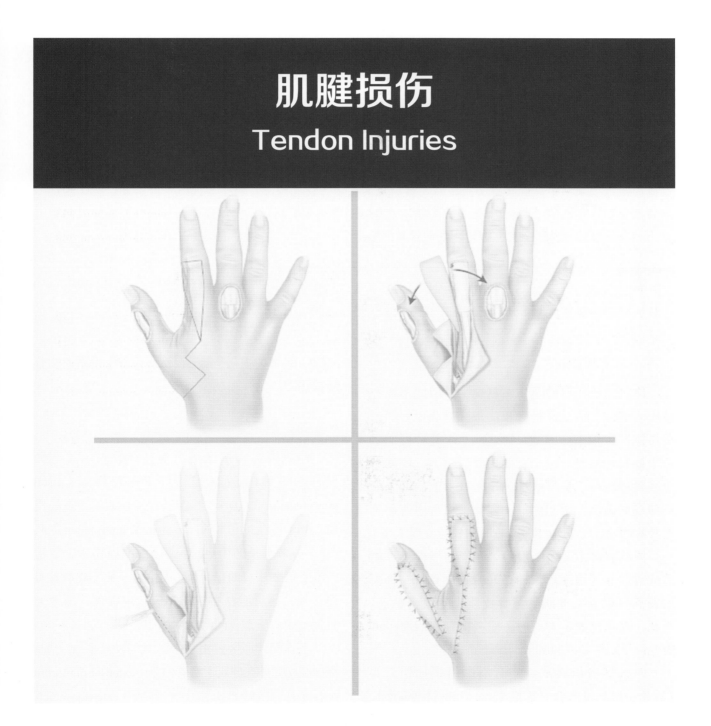

第1章 伸肌腱损伤修复（1、3、5区）
Extensor Tendon Repair (Zone 1, 3, 5)

Kevin D. Han　Matthew L. Iorio　著

张栋栋　许娅莉　译

摘　要

伸肌腱损伤比屈肌腱损伤更为常见，并且需要同样精准的诊断和治疗。闭合性损伤可通过夹板或石膏治疗，而开放性损伤（如裂伤）应手术修复。此外，慢性损伤或伴有明显撕脱性骨折的患者，通常需要手术干预。软组织性锤状指，不管是急性还是慢性损伤，使用夹板固定治疗后，都可取得相似的治疗效果。中央腱损伤必须密切观察以免其发展为钮孔畸形。对于5区咬伤的患者，应该在感染控制后修复肌腱。1区、3区损伤患者，术后治疗的重点是制动，而单纯的5区损伤，在夹板固定下早期限制性活动可能更有利于早期的滑动。

关键词

伸肌腱，锤状指，中央腱，矢状束，损伤分区，搏斗咬伤

一、主要原则

伸肌腱比屈肌腱更薄，更扁平，因此不易把持中心缝线。修复应最大程度加强其强度，同时尽可能减少短缩。因此，褥式或8字缝合可能更适于修复伸肌腱。由于背侧皮肤比较薄，使用不可吸收缝线可能会导致细菌定植或形成局部结节而使皮肤破溃，引起疼痛，因此，应考虑使用延迟吸收的缝线（如PDS，吸收时间长达6周）。

伸肌装置主要位于滑膜外，任何操作都可能造成皮肤和骨骼瘢痕。如果同时伴有骨折，骨膜的剥离可以导致伸肌腱与骨皮质发生致密粘连。因此，在选择固定方式时，应考虑到术后要尽可能允许早期活动或肌腱滑动。

伸肌腱损伤通常会伴有周围组织损伤，如5区搏斗咬伤通常会有掌指（metacarpophalangeal，MCP）关节的损伤，1区损伤会伴有生发基质和骨骺损伤。

二、解剖

伸肌腱损伤按区域分类，奇数表示关节处损伤（图1-1）。1区损伤位于远位指间（distal interphalangeal，DIP）关节，代表伸肌腱止点处损伤，3区是在近位指间（proximal interphalangeal，PIP）关节水平的中央腱损伤，5区损伤位于掌指关节。需要注意的是，5区损伤除了关节或掌骨头损伤外，还可能存在腱帽和矢状束损伤，导致伸肌腱半脱位至掌骨间沟。

手指的伸肌装置由两个独立的神经系统支配。桡神经支配外在伸肌［指总伸肌（extensor digitorum communis，EDC）、示指固有伸肌（extensor indicis

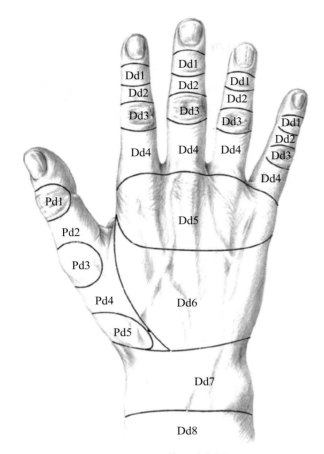

▲ 图 1-1　伸肌腱分区

改良的命名法：手指的伸肌腱被分为 Dd1～8，拇指伸肌腱分为 Pd1～5。P. 拇指；D. 手指；d. 背侧（经许可转载，引自 Pechlaner S, Hussl, H, Kerschbaumer. F, eds. Atlas of Hand Surgery, 1st edition. Thieme; 2000）

proprius，EIP）和小指伸肌（extensor digiti minimi，EDM），尺骨神经和正中神经支配手内在伸肌（蚓状肌、骨间肌）。外在伸肌起于前臂近端，主要控制掌指关节背伸。

内在肌系统中，蚓状肌起于相应的指深屈肌腱，其中第三、第四蚓状肌可能还存在同时起于相邻屈肌腱尺侧的起点。骨间肌起于掌骨，在近节指骨水平与伸肌装置相连。由于手内在肌位于 MCP 关节旋转轴的掌侧，其主要作用是使 MCP 关节屈曲和 IP 关节背伸。

三、适应证和禁忌证

总的来说，伸肌腱损伤选择保守治疗还是手术治疗取决于是闭合性损伤还是开放性损伤。闭

合性损伤可以通过夹板或支具治疗，而开放性损伤（如裂伤）应行手术治疗。此外，慢性损伤即使是闭合性的，也常常需要手术治疗。开放性损伤、慢性伸肌功能缺陷或复杂创伤通常需要手术干预。

急性感染、指背侧局部软组织缺损或慢性损伤伴有关节僵硬或强直是手术的相对禁忌证。

四、麻醉

1 区和 3 区的伸肌腱修复可以在指神经阻滞下进行，5 区的伸肌腱修复可能需要腕部神经阻滞。而有些患者（尤其是儿童）可能需要全身麻醉，以便探查伤口和冲洗。加用肾上腺素的 Wide-awake 局部麻醉可不使用止血带，因此对于急性损伤来说，是一种应用越来越广泛且有效的麻醉方法。

五、技巧、要点和经验教训（1、3、5 区伸肌腱）

（一）1 区：终末腱损伤（锤状指）

1. 解剖

侧腱束是由内在肌和指总伸肌腱共同延续形成，两侧的侧腱束在远位指间关节水平汇聚形成终末腱，止于末节指骨基底背侧。终末腱的作用是背伸远位指间关节，肌腱附着部位的撕脱可导致不能主动伸直 DIP 关节。由于失去与屈肌腱的对抗，DIP 关节处于屈曲位。

2. 治疗

大多数的 1 区伸肌腱撕脱（如软组织性锤状指）可以通过 DIP 关节伸直位夹板治疗。笔者建议使用夹板持续固定 6 周，然后改为夜间固定 2 周。要注意避免 DIP 过伸，以免出现皮肤坏死。对于慢性损伤的患者，仍然可以使用夹板治疗，有报道表明，对于 3 个月的慢性损伤患者，夹板治疗仍可取得满意的治疗效果。

对于伴有骨折的伸肌腱损伤（如骨性锤状指），使用夹板治疗仍然是一种可靠的选择。但是对于关节表面骨折≥50%，导致关节半脱位的伸肌腱

损伤，需要进行手术修复。如果有大片的骨折块，但是关节稳定性尚可的伸肌腱损伤，伴有骨折并不是绝对的手术适应证。

对于慢性损伤或开放性损伤，可以考虑使用闭合复位经皮穿刺的方法修复。远位指间关节轻度过伸有助于临床上的关节复位，这可以通过术中使用透视进行检查确定。在治疗过程中，将克氏针轻度折弯可以防止克氏针移位和脱出（图1-2）。但是不管使用何种技术，均要告知患者可能会残留伸肌腱迟滞、鹅颈畸形和关节不稳定。

(1) 软组织性锤状指的修复：对于切割、挤压导致的开放性损伤或使用夹板保守治疗失败的软组织性锤状指，需要行手术治疗。最近，一项系统的研究表明，使用夹板的保守治疗和手术治疗，最终的治疗效果并没有明显差别。因此，手术治疗最适于保守治疗失败或二次损伤的患者。目前有多种修复方式，笔者更倾向于使用锚钉将伸肌腱固定于末节指骨基底背侧，避免损伤关节或生发基质。必要时可以将皮肤和深面肌腱一起缝合予以加强，使皮肤和肌腱之间产生瘢痕组织。修复后，使用克氏针逆行固定远位指间关节4～6周，促进肌腱最大程度愈合。

(2) 骨性锤状指的修复：手术治疗慢性骨性锤

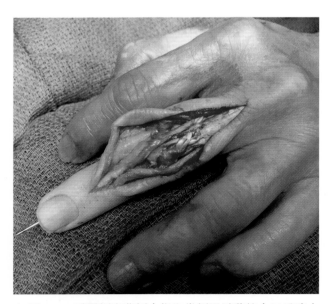

▲ 图1-2 采用侧束背侧中指和掌侧肌腱移植交叉重建中央腱来治疗慢性中央腱损伤

状指可能非常困难。经皮穿针技术要屈曲DIP关节，在垂直于背侧关节切线的方向打入1枚克氏针，然后背伸关节，使第1枚克氏针起到阻挡骨折块的作用，以便骨折复位，再使用另1枚克氏针逆行固定DIP关节以维持复位。切开复位通常使用小头加压螺钉固定骨折。如果关节稳定，可切除骨折块，用锚钉重建伸肌腱止点。

(3) 特殊注意事项

① 儿童的末节指骨骨骺骨折（Seymour骨折）可能需要手术，将嵌入骨折断端的生发基质移出。

② 对于无法使用外固定支具的患者（如每天需要多次洗手的护理工作者），埋入克氏针可能是个更好的选择。

(4) 难点和并发症：保守治疗的并发症主要与夹板有关，主要是皮肤压伤和溃疡形成。然而，更常见的并发症是实行保守治疗的患者由于依从性差而导致的治疗失败。针道感染可能导致内固定松动，严重者可导致深部组织感染和骨髓炎。

对于慢性损伤，只有保守治疗效果不佳且关节无僵硬，才可以考虑手术治疗，重新平衡伸肌装置。继发性鹅颈畸形的患者，要用支具将PIP关节固定在屈曲40°～60°。手术方案包括伸肌腱止点重建和中央腱切断。然而，笔者发现这种情况下行DIP关节融合是最简单、效果最好的方法。

（二）3区：中央腱损伤

1. 解剖（图1-3）

中央腱由手内在肌（蚓状肌、骨间肌）和指总伸肌腱共同组成，止于中节指骨背侧基底，作用是有效背伸PIP关节。腱骨结合处损伤会导致PIP关节不能主动背伸，此时由于缺乏与屈肌腱的对抗，PIP关节呈屈曲状，如果此时发生侧腱束向掌侧半脱位，则会导致PIP关节屈曲及DIP关节过伸（即纽孔畸形）。

在急性损伤患者中，Elson试验常用于检查中央腱是否损伤。检查者将患指PIP关节屈曲90°并维持，嘱患者主动背伸手指和DIP关节，如果患

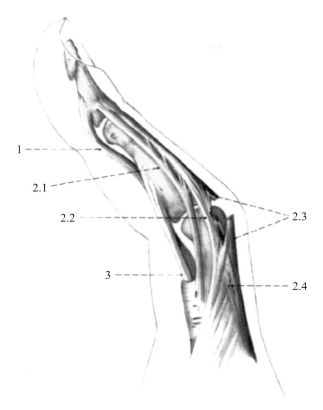

▲ 图 1-3　**Dd3 区中央腱的中央部分闭合性断裂**
近位指间关节失去主动背伸功能：1. 指深屈肌腱；2. 背侧腱膜；2. 1. 斜行支持带；2. 2. 侧腱束的侧方部分；2. 3. 中央腱的中央部分；2. 4. 中央腱的侧方部分；3. 指浅屈肌腱（经许可转载，引自 Pechlaner S, Hussl, H, Kerschbaumer. F, eds. Atlas of Hand Surgery, 1st edition. Thieme; 2000）

者 DIP 关节松软，则说明中央腱完整，侧腱束没有回缩。如果 DIP 关节呈背伸状，并且不易屈曲，则说明中央腱失去了与侧腱束的连接和限制，很可能有损伤。

2. 治疗

大多数的 3 区中央腱损伤可以通过伸直位 PIP 关节支具治疗，笔者推荐使用支具持续固定 6 周，随后再在夜间佩戴支具 2 周，逐渐去除支具。一般不固定 DIP 关节，并鼓励其活动，允许侧腱束滑动。

对于伴有撕脱性骨折的中央腱损伤，笔者推荐使用克氏针固定 PIP 关节于伸直位，如果骨折块足够大，则同时使用克氏针或螺钉进行固定。

(1) 中央腱修复：对于开放性的中央腱切割或挤压性损伤，以及保守治疗失败的患者，可能需

要手术治疗。文献报道有多种治疗方法，笔者更倾向于使用微型锚钉将中央腱固定于中节指骨基底背侧缘。术后用克氏针固定 PIP 关节 4～6 周以最大限度地促进腱骨愈合（图 1-4）。

手术修复中央腱损伤有一定难度，尤其是伴有肌腱残端硬化或纤维化的慢性损伤患者。然而，由于肌腱在指背有多处附着，肌腱的近端回缩通常并不严重。需要注意的是，如果中节指骨背侧基底肌腱断端修复过紧或者过于脆弱，可能会阻碍手指在康复过程中的活动，甚或导致早期断裂。如果由于陈旧损伤或组织缺损，使得缝合时张力大、修复困难，可考虑行背侧肌腱翻转、侧腱束转位或游离肌腱移植（图 1-5）。

(2) 难点和并发症：保守治疗可能因为患者依从性不足出现并发症，而术后常会出现关节僵硬，往往需要结合物理和职业治疗。此外，针道感染可能导致固定失效，严重者会导致深部感染，甚至出现骨髓炎。

中央腱损伤后的各个时段均可出现纽孔畸形，甚至早至伤后 1 周。然而，如果关节挛缩同时伴有关节纤维化，笔者倾向于功能重建之前先松解关节或使用逐渐伸直的支具，以恢复足够的关节活动度。对于晚期或者严重损伤的患者，可能需行关节融合术。

（三）5 区：掌指关节处损伤

1. 解剖

指总伸肌由近端的骨间背侧神经支配。在近掌指关节处，腱联合连接了外在伸肌结构，限制了独立背伸，允许协同背伸。此腱联合通常于关节尺侧，更为强壮。示指和小指有其独立的伸肌腱，分别为 EIP、EDM。固有伸肌腱通常位于手背指总伸肌腱的尺侧。EDC 被尺侧和桡侧的矢状束固定于 MCP 关节背侧，可使掌指关节背伸。矢状束断裂可以导致 MCP 关节背侧肌腱不稳定，查体时表现为伸肌腱向掌骨间隙半脱位。

2. 治疗

5 区 EDC 损伤可以分为真正的伸肌腱断裂和

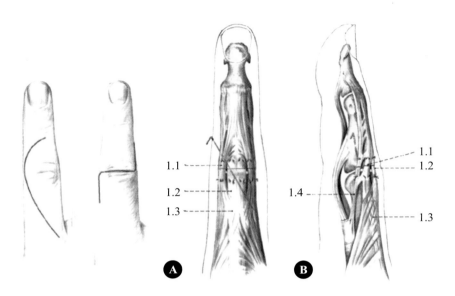

▲ 图 1–4 用中心缝合法修复锐性切断的中央腱、侧腱束和斜行支持带，并固定近位指间关节

每根肌腱结构均需单独修复：1. 背侧腱膜；1.1. 侧腱束的侧方部分；1.2. 中央腱的中央部分；1.3. 中央腱的侧方部分；1.4. 斜形支持带（经许可转载，引自 Pechlaner S, Hussl, H, Kerschbaumer. F, eds. Atlas of Hand Surgery, 1st edition. Thieme; 2000）

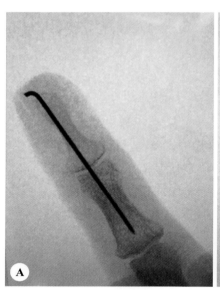
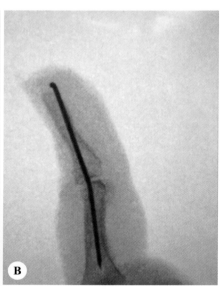

▲ 图 1–5 透视下显示克氏针针尾轻度弯曲，远位指间关节轻度过伸

矢状束损伤。伸肌腱断裂通常是由开放性损伤（切割伤、刺伤或咬伤）导致，而矢状束损伤通常是闭合性钝性损伤导致。因此，肌腱断裂通常需要外科修复，而矢状束损伤则先选用夹板或石膏治疗 4～6 周。

保守治疗失败或者使用夹板治疗后仍出现滞后的矢状束损伤患者应选择手术治疗。如果无条件一期修复矢状束（如常见的慢性或磨损性断裂），可以切取部分 EDC，将其向掌侧绕掌骨间韧带以重建矢状束，以防止肌腱半脱位（图 1–6）。

(1) EDC 修复：由于 5 区肌腱较厚，可以允许强度较大的缝合，因此，此处的肌腱修复从技术上来说相对简单。修复后，应使用夹板维持腕关节轻度背伸位以减轻缝合部位的张力。笔者倾向于在术后使用相对动态的支具固定，仅使受伤手指的 MCP 关节处于较其他手指过伸的位置。这样可以允许早期活动，减少关节僵硬或伸肌滞后的发生。对于击打伤的患者，应注意是否伴有关节的细菌污染和掌骨头骨折或矢状束损伤。此时，可以等感染控制后再行肌腱的二期修复。

(2) 难点和并发症：对于被咬伤或严重感染的患者，首要治疗目标是控制感染、外科清创和保留软组织，这要优先于肌腱修复。然而，长时间的制动会导致粘连和关节僵硬。

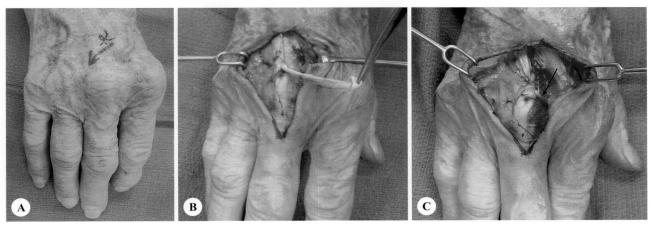

▲ 图 1-6　**A.** 5 区伸肌腱向尺侧半脱位，提示桡侧矢状束损伤；**B.** 取部分指总伸肌腱，将其近端切断，在肌腱和矢状束之间编织，以免进一步撕裂；**C.** 分出的部分肌腱绕深部的掌骨间韧带，重建桡侧矢状束，使肌腱居中

<h1 style="text-align:center">推 荐 阅 读</h1>

[1] Brzezienski MA, Schneider LH. Extensor tendon injuries at the distal interphalangeal joint. Hand Clin. 1995; 11(3):373–386

[2] Cheung JP, Fung B, Ip WY. Review on mallet finger treatment. Hand Surg. 2012; 17(3):439–447

[3] Hashizume H, Nishida K, Mizumoto D, Takagoshi H, Inoue H. Dorsally displaced epiphyseal fracture of the phalangeal base. J Hand Surg [Br]. 1996; 21(1):136–138

[4] Lin JS, Samora JB. Surgical and nonsurgical management of mallet finger: a systematic review. J Hand Surg Am. 2018; 43(2):146–163.e2

[5] McKeon KE, Lee DH. Posttraumatic Boutonnière and swan neck deformities. J Am Acad Orthop Surg. 2015; 23(10):623–632

[6] Shewring DJ, Trickett RW, Subramanian KN, Hnyda R. The management of clenched fist "fight bite" injuries of the hand. J Hand Surg Eur Vol. 2015; 40(8):819–824

第2章 伸肌腱损伤修复（2、4、6~9区）
Extensor Tendon Repair (Zones 2, 4, 6-9)

Kirk Wong 著

张栋栋 许娅莉 译

摘　要

本章着重介绍除 1、3、5 区之外的 2、4、6~9 区伸肌腱损伤。手术治疗适用于完全断裂或者宽度大于 50% 的部分肌腱断裂。目前有很多种肌腱缝合方法可以减少肌腱短缩、间隙形成和简化手术操作。一般来讲，改良 Becker 缝合优于改良 Kessler 缝合、8 字缝合和改良 Bunnell 缝合。连续、锁边、水平褥式缝合（RITM 技术）比改良 Becker 缝合强度更大、短缩更少、速度更快，尤其在 2、4 区伸肌腱损伤中优势更为明显。可按照允许早期主动活动的 Wyndell Merritt 方案对 4~7 区损伤修复后的肌腱进行康复。可以通过选择合适的修复方法和适当的功能锻炼来减轻肌腱粘连、断裂和屈曲活动受限等并发症。

关键词

Becker 缝合，Bunnell 缝合，伸肌腱，RITM 技术，Kessler 缝合，ICAM 技术，Wyndell Merritt

伸肌腱损伤可分为 9 个区（图 2-1），1 区位于远位指间关节，2 区位于中节指骨，3 区位于近位指间关节，4 区位于近节指骨，5 区位于掌指关节，6 区位于掌骨，7 区位于腕骨，8 区位于腱腹交界处，9 区位于伸肌肌腹。拇指 1 区位于指间关节，2 区位于近节指骨，3 区位于掌指关节，4 区位于第一掌骨，5 区位于拇指腕掌关节。本章将讨论 2、4、6、7、8、9 区伸肌腱损伤的初步评估、治疗、康复和并发症。1、3、5 区伸肌腱损伤见第 1 章。

一、评估

体格检查应该从正常部位开始，依次进行。需要单独检查每根手指是否有伸肌滞后或无力，以免腱联合掩盖相应的肌腱损伤。要同时或依次明确相关的骨质和软组织损伤。

二、治疗

（一）一般治疗原则

检查伸肌腱损伤时，重要的是要检查手指和腕关节的主动和被动活动。X 线可以排除是否有骨折或可显影的异物。要记录神经血管的情况。若有开放性骨折，应该适当冲洗、清创，同时应用抗生素和破伤风疫苗。对于 7 区损伤而言，要仔细检查每个伸肌鞘管。若伤口污染严重，可以待污染控制后延迟修复肌腱。尽管有良好的修复技术和康复治疗，医师也必须告知患者，即使治疗成功，也会出现伸肌滞后和无法做到完全屈曲。

（二）缝合方法

缝合方法包括改良 Becker 缝合、改良 Bunnell 缝合（图 2-2）、改良 Kessler 缝合，以及由 Lee

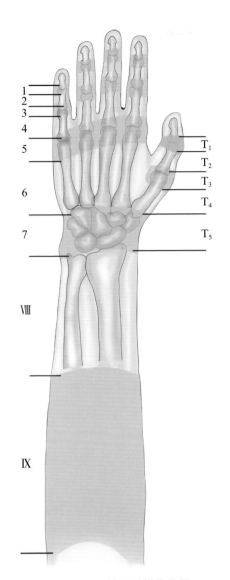

▲ 图 2-1　伸肌腱损伤分区

经 Elsevier 许可转载，改编自 Baratz M, Schmidt C, Hughes T. Extensor tendon injuries. In Green DP, Hotchkiss RN, Pederson WC, eds. Green's operative hand surgery. 5th ed. New York: Churchill Livingstone, 2005: 187-217. © 2005

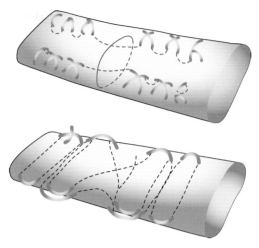

▲ 图 2-2　改良 Becker 缝合和 Bunnell 缝合

经许可转载，改编自 Howard RF, Ondrovic L, Greeenwald DP. Biomechanical analysis of four-strand extensor tendon repair techniques. J Hand Surg 1997;22A:838-842

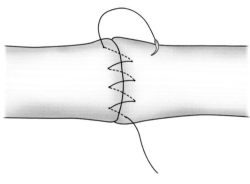

▲ 图 2-3　进行新的连续锁边水平褥式缝合：首先，在肌腱断端附近进行连续缝合

经 Elsevier 许可转载，改编自 Lee, SK, Dubey A, Kim BH, Zingman A, Landa J, Paksima N. A biomechanical study of extensor tendon repair methods: introduction to the running-interlocking horizontal mattress extensor tendon repair technique. J Hand Surg 2010;35A:19-23. © 2010

等[1] 所描述的连续锁边水平褥式缝合（running，interlocking，horizontal mattress，RITM）（图 2-3 和图 2-4）。加强或改良 Becker 缝合方法采用两排十字交叉缝合，从肌腱边缘 1cm 处开始，肌腱断端两侧各有 3 个十字交叉。改良 Bunnell 缝合方法由四条中心缝线组成，其中第二根中心缝线位于第一根中心缝线的旁边，正如 Howard 等所述[2]。RITM 缝合方法先行连续缝合，然后再进行一次连续褥式缝合，此时要使每一针都在之前缝线的深

层穿行，被其锁定。第二次连续缝合缝线穿过前面的交叉缝合。Woo 等[3] 报道 4 种缝合方法的对比，即改良 Kessler 缝合、改良 Becker 缝合、8 字缝合和双套圈法，发现改良 Becker 缝合抗间隙能力最强，仅会因缝线断裂而失败，而不会出现缝线的抽出。他们认为使在伸肌腱侧方的缝线垂直于肌腱纤维，可以提供最强的修复，尤其适用于 2 区和 4 区损伤。此外，改良 Becker 缝合的十字交叉网格对肌腱产生了类似手指的把持效应，加强了

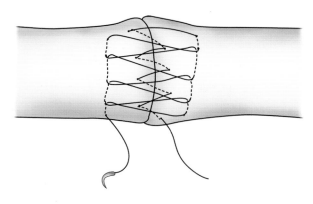

▲ 图 2-4　进行新的连续锁边水平褥式缝合：然后，在远端开始连续进行锁边的褥式缝合，缝合时应使缝合针穿行于之前缝合的交叉缝线深层，以将其锁定

经 Elsevier 许可转载，改编自 Lee, SK, Dubey A, Kim BH, Zingman A, Landa J, Paksima N. A biomechanical study of extensor tendon repair methods: introduction to the running-interlocking horizontal mattress extensor tendon repair technique. J Hand Surg 2010;35A:19‐23. © 2010

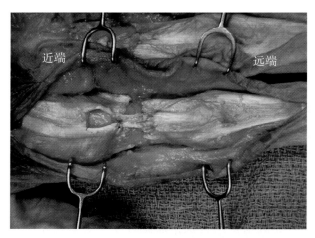

▲ 图 2-5　Kochevar 等描述的用近端为蒂的腱片翻转进行伸肌腱重建

经 Elsevier 许可转载，改编自 Kochevar A, Rayan G, Angel M. Extensor tendon reconstruction for zones Ⅱ and Ⅳ using local tendon flap: a cadaver study. J Hand Surg Am. 2009;34(7):1269‐1275. © 2009

修复强度[3]。Chung 等[4] 进行了生物力学研究，测试了 1、2、3 个十字交叉的改良 Becker 缝合方法的强度，发现 1 个十字交叉比多个交叉增加了刚度、屈服载荷，并更能减少间隙形成。然而，单个十字交叉比 3 个十字交叉的极限负荷要低。掌指（metacarpophalangeal，MCP）关节以远的肌腱（2～4 区）通常较薄，最好使用 4-0 不可吸收的编织缝线以 RITM 方法进行修复，而 5 区以近的肌腱能更好地容纳中心缝线，此时使用 3-0 不可吸收的编织缝线以改良 Kessler 缝合或改良 Becker 缝合方法效果更佳。

（三）2 区（中节指骨）损伤（指骨刺伤）

2 区伸肌腱横断面呈双叶状。两侧的侧束由三角韧带相连接。分别修复两侧的侧束要优于仅修复中间部分。功能好、无滞后、损伤范围宽度<50%的部分损伤可以将远位指间（distal interphalangeal，DIP）关节背伸位固定 3 周。>50% 的肌腱撕裂、DIP 关节伸直无力或伸肌滞后的患者最好采用 8 字缝合、改良 Becker 缝合或 RITM 方法进行修复，同时使用克氏针固定 DIP 关节。如果肌腱缺损不能直接修复，则可以考虑采用由 Kochevar 等描述的腱片翻转方法（图 2-5）。

（四）4 区（近节指骨）损伤

在 4 区，指总伸肌腱分成的中央束止于中节指骨背侧基底，侧束汇入两侧的骨间肌和桡侧的蚓状肌，形成侧腱束。此处肌腱相对较薄、扁平且宽。由于其表面积较大且紧贴近节指骨，此处肌腱损伤容易发生粘连，尤其是伴有骨折时更易出现。应告知患者，即使经过最佳的修复，也可能出现伸肌滞后。因为此处肌腱较宽，肌腱损伤通常为部分损伤，对于近位指间（proximal interphalangeal，PIP）关节抗阻力背伸较好的患者，可以使用夹板将 PIP 关节固定于背伸位 4 周。对于完全断裂的患者，可以使用改良 Becker 缝合、改良 Bunnell 缝合或 RITM 方法行手术修复。Lee 等报道，与改良 Becker 缝合和改良 Bunnell 缝合方法相比，使用 RITM 方法修复时，肌腱强度更大、用时更短、肌腱短缩更少。如果肌腱缺损不能直接修复，则可以使用类似 2 区损伤时采用的由 Kochever 描述等的部分腱片翻转技术。拇指 4 区损伤可能伴有桡神经浅支损伤，应仔细查体以除外伴随的神经损伤。

（五）6 区（掌骨）损伤

小指的指总伸肌腱可能缺失，而仅存在小

指固有伸肌腱。示指固有伸肌位于示指指总伸肌（extensor digitorum communis，EDC）尺侧，小指伸肌（extensor digiti minimi，EDM）位于小指 EDC尺侧。由于此处肌腱直径增加，并且周围组织的伴随损伤较少，因此其预后通常好于指骨处的伸肌腱损伤。此外，除了直径增加以外，改良 Becker缝合方法修复后可以允许进行早期的主动活动。

（六）7 区（腕关节）损伤

由于伸肌支持带下有 6 个伸肌腱鞘管，因此，此处肌腱损伤容易发生肌腱粘连。对于伸肌支持带的精细修复可以防止发生弓弦状畸形。如果伸肌腱修复后张力过大，可以将伸肌支持带行 Z 字延长以适应肌腱的滑动。有 EDM 肌腱穿行的第五鞘管位于桡尺远侧关节表面，此处肌腱损伤可以继发于切割伤、无移位的桡骨远端骨折、掌侧锁定钢板突出的螺钉、桡尺远侧关节突出的骨赘。急性损伤可通过上述缝合方法进行修复。慢性损伤需要肌腱转位或肌腱移植。

（七）8 区（前臂远端）损伤

此区包括腱腹交界处。腱腹交界处的损伤可以直接修复。

（八）9 区（前臂近端）损伤

此处损伤为伸肌肌腹处损伤，直接修复肌纤维不可行。对于手部肌腱尚完整的该区 EDC 肌肉不全损伤，可以考虑行肌腱转位。对于肌肉完全损伤，可以考虑行指浅屈肌或桡侧腕屈肌转位修复。术后需要将肘关节屈曲 90° 固定以免手术失败。此处肌腱损伤可能还伴有神经血管损伤，尤

其是骨间背侧神经，需要仔细检查。

三、并发症

与伸肌腱修复相关的并发症，包括粘连、再断裂和僵硬。对于 6 ~ 8 区的肌腱再断裂，可以选择肌腱侧侧缝合、肌腱移植或肌腱转位的治疗方法。一期肌腱修复术后可发生肌腱粘连，最终导致关节僵硬，不能完全屈曲。手术干预前应进行长期的手部康复治疗（4 ~ 6 个月）。关节挛缩松解手术结果不太确定。预防并发症的要点是坚持规范性治疗，以最大限度地减少肌腱断裂，以及最大限度地恢复肌腱滑动。

四、康复

与 1 区损伤类似，2 区的伸肌腱损伤最好使用伸直位夹板或 DIP 关节固定 4 ~ 6 周，同时不限制PIP 关节活动。4 ~ 7 区的伸肌腱损伤修复后，按照Wyndell Merritt[5, 6] 描述的方案进行康复，即刻进行控制下的主动运动（immediate controlled activemotion，ICAM）。修复后的手指 MCP 关节维持在比相邻手指背伸 15° ~ 20° 的背伸状态。使用热塑复合夹板固定 6 周，但在开始的 3 周内，要用包含前臂的夹板将腕关节固定在背伸 30° 位置（图2-6）。有报道显示，是否使用腕部夹板对于预后没有影响。Berry 和 Neumeister[7] 比较了使用上述规范治疗的两组患者，A组为仅使用夹板固定手指，而不固定手腕；B组采用传统治疗方案，用复合夹板固定手指和手腕。结果显示，两组均未发生肌腱再断裂，并且手指活动范围相似。

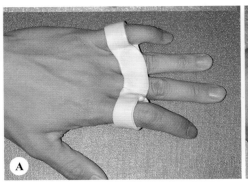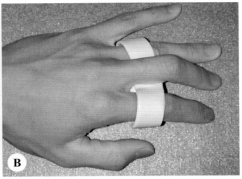

◀ 图 2-6　Wyndell Merritt
描述的复合支具手指部分

参考文献

[1] Lee SK, Dubey A, Kim BH, Zingman A, Landa J, Paksima N. A biomechanical study of extensor tendon repair methods: introduction to the running-interlocking horizontal mattress extensor tendon repair technique. J Hand Surg Am. 2010; 35(1):19–23

[2] Howard RF, Ondrovic L, Greenwald DP. Biomechanical analysis of four-strand extensor tendon repair techniques. J Hand Surg Am. 1997; 22(5):838–842

[3] Woo SH, Tsai TM, Kleinert HE, Chew WY, Voor MJ. A biomechanical comparison of four extensor tendon repair techniques in zone Ⅳ. Plast Reconstr Surg. 2005; 115(6):1674–1681, discussion 1682–1683

[4] Chung KC, Jun BJ, McGarry MH, Lee TQ. The effect of the number of cross-stitches on the biomechanical properties of the modified Becker extensor tendon repair. J Hand Surg Am. 2012; 37(2):231–236

[5] Howell JW, Merritt WH, Robinson SJ. Immediate controlled active motion following zone 4–7 extensor tendon repair. J Hand Ther. 2005; 18(2):182–190

[6] Merritt WH. Relative motion splint: active motion after extensor tendon injury and repair. J Hand Surg Am. 2014; 39(6):1187–1194

[7] Berry N, Neumeister M. Analysis of limited Wyndell Merritt Splint for extensor tendon injuries to hand immobilization. Abstract: Presented at American Association for Hand Surgery annual meeting Beverly Hills, CA Jan 2008

推荐阅读

[1] Burns MC, Derby B, Neumeister MW. Wyndell Merritt immediate controlled active motion (ICAM) protocol following extensor tendon repairs in zone Ⅳ - Ⅶ: review of literature, orthosis design, and case study-a multimedia article. Hand (N Y). 2013; 8(1):17–22

[2] Izadpanah A, Hayakawa T, Murray KA, Islur A. Modified Merritt splint in proximal zone Ⅳ and zone Ⅴ extensor tendon injuries: nine years rehabilitation experience in a single center. Presented at American Association for Hand Surgery Annual Meeting 2015

第3章 屈肌腱损伤修复（1区）
Flexor Tendon Repair (Zone 1)

Brian A. Tinsley 著

张栋栋 许娅莉 译

摘 要

1 区屈肌腱损伤包括几种不同的损伤修复方法。术前需要考虑包括手术入路、寻找和修复肌腱的问题。根据不同的损伤类型，手术可能需要进行骨折固定、肌腱 – 骨修复或肌腱 – 肌腱修复。当修复失败或不能直接修复时，需要进行其他的挽救手术。

关键词

屈肌腱修复，屈肌腱损伤，1 区，球衣指

1 区屈肌腱损伤是位于中节指骨指浅屈肌（flexor digitorum superficialis，FDS）腱止点和末节指骨指深屈肌（flexor digitorum profundus，FDP）腱止点之间的 FDP 损伤（图 3–1）。对于 1 区屈肌腱断裂，目前有几种修复方法，包括肌腱断端的直接修复，以及使用骨隧道或骨锚进行修复。方法的选择取决于远端是否有足够的肌腱残端，是否伴有肌腱缺损、缺损的长度，以及外科医生的偏好。

一、主要原则

屈肌腱损伤不应在缺损超过 1cm 的情况下直接修复，否则会导致"四马战车"效应，使得由于修复肌腱张力增加，导致周围手指的屈曲活动度减少。修复的目标是能够允许损伤手指进行早期康复锻炼。

二、适应证

对于绝大多数手指保留存活的患者，1 区屈肌腱损伤均应修复。对于损伤严重或慢性损伤患者，虽然仅保留指浅屈肌腱同时进行远位指间关节融合也可取得很好的功能，但是如果有可能，还是应该尽量尝试修复和重建 1 区屈肌腱。

三、禁忌证

手指不能存活是 1 区屈肌腱损伤修复的禁忌证。相对禁忌证包括肌腱损伤严重和患者无法配合治疗。对于伴有明显肌腱回缩的慢性撕裂伤患者，一期手术修复可能很困难。

四、特殊注意事项

如果允许的话，急性肌腱损伤应在 1 周内进行手术处理。延迟修复会导致肌腱粘连或活动度不足，给术中修复时牵拉肌腱和术后功能锻炼带来困难。选择合适的手术方法以允许进行术后早期功能锻炼，从而达到最好的治疗效果非常重要 [1, 2]，应该在患者的康复过程中密切观察并随时调整治疗方案。

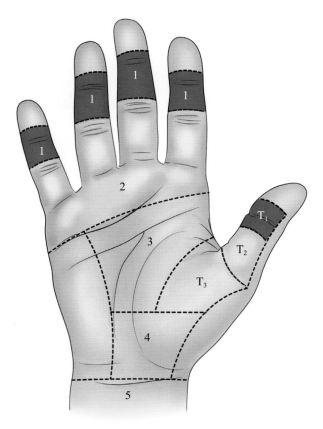

▲ 图 3-1　手和腕部屈肌腱分区示意

1. 指浅屈肌腱止点以远；2. 滑车系统近端至指浅屈肌腱止点；3. 腕管以远至 A_1 滑车；4. 腕管内；5. 腱腹交界至腕管；T_1. 指间关节以远；T_2. 掌指关节以远；T_3. 腕管远端至 A_1 滑车（经许可转载，改编自 Gunter G, Levin LS, Sherman, R. Reconstructive Surgery of the Hand and Upper Extremity. 1st ed. Thieme; 2018）

五、特殊说明、体位和麻醉

患者仰卧位，患肢置于手桌上，不使用止血带的 Wide-awake 麻醉可以使患者参与到手术过程中，在术中能够检查肌腱修复后活动度、肌腱的滑动情况和关节活动度，以尽可能地减少术后再断裂风险[3]。在使用镇静药的帮助下，患者也能够保持足够清醒，配合术中检查修复的质量。全身麻醉也可以选择，此时，患者在术中不能够配合评估手术修复的效果。

六、技巧、要点和经验教训

如果肌腱断端回缩至 A_4 滑车内或其近端，可以在回缩端以近切开腱鞘寻找，轻轻挤压肌腱促使其向腱鞘远端移动，从而显露出来。使用 2 把镊子交替钳夹拉出肌腱断端，或者使用缝线引导穿出 A_4 滑车。

弯曲手腕可以促使肌腱断端向远端移动穿出，如果无效，可能需要在 3 区另行切开寻找。使用引导缝线或儿科鼻饲管从远端穿入鞘管，近端穿出，使用缝线固定肌腱断端，然后引导肌腱断端穿过鞘管。

如果肌腱断端磨损严重或形成球形，适当修剪有利于肌腱穿过腱鞘和滑车，肌腱牵拉到位，可以使用注射器针头穿过肌腱和 A_4 滑车固定，以防止肌腱回缩，有利于手术修复。

如果损伤修复部分邻近 A_4 滑车，修复时应避免使缝合处肌腱过粗以使其能顺利通过 A_4 滑车，如果有困难，应该在 A_4 滑车处行纵向切口，使得肌腱修复断端能够顺利穿过，并且纵向切口应尽量避免引起明显的功能障碍[4, 5]。最好在修复时使患者处于清醒状态，以评估手指主动屈曲功能。

七、难点

（一）远端残端

如果肌腱远端残留超过 1cm 但损伤严重，则远端缝合后把持力不足。这种情况常发生于肌腱撕裂（如吹雪机损伤），而非锐性切割伤。此时，可以将掌板近端从中节指骨分离，用来加强肌腱远端残端。掌板远端附着处保持完整，使其成为缝合固定的一部分[6]。

（二）末节指骨骨折

1 区屈肌腱损伤伴有末节指骨骨折的治疗极具挑战性。如果情况允许，骨折固定应限于末节指骨内，以允许关节早期活动。如果末节指骨骨折粉碎严重，不得不用克氏针穿 DIP 关节进行固定，这样可能会导致关节僵硬，需要二次手术改善关节活动。粉碎严重时，带缝线的锚钉可能也无法在末节指骨上获得良好的把持力。此时也可以使用 2-0 Prolene 缝线缝合肌腱后，绕过末节指骨，穿过指甲，在纽扣上打结。

八、关键手术步骤

（一）手术入路

有几种手术入路可供选择，包括 Bruner 入路（掌侧 Z 字切口）和中轴线入路。入路的选择受到损伤性质的影响，如果可能，尽量选择能够显露肌腱断端的切口。对于 1 区肌腱损伤来说，从 DIP 关节向远端 0.5～1cm 的掌侧正中纵向切口可以很好地显露屈肌腱。将皮肤切开后即横向小心分离，以免损伤指神经终末支。在 PIP 关节水平，可以向近端行 Z 字延长（图 3-2）。小心分离和轻柔操作非常重要，能最大限度地减少组织损伤。如果肌腱发生回缩，但仍在 A₂ 滑车以远，则可以在滑车以远做一个单独切口，用钳镊将肌腱断端向远端送出。如果肌腱穿过困难，可以使用缝线固定肌腱断端，使用过线器将其穿过 A₄ 滑车。

当肌腱回缩至手掌时，需要在 3 区另做切口寻找肌腱，并将其向远端穿出。在 A₂ 滑车远端做另一切口可以帮助肌腱分段穿出。

当肌腱断端穿过 A₄ 滑车后，屈腕有助于增加肌腱滑动距离，并减少修复时的张力。当肌腱牵拉到位时，可以使用 22 号针头穿过 A₄ 滑车和其内肌腱，防止肌腱回缩，便于修复。穿刺固定时要注意避免损伤神经血管束。穿刺后可以使用小搭扣夹住针尖，以免发生针刺伤。

（二）肌腱 - 肌腱修复

如果肌腱远端残留超过 1cm，直接进行腱骨修复会引起"四马战车"效应（即由于一根肌腱的拴系作用，使邻近手指无法完全屈曲），此时推荐使用肌腱 - 肌腱修复。缝合方法较多，笔者通常使用 4-0 圈套编织己内酰胺缝线进行八股中心缝合，同时使用 6-0 单丝缝线进行周边缝合，此法可以为早期活动提供足够的修复强度（图 3-3）。

（三）肌腱 - 骨修复

如果肌腱残端不超过 1cm，可以使用锚钉将肌腱直接固定至末节指骨的屈肌腱止点。此法固

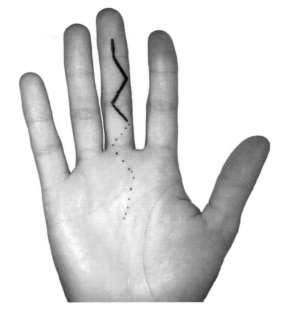

▲ 图 3-2　远位指间关节以远纵行正中切口能非常好地显露指深屈肌止点
切开皮肤后，用剪刀仔细分离皮下组织，尽可能减少两侧指神经分支的损伤。必要时，按照 Bruner 切口向近端延长

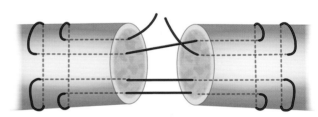

▲ 图 3-3　使用 4-0 圈套编织缝线进行 Gelberman-Winters 八股中心缝合，两端的缝合边距均为 1cm，然后使用 6-0 Prolene 缝线进行周边连续缝合

定强度足够，并且不过度牵拉肌腱。置入锚钉之前，应首先清理表面软组织，显露肌腱止点。可以保留肌腱残端，将其缝合在重建止点的肌腱上。微型锚钉通常适用于末节指骨[7]。钻孔和置入锚钉时，应注意不要穿透至末节指骨背侧，避免损伤甲床（图 3-4）。也可以用缝线绕过末节指骨或穿过骨质将肌腱固定，然后穿过甲板，在纽扣表面打结[8, 9]。穿过甲板时应注意要在甲基质以远穿出，以免引起甲板畸形（图 3-5）。

（四）骨 - 骨修复

如果有撕脱性骨折，可以直接使用骨 - 骨修复。固定方法取决于骨折块大小。如果骨折块

很小，可以使用锚钉或类似于腱骨修复的缝线加纽扣方法固定。如果骨折块足够大，可以直接使用 1.3mm 或 1.5mm 螺钉进行固定（图 3-6）。在置入螺钉时，应该避免使用长螺钉，以免损伤甲基质。

九、挽救和补救措施

在进行撕脱性骨折固定时，螺钉可能穿碎骨折块，此时可以使用锚钉或使用可抽出的缝线加纽扣法来补救。同样，在置入锚钉时，如果锚钉拔出，也可以使用缝线加纽扣的方法。

如果伴有肌腱缺损，或者延迟修复时伴有肌腱回缩，残留肌腱的长度可能无法直接修复。此时可以轻轻拉出回缩肌腱，维持纵向牵拉状态数分钟，有时可获得足够的滑移而进行直接修复。如果伴有大段缺损或者慢性撕裂导致的严重回缩，

可能需要肌腱移植进行重建。可以同时切取掌长肌腱或趾屈肌腱作为游离肌腱进行移植。

如果有明显的软组织损伤，腱鞘被破坏，无法提供一个利于愈合且光滑的界面允许肌腱滑动，可以进行分期重建术。在一期手术中，置入硅胶棒重建腱鞘，维持 3 个月，以重建腱鞘光滑的表面。二期手术包括移出硅胶棒，代替以游离的移植肌腱。二期重建手术的效果不确定。

如果行肌腱移植重建手术，必须确定移植肌腱不能过长。手术最好在患者清醒状态下进行，便于在术中评估活动范围。如果移植肌腱过长，使蚓状肌起点上移，则加强了蚓状肌的作用，使 FDP 力量过大，出现蚓状肌阳性指。

如果 FDP 损伤严重无法修复或修复失败，对只有一根 FDS 的手指行挽救式手术也是一种选择。此时，将 DIP 融合在屈曲位可以恢复手指的功能。

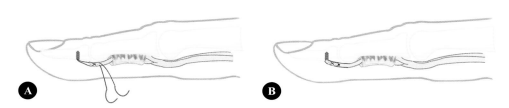

▲ 图 3-4　使用微型锚钉置于指深屈肌腱止点正中，钻孔时应避免钻透背侧骨皮质

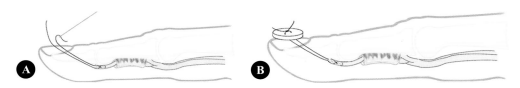

▲ 图 3-5　使用 2-0 Prolene 缝线以可抽出缝线的改良 Kessler 方法缝合肌腱远端，尾端使用克氏针穿过骨质和甲板，注意避免损伤甲基质。尾线穿过纽扣后打结。打结时拉力要足够，以免在主动活动时修复部位出现间隙

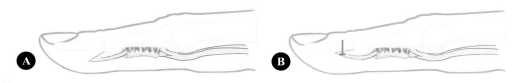

▲ 图 3-6　如果骨折块足够大，可以使用 1.3mm 或 1.5mm 螺钉固定，使用小的尖头复位钳或巾钳在肌腱止点处经皮相对钳夹，有助于维持骨折复位

参 考 文 献

[1] Starr HM, Snoddy M, Hammond KE, Seiler JG, III. Flexor tendon repair rehabilitation protocols: a systematic review. J Hand Surg Am. 2013; 38(9):1712–7.e1, 14

[2] Frueh FS, Kunz VS, Gravestock IJ, et al. Primary flexor tendon repair in zones 1 and 2: early passive mobilization versus controlled active motion. J Hand Surg Am. 2014; 39(7):1344–1350

[3] Higgins A, Lalonde DH, Bell M, McKee D, Lalonde JF. Avoiding flexor tendon repair rupture with intraoperative total active movement examination. Plast Reconstr Surg. 2010; 126(3):941–945

[4] Chow JC, Sensinger J, McNeal D, Chow B, Amirouche F, Gonzalez M. Importance of proximal A2 and A4 pulleys to maintaining kinematics in the hand: a biomechanical study. Hand (N Y). 2014; 9(1):105–111

[5] Moriya K, Yoshizu T, Tsubokawa N, et al. Outcomes of release of the entire A4 pulley after flexor tendon repairs in zone 2A followed by early active mobilization. J Hand Surg Eur Vol. 2016; 41(4):461

[6] Al-Qattan MM. Use of the volar plate of the distal interphalangeal joint as a distally based flap in flexor tendon surgery. J Hand Surg Am. 2016; 41(2):287–290

[7] Huq S, George S, Boyce DE. The outcomes of zone 1 flexor tendon injuries treated using micro bone suture anchors. J Hand Surg Eur Vol. 2013; 38(9):973–978

[8] Chu JY, Chen T, Awad HA, Elfar J, Hammert WC. Comparison of an all-inside suture technique with traditional pull-out suture and suture anchor repair techniques for flexor digitorum profundus attachment to bone. J Hand Surg Am. 2013; 38(6):1084–1090

[9] McCallisterWV, Ambrose HC, Katolik LI, Trumble TE, MCallisterW V. Comparison of pullout button versus suture anchor for zone I flexor tendon repair. J Hand Surg Am. 2006; 31(2):246–251

第 4 章　屈肌腱损伤修复（2 区）
Flexor Tendon Repair (Zone 2)

David W. Lee　Stephen Ros　Christopher Doumas　著

张栋栋　许娅莉　译

摘　要

众所周知，2 区屈肌腱损伤很难处理，而且在尝试修复后效果并不佳。即使能够非常好地修复肌腱，仍会出现如粘连、断裂、僵硬等并发症。因此，需要对手术解剖及修复方法有整体了解。修复的目的是使损伤处能够精确对合，并能提供足够的强度以满足术后早期康复锻炼的需求。光滑且强韧的外科缝合可以减少粘连的形成。由于术后治疗非常重要，因此，不能忽视患者的选择、依从性和受教育程度。

关键词

屈肌腱损伤，2 区，肌腱修复，腱鞘，滑车，断裂

　　2 区肌腱损伤发生在 A_1 滑车和指浅屈肌腱止点之间（图 4-1）。在此区域内，指浅屈肌腱和指深屈肌腱被包裹在一个有一系列滑车的纤维骨性鞘管内，从而避免发生弓弦状畸形（图 4-2）。在鞘管内，两根肌腱被腱周纤维膜所包裹。骨纤维鞘管和腱周膜对于肌腱能够顺畅滑动非常重要。指浅屈肌腱被指深屈肌腱分开，分开的两束由两侧向背侧翻转，于指深屈肌腱深面止于中节指骨。

　　由于此处损伤总会导致肌腱粘连，效果不佳，因此 2 区曾被称为 "无人区"。然而，在 20 世纪 60 年代，Kleinert 等首次报道该区损伤一期修复后获得了良好效果，强调精细无创缝合与术后早期康复的重要性[1]。随后，缝线材料、修复方法和术后治疗的发展大大改善了治疗结果[2-5]。

　　如 Strickland 所述，中心缝线应具有以下特征：方便缝合，打结牢固，与肌腱交界顺滑，能获得最小的间隙和对血供的最少干扰，并且有足够的强度允许早期活动[6]。虽然有多种中心缝合方法，但是众所周知，多股缝线（≥4 股）能提供防止间隙和断裂的更大强度[7]。Kirchmayr 和改良 Kessler 等经典的缝合技术仍然非常流行，但是，更新的缝合技术，如 Strickland 缝合、十字缝合、Becker 缝合和 Winters-Gelberman 缝合等方法由于强度更高而越来越广泛采用[7]（图 4-3）。建议加用周边缝合以提高修复强度，减少间隙形成[8]。

一、主要原则

　　屈肌腱修复的目标是采用精细无创的技术来精确对合肌腱断端，从而使其光滑平顺。有足够强度的精确修复能恢复肌腱的滑动，获得最佳的活动范围，减少并发症。

二、预期

　　如果能够得到有力修复，并且患者能够参与

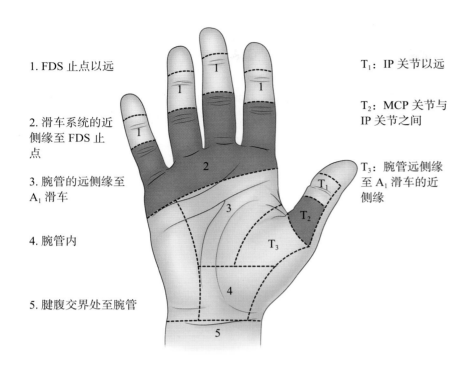

1. FDS 止点以远

2. 滑车系统的近侧缘至 FDS 止点

3. 腕管的远侧缘至 A_1 滑车

4. 腕管内

5. 腱腹交界处至腕管

T_1：IP 关节以远

T_2：MCP 关节与 IP 关节之间

T_3：腕管远侧缘至 A_1 滑车的近侧缘

◀ 图 4-1 手和腕部屈肌腱分区示意
FDS. 指浅屈肌；IP. 指间；MCP. 掌指（引自 Kleinert HE, Schepel S, Gill T. Flexor tendon injuries. Surg Clin North Am 1981; 61:267-286）

术后的早期康复，可以获得良好的治疗效果。术后粘连和挛缩导致的关节僵硬是最常见的并发症。

三、适应证

- ＞50% 横截面积的肌腱断裂。
- 愿意并能够参与术后康复治疗的高依从性患者。
- 急性损伤，除了伴有指神经、指动脉损伤并导致手指血运障碍外，最好在受伤后 1 周内进行修复。慢性损伤（＞6 周）的治疗结果可能很差，大多数需要行重建手术。

四、禁忌证

- 明显的软组织缺损或骨缺损。
- 伴有神经血管损伤。
- 无法参与治疗、依从性差的患者。

五、特殊注意事项

- 术前应行全面检查，包括检查每根手指的每根肌腱。指浅屈肌腱检查时要维持相邻手指于完全伸直位，指深屈肌腱检查时要固定 PIP 关节进行末节的屈曲。
- 术前应行 X 线检查以免遗漏其他损伤。超声

检查有助于确定部分断裂的程度。
- 选择合适的患者相当重要，因为对术后康复训练的良好依从性是取得良好结果的关键。

六、特殊说明、体位和麻醉

- 患者仰卧于手术台，患肢置于手桌上，上臂近端置充气式止血带。
- 使用 2～4 倍手术显微镜进行组织的精细操作和缝合。
- 不使用止血带的 Wide-awake 麻醉可便于在术中评估肌腱的修复强度、滑动性及间隙情况。

七、技巧、要点和经验教训

- 处理肌腱和腱鞘时必须使用无创操作，应当尽可能避免过多地触碰腱周膜，包括钳夹和挤压。
- 寻找肌腱近端时应尽量避免在腱鞘内反复盲目钳夹，否则可能会损伤滑车和肌腱，从而引起肌腱粘连和（或）断裂。
- 必须特别注意保护 A_2 和 A_4 滑车，损伤后可能会导致弓弦状畸形，从而引起运动功能损失和挛缩。

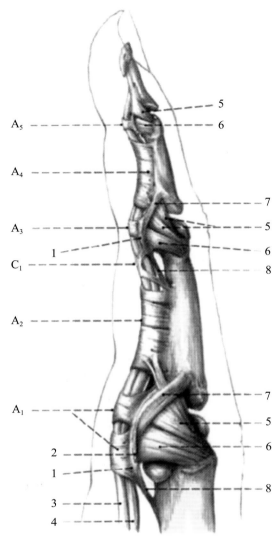

▲ 图 4-2　手指屈肌腱鞘（侧面）

1. Palmar 韧带（掌板）；2. 掌骨深横韧带（已切断）；3. 指浅屈肌腱；4. 指深屈肌腱；5. 桡侧副韧带；6. 副桡侧副韧带；7. 指骨盂韧带；8. 缰绳韧带；$A_{1\sim5}$. 屈肌腱鞘环形部分；C_1. 屈肌腱鞘的十字交叉形部分（引自 Pechlaner S, Hussl, H, Kerschbaumer. F, 1st eds. Atlas of Hand Surgery. New York, NY: Thieme; 2000）

八、关键手术步骤

可以使用 Bruner 切口向远近端延长以充分显露肌腱断端，也可以使用侧正中切口掀开皮瓣以覆盖肌腱缝合部位。皮瓣应该锐性分离，以免损伤皮下组织导致肌腱粘连，同时保护皮瓣血管，维持其存活。锐性分离至腱鞘，同时仔细分离保护两侧神经血管束。在 A_2 和 A_4 滑车之间侧方切开腱鞘，向尺侧或桡侧掀开鞘管，稍后要将其修复。

找到 A_4 滑车以远的肌腱远端，将其向近端牵拉。如果仍然无法获得，屈曲远位指间（distal interphalangeal，DIP）和近位指间（proximal interphalangeal，PIP）关节则有助于将肌腱送出。将中心缝线置入指浅屈肌（flexor digitorum superficialics，FDS）腱和指深屈肌（flexor digitorum profundus，FDP）腱，持尾线备用。有时可能需要将 A_4 滑车扩张、部分切开或开窗以使肌腱断端顺利通过。

如果能够看到肌腱近端，用 25 号针头将近端部分环形腱鞘和其内肌腱一起固定，维持其位置。如果寻找不到，可以采用在腕关节和掌指（metacarpophalangeal，MCP）关节屈曲位时由近向远挤压的方法挤出断端。如果仍不成功，肌腱仍在鞘管内，可以使用肌腱抓取器。也可以使用 Sourmelis 和 McGrouther 描述的方法，使用小号导管或类似的东西从近端穿过腱鞘，远端拉出，肌腱留在原位，将导管与肌腱断端缝合，缝合位置在 A_1 滑车近端约 1cm 处，向远端牵拉导管，带出肌腱断端后，使用 25 号针头固定肌腱后，移除导管和缝线。

核心缝线缝合指浅屈肌腱和指深屈肌腱断端，必须注意缝合位置正确。指深屈肌腱强韧，至少需要使用锁环技术的 4 根 3-0 或 4-0 聚酯纤维缝线行中心固定。入针点至少距离肌腱断端 1cm 以上。使用 6-0 不可吸收缝线缝合腱膜，从肌腱掌侧开始，连续锁边缝合或十字缝合 1 周。位置不同，可能指浅屈肌腱不足以行中心缝合，可以使用标准改良 Kessler 缝合方法。修复指浅屈肌腱止点处时，应只修复一条肌腱，不应同时修复两边，以免产生卡压。

肌腱损伤修复后应完全活动患指以检查其稳定性和通过性，确保肌腱足够光滑，能够通过腱鞘和滑车。术中应尽可能避免切开腱鞘和滑车，以免产生弓弦状畸形。

九、术后处理

• 应用背侧夹板保持腕关节屈曲 20°～30°，掌

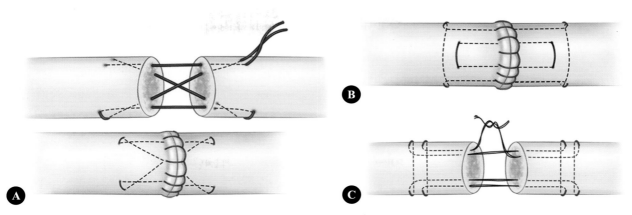

▲ 图 4–3　常用缝合技术

A. 十字缝合技术；B. Strickland 缝合技术；C. Winters-Gelberman 缝合技术（经许可转载，引自 Germann G, Levin LS, Sherman R, eds. Reconstructive Surgery of the Hand and Upper Extremity. © Thieme; 2018）

指关节屈曲 50°～60°。

- 手外科康复师制订分级康复训练计划，康复师应从术者处了解患者的损伤修复质量和修复方案。
- 根据患者特点制订个体化治疗策略。如果患者早期修复强度足够，可以将被动屈曲后维持作为开始康复治疗的方案。

十、并发症

- 肌腱再断裂应该尽早诊断和处理。术后 3 周内的肌腱再断裂及时重新修复有机会取得良好的治疗效果。否则，行肌腱重建术效果可能更好。
- 指间关节挛缩可能导致关节僵硬，大多数挛缩可以用联合使用被动伸展训练和静态支具固定来矫正。
- 即使经过正规的康复治疗，粘连形成仍为常见的并发症。如果患者症状经过 3～6 个月的治疗仍无改善，可以考虑手术松解。如果术前患指被动活动良好，手术可以取得良好的效果。

参 考 文 献

[1] Lister GD, Kleinert HE, Kutz JE, Atasoy E. Primary flexor tendon repair followed by immediate controlled mobilization. J Hand Surg Am. 1977; 2(6):441–451

[2] Groth GN. Pyramid of progressive force exercises to the injured flexor tendon. J Hand Ther. 2004; 17(1):31–42

[3] Sourmelis SG, McGrouther DA. Retrieval of the retracted flexor tendon. J Hand Surg [Br]. 1987; 12(1):109–111

[4] Strickland JW. Flexor Tendon Injuries: Ⅱ. Operative Technique. J Am Acad Orthop Surg. 1995; 3(1):55–62

[5] Strickland JW, Glogovac SV. Digital function following flexor tendon repair in Zone Ⅱ: A comparison of immobilization and controlled passive motion techniques. J Hand Surg Am. 1980; 5(6):537–543

[6] Strickland JW. Development of flexor tendon surgery: twenty-five years of progress. J Hand Surg Am. 2000; 25(2):214–235

[7] Chauhan A, Palmer BA, Merrell GA. Flexor tendon repairs: techniques, eponyms, and evidence. J Hand Surg Am. 2014; 39(9):1846–1853

[8] Diao E, Hariharan JS, Soejima O, Lotz JC. Effect of peripheral suture depth on strength of tendon repairs. J Hand Surg Am. 1996; 21(2):234–239

第 5 章　屈肌腱损伤修复（3~5 区）
Flexor Tendon Injuries (Zone 3–5)

Derek L. Masden　著

张栋栋　许娅莉　译

摘　要

3~5 区屈肌腱损伤是指位于手掌至前臂远端的肌腱损伤，可以导致手部基本功能的缺失。要使此区的肌腱损伤恢复功能，需要对解剖、手术入路、重建方法和康复有深刻的认识。良好地显露和辨认组织，用娴熟技术修复损伤的神经血管和肌腱，可以确保手术效果和康复。

关键词

屈肌腱修复，3 区，4 区，5 区，肌腱损伤

大多数关于屈指肌腱损伤的文献多围绕 2 区损伤。尽管其中大部分也适用于屈肌腱损伤的其他分区，但是不同分区之间仍然存在一些关键性差异。外科医生在评估、治疗和对 3~5 区屈肌腱损伤患者进行康复时，一定要很熟悉这些差异。

一、分区

屈肌腱损伤分区基于以下解剖学标志：3 区是指位于腕管和屈肌腱鞘之间手掌的部分，或者说是指腕横韧带远侧缘至 A_1 滑车之间的部分。4 区是指腕管内部分。5 区是指腕横韧带近侧缘至腱腹交界处的前臂部分（图 4-1）。

二、主要原则

由于手部和前臂的神经、血管、肌腱的位置邻近，因此复合性损伤较为常见。一定要探查周围的神经血管结构以明确其是否有损伤。绝大多数 3~5 区肌腱损伤能够一期修复，而且也推荐一期修复。建议采用至少 4 股中心缝合并结合周边

缝合（图 5-1）。早期主动活动的康复方案有助于获得最佳的功能恢复。

三、预期

3~5 区肌腱有良好的营养、不容易粘连的组织床和较少的支持带结构，因此，该区损伤的修复较 2 区容易，也便于肌腱滑动。治疗效果良好。然而，同时合并神经血管损伤时，会使恢复过程和结果变得复杂化[1, 2]。

四、适应证

3~5 区肌腱完全或 >60% 横截面积的屈肌腱损伤。

五、禁忌证

手和手指的严重复合组织损伤、严重污染、肌腱表面明显的软组织缺损、患者无法配合康复等。这些患者可能需要先获得良好的组织床和覆盖，然后再分期行肌腱修复或重建。

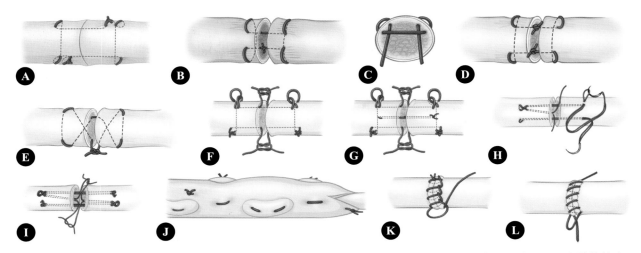

▲ 图 5-1　**A.** 最初的 **Kirchmayer/Kessler** 缝合方法：两根缝线（双股），缝线外的肌腱中埋有结。双股有结的核心缝线。在断端内打结或在肌腱外打结。在断端内打结可能有更好的滑动性能，但肌腱间隙中缝线多。从理论上讲，缝线应尽量放在肌腱掌侧，以免损伤肌腱背侧的血管。肌腱断端间应避免过多的压迫（即避免缝合过紧），以防止肌腱修复后肿胀导致滑动障碍。**B** 至 **E.** 改良 **Kessler** 缝合方法：一根或两根缝线（双股），肌腱内打结。横截面显示中心缝线的最佳位置。**F. Strickland** 对双股 **Kirchmayer/Kessler** 缝合"双抓式"改进。**G.** "双抓式"改进技术，附加矩形褥式缝合技术（四股）。**H** 和 **I. Tsuge** 的套环缝合技术：双环（六股）。**J. Pulvertaft** 技术：肌腱断端以编织方式连接，具有良好的抗拉强度，允许早期主动活动。**K** 和 **L.** 肌腱外膜缝合：其大幅增加了肌腱修复强度。同时使肌腱外观平整，从而改善滑动。最常用的两种方式是连续缝合（5-0）或锁边缝合（5-0）。交叉锁边缝合可增加肌腱强度

经许可转载，改编自 Günter Germann, L. Scott Levin, Randolph Sherman. Reconstructive Surgery of the Hand and Upper Extremity, 1st edition. © 2018 Thieme

六、诊断

与其他区肌腱损伤相似，3～5 区屈肌腱完全损伤表现为手指的指间关节不能屈曲，同时手的休息位发生改变（图 5-2）。由于非常邻近掌浅弓和神经血管束，因此该区肌腱损伤一定要详细检查周围的神经血管。检查时必须行 Allen 试验，因为掌弓血管的交通支可以掩盖血管损伤。手术探查要积极，因为看似无害的伤口可能伴有深部组织损伤，此时术前检查常常不可靠[3]。

七、修复时机

应在肌腱损伤后的 2～3 周进行一期修复。动物实验研究结果表明，急性损伤后尽快修复最为理想[4]。

八、关键手术步骤

采用全身麻醉或上肢区域阻滞麻醉，并使用止血带。向伤口远、近端延长原伤口，以便充分

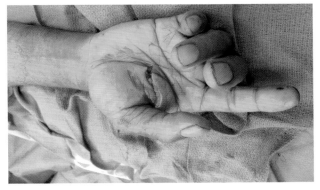

▲ 图 5-2　示指 3 区指浅屈肌腱和指深屈肌腱均损伤的术中照片

手指休息位发生改变，注意示指与其他手指相比处于伸直位

显露。在跨屈侧横纹时，要使切口形成一定的转角。要特别注意辨认并保护位于屈肌腱浅层的掌浅弓和正中神经、尺神经的分支。

4 区损伤时必须切开腕横韧带。在 3 区和 5 区损伤时，通常也需要打开腕管以寻找肌腱的近端或远端。3 区损伤时可以打开 A₁ 滑车，除了便于

寻找肌腱远端外，还为修复后肌腱滑动提供了足够的空间（图5-3A）。

弯曲手指可以使肌腱远端显露伤口。3区损伤的屈肌腱近端可以通过在腕关节屈曲位下进行推挤而寻及。如果失败，则要延长切口，切开腕横韧带。可用25号针头横穿肌腱近端残端以防再次回缩（图5-3B）。

辨认、标记受损和未受损的组织，由深到浅依次修复。通常先修复肌腱，再修复神经血管。然而，如果位于3区的尺神经深支受损，因其在屈肌腱深层，应首先进行修复，继而由深至浅依次修复手指屈肌腱。使用3-0或4-0不可吸收缝线进行至少四股锁边缝合。笔者更倾向于使用交叉锁边缝合，因其能提供更好的生物力学特性，避免间隙形成[5]。中心缝线的边距应距离断端7～10mm，偏背侧放置生物力学性能更好[6]（图5-3C）。如果肌腱缝合的部位需要通过屈肌腱鞘，则推荐加用周边缝合，能使其更加平滑且能减少内部的张力。周边缝合也被证明可以提高肌腱缝合强度10%～50%，继而减少间隙和再手术率[6]。周边缝合可以在中心缝合之前进行，能更好地对合肌腱断端，最大限度地利于修复。周边缝合时使用6-0单丝缝线进行连续锁边缝合。之后在放大镜下使用8-0或9-0尼龙缝线，使用外膜缝合技术修复完全或者部分损伤的指神经、正中神经和尺神经。如果蚓状肌断裂，无须修复。

目前在手无循环障碍时修复动脉损伤的意义方面尚缺乏文献报道。单纯动脉损伤是否需要修复仍存在争议，但笔者通常在有条件修复时对其使用显微外科技术进行修复。

九、康复

术后，使用背侧阻挡支具使腕关节屈曲20°～40°，掌指关节屈曲40°～60°，指间关节伸直。3～5区肌腱较2区肌腱有较好的血供和腱周空间，因此，其粘连形成的风险也较低。然而，无论是哪一区损伤，早期的主动康复锻炼效果都好于被动康复锻炼[7]。

十、并发症

3～5区屈肌腱损伤并发症比2区少见，很少发生肌腱再断裂或肌腱粘连[8]。

十一、特殊注意事项

（一）清醒下屈肌腱损伤修复

近期有文献提倡使用肾上腺素加局部麻醉在患者清醒下行肌腱手术。患者可以在术中参与，术者可以在修复后即刻评估肌腱的滑动性、是否有牵绊、在主动活动时是否有间隙。然而，3～5区肌腱与2区不同，通常不在腱鞘内滑动，修复的肌腱拥有足够的空间，因此，Wide-awake麻醉并不能使患者获利更多，不常规推荐使用。

（二）有缺损的一期修复

对于因为肌腱缺损或肌腱慢性磨损断裂而无条件直接修复的患者，可以行肌腱移植或肌腱侧

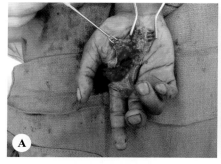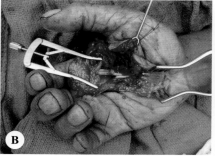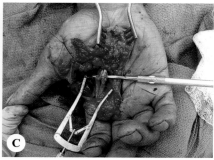

▲ 图5-3　A. 3区屈肌腱断裂术中所见，向近端打开腕管，显露肌腱近断端，向远端打开A₁滑车，显露肌腱远断端；B. 25号皮下注射器针头固定肌腱，减少张力、便于修复；C.修复指浅屈肌腱和指深屈肌腱，注意示指恢复休息位

侧转位。对于损伤更广泛的患者，指深屈肌腱修复应优先于指浅屈肌腱。

1. 肌腱移植

如果掌长肌腱存在，常被作为移植物，因为它在 3~5 区肌腱损伤时很容易切取。适当清理肌腱断端，将移植肌腱用 Pulvertaft 编织缝合方法桥接于肌腱的远近端之间，调整肌腱张力，使其张力稍高些，令患指较其他手指稍过屈[9]（图 5–4）。如果掌长肌腱缺如，可以使用下肢的跖腱。

2. 端侧转位

如果肌腱在手掌存在明显缺损，可以将指浅屈肌（flexor digitorum superficialis，FDS）腱转位至指深屈肌（flexor digitorum profundus，FDP）腱。

其目的是将完好的 FDS 转位至 FDP，以重建末节屈曲功能。

3. 侧侧转位

FDP 远端残端也可以通过侧侧缝合的方式缝合于邻近 FDP，要用不可吸收编织缝线进行编织缝合。这种方法使相邻的两根手指同时屈曲，对于近端损伤患者效果良好。

十二、技巧、要点和经验教训

- 由于临床查体时很难明确是否合并有神经血管损伤，因此应该积极手术探查。
- 显露时可打开 A_1 滑车和腕横韧带。
- 术后应早期主动康复锻炼。

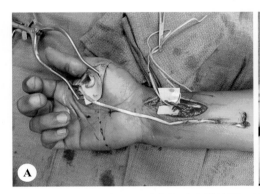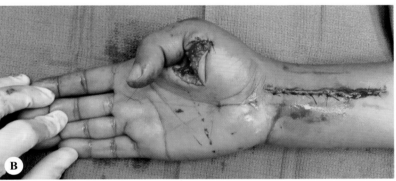

▲ 图 5-4　**A.** 掌长肌腱移植重建拇长屈肌腱的术中照片，使用 **Pulvertaft** 编织缝合，患者在指导下进行拇指的主动屈曲，测试滑动性和张力；**B.** 使用肌腱移植修复拇长屈肌后患者可以完全、主动屈曲拇指（在最小镇静麻醉下测试主动屈曲）

参考文献

[1] Weinzweig N, Chin G, Mead M, Gonzalez M. "Spaghetti wrist": management and results. Plast Reconstr Surg. 1998; 102(1):96–102

[2] Hudson DA, de Jager LT. The spaghetti wrist: simultaneous laceration of the median and ulnar nerves with flexor tendons at the wrist. J Hand Surg [Br]. 1993; 18(2):171–173

[3] Gibson TW, Schnall SB, Ashley EM, Stevanovic M. Accuracy of the preoperative examination in zone 5 wrist lacerations. Clin Orthop Relat Res. 1999(365):104–110

[4] Tang J, Shi D, Gu Y. Flexor tendon repair: timing of surgery and sheath management. Zhonghua Wai Ke Za Zhi. 1995; 33(9):532–535

[5] McLarney E, Hoffman H, Wolfe SW. Biomechanical analysis of the cruciate four-strand flexor tendon repair. J Hand Surg Am. 1999; 24(2):295–301

[6] Klifto CS, Capo JT, Sapienza A, Yang SS, Paksima N. Flexor tendon injuries. J Am Acad Orthop Surg. 2018; 26(2):e26–e35

[7] Athwal GS, Wolfe SW. Treatment of acute flexor tendon injury: zones III - V. Hand Clin. 2005; 21(2):181–186

[8] Yii NW, Urban M, Elliot D. A prospective study of flexor tendon repair in zone 5. J Hand Surg [Br]. 1998; 23(5):642–648

[9] Kim YJ, Baek JH, Park JS, Lee JH. Interposition tendon graft and tension in the repair of closed rupture of the flexor digitorum profundus in zone III or IV. Ann Plast Surg. 2018; Mar;80(3):238–241

第二篇

肌腱功能重建
Tendon Reconstruction

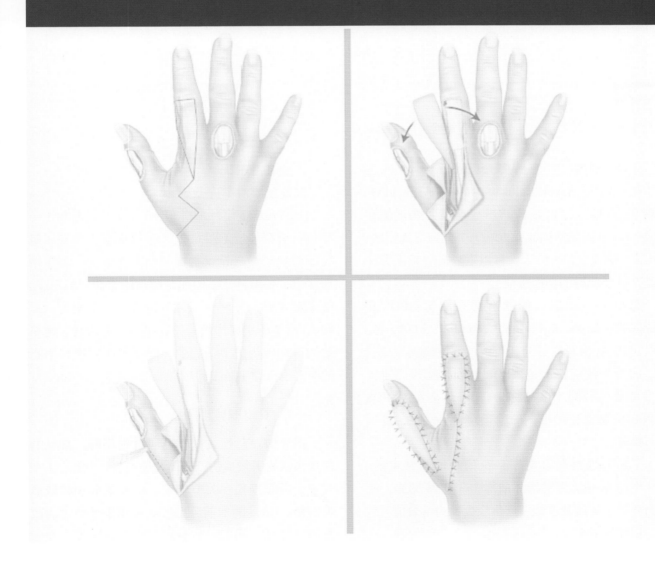

第6章　屈肌腱功能重建（2区）
Flexor Tendon Reconstruction (Zone 2)

Ryan A. Hoffman　Katharine Criner Woozley　James S. Raphael　著

白江博　许娅莉　译

摘　要

与直接一期修复相比，功能重建是治疗屈肌腱损伤的另一种方法。屈肌腱2区被称为"无人区"，其给肌腱修复带来了巨大的挑战。由于腱鞘的复杂性、术后肿胀、粘连或感染等因素，预后不能令人满意。考虑到这些特征，在选择直接修复、单期或分二期手术进行重建时，必须慎重考虑。在这些情况下，必须考虑全部因素，以减少肌腱断裂、滑车失效或粘连形成。通过密切观察，骨科医生可以利用这些信息选择最合适的治疗方法，制订术前计划，以恢复手指最大的主动活动范围。

关键词

屈肌腱，功能重建，硅胶棒，肌腱移植

手部屈肌腱损伤可分为5个区域（图6-1）。1区位于指浅屈肌（flexor digitorum superficialis，FDS）腱附着点以远。2区是从FDS腱附着点到远侧掌横纹。3区从远侧掌横纹向近端至腕横韧带远侧缘。4区位于腕管。5区位于腕管以近。需要特别关注的是2区屈肌腱的功能重建。

每根手指的屈曲结构有两条肌腱：FDS和指深屈肌（flexor digitorum profundus，FDP）腱。FDS进入A_1滑车后分为两束，这两束绕指深屈肌腱，向背外侧旋转180°。FDP腱通过指浅屈肌两束形成的裂隙（也被称为Camper交叉）。FDS腱和FDP腱穿行的腱鞘约始于掌骨头水平，终于末节指骨。

了解屈肌腱鞘及滑车系统的功能非常重要。有3个滑车系统为手指屈曲提供了机械优势，使其消耗较小的能量就能够产生较大的力学效能。

1. 环形滑车。

2. 交叉滑车。

3. 掌腱膜滑车。

其共包含5个环形滑车、3个交叉滑车和1个掌腱膜滑车系统（图6-2）。鞘管损伤会出现屈肌腱弓弦状畸形，导致肌腱滑动距离减少，需要增加动力。在维持足够的屈肌腱功能方面，A_2和A_4滑车最重要，分别位于近节指骨及中节指骨。A_2和A_4滑车的主要作用是使屈肌腱靠近指骨，将肌腱的滑动转为关节的屈曲。除了滑车系统，手指的鞘管也有助于肌腱的顺滑滑动。

一、主要原则

在评估亚急性或慢性屈肌腱损伤时，常见的表现包括软组织损伤、屈曲功能丧失、粘连、1个或多个滑车损伤、关节挛缩、瘢痕形成和神经血管损伤。Boye的术前分型经常被用来评估术后改善的可能性。除了评估肌腱损伤的程度外，在无条件进行早期修复的情况下，还必须要确定是需要单期重建还是分两期进行重建。

二、单期屈肌腱重建

（一）适应证

单期屈肌腱重建通常适用于亚急性或慢性的无法修复的屈肌腱损伤（FDS 腱和 FDP 腱）、腱

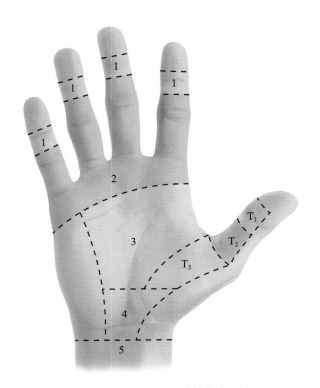

▲ 图 6-1　手部屈肌腱被分为 5 区

经许可转载，改编自 Kamal R, Weiss A, ed. Comprehensive Board Review in Orthopaedic Surgery. 1st Edition. Thieme; 2016

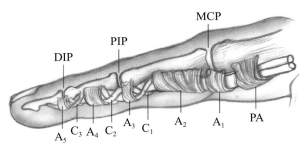

▲ 图 6-2　手指屈肌腱鞘管内的 5 个环形滑车 ($A_{1\sim5}$) 和 3 个交叉滑车（$C_{1\sim3}$）

DIP. 远位指间；PIP. 近位指间；MCP. 掌指；PA. 掌腱膜（经许可转载，引自 Stern S, ed. Key Techniques in Orthopaedic Surgery. 2nd Edition. Thieme; 2018）

鞘尚完整、无瘢痕组织和滑车系统完好的情况（图 6-3）。FDS 腱完好时，由于其周围很可能有粘连和瘢痕形成，此时行单期重建尚有争议。

（二）禁忌证

对于有过多瘢痕、至少一侧指神经缺失、关节挛缩、多处滑车损伤和依从性差的患者，应避免单期重建。

（三）特殊说明、体位和麻醉

患者通常取仰卧位，患肢外展。常规消毒术野，铺无菌单。麻醉方式没有特殊要求，患者可选择有或没有臂丛神经阻滞的全身麻醉。近来则更多使用利多卡因和肾上腺素的 Wide-awake 手术。局部麻醉的好处是能够让医师与患者在手术过程中进行互动，尤其是有利于术中对肌腱移植后的张力进行调节。

（四）手术技巧

术中多采用侧中线或 Z 字切口显露腱鞘（图 6-4）。显露损伤部位后，切除损伤的肌腱并准备肌腱移植物。关于选择滑膜肌腱或滑膜外肌腱作为移植物尚存在一些争议。采用滑膜肌腱（FDS 腱、足趾屈肌腱）可能会预防粘连。掌长肌（palmaris longus，PL）、跖肌等滑膜外肌腱也经常应用于临床。移植物切取后，将其连接到损伤肌腱的近端残端（位于手掌或腕部），远端附着于远节指骨。

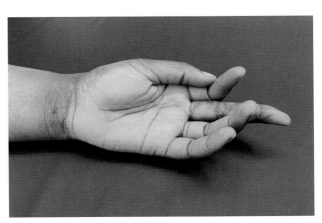

▲ 图 6-3　非正常的休息位状态提示中指指浅屈肌腱和指深屈肌腱损伤

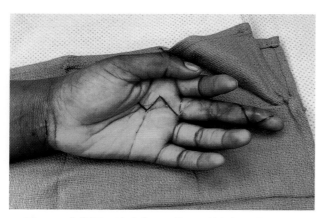

▲ 图 6-4 分期屈肌腱重建：手掌及远位指间关节的 Bruner 切口

（五）术后处理

术后患肢需要采用石膏或夹板固定。最好使掌指关节保持 90° 屈曲，指间关节处于中立位置。根据术者的习惯，术后数天复查，视情况调整夹板。同时开始进行全面的物理治疗和职业治疗。最初的康复包括早期的被动活动，并于 6～10 周后开始力量训练。远端止点若稳定，可早期进行主动活动。

（六）并发症

在单期重建时，常会出现肌腱粘连，可能需要松解。此外，也会出现肌腱再断裂。根据术后时间的长短，可以对移植肌腱直接修复，也可以转为分期重建。

三、分期屈肌腱重建

（一）适应证

虽然屈肌腱重建是一种常用的肌腱损伤修复方法，但其适应证仍存在争议。目前，适应证多为 2 区屈肌腱修复失败后、慢性屈肌腱损伤伴有瘢痕、滑车功能受损的患者。由于康复治疗是一个艰苦而漫长的过程，因此，患者必须要有真实的愿望和良好的依从性，能完成术后随访并遵守医嘱。

（二）禁忌证

有感染史或神经血管功能受损的患者不适合进行分期重建。此外，那些有棘手的屈曲挛缩的患者通常是重建的禁忌。由于需要大量康复治疗，通常也不考虑依从性差的患者。对于 FDS 尚有功能的患者，一般不适宜手术，因为屈曲活动常仅限于近位指间（proximal interphalangeal，PIP）关节。

（三）手术技巧

一期手术最常用 Bruner 切口（Z 字切口），将硅胶或涤纶强化的硅胶置入物置入有瘢痕的肌腱床。该方法的目的是令间皮细胞形成和创建新的滑膜腔，为肌腱滑动提供所需空间。置入物通常锚定在末端指骨区域，穿过可用的滑膜鞘，并根据损伤肌腱近端残端的状况和位置锚定到手掌或前臂远端。术后须进行康复治疗以促进形成新滑膜鞘，并保持最大的被动活动范围。约 3 个月后，将硅胶置入物从新生成的滑膜腔中取出，将肌腱移植物植入新滑膜鞘中并锚定在末节指骨，与手掌或前臂的近端肌腱残端缝合。

1. Paneva-Holevich 方法

Paneva-Holevich 方法分为两期。一期手术做 Bruner 切口延及手掌，以免形成瘢痕挛缩。彻底清除创面内的瘢痕组织，保留 FDP 远端以便之后锚定，近端 FDS/FDP 端端缝合成环。将一根硅胶棒穿入滑车系统直达手掌，注意保留 A_2 和 A_4 滑车。待 8～12 周滑膜鞘形成后行二期手术。在二期手术中，彻底松解粘连并修整肌腱断端。切断 FDS 近端，将其肌腱甩向远端的末节指骨。将该肌腱固定于之前所述的 FDP 残端，因此该肌腱跨越整根指骨。

2. Hunter-Salisbury 方法

还有一种修复方法为 Hunter-Salisbury 两期修复法。一期手术与 Paneva-Holevich 方法类似，放置硅胶棒以形成滑膜鞘。二期手术与采用 FDS-FDP 通道不同，是将肌腱移植物穿过滑车系统编织缝合。常用的移植物包括掌长肌腱（存在率约 85%）、跖肌腱和趾长伸肌腱。在选择移植肌腱时，长度是主要因素。在需要较长的移植肌腱时，通常选取跖肌腱（图 6-5 至图 6-11）。无论选择何

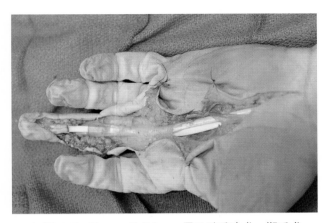

▲ 图 6-5 **Hunter-Salisbury** 屈肌腱重建术一期手术
取 Bruner 切口，显露腱鞘。鞘内有一根硅胶棒，远端锚定
于 FDS 腱的远端

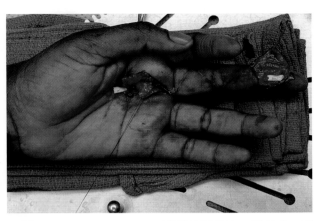

▲ 图 6-8 **Hunter-Salisbury** 屈肌腱重建的二期手术，可
见位于假滑膜鞘中的硅胶棒

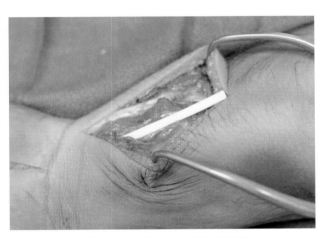

▲ 图 6-6 **5** 区可见硅胶棒的近端

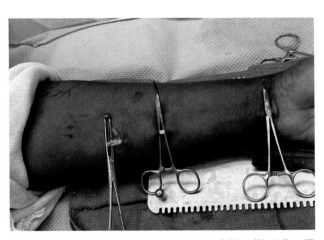

▲ 图 6-9 **Hunter-Salisbury** 屈肌腱重建的二期手术，于
前臂做多个横切口切取掌长肌腱

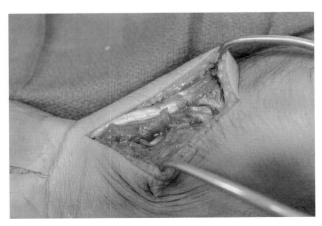

▲ 图 6-7 硅胶棒通常被埋于 **5** 区的指浅屈肌腱中

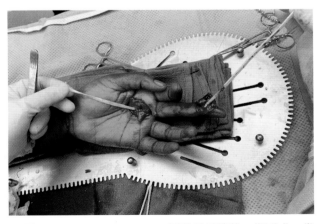

▲ 图 6-10 **Hunter-Salisbury** 屈肌腱重建的二期手术，掌
长肌腱缝合于硅胶棒，并穿过滑膜鞘

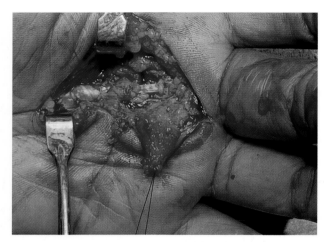

▲ 图 6-11 Hunter-Salisbury 屈肌腱重建的二期手术，将掌长肌肌腱通过 Pulvertaft 编织缝合方法缝合于手掌部的指浅屈肌腱

种方法，都必须对滑车系统进行评估以确保存在足够的滑车系统。如果滑车系统损坏，则应尽早修复。

（四）特殊说明、体位和麻醉

患者取仰卧位，上臂外展。可选用全身麻醉或臂丛神经阻滞麻醉。使用利多卡因和肾上腺素的 Wide-awake 手术允许医师和患者在手术过程中互动，利于调整肌腱移植的张力。

（五）技巧、要点和经验教训

术后必须强调活动范围的重要性。在一期手术之后，早期被动活动对功能恢复至关重要，有助于减少瘢痕并提高移植的成功率。此外，移植物的起点也非常重要。如果要将移植物固定在前臂，则需要一个较长的移植物。相反，假设手掌没有外伤，选择该位置作为起点，则仅需要选择较短的移植物。移植物的长度很重要，因为它决定了修复后的张力程度，进而影响滑动范围。

（六）术后处理

一期手术后，包裹敷料，于手腕背侧放置阻挡夹板，使腕关节屈曲 35°，掌指关节屈曲 60°～70°，指间关节呈自然伸直位。被动活动通常应在术后 1～3 天开始。目标是达到最大活动度，

既能防止粘连，还能为 3 个月后的二期手术改善软组织环境。

二期手术后，仍于背侧放置夹板，维持腕关节及指间关节于中立位，掌指关节屈曲 45° 位。术后数天内可以开始正式的早期康复治疗，在避免负重的情况下开始主动活动。术后 2 周开始主动伸屈活动。除出现并发症以外，术后 4～6 周应鼓励进行抗阻力运动。每个康复方案都应根据患者原始挛缩程度及依从性量身打造，以获得最好的康复效果。与依从性较高的患者相比，应对依从性较低的患者需要进行更长时间的夹板固定。对于既往曾发生粘连挛缩或发生粘连挛缩风险高的患者，可鼓励使用动态夹板。

（七）挽救和补救措施

偶尔会出现移植物无法锚定到远端指骨的情况，此时，应首要关注重建 PIP 关节的功能。在以下三种情况下，治疗目标是 PIP 关节而不是远位指间（distal interphalangeal，DIP）关节的运动。

- DIP 的关节损伤或伸肌装置的功能障碍。
- 滑车缺损或失去功能而出现弓弦状畸形，导致屈肌腱滑程不足。
- 肌腱移植后止点撕脱。

第 1 种情况，应考虑将肌腱移植物锚定到中节指骨以挽救功能。与第 1 种情况类似，在第 2 种和第 3 种情况下，也应主要恢复 PIP 关节功能而非 DIP 关节功能。与第 1 种情况不同的是，在第 2 种和第 3 种情况下，也可挽救 FDP 腱功能，并且第 2 种情况时应重建滑车。

（八）并发症

屈肌腱重建最常见的并发症是肌腱粘连。术后早期康复治疗有助于避免粘连，对于治疗无效的病例可尝试肌腱松解术。虽然硅胶棒有助于形成可供肌腱滑动的滑膜鞘，但它们的使用会导致滑膜炎或感染，表现为手指的红肿热痛。此时必须进行相应处理，否则会导致滑膜鞘增厚，不利于二期手术。此并发症多由滑车松弛或不稳定造成，因此，一期手术中正确识别问题滑车有助于

减少术后并发症。在一期手术，硅胶棒与远端指骨不恰当锚定也可刺激软组织而导致滑膜炎。一旦出现滑膜炎，会因为手指疼痛而影响活动范围，有损早期功能，增加粘连。滑膜炎一旦出现，首先应使用抗炎药物改善症状，若效果不佳，则需取出移植物。其他常见并发症有移植物断裂和感染等。

四、滑车重建

（一）适应证

滑车系统使肌腱紧贴骨骼，最大限度地减少了弓弦状畸形的发生。滑车功能缺失可导致关节屈曲挛缩，影响手指功能。在一期手术时，必须评估 A_2 和 A_4 滑车是否有损伤和瘢痕。在一期手术中进行滑车重建时，可使用游离的肌腱进行移植。虽然存在一些争议，但滑膜内肌腱可有效增加手指的活动度。

（二）手术技巧

滑车重建倾向于采用 Bunnell 提出的将肌腱包裹指骨的方式，而非 Doyle 和 Blythe 所述在骨质上钻孔的方式（图 6-12）。于肌腱周围形成 2～3 个环有助于一期重建术后进行理想的早期活动。在近节指骨，肌腱穿行在伸肌装置掌侧；在中节指骨，肌腱穿行于其背侧。此外，将移植物与残留的环状软组织行"穿鞋带"样编织缝合，模拟天然滑车。可将原始的 FDS 腱远端腱片拉紧，缝合于对侧骨膜或滑车组织上。

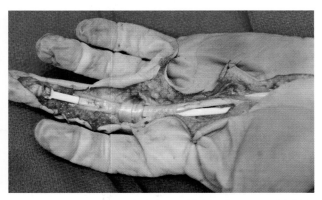

▲ 图 6-12　以 Bunnell 方法将肌腱缠绕指骨 2 周，重建滑车

（三）并发症

肌腱围绕指骨穿行时，可损伤神经血管束。而且，滑车修复时张力调节不佳会导致滑车功能受损并导致弓弦状畸形。为避免此类问题，通常需要手工穿行肌腱以确保无误。此外，术中要着重检查肌腱重建滑车的张力一定要足够。

（四）术后处理

术后应佩戴保护性环形滑车戒指 4～6 周。在开始进行被动活动和主动活动时，物理治疗师对该结构的保护非常重要。

五、屈肌腱松解术

（一）适应证

屈肌腱松解术即去除屈肌腱粘连。2 区重建手术棘手，技术要求高，就是因为极有可能发生粘连。屈肌腱功能评估时，应首先评估手指运动范围。有粘连的患者常表现为患指主动被动活动范围不一致，并且主动活动范围较小。如果首次术后发生粘连，应在松解术前尽可能恢复患手功能。

术后软组织及肌腱愈合需要 4～6 周。在此期间应严格进行康复治疗以保证手的最大活动度。如果之后恢复欠佳，则可能需要进一步手术干预。主动活动差但被动活动良好是手术的最佳适应证。被动活动受限的患者可能伴有关节挛缩，此时必须解决关节粘连才能改善术后手指的活动范围。

（二）手术技巧

大多数屈肌腱松解手术采用局部麻醉，焦虑或粘连广泛的患者可使用全身麻醉。多采用侧中线切口或 Bruner 切口，切开腱鞘，锐性松解肌腱。术中应注意保护重建的肌腱及滑车系统。

（三）术后处理

术后应用较厚的敷料包扎，指导进行早期活动。该手术成功率较高，然而必须告知患者有可能出现再粘连。再粘连是屈肌腱松解术后最常见的并发症。

推荐阅读

[1] Fletcher DR, McClinton MA. Single-stage flexor tendon grafting: refining the steps. J Hand Surg Am. 2015; 40(7):1452–1460

[2] Inkellis E, Altman E, Wolfe SW. Management of flexor pulley injuries with proximal interphalangeal joint contracture. Hand Clin. 2018; 34(2):251–266

[3] Samora JB, Klinefelter RD. Flexor tendon reconstruction. J Am Acad Orthop Surg. 2016; 24(1):28–36

[4] Sandvall BK, Kuhlman-Wood K, Recor C, Friedrich JB. Flexor tendon repair, rehabilitation, and reconstruction. Plast Reconstr Surg. 2013; 132(6):1493–1503

[5] Strickland JW. Flexor tendon injuries. Part 4. Staged flexor tendon reconstruction and restoration of the flexor pulley. Orthop Rev. 1987; 16(2):78–90

[6] Strickland JW. Flexor tendon surgery. Part 2. Free tendon grafts and tenolysis. J Hand Surg [Br]. 1989; 14(4):368–382

[7] Tang JB. Wide-awake primary flexor tendon repair, tenolysis, and tendon transfer. Clin Orthop Surg. 2015; 7(3):275–281

[8] Wehbé MA, Mawr B, Hunter JM, Schneider LH, Goodwyn BL. Two-stage flexor-tendon reconstruction: ten-year experience. J Bone Joint Surg Am. 1986; 68(5):752–763

第 7 章　桡神经麻痹的肌腱转位
Radial Nerve Palsy Tendon Transfers

Charles E. Hoffler　Hari Om Gupta　Menar Wahood　著

白江博　许娅莉　译

摘　要

桡神经麻痹后，存在多种肌腱转位方式来恢复手和腕关节功能。供体肌腱的选择对手术成功至关重要。肌腱转位的原则包括可用来转位的供体、功能协同、类似的滑移度和功率、直线拉力和一根肌腱转位只修复一种功能。本章详细叙述了手术指征、技巧、推荐的技术和补救措施。

关键词

桡神经麻痹，桡神经损伤、骨间后神经麻痹，肌腱转位

　　若正中神经和尺神经功能正常，桡神经麻痹后有多种肌腱转位方案（表 7-1）[1]。其目的是恢复腕关节、掌指关节和拇指的背伸。因为手内在肌未受影响，指间（interphalangeal，IP）关节背伸功能存在。

一、主要原则

　　桡神经损伤的平面决定了恢复功能所需的干预措施。在低位桡神经或骨间后神经损伤时，桡侧腕长伸肌（extensor carpi radialis longus，ECRL）伸腕功能存在，重建应重点集中在恢复手指和拇指背伸。在桡神经分支之前损伤，也需重建腕关节背伸。

　　某一肌肉 / 肌腱若用作供体，必须满足以下基本条件[2]。

- 供体肌肉必须是消耗性的，其原始功能的丧失不应显著影响患者残存的运动功能和力量。
- 供体肌肉必须至少能完成抗阻力的完全主动运动，因为转位会导致至少一级的强度损失。理想情况下，供体肌肉产生的力应不小于它所替代的受体肌肉。
- 供体肌腱转位后必须要有足够的与受体肌腱相似的滑移幅度，并且是一个直矢量，最好是跨过单个关节。
- 一根肌腱转位只修复一种特定功能。

　　了解可以利用的肌肉也很重要。一般要评估并首先考虑哪些功能需要恢复，哪些肌肉肌腱可用于转位。在桡神经部分麻痹中，某些伸肌功能保留，此时应注意恢复仍有功能障碍的部分。如果患者由于外伤、已被转位或先天性缺失（如掌长肌腱）等原因而损失了一组肌肉，那么应该寻找替代的供体。协同肌肉由于易于康复而作为首选。例如，腕部屈肌和手指掌指（metacarpophalangeal，MCP）伸肌通常同时收缩，因此术后职业治疗时要比手指屈肌到手指伸肌的转位更容易。

表 7-1　桡神经麻痹最常见的肌腱转位		
FCR 转位	**FCU 转位**	**浅肌转位**
• PT 至 ECRB • FCR 至 EDC • PL 至更改走行的 EPL	• PT 至 ECRB • FCU 至 EDC • PL 至更改走行的 EPL	• PT 至 ECRB • 中指 FDS 至 EDC • 环指 FDS 至 EPL • FCR 至 APL 和 EPB

APL. 拇长展肌；ECRB. 桡侧腕短伸肌；EDC. 指总伸肌；EPB. 拇短伸肌；EPL. 拇长伸肌；FCR. 桡侧腕屈肌；FCU. 尺侧腕屈肌；FDS. 指浅屈肌；PL. 掌长肌；PT. 旋前圆肌

二、预期

肘部以近的损伤会导致高位桡神经麻痹，需要肌腱转位来恢复由此导致的腕关节、MCP 和拇指的伸展障碍。肘部以远损伤导致低位桡神经麻痹，腕关节通常能伸展。此时，肌腱转位用于恢复 MCP 关节和拇指的伸展。

旋前圆肌（pronator teres，PT）通常转位到桡侧腕短伸肌（extensor carpi radialis brevis，ECRB），因为它止于第三掌骨基底，与止于第二掌骨基底的 ECRL 相比，背伸时使腕关节中立无侧偏。桡侧腕屈肌（flexor carpi radialis，FCR）和尺侧腕屈肌（flexor carpi ulnaris，FCU）是手指伸展的常见供体。PL 或环指指浅屈肌可以转位到拇长伸肌（extensor pollicis longus，EPL）。FCR 转位至第一伸肌鞘管内的伸肌非常少见[2]。

三、适应证

桡神经损伤出现腕关节、掌指关节及拇指伸展功能障碍，由于解剖特点、伤后 6 个月无明显电生理和临床恢复，预后不良的患者应考虑行肌腱转位。

四、禁忌证

1. 绝对禁忌证
• 缺乏合适的供体肌肉 - 肌腱（可能由于存在伴随的正中神经损伤和尺神经损伤）。
• 肌肉 - 肌腱单位的肌力小于 4 级。
• 严重的关节挛缩和强直。

• 活动性感染。
• 无法配合术后制动和康复。

2. 相对禁忌证
• 供体肌肉 - 肌腱的肌力小于 5 级。
• 中度关节挛缩。
• 软组织床存在炎症和瘢痕。

五、特殊注意事项

神经损伤后 3 个月，EMG 和神经传导检查可能有助于确认桡神经损伤或无自发恢复。在 4～6 个月，如果仍没有临床或电生理恢复的证据，则预测神经恢复较差。术前应评估被动活动范围，以确保关节柔软，能够接受肌腱转位。患有影响周围神经系统的进行性神经系统疾病的患者，由于可能存在其他神经受累，不宜行肌腱转位。还要确定患者的功能需求，以确保受影响的功能得到恢复。

六、特殊说明、体位和麻醉

• 局部神经阻滞可能有助于减少全身麻醉的用药。
• 仰卧位，患侧肢体外展置于手桌上。
• 术前仔细检查和评估特定供体肌肉的力量。
• 确定可供转位的肌肉单位。
• 如果需要多个切口，则在两个切口之间留出足够的距离，以便能够一期闭合伤口。
• 如果存在软组织缺损，无法直接闭合，则考虑在行肌腱转位的同时，采用局部转移或游离皮瓣进行覆盖。

● 术前职业治疗有助于保持腕关节和手部关节柔软。

七、技巧、要点和经验教训

（一）旋前圆肌作为供体

切取旋前圆肌时，从桡骨背侧切取桡骨干的3cm 骨膜，以增加有效的肌腱长度。将 PT 在皮下转位到肱桡肌（brachioradialis，BR）和 ECRL，这样可以减少粘连（图 7-1）。

（二）尺侧腕屈肌作为供体

在豌豆骨近端切取肌腱；从远端肌腹分离5cm 的 FCU 腱，以改善肌腱滑动（图 7-2）。向近

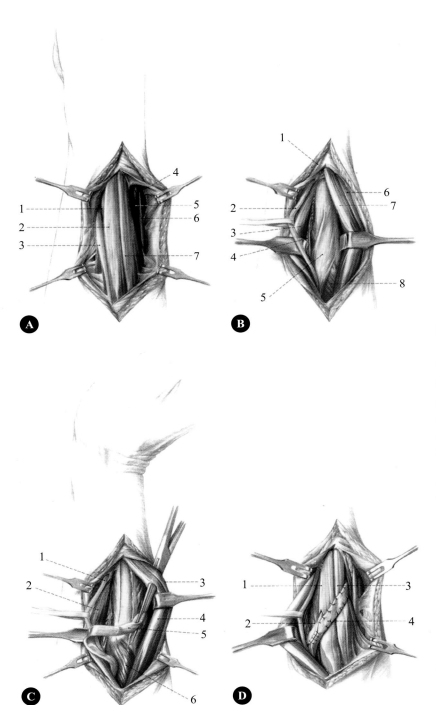

◀ 图 7-1 旋前圆肌至桡侧腕长 / 短伸肌转位

A. 前臂旋前，在前臂远端背侧做一个直切口，识别桡侧腕长伸肌（ECRL；2）和桡侧腕短伸肌（ECRB；7）。1. 桡神经浅支；2. 桡侧腕长伸肌；3. 肱桡肌；4. 桡骨；5. 拇长展肌；6. 指总伸肌；7. 桡侧腕短伸肌。B. 识别并安全牵开桡神经浅支（2），远离 ECRB/ECRL（6 和 7），辨认旋前圆肌（PT）的桡骨止点（5）。1. 头静脉；2. 桡神经浅支；3. 肱桡肌；4. 桡动脉；5. 旋前圆肌；6. 桡侧腕短伸肌；7. 桡侧腕长伸肌；8. 旋后肌。C. 旋前圆肌腱（5）连同部分骨膜被小心地从桡骨剥离，并在适当张力下穿过 ECRL 和 ECRB（3 和 4）肌腱。1. 桡神经浅支；2. 肱桡肌；3. 桡侧腕长伸肌腱；4. 桡侧腕短伸肌腱；5. 旋前圆肌腱及部分骨膜；6. 旋后肌。D. 调整腕关节背伸张力后，旋前圆肌（4）缝合于伸肌腱（1 和 3）。1. 桡侧腕长伸肌腱；2. 肱桡肌；3. 桡侧腕短伸肌腱；4. 旋前圆肌腱（经许可转载，引自 Pechlaner S, Hussl, H, Kerschbaumer. F, eds. Atlas of Hand Surgery, 1st edition. Thieme; 2000）

端游离 FCU 至看到距离内上髁 6cm 的支配肌肉的主要血管蒂[3]。

（三）桡侧腕屈肌作为供体

尽可能地向远端分离切断 FCR 腱。如果计划劈开 FCR，向近端解剖时必须探查到两个运动分支并对应劈开肌肉[4]。

（四）指浅屈肌作为供体

中指 FDS 可转移到 EPL 和示指固有伸肌，环指 FDS 可转移到指总伸肌。中环指互换的转位方式也被描述过。肌腱应分离至十字交叉近端，并在骨间神经血管结构的侧方穿过较宽阔的骨间膜（interosseous membrane，IOM）远端孔。转位至 EDC 的肌腱分成四束，向远端穿过背侧的伸肌腱支持带，并在尽可能的远端与 EDC 编织缝合。

（五）掌长肌腱作为供体

当转位到 EPL 时，要尽可能地向近端分离肌肉，以产生一条更好的力线，减少拇指内收的作用[5]（图 7-3）。

（六）桡侧腕短伸肌作为受体

如果桡神经仍然有恢复的可能，转位后要采用端侧缝合，保持 ECRB 的连续性，以获得更好的解剖功能恢复。

（七）指总伸肌作为受体

将供体肌腱尽可能远地穿过 EDC。切断腱腹交界处附近的肌腱，切除 2～3cm 的肌腱段，以减少粘连。调整每根手指的张力，使 MCP 关节的背伸角度从示指到小指依次减小，呈现自然的弧度。

（八）拇长伸肌作为受体

在皮下和桡侧进行 EPL 转位，以免拇指内收。如果患者有更多的拇指外展需求，可以改变 EPL 路径，将其逆行穿过第一伸肌鞘管。可能需要切除拇长展肌（abductor pollicis longus，APL）以容纳 EPL。编织缝合部位应在伸肌支持带近端[5]。

（九）术后护理

一个经验丰富的职业治疗师的重要性不容低估。为了良好的结果，患者通常需要鼓励和配合术后方案的持续再教育。

八、难点

（一）挛缩

如果无活动的 EPL 粘连在腕部的骨纤维鞘管内，桡神经麻痹时就会出现内收畸形[6]。若伴随正中神经麻痹，该现象更为常见，在进行任何肌腱转位前均需要纠正。主要的治疗方法是使用主动外展牵引的夹板，然后将 EPL 从其骨纤维鞘管中松解出来，转位至皮下。

（二）肌张力

适当的肌张力是基于 Blix 曲线的最佳肌节长度[1]。应注意重新调整供体肌肉至术前长度，以最大程度发挥肌力。术中，术者可以在掀起肌腱前将在固定的间隔用缝线做标记，并确保在进行肌腱编织后仍能保持这些固定间隔。

九、关键手术步骤

（一）切口数量

最常见的肌腱转位组合是将掌侧的三根供体肌腱转位到背侧的受体肌腱。这意味着至少需要 1 个切口用于 FCR 作为供体转位到 EDC，2 个切口用于 FCU 作为供体，3 个切口用于 FDS 作为供体。如果要将 EPL 改径通过第一伸肌腱鞘，可能需要在拇指 MCP 关节背侧做 1 个额外的切口。皮肤切口应设计好，避免编织的肌腱直接位于切口下方[1]。

（二）肌腱准备

在进行任何切断或编织之前，首先应探查供体肌腱的完整性。

如果 PT 用于重建腕关节背伸，切取时一定要包括远端 3cm 的骨膜组织，以使转位时肌腱长度足够。皮下隧道是首选，可尽量减少与深面桡骨的粘连。

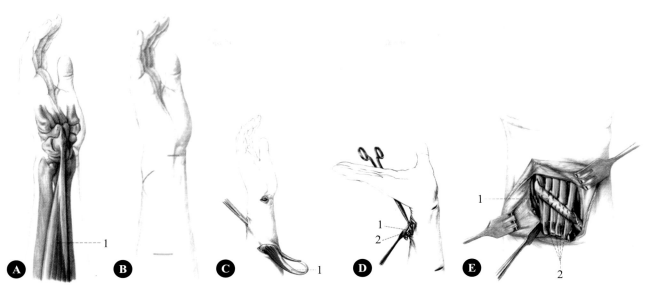

▲ 图 7-2　尺侧腕屈肌至指总伸肌转位

A. 尺侧腕屈肌（FCU）图解。1. 尺侧腕屈肌。B. 皮肤切口，远端左腕横纹的 FCU 肌腱表面，近端在 FCU 的腱腹交界处，前臂背侧位于 FCU 肌腱将经皮下穿过指总伸肌（EDC）肌腱处。C. 远端腕横纹 FCU 止点近端横行切口；横行切断肌腱，从近端切口抽出肌腱，并将其在皮下穿至前臂背侧。1. 尺侧腕屈肌腱。D. 在第四鞘管寻及 EDC，FCU 在一定的张力下斜行穿过 EDC 肌腱。1. 尺侧腕屈肌腱；2. 指总伸肌腱。E. FCU 肌腱在张力下斜行缝合到 EDC 肌腱。1. 尺侧腕屈肌腱；2. 指总伸肌腱（经许可转载，引自 Pechlaner S, Hussl, H, Kerschbaumer. F, eds. Atlas of Hand Surgery, 1st edition. Thieme; 2000）

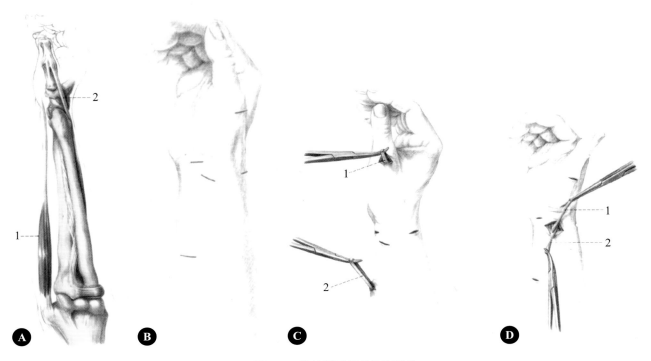

▲ 图 7-3　掌长肌到拇长伸肌转位

A. 掌长肌（PL）和拇长伸肌（EPL）图解。1. 掌长肌；2. 拇长伸肌腱。B. 皮肤切口，远端腕横纹 PL 表面掌侧正中，PL 腱腹交接处，Lister 结节尺侧第三伸肌鞘管表面，EPL 止点以近掌指（MCP）关节水平，以及游离的 PL 和 EPL 中点处。C. PL 肌腱通过腕横纹切口切断，然后在近端横切口抽出。在第三伸肌鞘管水平识别 EPL 并横行切断，然后将其抽出至 MCP。1. 拇长伸肌腱；2. 掌长肌腱。D. 在 PL/EPL 肌腱间的中点做一切口，确保力线呈直线，调整张力后缝合。1. 掌长肌腱；2. 拇长伸肌腱（经许可转载，引自 Pechlaner S, Hussl, H, Kerschbaumer. F, eds. Atlas of Hand Surgery, 1st edition. Thieme; 2000）

若用 FCR 和 FCU 转位，通常分别于桡骨或尺骨的皮下转至 EDC。尽可能在远端切断肌腱。FCR 和 FDS 也可以通过旋前方肌近端、骨间神经血管结构两侧的孔隙转位到 EDC。为了减少粘连，隧道应该宽大，可能需要剥离穿过 IOM 的部分 FDS 肌肉起点。为了改善滑动，应将至少 5cm 的 FCU 肌腱从远端的肌腹上游离。此外，还要将 FCU 向近端游离，直至显露距离内上髁 6cm 处的主要血管蒂[7]。

通过与 FCR 相同的切口，可显露腕横纹处的 PL。在皮神经深面做一皮下隧道至拇指背侧的 EPL。如果 PL 缺如，可选择中指或环指的 FDS[8]、部分 FCR[4] 或单独 FCU[3] 做肌腱转位。中指 FDS 转位到 EIP/EPL，环指 FDS 转位到 EDC。

可以准备做 ECRB 和 EDC 肌腱的端端缝合或端侧缝合；如果进行早期肌腱转位并希望恢复桡神经功能，通常采用端侧缝合。

应将 EPL 从第三伸肌鞘管内移出，并在腱腹交界处切断，以备转位时端端缝合[5]。通常将 EPL 在皮下转向 PL，以免 PL 收缩时拇指内收。也可以逆向穿过第一伸肌鞘管，加强外展。可能需要切除部分 APL 以便容纳 EPL。

（三）编织缝合

用 2-0、3-0 或 4-0 不可吸收缝线进行水平褥式 Pulvertaft 编织是最常见的缝合方法。用角式缝合方法可以提高其断裂力（最大的抗张力）。其他方法还包括螺旋、套索和双环法，这增加了最大抗张力，缺点是局部膨大。侧侧缝合方法的局部膨大与 Pulvertaft 缝合相似，强度比水平褥式缝合更大[9, 10]。

为了尽量减少弓弦状畸形，保证肌腱滑动，必须清除第一、第二、第四伸肌鞘管周围的筋膜，同时一定要保留伸肌支持带，还要确保编织和缝合应位于伸肌支持带的近端，使肌腱在滑动时不与其接触。供体肌腱应尽可能远地编织到受体肌腱，同时不被伸肌支持带嵌顿。如果使用 FDS 来恢复较小的手指背伸力，要将肌腱分为四股，顺行通过第四鞘管，尽可能远离伸肌支持带，与 EDC 编织缝合。

（四）张力

如前所述，恢复供体肌肉转位之前的长度可以产生最大收缩力。

如果首先重建伸腕功能，要在腕关节轻度背伸（30°～45°）位将 PT 编织到 ECRB 中。然后使腕关节调整至中立位，将 FCR/FCU/FDS 与 EDC 编织缝合，使 MCP 关节完全伸直。最后，在腕关节处于中立位时，完全拉紧 EPL，将 PL 与 EPL 编织缝合。

如果最后重建伸腕功能，要在腕关节中立或背伸 45°，手指和拇指完全背伸时，将供体（FCR/FCU/FDS）与 EDC 和 EPL 编织缝合。调整张力，直至腕屈曲 30° 能使拇指和手指 MCP 关节完全伸直，腕背伸时允许手指完全屈曲。最后将 PT 与 ECRB 编织缝合，使腕关节呈背伸 30° 休息位，手指 MCP 关节轻微屈曲。

正常手指的 MCP 关节屈曲角度从桡侧至尺侧逐渐增大，这需要单独调节供体肌腱到每根 EDC 的张力。

（五）危险

在切取 FCR 腱和 FCU 腱时，必须分别识别和保护桡动脉和尺侧神经血管束。PL 位于前臂深筋膜浅层，不要与筋膜深层的正中神经混淆。如果计划用部分 FCR 转位，应注意不要损伤其神经血管蒂[4]。

在转位过程中，应优先识别和保护皮神经，如桡神经浅支、尺神经背侧感觉支和正中神经掌皮支。

如果通过 IOM 进行 PL 转位，则必须保护骨间掌、背侧神经和动脉。在桡神经浅支和正中神经掌皮支的深层穿行很重要。

（六）术后护理

大多数笔者建议进行包含肘关节的支具固定，使肘关节屈曲 90°，前臂中度或完全旋前，腕关背伸 30°～50°，MCP 关节完全伸直，IP 关节自由活动，拇指充分伸直和外展。支具固定 4～6 周，术后即刻可行 IP 主动和被动屈伸活动。

十、挽救和补救措施

单独 FCU 肌腱转位可以用来恢复腕、手指和拇指的背伸[3]。优点包括手术简单、手术时间短、供体肌腱功能丧失少、切口少。主要适用于高位桡神经损伤或伴随有高位正中神经损伤。如果 FCU 肌力不够强大，也可以用 PT 转位至 ECRB 恢复腕关节背伸。

通过一个掌侧切口游离 FCU，穿皮下隧道经前臂尺侧转至背侧。背侧切口用于在腕关节 30° 背伸、MCP 关节 20°、IP 关节完全伸直位时将 FCU 尽可能远地斜行编织至 EDC 腱、EIP 腱和 EDM 腱。在依次缝合指伸肌腱后，再将 FCU 与拇指 EPL 编织缝合，使拇指完全背伸。如果张力合适，腕背伸腱固定效应可使手指屈曲至距离手掌 2cm 以内。将腕关节固定在 40° 背伸、MCP 固定在 10° 过伸位 3～4 周，术后可立即主动和被动屈伸 IP 关节。

任何肌腱转位手术都会发生粘连，可采用物理治疗来解决这些问题[1]。至少在术后 6～9 个月才能进行肌腱松解。

参 考 文 献

[1] Cheah AE, Etcheson J, Yao J. Radial nerve tendon transfers. Hand Clin. 2016; 32(3):323–338

[2] Sammer DM, Chung KC. Tendon transfers: part Ⅰ. Principles of transfer and transfers for radial nerve palsy. Plast Reconstr Surg. 2009; 123(5):169e–177e

[3] Gousheh J, Arasteh E. Transfer of a single flexor carpi ulnaris tendon for treatment of radial nerve palsy. J Hand Surg [Br]. 2006; 31(5):542–546

[4] Lim AY, Lahiri A, Pereira BP, Kumar VP, Tan LL. Independent function in a split flexor carpi radialis transfer. J Hand Surg Am. 2004; 29(1):28–31

[5] Colantoni Woodside J, Bindra RR. Rerouting extensor pollicis longus tendon transfer. J Hand Surg Am. 2015; 40(4):822–825

[6] Omer GE, Jr. Reconstruction of a balanced thumb through tendon transfers. Clin Orthop Relat Res. 1985(195):104–116

[7] Tubiana R. Problems and solutions in palliative tendon transfer surgery for radial nerve palsy. Tech Hand Up Extrem Surg. 2002; 6(3):104–113

[8] Chuinard RG, Boyes JH, Stark HH, Ashworth CR. Tendon transfers for radial nerve palsy: use of superficialis tendons for digital extension. J Hand Surg Am. 1978; 3(6):560–570

[9] Brown SH, Hentzen ER, Kwan A, Ward SR, Fridén J, Lieber RL. Mechanical strength of the side-to-side versus Pulvertaft weave tendon repair. J Hand Surg Am. 2010; 35(4):540–545

[10] Jeon SH, Chung MS, Baek GH, Lee YH, Kim SH, Gong HS. Comparison of looptendon versus end-weave methods for tendon transfer or grafting in rabbits. J Hand Surg Am. 2009; 34(6):1074–1079

第8章 低位正中神经麻痹的肌腱转位
Low Median Nerve Palsy Tendon Transfers

Valeriy Shubinets　Benjamin Chang　David J. Bozentka　著

白江博　许娅莉　译

摘　要

在低位正中神经麻痹的情况下，肌腱转位的主要目标是恢复拇指对掌功能。低位正中神经麻痹存在四种经典肌腱转位：示指固有伸肌、掌长肌（Camitz 转位）、指浅屈肌和小指展肌（Huber 转位）。每种手术方式都有独特性和考虑因素。本章描述了与这些转位手术有关的术前评估、手术和术后随访。要强调对患者功能障碍和目标的整体评估，以及对预期和相关风险的恰当管控。概述了肌腱获取、肌腱隧道、滑车和张力调整的技术细节，包含了有用的技巧，使步骤程序化并避免陷阱，还讨论了使功能最佳的常用改良方法。在本章的最后，读者应熟悉低位正中神经麻痹肌腱转位的主要特点，各术式独特的优缺点，以及为提高成功率而进行的合理术前评估和术中决策。

关键词

对掌成形术，低位正中神经麻痹，肌腱转位，拇指对掌，Camitz 转位，Huber 转位，Bunnell 改良术，Royle-Thompson 改良术

低位正中神经麻痹时肌腱转位主要是为了恢复拇指对掌，这对于力量和精细动作非常重要。

一、主要原则

（一）肌腱转位的一般原则

以下的"规则"或原则是肌腱转位和手术成功的基本指南[1, 2]。

- 柔软的关节：肌腱转位无法使僵硬的关节活动。神经损伤后，关节必须借助有监督的手部康复治疗和家庭锻炼保持柔软。如果关节挛缩，必须在肌腱转位之前纠正，因为术后需要固定一段时间，而关节挛缩松解后则要求立即活动。

- 稳定的软组织：周围软组织必须达到稳定状态，无活动性伤口，无炎症，所有瘢痕应柔软成熟。一般情况下，肌腱转位的路径在皮下组织中建立。如果存在过度瘢痕，必须切除并通过局部或游离的组织移植进行更换。否则，就要重新选择转位的路径。

- 足够的肌力：转位的肌腱应有足够的力量使关节活动。通常，转位后肌力会下降一级。

- 足够的滑程：要使转位肌腱的滑程与其替代肌腱的滑程相匹配。滑程的幅度代表了肌肉 - 肌腱单位收缩时的线性活动范围。一般而言，手指外在屈肌的滑动幅度为 70mm，外在伸肌滑动幅度为 50mm，外在屈腕肌和伸腕肌滑动幅度为 30mm[1]。如果供体 - 受体肌腱的滑程

无法匹配，可以用腱固定的方式对主动活动范围进行补充。

- 直线拉力：理想情况下，转位肌腱的起点和新的止点应该在一条直线上。如果无法达到，则应该使用滑车。

- 一根肌腱转位重建一个功能：当采用转位的肌腱重建某一个功能时，通常肌腱转位最容易成功。

- 可供消耗的供体：牺牲供体肌腱相关的功能丢失不应影响手的主要功能。例如，由于示指有指总伸肌腱，因此用示指固有伸肌腱进行对掌成形不影响示指的伸直。

- 协同作用：肌腱转位后需要对患者进行一段时间的再教育〔如在示指固有伸肌（extensor indicis proprius，EIP）成形术中，EIP 腱的新功能是活动拇指而不是示指〕。如果使用"协同"肌腱，这一过程可能更容易。例如，当抓握物体时，腕关节屈曲和手指伸展同步进行，屈腕和伸指被认为是协同的。因此，在桡神经麻痹时，屈腕肌被转位用以恢复手指伸展。同样，在低位正中神经麻痹的肌腱转位中，如果转位的肌肉 – 肌腱与拇短展肌（abductor pollicis brevis，APB）协同，康复就更容易，用 EIP 转位也是如此。

（二）低位正中神经麻痹肌腱转位时的特殊考虑

正中神经损伤分为高位损伤和低位损伤，这取决于损伤部位位于支配前臂肌肉的神经近端还是远端。在高位正中神经损伤中，损伤位于支配前臂肌肉的神经近端，而在低位正中神经损伤中，损伤位于支配前臂肌肉的神经远端。因此，在低位正中神经麻痹时，旋前方肌、旋前圆肌、桡侧腕屈肌、四根手指的指浅屈肌（flexor digitorum superficialis，FDS）、拇长屈肌（flexor pollicis longus，FPL）和示中指指深屈肌通常保持完整的功能，除非本身也有损伤。大鱼际肌和桡侧两条蚓状肌会麻痹。尺神经支配的骨间肌会弥补蚓状肌功能，然而大鱼际肌的麻痹却严重影响拇指对掌功能。

因此，在低位正中神经麻痹时，肌腱转位的主要目标是恢复拇指对掌功能。因此，这些转位通常被称为对掌成形术或肌腱转位对掌重建术。

拇指对掌是一种复杂的运动，由掌侧外展、旋前和屈曲组成。大鱼际有三块肌肉，分别是拇短展肌、拇对掌肌（opponens pollicis，OP）和拇短屈肌（flexor pollicis brevis，FPB）。在这些肌肉中，APB 被认为是最重要的对掌肌。在单纯正中神经麻痹时，将 APB 固定于拇指掌指关节桡侧是一个常用的对掌固定部位。这些转位的理想力线从豌豆骨开始（图 8-1）。如果力线位于豌豆骨以远，则产生更大程度的拇指屈曲，这在合并尺神经和正中神经麻痹时可能是有用的。如果力线位于豌豆骨以近，则拇指外展的程度更大。

评估拇指周围的软组织对拇指对掌成形术的成功至关重要。应特别注意背部皮肤的状态。在长期的低位正中神经麻痹时，背部皮肤和筋膜可能会挛缩，尤其是患者习惯侧捏时[4]。如果挛缩没

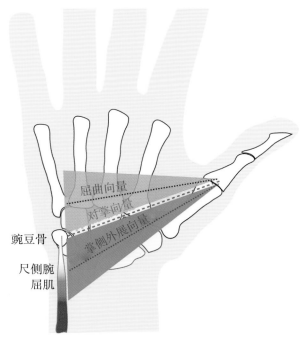

▲ 图 8-1　拇指对掌是一个复杂的运动，包括屈曲、掌侧外展和旋前

对于肌腱转位，重建拇对掌的理想向量始于豌豆骨。如果更远，则产生更大程度的屈曲，合并尺 – 正中神经麻痹时，这可能是有用的。如果更近，则产生更大程度的掌侧外展

有得到纠正，背部皮肤将限制拇指外展，特别是旋前。可能出现曲柄样动作，这将导致拇指逐渐旋后，丧失掌骨外展和旋前[4]。因此，在实施任何肌腱转位手术之前，应该评估拇指被动充分对掌的能力。如果受限，则需要被动拉伸和使用支具[4]。在更严重的情况下，会考虑推进皮瓣虎口成形术、Z字成形术，甚至采用游离组织修复（图8-2）[4]。

二、预期

为患者设定合理的预期至关重要。患者要对手术的原因和损伤的严重性有所了解，尤其要明白神经已没有恢复的可能，常需要肌腱转位。一个良好的肌腱转位术，最多可以接近原来的功能，而非完全恢复原有功能。即使达到了良好的运动范围和强度，某一特定动作的完成和协调也永远无法与受伤前功能一致。肌腱被从它们的正常解剖位置上切取下来，改换路径重建新的功能，这需要一段时间的再教育和再训练。持续重复的手部康复治疗是手术成功的关键。因此，在术前就要确认患者进行高强度康复的意愿和能力。

应该讨论每一种对掌成形术的具体风险。例如，在FDS转位后，由于环指FDS被切取，患者可能会出现握力减弱[2, 3]。在EIP腱转位后，患者可能无法独立背伸示指，会出现示指伸展活动轻度受限[2, 3]。如果转位的肌腱太短，患者应该了解可能需要额外的肌腱移植。

三、适应证

历史上，脊髓灰质炎是肌腱转位的最早和最常见的适应证之一，包括大鱼际肌麻痹所需的对掌成形术[1-3]。今天，肌腱转位最常见的适应证是不可恢复的神经损伤[1]。这可能发生在创伤性损伤（如正中神经切割伤、正中神经无恢复或重建失败）或压迫性神经病变（如严重的腕管综合征）[1-3]。一般情况下，高位正中神经麻痹包括低位正中神经功能障碍；因此，旋前圆肌综合征、颈神经根病或臂丛神经病变可能导致大鱼际肌萎缩，需要恢复拇指对掌功能。也可能有先天性大鱼际肌缺损[1-3]。最后，低位正中神经麻痹可发生在特定的神经疾病，如遗传性痉挛性截瘫、脑瘫、Charcot-Marie-Tooth病（腓骨肌萎缩症）或脊髓损伤[1-3]。目前不太相关的麻风病也会影响周围神经，可能需要肌腱转位[1]。

在进行手术之前，对患者的功能障碍进行彻

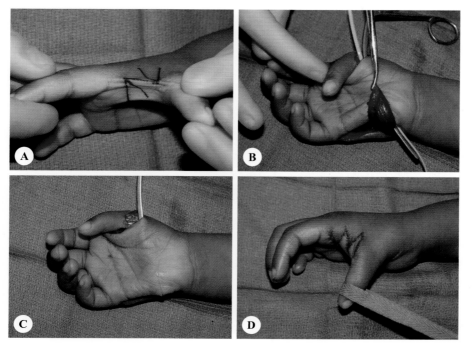

◀ 图8-2 5岁患者出现右拇指发育不全、鱼际肌肉缺失和虎口狭窄。如果虎口狭窄不被纠正，它将限制小指展肌转位后拇指的外展和旋前

A. 标记四瓣Z字成形切口扩大虎口；B. 切取小指展肌（ADM）；C. 将ADM在皮下穿过手掌至拇指掌指关节，并固定在近节指骨骨膜上；D. 做四瓣Z字成形切口，并将皮瓣交错缝合（图片由Benjamin Chang MD, Philadelphia, PA 提供）

底评估是必要的。如果低位正中神经麻痹仅限于非优势手，患者可以在没有成形术的情况下代偿良好，这取决于日常活动和需求的水平[2]。如果合并有感觉丧失，手外科医生必须确认外展功能障碍并非由感觉缺失引起[2]。即使运动功能真有障碍，如果患者无法感知运动部位，良好的肌腱转位也不会达到最佳效果。此时不得不考虑感觉神经移位[5, 6]。最后，并不是所有低位正中神经麻痹患者都需要外展功能重建。Jensen 等指出，只有 14% 的正中神经损伤患者需要对掌成形术[7]。同样，Foucher 等发现，只有 6.6% 的腕管综合征手术患者有严重的功能障碍，需要治疗拇指对掌无力[8]。这可能与尺神经交叉支配和被 FPB 代偿有关。实际上，30% 的 FPB 浅头、79% 的 FPB 深头受尺神经和正中神经双重支配[9, 10]。其他的解剖结构也可发挥代偿作用，如通过拇长展肌（被称为 Wood 二腹肌[11-14]）的掌侧部，增加 APL 的力量[15]，动员其他桡神经支配的肌肉，如拇短伸肌[15, 16]。最近对高位正中神经损伤后的临床缺陷评估表明，在 Kapandji 对掌功能量表中，患者的平均评分仍然是相当高的 7.5 分[17]。

四、禁忌证

肌腱转位不应在瘢痕过多、关节挛缩、有伤口或炎症的情况下进行。该手术也被禁止用于术后拒绝参加包括由有经验的治疗师指导和居家自主练习进行手部康复的患者。应该尽一切努力如实评估患者，因为并不是每一例正中神经麻痹患者都具有严重的功能障碍而需要肌腱转位；事实上，许多人的临床经验并非如此[7, 8, 17, 18]。在单侧非优势手或伴有感觉障碍的病例中，应特别谨慎，在这种情况下，功能障碍可能是由于感觉缺失，而非真正的对掌功能缺失[2]。

五、特殊注意事项

每种类型的对掌功能重建术都具有自己的特点。例如，在高位正中神经麻痹或创伤同时影响外在屈肌而不能使用 FDS 时，EIP 转位是一种非常不错的选择[2, 3]。此外，相比 FDS 肌腱转位，其发生握力下降的风险较低。不需要重建单独的滑车，尺骨远端本身可起到滑车的作用，而且非常稳定，可以限制转位的肌腱向远端移位[2]。EIP 转位的一个潜在缺点是患者可能会出现伸肌滞后或失去独立伸直示指的能力[3]。前者可以通过保留 EIP 肌腱腱帽来避免[19]。偶尔，如果切取的 EIP 肌腱长度不足，需要自体肌腱移植。与 APB 和环指 FDS 相比，EIP 的肌肉纤维长度也较短，这可能限制了拇指的运动幅度[2]。

在 FDS 转位中，通常使用环指 FDS。然而，握力减弱的风险导致一些学者选择中指 FDS[2]。在正中神经及尺神经同时损伤时，也会考虑用中指 FDS。因为环指指深屈肌（flexor digitorum profundus，FDP）腱是尺神经支配的，切取环指 FDS 可能剥夺环指所有外在屈肌的功能[3]。鉴于 FDS 受正中神经支配，在高位正中神经麻痹患者中，禁止行 FDS 转位。

当同时行腕管切开减压时，PL 转位手术非常方便[2, 3, 20]。此外，未发现与此肌腱缺失相关的功能障碍。15%～20% 的正常人存在先天性 PL 肌腱缺损[3]。在创伤性腕部或前臂损伤时，应特别谨慎，因为 PL 可能已经被切除，或者周围软组织和表面皮肤瘢痕较重，无法成功切取肌腱和改变路径[2]。在腕管松解时，需考虑是否真的需要行 Camitz 转位，因为在正中神经减压后，一些大鱼际肌功能可能会恢复。然而，恢复的程度是不可预测的，即使成功，也可能需要很长时间[2]。考虑到转位很方便，功能影响很轻，笔者倾向于在腕管松解的同时进行转位，而不是等待其恢复后看有无真正的对掌障碍。

小指展肌（abductor digiti minimi，ADM）转位是一种非常实用的转位，它的术野仅在手掌，不涉及大幅度更改路径或建立滑车，并以类似容积的小鱼际肌取代缺失或萎缩的大鱼际 APB[2, 3]。因此，在前臂有创伤时，无法切取掌长肌腱或 FDS，而 EIP 可能无法成功地穿过经前臂的瘢痕区，此时尤其适于 ADM 转位。如果 APB 先天缺如或严重萎缩，ADM 可以增加大鱼际隆起的体积，不仅能恢复功能，而且能改善外观[2, 3]。ADM 全长可以收缩，而不依赖肌腱滑动，与其他肌腱转位不同。因为它属于手内在肌，不跨越腕关节，故可避免与肌腱固定术相关的问题[21]。

六、特殊说明、体位和麻醉

患者仰卧于手术台上，行气管内全身麻醉，也可进行区域阻滞麻醉联合静脉镇静。患肢置于侧方手桌上，上臂置衬垫气压止血带。消毒手和上肢，铺无菌巾单。用 Esmarch 绷带驱血，止血带充气到 250mmHg。

七、技巧、要点和经验教训

（一）EIP 肌腱转位

- 通过携带远端部分腱帽，EIP 腱可以延长 1～2mm。额外的长度可用于转位时 Riordan 变异的情况[22]。应修复伸肌腱帽缺损，以免伸肌滞后。

- 在单纯的正中神经麻痹中，转位的 EIP 腱仅缝合于 APB 远端。在合并有尺神经损伤时，也可将 EIP 腱缝合于 MCP 关节囊和近节指骨附近的拇长伸肌腱上（Riordan 变异）[22]。该术式改良限制了 IP 关节的屈曲，使 FPL 能更有效地屈曲 MCP 关节，从而取代了瘫痪的 FPB[2, 23]。

- 由于 EIP 腱在手背侧可能有连接，所以应该在示指 MCP 关节背侧切口处用 Littler 剪刀尽可能地向近端分离。在 Littler 剪刀无法达到、不可直视的更近端，可以使用肌腱套取器。在腕部切口完成肌腱的解剖和转位。如果仍难以松解手背部的连接，可以在 MCP 关节和腕部切口之间再做另一个切口[2, 3]。

- 当将肌腱从腕背侧转位至尺侧切口时，一个有用的技巧是在切取的肌腱远端用 4-0 Prolene 缝线缝合一针。用止血钳或 Schnidt 钳从腕背切口到尺侧切口做皮下隧道。将 Littler 剪刀放在钳的顶端，引导其从尺侧切口穿至

腕背切口。将切取的 EIP 腱末端的 Prolene 缝线插入 Littler 剪刀孔，通过牵拉 Prolene 缝线将肌腱穿过皮下隧道（图 8-3）。该操作可以用于其他肌腱转位，而不仅仅局限于 EIP。也可用止血钳或 Schnidt 钳夹住肌腱末端，引导肌腱通过隧道。

（二）Camitz 转位

- 为了获得适当长度的肌腱进行转位，需要切取远端掌横纹的掌腱膜以延长 PL。通常切取 1～1.5cm 的宽度较为合适[3]。也可只切取手掌示中指和环指的腱膜。

- 标准的 Camitz 转位重建拇指的掌侧外展。可以做一个改良，在腕横韧带远端开个小窗，穿过肌腱，这样便能增加一个旋前的拉力向量[3, 24]。增强旋前的另一种方法是将转位肌腱缝合到伸肌腱膜或 MCP 背侧关节囊上[2, 8, 24]。

（三）FDS 肌腱转位

- 在 Camper 交叉的分叉近端切断 FDS 腱。也可在更远的近位指间关节水平做切口，在 FDS 的中节指骨附着点将其切断。获取 FDS 的两根腱束，一束用来缝合于 APB 附着点，另外一束必要时可缝合在 MCP 关节囊。然而，这种切取 FDS 的方法具有 PIP 僵硬、过伸和鹅颈畸形的风险。此外，因为破坏了其腱纽，可导致 FDS 腱血供不良[25]。由于在大多数情况下，在 Camper 交叉水平切断 FDS 即可获得足够的长度，不必在远端的 PIP 关节水平。

- 与重建外展相比，Royle-Thompson 改良的 FDS 转位重建了更大程度的拇指屈曲。当肌腱转位是为了让拇指能够达到小指，便可以采取这种术式[2, 26, 27]。这常适用于正中 - 尺神经合并损伤的情况。

- 与之不同的是，Bunnell 改良重建了起于豌豆骨近端的滑车[2, 28]。因此，该术式主要针对的是对掌中的掌侧外展。基于患者的需求，术者可在 Bunnell 改良术与 Royle-Thompson 改良术之间任意设定滑车[2, 29]。

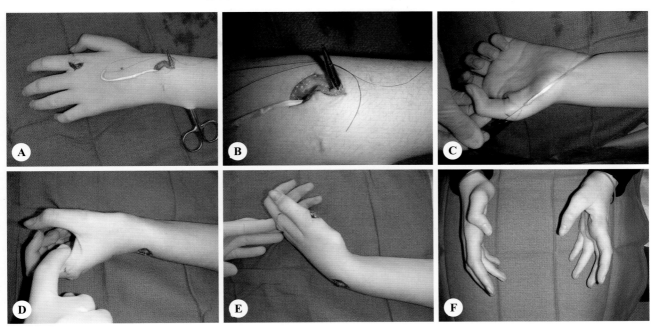

▲ 图 8-3 患有腓骨肌萎缩症的 15 岁患儿行示指固有伸肌转位

A 至 C. 在掌指关节切取示指固有伸肌腱，然后从腕背切口抽出。将 4-0 Prolene 缝线穿过 Littler 剪刀的孔，将肌腱抽到尺侧切口；D 至 E. 调整张力，腕关节背伸时，拇指呈掌侧外展位；腕关节屈曲时，拇指呈内收位；F. 术后，患儿展示左手拇指外展的情况。疾病是双侧的，患儿最终要求右手也进行 EIP 转位（图片由 Benjamin Chang MD，Philadelphia, PA 提供）

- 在 Bunnell 改良术式中，滑车可以仅是尺侧腕屈肌（flexor carpi ulnaris，FCU）的一条裂隙，也可以是用远端为蒂的部分纵行 FCU 腱束精心制成的环。如果选择用裂隙做滑车，就要在裂隙近端缝合一针，防止转位的 FDS 腱向近端移位[3]。如果选择肌腱环，转位的肌腱可以先穿过保留 FCU 部分腱束至其尺侧，然后再穿过肌腱环，会更加稳定[3]。

- 在 MCP 关节不稳的患者中，额外长度的 FDS 腱可用来重建侧副韧带[3]。

（四）Huber 转位

- ADM 转位被认为是更具挑战性、技术要求更高的对掌重建术之一[30]。难度增加的两个原因是：①需要保护其神经血管蒂；②需要实现足够的旋转才足以转位。

- 由于肌肉是从远端向近端逆行掀起，可在近端识别位于肌肉桡背侧的神经血管蒂[2, 3]。应避免蒂部张力过大。通常，像翻书一样将 ADM 翻转 180° 时蒂部张力最小[2, 3]。

- 如果显露神经血管束有困难，可以将切口向近端延伸，显露尺动脉和神经，然后向远端追踪至蒂部[2]。

- ADM 在近端分离多少才足以在旋转后达到供体，在这一点上是有差异的。一种合理的策略是游离豌豆骨上的部分附着点，但要保留与 FCU 腱附着的部分，尽管这有可能损害肌肉的血供[2, 21, 31]。然而，也有其他人认为可将 ADM 从豌豆骨和 FCU 上完全游离下来[32]。

- 与其他对掌成形类似，ADM 通常被缝合于 APB 远端。先天性大鱼际肌发育不良的患者，APB 很可能是缺如的，由于 Huber 转位可以重建鱼际隆起，故颇受欢迎。此时，可用 4-0 Mersilene 缝线将其缝合在近节指骨基底的骨膜上。

- 如果 ADM 长度不够，可用游离肌腱移植。这很可能与 ADM 没有从豌豆骨上游离有关。

八、难点

- 在转位的肌腱上调整张力是一个关键步骤。

如果张力过低，转位的肌腱无法使拇指达到所需的活动范围。如果张力太高，会导致代偿过度，失去平衡。在 EIP、Camitz 和 FDS 对掌重建中，通过腱固定效应来判断张力是否合适。腕关节背伸时，拇指应在最大外展或对掌位，而随着腕关节弯曲，拇指能够内收到手掌平面。有人使张力调整到腕关节中立位时拇指呈完全外展或对掌位 [2, 3]。Huber 转位通常会切取恰好足够的肌肉，调整张力的空间较小。当 ADM 缝合于 APB 或拇指近节指骨基底时，仍应小心确保张力适宜。与外在肌腱转位不同，ADM 转位后无须依赖腕关节活动或腱固定来发挥功能。

- 在肌腱转位建立皮下隧道时，必须小心谨慎。附近的神经血管结构可能存在医源性损伤的风险，在 EIP 转位时可能损伤尺神经背侧支。在手掌，皮肤和掌筋膜连接紧密，皮下组织尤其匮乏。

- 与其他对掌成形术不同，Huber 转位需要识别并保护蒂部。当肌肉通过隧道转移到拇指时，在安全转位之前一定要检查蒂部的张力。

九、关键手术步骤

（一）EIP 转位

在手背第二掌骨头的尺侧做一个三角形切口，形成一个桡侧皮瓣（图 8-3）。掀起皮瓣显露伸肌腱帽。EIP 常位于 EDC 的尺侧和深层，但也可位于桡侧、多束，甚至先天缺如 [3, 33, 34]。在伸肌腱帽近端切取 EIP 一般可获得足够的长度，同时可避免出现相关的半脱位和腱帽损伤引起的伸肌滞后。也可切取一小部分伸肌腱帽，使移植肌腱延长 1～2mm；此时要用可吸收缝线予以 8 字缝合修复。游离 EIP 腱，将其从周围的软组织中分离至腕背侧，必要时可以使用肌腱剥离器即可将肌腱分离得更近。在腕背 Lister 结节水平做一相应的横切口。分开第四伸肌鞘管处的伸肌支持带，通过牵引 EIP 远端来识别此处的 EIP 腱。在第四个鞘管中，EIP 腹最低，这也有助于识别 [3]。在腕部切

口处，肌腱被进一步向近端游离，至其腱腹交界处，将其从周围组织中分离。一旦 EIP 腱被送至腕部，需要至伸肌支持带近端，才能获得足够的长度和合适的力线 [2]。

再在尺骨远端和拇指 MCP 关节桡侧做两个切口。先将 EIP 从腕背切口穿经皮下隧道至尺骨远端切口，确保 EIP 位于 FCU 以浅，否则将来可能导致尺神经压迫 [2]。尺骨远端充当 EIP 腱的滑车，也有些人描述可在 FCU 上做一个裂隙，供 EIP 通过 [19]。应注意避免损伤尺神经的背侧感觉支 [3]。用 Schnidt 钳从尺骨远端到拇指 MCP 关节桡侧做一皮下隧道，钳紧 EIP 腱的末端，将其送至拇指切口，穿过远端 APB 的肌腱部分编织，并用 4-0 Mersilene 缝线 8 字缝合。调整张力，使腕关节背伸时，拇指呈最大程度的掌侧外展；腕关节屈曲时，拇指内收回手掌平面。再用 4-0 Mersilene 缝线将肌腱远端反折后与其自身 8 字缝合，或将其固定在近节指骨基底侧方。松开止血带，止血，闭合切口。术后，用拇人字支具固定手部，保持拇指在最大程度外展位。4 周后，去除支具，并开始一系列的运动练习。定制的拇人字矫形器通常用来保持拇指外展。术后 8 周，停止使用矫形器，患者逐渐恢复完全活动。该术后方案也用于其他对掌功能重建。

（二）Camitz 转位

这种肌腱转位通常与开放的腕管松解术一起进行（图 8-4 和图 8-5）。切口从腕横纹开始，将标准的腕管切口向远端至远侧掌横纹。如有必要，切口也可以锯齿状向近端延伸数厘米。注意切口偏尺侧，以免损伤通常位于掌长肌腱桡侧的正中神经掌皮支 [3]。掀起皮瓣，注意保护掌腱膜，这对获取适当长度的转位肌腱至关重要。在远端掌横纹水平以远切断示指、中指、环指的掌腱膜，由远至近锐性分离，保护深部的掌浅弓及指总神经（图 8-5）。采用双极电凝止血。分离掌腱膜时，要使其与掌长肌腱相连。将掌腱膜从深层的腕横韧带上和周围的皮下软组织中分离，至腕上 3cm。

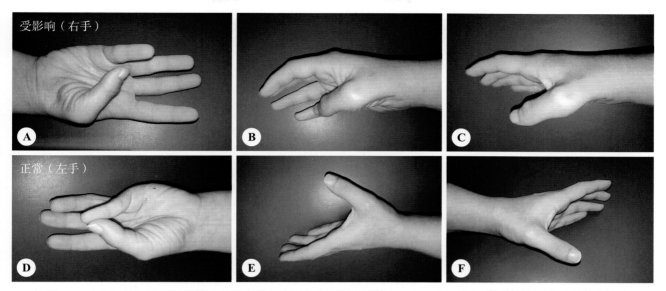

▲ 图 8-4　**A 至 C.** 16 岁严重腕管综合征患儿，右手大鱼际肌肉萎缩；**D 至 F.** 与对侧正常手相比，患手对掌功能差，尤其是掌侧外展活动

图片由 Benjamin Chang MD, Philadelphia, PA 提供

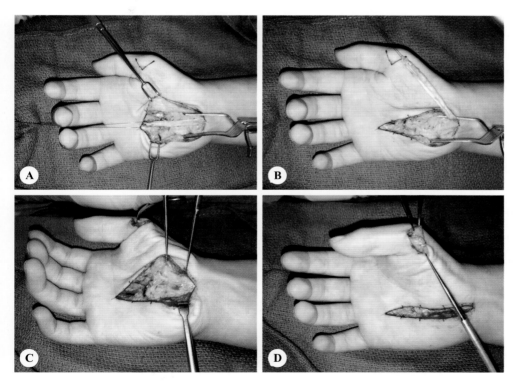

◀ 图 8-5　图 8-4 患儿的 **Camitz** 转位

A 和 B. 切取掌长肌腱和远侧的掌腱膜，将掌腱膜折叠后延长了掌长肌腱，掌腱膜远端用 4-0 Prolene 缝线留作牵引；C. 在腕管切口与拇指掌指关节桡侧的切口之间形成皮下隧道，将 Prolene 缝线穿过 Littler 剪刀的小孔，用它协助掌长肌腱和腱膜穿过这条隧道；D. 转位的肌腱缝合到拇短展肌远端的止点（图片由 Benjamin Chang MD, Philadelphia, PA 提供）

掌腱膜和掌长肌腱游离的长度足够后，将腱膜自身折叠成掌长肌腱的延伸，并用 4-0 Prolene 缝线纵向、连续缝合。4-0 Prolene 缝线在远端留做牵引线。此时，可松解腕管。

在拇指掌指关节的桡侧做一个 V 形切口，形成一个背部为蒂的三角形皮瓣。确定拇短展肌的

止点。在这个切口和近端腕管切口之间形成一个皮下隧道。转位的肌腱可以在 Littler 剪刀协助下穿过皮下隧道，首先将 Prolene 缝线穿过剪刀上的小孔，然后用剪刀引导缝线和肌腱穿过隧道。一旦 PL 腱被转位到拇指掌指关节，去除 Prolene 缝线，用肌腱编织器将肌腱穿过拇短展肌远端。用

4-0 Prolene 缝线将转位的肌腱缝合到拇短展肌腱，调整张力。再用 4-0 Prolene 缝线将转位肌腱的远端反折后与自身缝合。松止血带充分止血。用吸收性单股缝线或不可吸收尼龙缝线闭合伤口。用拇人字石膏保持拇指外展位 4 周。

（三）指浅屈肌腱转位

在手掌远端、环指的 A_1 滑车上做一个小的纵切口。在 A_1 和 A_2 滑车之间找到 FDS。弯曲手指，在 Camper 交叉水平的分叉近端分离 FDS。对中节指骨 FDS 止点过多剥离会使 PIP 关节不稳定和损伤 FDP 腱的血运 [25]。一旦切取了 FDS，可用 Royle-Thompson 对掌成形术或 Bunnell 方法行滑车重建，将 FDS 腱转位到拇指。

在 Royle-Thompson 对掌成形术中，在小鱼际桡侧的手掌近端做一个 3cm 切口 [26, 27]。于掌浅弓近端、腕管远端找到 FDS。掌腱膜和腕横韧带分别位于肌腱的桡侧和近端，当环指 FDS 腱转位至拇指后，掌腱膜与腕横韧带所形成的结构可起到类似滑车的作用。于 Camper 交叉处切断 FDS，并于小鱼际切口处抽出。于拇指掌指关节桡侧做第三个切口，找到 APB 腱。将环指 FDS 通过皮下通道从该切口穿出，此处皮肤于掌腱膜紧密相连，术中制作隧道时应格外小心。抽出后，将环指 FDS 与 APB 缝合。因为该法所产生的拉力方向位于豌豆骨远端，Royle-Thompson 认为它使拇指屈曲的作用要强于外展与对掌。因此，对于合并正中神经及尺神经损伤的患者或手术旨在使拇指及小指更接近的患者，该方法效果更佳 [2]。

Bunnell 对掌成形术中，滑车重建的位置更靠近端，位于 FCU 的豌豆骨止点水平 [28]。方法有两种：①利用 FCU 的小裂隙；②取远端为蒂、长度 5cm 的 FCU 一半腱束形成腱环 [2, 3]。方法 1 中，需要于 FCU 腱纵切口的近端缝合一针，避免转位的 FDS 滑向近端 [3]。方法 2 中，于 FCU 做一长 5cm 的纵切口，将 FCU 远端分为两半，注意术中不要损伤豌豆骨止点，桡侧半于近端切断后反折，与远端缝合形成肌腱环（图 8-6）。术中

应找到并保护尺神经血管束 [3]。滑车重建后，将 FDS 自重建的滑车中穿出，至拇指 MCP 关节桡侧，缝合于 APB 止点。另有一些学者认为应先将 FDS 穿至 FCU 尺侧，再穿过肌腱环，这样滑车结构更稳定 [3]。与 Royle-Thompson 对掌成形术相比，Bunnell 术式提供了一个更靠近端的拉力，因此能更好地恢复拇指掌侧外展。

（四）Huber 转位

由小指指根至豌豆骨做手部切口（图 8-7 和图 8-8），显露小指展肌（ADM）。切断小指展肌远端的两个附着点（小指近节指骨基底和伸肌装置），尽可能保留 ADM 长度。如长度过短，可适当切取部分骨膜组织 [3]。从深面的小指屈肌及周围的软组织中逆向游离 ADM。至其近端时，要注意保护 ADM 的神经血管蒂。ADM 由尺动脉掌深支供血，血管多在豌豆骨远端数毫米处自桡背侧进入肌肉 [3]。必要时，可先在腕近端找到尺动脉及尺神经，然后向远端追踪至蒂部 [2]。保护神经血管蒂，适当在豌豆骨上剥离 ADM，但要保留其在 FCU 上的附着点，使能获得足够的旋转和长度 [2, 3]。一些学者认为术中应保留 ADM 的豌豆骨

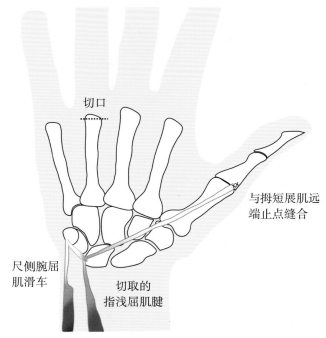

切口

与拇短展肌远端止点缝合

尺侧腕屈肌滑车

切取的指浅屈肌腱

▲ 图 8-6 指浅屈肌腱转位示意（Bunnell 方法）

止点，因为灵长类动物实验显示在豌豆骨上剥离 ADM 会影响其血供[2, 31]。此时，可能需要额外的肌腱移植物来延长转位的肌腱。有趣的是，另一些学者倾向于更充分地剥离 ADM 的近端附着点（包括在 FCU 的附着点），后期通过瘢痕可重新获得连接[32]。实际上，后者旨在减少 ADM 转位对尺神经的压迫[32]。

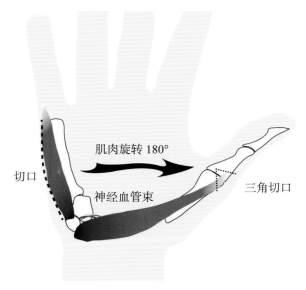

▲ 图 8-7　小指展肌转位示意

于拇指 MCP 关节桡侧切开皮肤，并在该切口与 ADM 近端附着点处建立皮下隧道。像翻书一样，将 ADM 沿纵轴反转 180° 穿过隧道[2, 3]。这样可以减少神经血管束的张力。肌肉转位后，远端缝合于 APB 远端（如 APB 缺如），则缝合于近节指骨基底骨膜处。调整张力，使腕关节背伸时，达到最大程度的对掌。

十、挽救和补救措施

- 肌腱转位后，总有粘连的风险。粘连后会限制肌腱运动，影响功能。如果康复治疗不能取得良好效果，则应考虑肌腱松解术。
- 如果肌腱转位张力过低，必要时需要重返手术室，重新调整张力。
- 若术中转位的肌腱长度不够，可取游离肌腱进行移植以延长长度。这种情况多见于 ADM 转位（Huber 转位），偶见于 EIP 转位。在小指展肌转位手术中，剥离 ADM 在近端豌豆骨的少许附着即可获得更长的肌腱。
- 有时尽管手术顺利，但术后效果依然不尽如人意。如经过康复治疗，仍然没有功能或功

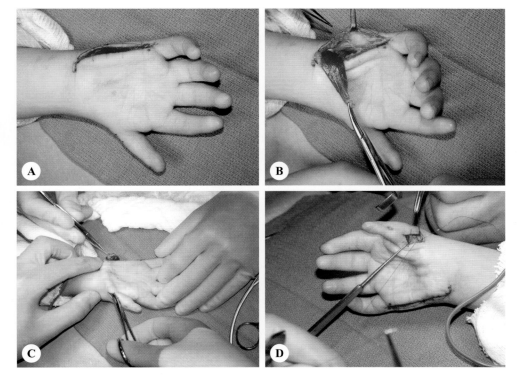

◀ 图 8-8　Huber 转位法
A 和 B. 通过尺侧切口获取小指展肌（ADM），近端应注意勿伤及 ADM 的神经血管束；C 和 D. 将 ADM 穿过隧道，依据拇短展肌存在与否，转位后缝合于拇短展肌远端止点或近节指骨骨膜处（图片由 Benjamin Chang MD, Philadelphia, PA 提供）

能很差，则应考虑再次行转位手术。幸运的是，对掌成形术有多种术式可选择。

十一、陷阱

- 未评估患者的功能障碍和重建对掌的需求：并非所有正中神经麻痹患者都需要进行对掌功能重建。实际上，很大一部分患者可因拇短屈肌腱的双重神经支配或因桡神经支配的拇长展肌和伸肌群的作用获得代偿。对于单侧、非优势手患者，应尤为小心，因为手术可能影响患者一生[2]。术前应做详细的感觉查体，因为部分患者可能是因为感觉缺失而造成对掌功能缺失，此种情况下不适宜行肌腱转位[2]。即使存在缺乏动力的因素，但感觉缺失的患者对掌功能重建术后效果也十分有限。患者也可以通过看到手部活动来代偿一部分功能，但这种代偿在黑暗中或将手放入口袋或包里时会失效[2]。因此，即使运动功能无法恢复，也应努力修复正中神经，至少恢复部分感觉[1]。甚至可以考虑进行感觉神经移植[5, 6]。

- 患者不配合康复治疗：术后康复治疗对功能恢复至关重要。患者在肌腱转位后需要固定4周，康复治疗有助于恢复运动范围。此外，还需要对转位后的肌腱进行高强度再教育和再训练，以使其发挥新的功能。

- 未遵循肌腱转位的一般原则：关节僵硬、过多瘢痕、急性炎症及伤口不愈合是肌腱转位的禁忌证。尤其在低位正中神经损伤转位时，拇指必须足够柔软，被动活动能完全对掌。如果背侧皮肤或筋膜过紧，将限制拇指的外展和旋前。此时，示指与拇指的尺侧而非指腹接触，可能会导致严重的旋后畸形[4]。

- 未保护神经血管束：在切取移植用的肌腱、创建皮下隧道及重构滑车时应保护周围的神经及血管。例如，Bunnell对掌重建术中，使用FCU制作滑车时应注意保护尺神经及尺动脉。示指固有伸肌腱转位中，在腕背至尺骨远端形成隧道时应注意保护尺神经背侧的感觉支。小指展肌转位中，分离小指展肌或转位的过程中都有可能损伤神经血管束或造成其张力过高。同样，掌长肌转位术中，在切取和掀起掌腱膜时，整个掌浅弓都有受损的风险。

- 未调整合适的张力：转位肌腱的张力不能过松，也不能过紧。转位肌腱与拇短展肌缝合的第1针便决定了张力的大小，第2针将转位的肌腱远端反折，与自身缝合，加强了第1针的效果。

参考文献

[1] Sammer DM. Principles of Tendon Transfers. In: Thorne CH (editor-in-chief), Gurtner GC, Chung KC, Gosain AK, et al, eds. Grabb and Smith's Plastic Surgery. 7th ed. Philadelphia, PA: Lippincott Williams & Wilkins; 2014:807–816

[2] Davis TRC. Principles of Tendon Transfers of Median R, and Ulnar Nerves. In: Wolfe SW (editor-in-chief), Hotchkiss RN, Kozin SH, Pederson WC, Cohen MS, eds. Green's Operative Hand Surgery. 7th ed. Philadelphia, PA: Elsevier; 2017:1023–1079

[3] Chadderdon RC, Gaston RG. Low median nerve transfers (opponensplasty). Hand Clin. 2016; 32(3):349–359

[4] Brand PWHA, ed. Clinical Mechanics of the Hand. 3rd ed. St. Louis, Missouri: Mosby; 1999

[5] Ozkan T, Ozer K, Gülgönen A. Restoration of sensibility in irreparable ulnar and median nerve lesions with use of sensory nerve transfer: long-term follow-up of 20 cases. J Hand Surg Am. 2001; 26(1):44–51

[6] Bertelli JA, Ghizoni MF. Very distal sensory nerve transfers in high median nerve lesions. J Hand Surg Am. 2011; 36(3):387–393

[7] Jensen EG. Restoration of opposition of the thumb. Hand. 1978; 10(2):161–167

[8] Foucher G, Malizos C, Sammut D, Braun FM, Michon J. Primary palmaris longus transfer as an opponensplasty in carpal tunnel release: a series of 73 cases. J Hand Surg [Br]. 1991; 16(1):56–60

[9] Zancolli EA, Ziadenberg C, Zancolli E, Jr. Biomechanics of the trapeziometacarpal joint. Clin Orthop Relat Res. 1987(220):14–26

[10] Olave E, Prates JC, Del Sol M, Sarmento A, Gabrielli C. Distribution patterns of the muscular branch of the median nerve in the thenar region. J Anat. 1995; 186(Pt 2):441–446

[11] Marshall VC, Marshall RD. Movements of the thumb in relation to peripheral nerve injuries. Postgrad Med J. 1963; 39:518–525

[12] Khoury Z, Bertelli J, Gilbert A. The subtendons of the abductor pollicis longus muscle. Surg Radiol Anat. 1991; 13(3):245–246

[13] Roh MS, Strauch RJ, Xu L, Rosenwasser MP, Pawluk RJ, Mow VC. Thenar insertion of abductor pollicis longus accessory tendons and thumb carpometacarpal osteoarthritis. J Hand Surg Am. 2000;

25(3):458–463

[14] El-Beshbishy RA, Abdel-Hamid GA. Variations of the abductor pollicis longus tendon: an anatomic study. Folia Morphol (Warsz). 2013; 72(2):161–166

[15] Cooney WP, Linscheid RL, An KN. Opposition of the thumb: an anatomic and biomechanical study of tendon transfers. J Hand Surg Am. 1984; 9(6):777–786

[16] Cooney WP, III, An KN, Daube JR, Askew LJ. Electromyographic analysis of the thumb: a study of isometric forces in pinch and grasp. J Hand Surg Am. 1985; 10(2):202–210

[17] Bertelli JA, Soldado F, Lehn VL, Ghizoni MF. Reappraisal of clinical deficits following high median nerve injuries. J Hand Surg Am. 2016; 41(1):13–19

[18] Boatright JR, Kiebzak GM. The effects of low median nerve block on thumb abduction strength. J Hand Surg Am. 1997; 22(5):849–852

[19] Al-Qattan MM. Extensor indicis proprius opponensplasty for isolated traumatic low median nerve palsy: a case series. Can J Plast Surg. 2012; 20(4):255–257

[20] Camitz H. Surgical treatment of paralysis of opponens muscle of thumbs. Acta Chir Scand. 1929; 65:77–81

[21] Latimer J, Shah M, Kay S. Abductor digiti minimi transfer for the restoration of opposition in children. J Hand Surg [Br]. 1994; 19(5):653–658

[22] Riordan DC. Tendon transfers for nerve paralysis of the hand and wrist. Curr Pract Orthop Surg. 1964; 23:17–40

[23] Burkhalter W, Christensen RC, Brown P. Extensor indicis proprius opponensplasty. J Bone Joint Surg Am. 1973; 55(4):725–732

[24] MacDougal BA. Palmaris longus opponensplasty. Plast Reconstr Surg. 1995; 96(4):982–984

[25] North ER, Littler JW. Transferring the flexor superficialis tendon: technical considerations in the prevention of proximal interphalangeal joint disability. J Hand Surg Am. 1980; 5(5):498–501

[26] Royle ND. An operation for paralysis of the intrinsic muscles of the thumb. JAMA. 1938; 111:612–613

[27] Thompson TC. A modified operation for opponens paralysis. J Bone Joint Surg Am. 1942; 24:632–640

[28] Bunnell S. Opposition of the thumb. J Bone Joint Surg. 1938; 20:269–284

[29] Lee DH, Oakes JE, Ferlic RJ. Tendon transfers for thumb opposition: a biomechanical study of pulley location and two insertion sites. J Hand Surg Am. 2003; 28(6):1002–1008

[30] Littler JW, Cooley SG. Opposition of the thumb and its restoration by abductor digiti quinti transfer. J Bone Joint Surg Am. 1963; 45:1389–1396

[31] Dunlap J, Manske PR, McCarthy JA. Perfusion of the abductor digiti quinti after transfer on a neurovascular pedicle. J Hand Surg Am. 1989; 14(6):992–995

[32] Cawrse NH, Sammut D. A modification in technique of abductor digiti minimi (Huber) opponensplasty. J Hand Surg [Br]. 2003; 28(3):233–237

[33] Trivedi S, Siddiqui AU, Sinha TP, Sinha MB, Rathore M. Absence of extensor indicis: a rare anatomical variant. Int J Biol Res. 2014; 05(01):61–62

[34] Gonzalez MH, Weinzweig N, Kay T, Grindel S. Anatomy of the extensor tendons to the index finger. J Hand Surg Am. 1996; 21(6):988–991

第 9 章　低位尺神经麻痹的肌腱转位
Tendon Transfers for Low Ulnar Nerve Palsy

Daniel A. Seigerman　Amir R. Kachooei　著

白江博　许娅莉　译

摘　要

介绍不同的肌腱转位手术，以帮助补偿和重建低位尺神经麻痹患者的功能。肌腱转位原则包括消耗性供体、协同功能、类似的滑移度和功率、直线拉力和一个肌腱转位只修复一个功能。虽然肌腱转位可以帮助改善功能，但医生和患者应该了解，可能存在远期的功能受限。

关键词

低位尺神经麻痹，肌腱转位，内在肌阴性征，爪形手

一、主要原则

- 了解低位尺神经麻痹引起的各种功能障碍，了解哪些肌腱转位恢复了哪些丧失的功能，这些是至关重要的。
- 每一位患者都应该有一套个性化的治疗计划。
- 低位尺神经麻痹影响的肌肉，包括尺侧两根蚓状肌、所有骨间肌、拇内收肌、拇短屈肌深头和小鱼际肌。
- 蚓状肌和骨间肌通常会使掌指关节屈曲，近位指间关节及远位指间关节伸直。内在肌麻痹时，由于手指外在屈、伸肌力收缩不平衡，导致功能反向，出现爪形手［掌指（metacarpophalangeal，MCP）伸展，近位指间（proximal interphalangeal，PIP）和远位指间（distal interphalangeal，DIP）屈曲］。
- 环小指爪形手：由环小指骨间肌及蚓状肌麻痹所致。示中指不受累，因为示中指的蚓状肌受正中神经支配。
- 环小指爪形手畸形也会导致握力下降。

- Froment 征：当拇内收肌麻痹时，另一根拇内收肌 - 拇长伸肌会导致拇指内收和 MCP 伸直。这会牵拉拇长屈肌，使拇指指间（interphalangeal，IP）关节屈曲。拇指内收、MCP 关节伸直及拇指 IP 关节屈曲的状态，称为 Froment 征。由于在捏物时起稳定拇指作用的拇内收肌及第一背侧骨间肌麻痹，影响捏物功能（图 9-1）。
- Wartenberg 征：使小指内收的第三骨间掌侧肌麻痹，因失去对抗小指伸肌外展的作用力，导致小指外展，称为 Wartenberg 征。

二、预期

外科手术的目的是改善功能。与患者进行沟通，了解其功能缺陷，并与其共同决策，有助于制定最合适的手术方案。患者应明白，正常功能无法恢复。严重损伤或神经完全麻痹的患者，功能即使改善一点就对患者有所帮助。在将修复侧和正常侧对比时，患者仍会感觉到明显的无力。

三、适应证

- 神经修复后可能需要至少 12 个月的时间才能显示出功能的改善。肌电图（electromyographic，EMG）检查可帮助评估神经的恢复征象。
- 神经损伤后 12 个月，神经肌肉接头损伤变得不可逆。在此时间范围内可行神经修复 / 转移，之后适宜行肌腱转位。
- 低位尺神经麻痹时，为纠正环小指爪形手畸形、增加捏力、避免拇指内收，可行肌腱转位。

四、禁忌证

- 挛缩：尺神经损伤后所支配肌肉的挛缩或供体肌的挛缩是肌腱转位的绝对禁忌证。
- 多发性神经病变或没有足够的供体：肌腱转位需要有一根可接受的供体肌肉。转位后的肌力至少会下降一级（基于将肌力分为 0～5 级的标准），因此，转位的供体不能损伤。
- 感染：活动性感染是肌腱转位的禁忌。
- 痉挛：中枢神经系统缺陷的患者禁忌行特定的肌腱转位。

五、特殊注意事项

- 掌指关节过伸，是由指总伸肌正常，而与其对抗的内在屈曲作用缺失所致。

- 由于正中神经支配的蚓状肌正常，典型的爪形手畸形发生于环小指。
- 低位尺神经损伤时，环小指指深屈肌未累及，与较高的尺神经损伤相比，爪形手更严重。

六、特殊说明、体位和麻醉

- 神经阻滞麻醉结合镇静，或全身麻醉。
- 仰卧位，手放于手桌上。
- 上臂置止血带。

七、技巧、要点和经验教训

（一）纠正爪形手畸形

1. Bouvier 试验

- 在解决爪形手畸形之前，进行 Bouvier 试验非常重要。这个试验是维持掌指（metacarpophalangeal，MCP）轻度屈曲位，嘱患者主动伸直指间关节（图 9-2）。如患者可伸直指间关节则为阳性，其证实伸肌腱装置的功能完整。

2. 静力型手术

- 静力型手术仅在 Bouvier 试验阳性时有效。手术方案包括掌板前移和关节囊紧缩、滑车前移、骨块阻挡，以及利用 MCP 正常解剖结构的其他方法（图 9-3）。

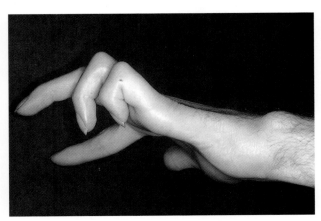

▲ 图 9-1　典型的尺神经麻痹引起的骨间肌萎缩、环小指爪形手畸形和拇内收肌萎缩
经许可转载，引自 Beasley RW. Beasley's Surgery of the Hand. 1st ed. © 2003 Thieme

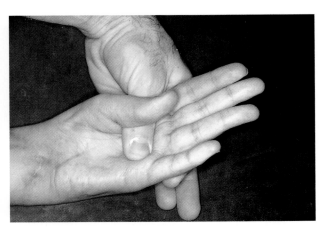

▲ 图 9-2　如果阻止掌指关节过伸，桡侧有神经支配的肌肉可通过伸肌腱中央束的作用主动完全伸直近位指间关节
经许可转载，引自 Beasley RW. Beasley's Surgery of the Hand. 1st ed. © 2003 Thieme

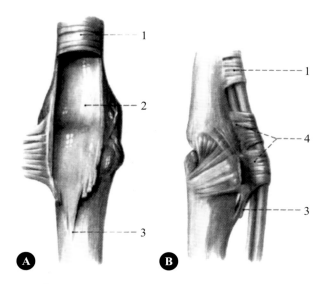

▲ 图 9-3 掌指关节掌板与 A_1 和 A_2 滑车的解剖示意

A. 掌侧观；B. 尺掌侧观。1. A_2 滑车；2. 掌板；3. 掌板附着点；4. A_1 滑车（经许可转载，引自 Pechlaner S, Hussl, H, Kerschbaumer F. Atlas of Hand Surgery. 1st ed. ©2000 Thieme）

- Zancolli 描述了一种静力型掌板关节囊紧缩术，通过切开掌板近端，保留远端附着，将其向近侧牵拉，重新缝合于掌骨颈，以阻碍 MCP 关节过伸（图 9-4）。
- 也可行改良的关节囊固定术（图 9-5）。

3. 动力型手术
- 动态转位帮助恢复手内在肌功能，以改善 MCP 关节屈曲和 IP 关节伸直。
- 关于 MCP 关节屈曲，供体肌腱应在掌横韧带的掌侧穿过，才能使 MCP 关节屈曲。
- 供体肌腱应缝合于伸肌装置远端，以便能伸直 PIP 关节。
- 纠正爪形手畸形最广泛使用的是指浅屈肌（flexor digitorum superficialis，FDS）腱[1]。选择中指 FDS，以免导致环指和小指的进一步无力（图 9-6）。在 PIP 关节做 Bruner 切口，分离 FDS 腱并在接近止点处横行切断，保留一段 FDS 腱残端，以减少鹅颈畸形的发生。在远侧掌横纹做切口，找到 FDS 腱并抽出。肌腱被分为两束，分别在环小指桡侧穿过蚓状肌管。肌腱应在 MCP 关节屈伸轴的掌侧穿过，以便能使环小指 MCP 关节屈曲。在环小

指桡侧中线或背侧做切口，显露桡侧肌腱束。将供体肌腱拉至此处，用编织缝线将其与侧腱束进行 Pulvertaft 编织缝合。
- 如果 Bouvier 试验阴性，则建议将供体肌腱锚定于侧腱束上。
- 这种缝合方法的缺点是 PIP 关节过伸，尤其是当 Bouvier 试验为阳性时。可采取 Zancolli lasso 手术方式，将 FDS 缝合于屈曲腱鞘的 A_1 滑车或 A_1 和 A_2 滑车之间（图 9-7）。操作时将供体肌腱穿过屈肌腱鞘管的一个切口，然后反折，与自身缝合（lasso），或与 A_2 滑车缝合，或穿过近端的骨隧道，缝合于屈指肌腱鞘管[2]。这种方法相对简单、有效，但需要 Bouvier 试验为阳性[3]。
- 术后第 1 天即开始主动屈曲 IP 关节。术后 3 周再开始主动伸直手指。为防止 MCP 伸直，使用支具 3 个月。

（二）捏力丢失
- 拇内收肌和第一骨间背侧肌的瘫痪会导致捏力减弱。
- 此时常用桡侧腕短伸肌（extensor carpi radialis brevis，ECRB）作为转位的肌腱[4]。
- 将 ECRB 从第三掌骨基底切断。
- 显露肌腱，将肌腱从近端抽出，置于前臂远端 1/3 伸肌支持带的浅面。
- 转位常需要移植掌长肌腱来延长供体肌腱。
- 使肌腱走行于第二、三掌骨基底之间，将第二掌骨基底作为滑车，使转位肌腱与拇内收肌的走行一致。
- 在第一掌骨尺背侧做切口，显露拇内收肌腱。ECRB 插入到拇收肌腱，编织缝合。

八、难点
- FDS 腱切断部位太远，以及 FDS 转位至侧腱束的张力过大，可导致鹅颈畸形，此时屈曲的力量转变为伸直的力量。
- 转位修复的肌腱张力一定不要过大，应将其

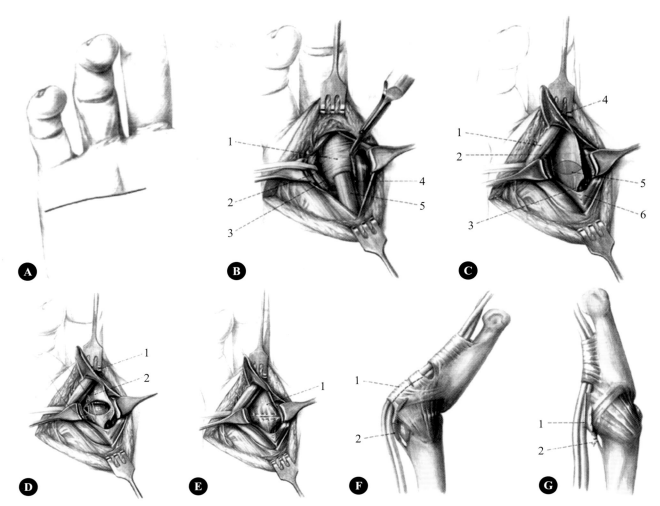

▲ 图 9–4　**A.** 行环小指掌指关节囊固定术来纠正掌指关节过伸畸形的皮肤切口。**B** 至 **E.** 掌指关节 Zancolli 关节囊固定术（图中为环指）矫正掌指关节过伸畸形。**B.** 显露 A_1 滑车，在切除之前将其纵行切开。**1.** A_1 滑车；**2.** 指掌侧总神经；**3.** 指掌侧总动脉和静脉；**4.** 环指 FDP；**5.** 环指 FDS。**C.** 显露环指掌指关节的掌板。**1.** 环指 FDS；**2.** 环指 FDP；**3.** 骨间掌侧肌；**4.** A_1 滑车（部分被切除）；**5.** 掌板；**6.** 蚓状肌。**D.** 掌板部分被切除。**1.** A_1 滑车（掀起）；**2.** 掌板（部分被切除）。**E.** 部分切除环指掌指关节的掌侧掌板，使其短缩，采用间断缝合方法缝合掌板切口。**1.** 掌板。**F** 和 **G.** 掌指关节过伸畸形，切开 A_1 滑车。**F.** 切除 A_1 滑车和部分掌板的切口。**1.** A_1 滑车；**2.** 掌板。**G.** 切除 A_1 滑车和部分掌板后，将掌指关节屈曲 20°。切除 A_1 滑车改变了屈曲近节指骨的效果，提供了矫正掌指关节过伸畸形的额外动力。**1.** A_1 滑车切除的范围；**2.** 部分切除后的掌板（已缝合）

经许可转载，引自 Pechlaner S, Hussl, H, Kerschbaumer. F. Atlas of Hand Surgery. 1st ed. ©2000 Thieme

调整至 MCP 关节屈曲 60°，IP 关节伸直。

- Bouvier 试验阴性时，要锚定至侧腱束。
- Bouvier 试验阳性时，Zancolli lasso 手术方式是避免 PIP 关节过伸的首选。

九、挽救和补救措施

- 中指的 FDS 腱转位不会增强握力，甚至可能会降低握力。可以选择改善握力的 FCR、桡侧腕长伸肌（extensor carpi radialis longus, ECRL）和 ECRB 转位。缺点是长度不足，可能需要肌腱移植。
- 对于长期患有爪形手畸形的患者，可用骨块阻挡来防止 MCP 关节过伸。这在考虑肌腱转位效果不佳（如外在肌肌力较弱）时非常有帮助。
- 对关节炎、长期复杂的爪形手畸形，也可考虑行功能性关节融合[5]。

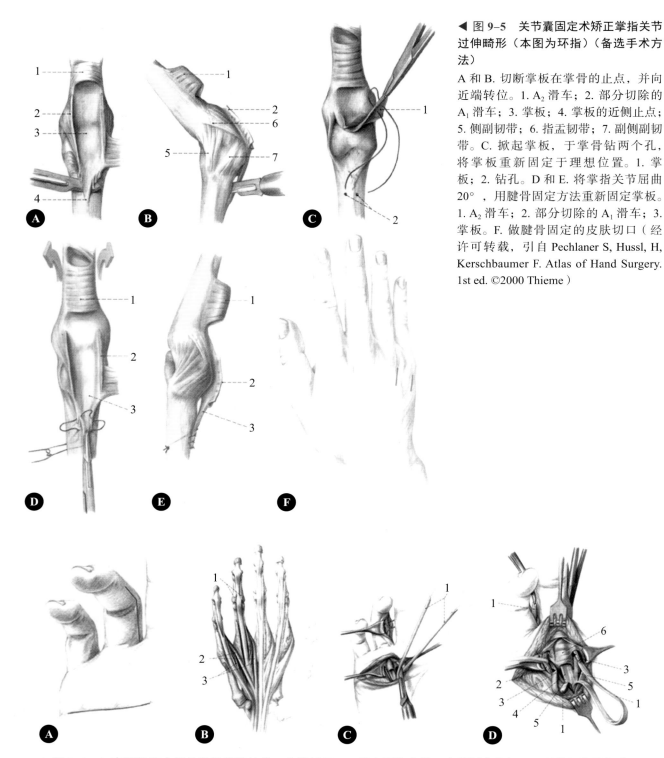

◀ 图 9-5　关节囊固定术矫正掌指关节过伸畸形（本图为环指）（备选手术方法）

A 和 B. 切断掌板在掌骨的止点，并向近端转位。1. A$_2$ 滑车；2. 部分切除的 A$_1$ 滑车；3. 掌板；4. 掌板的近侧止点；5. 侧副韧带；6. 指盂韧带；7. 副侧副韧带。C. 掀起掌板，于掌骨钻两个孔，将掌板重新固定于理想位置。1. 掌板；2. 钻孔。D 和 E. 将掌指关节屈曲 20°，用腱骨固定方法重新固定掌板。1. A$_2$ 滑车；2. 部分切除的 A$_1$ 滑车；3. 掌板。F. 做腱骨固定的皮肤切口（经许可转载，引自 Pechlaner S, Hussl, H, Kerschbaumer F. Atlas of Hand Surgery. 1st ed. ©2000 Thieme）

▲ 图 9-6　A. 在环指和小指的掌指关节处做一个掌侧切口，并在环指上做一个桡侧中线切口，以做环指的指浅屈肌腱转位。B. 环指指浅屈肌腱的示意。环指指浅屈肌腱在其止点处横行切断，纵向切分成两束，分别转位到环指和小指的侧腱束。1. 横行切断环指指浅屈肌腱止点；2. 环指指深屈肌腱；3. 中环指蚓状肌。C 和 D. 环指指浅屈肌腱转位。C. 切断环指指浅屈肌腱止点后，肌腱被分成两束。D. 环指指浅屈肌腱的两束分别通过蚓状肌管并重新缝合。1. 环指指浅屈肌腱（已纵向分开）；2. 指掌侧总动脉和静脉、指掌侧固有神经；3. 中指和环指蚓状肌管；4. 环指深屈肌腱；5. 环指蚓状肌；6. A$_1$ 滑车

经许可转载，引自 Pechlaner S, Hussl, H, Kerschbaumer F. Atlas of Hand Surgery. 1st ed. ©2000 Thieme

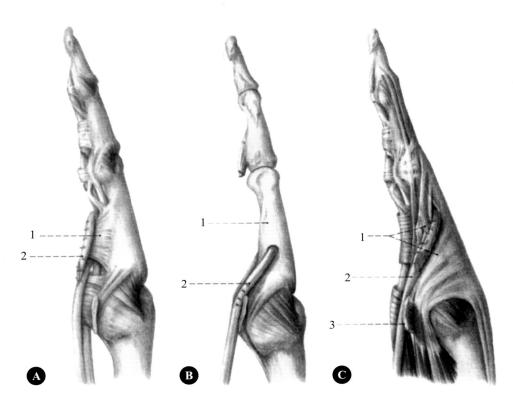

◀ 图 9-7　环指指浅屈肌腱转位的不同止点
A. 肌腱止点固定于 A_2 滑车（lasso 固定）。1. A_2 滑车；2. 指浅屈肌腱。B. 环穿近节指骨的近端并缝合。1. 近节指骨；2. 指浅屈肌腱。C. 将肌腱缝合于背侧腱膜。1. 指背腱膜；2. 指浅屈肌腱；3. 掌深横韧带（经许可转载，引自 Pechlaner S, Hussl, H, Kerschbaumer F. Atlas of Hand Surgery. 1st ed. ©2000 Thieme）

参 考 文 献

[1] Bunnell S. Surgery of the intrinsic muscles of the hand other than those producing opposition of the thumb. J Bone Joint Surg. 1942; 24:1–3

[2] Hastings H, II, McCollam SM. Flexor digitorum superficialis lasso tendon transfer in isolated ulnar nerve palsy: a functional evaluation. J Hand Surg Am. 1994; 19(2):275–280

[3] Sapienza A, Green S. Correction of the claw hand. Hand Clin. 2012; 28(1):53–66

[4] Smith RJ. Extensor carpi radialis brevis tendon transfer for thumb adduction: a study of power pinch. J Hand Surg Am. 1983; 8(1):4–15

[5] Littler JW. Tendon transfers and arthrodeses in combined median and ulnar nerve paralysis. J Bone Joint Surg Am. 1949; 31A(2):225–234

第10章 示指固有伸肌腱转位修复拇长伸肌腱断裂

Extensor Indicis Proprius Tendon Transfer for Rupture of the Extensor Pollicis Longus Tendon

Christopher Jones 著

白江博 许娅莉 译

摘 要

示指固有伸肌转位到拇长伸肌腱是一种可靠的方法，可以恢复因 EPL 断裂或其他原因等而无法修复的拇指背伸功能。EPL 可因桡骨远端骨折后的磨损而断裂，也可因骨赘和腕关节炎引起的慢性炎症而断裂。肌腱转位原则包括消耗性供体、协同功能、类似的滑移度和功率、直线拉力和一个转位只单纯修复拇指背伸功能。手术时患者保持清醒，采用局部麻醉，不用止血带，以确保肌腱张力、滑行和修复强度适宜。转位后张力一定要合适，轻微的过度张力能更好地提供最佳的运动和强度。Pulvertaft 或类似的肌腱缝合方法应该能提供足够的修复强度，以便术后能在早期开始康复治疗。与所有肌腱转位一样，转位后的拇指背伸力量会有一定程度的丢失，但常会有较好的运动范围、协调和功能。通常会失去独立的示指背伸功能，示指背伸力量也会降低，但从功能的角度来看，这是可以容忍的。

关键词

拇长伸肌，示指固有伸肌，肌腱断裂，肌腱转位，桡骨远端骨折

示指固有伸肌（extensor indicis proprius，EIP）转位修复拇长伸肌（extensor pollicis longus，EPL）适用于在腕关节水平的切割或磨损性断裂，以及不可修复的 EPL 断裂。

一、主要原则

- 肌腱转位的基本原则，适用于 EIP-EPL 转位。
  - EIP 是具有类似的滑移和功率的可消耗性供体。
  - 此转位只重建一个功能：拇指背伸。
  - 协同转位。
  - 虽然推荐拉力呈直线，但该术式提供了一条类似牵拉 EPL 的直线拉力，它在 Lister

结节处改变了路线。
  - 预计会有一个 MRC 级别的肌力丢失。
- 肌腱转位的适当张力对于拇指的良好功能至关重要。
- 强度大的缝合修复方法允许立即开始康复治疗以加速康复，降低肌腱粘连的风险（Giessler 等；Germann 等，2018）。
- 职业治疗有助于肌肉再教育/皮质重塑。

二、预期

手术应重建拇指由手掌伸出至手背侧的能力，以方便捏和抓。与任何肌腱转位一样，预期肌力会略有下降（MRC 等级 5 级降至 4 级），但

常会获得良好的运动、协调性和功能（Lemmen 等，1999；Meads 和 Bogoch，2004）。此外，还会丧失示指的独立背伸功能，示指背伸力量也会有少许下降，但这均能较好的耐受（Magnussen 等，1990）。

三、适应证

EPL 肌腱断裂通常是桡骨远端骨折或腕关节炎所致，断裂部位位于腕骨水平。在这个水平以远的 EPL 断裂或撕裂，残留的 EPL 较短，其长度不够与转位的 EIP 连接。一般来说，EIP-EPL 肌腱转位指征是 EPL 的磨损性断裂（肌腱质量差）不能一期修复，节段性肌腱缺损（无法桥接间隙）或 EPL 肌肉和肌腱不可逆性陈旧损伤。

四、禁忌证

- EIP 或到示指的指总伸肌腱缺失或无功能。
- 软组织覆盖不良。
- 非常远端的 EPL 断裂，EIP 长度不够，难以转位修复。
- 活动受限的关节挛缩。

五、特别考虑

确保患者拇指的被动活动范围完全正常，EDC 和 EIP 的肌腱功能正常，才能允许牺牲 EIP 肌腱转位。为了验证 EIP 功能，患者应在其他手指紧握拳的情况下展示示指的独立背伸。此时，EDC 肌腱无法发挥功能。

六、特殊说明、体位和麻醉

操作最好在患者清醒时进行，以确保适当的肌腱张力、修复强度和肌腱滑行。倾向于在清醒状态下、采用局部麻醉、不应用止血带（wide-awake local anesthesia with no tourniquet，WALANT），来避免因止血带引起的缺血和肌肉收缩影响患者的拇指活动。患者采取仰卧位，手臂置于手桌上。肌腱穿引钳可便于肌腱穿过皮下隧道，并使用戳孔钳进行肌腱编织缝合。

七、技巧、要点和经验教训

- EIP 和其他辅助的伸肌腱小指固有伸肌腱（extensor digiti quinti，EDQ）总是位于掌指关节的更尺侧。有一个方法会更容易记住这一点，当仅背伸示指和小指时，手就形成了一个 U 字，代表尺侧。
- 在分离 EIP 远端之前，要先在手背侧彻底分离 EIP 周围的软组织。
- 要保证 EIP 肌腱从腕背第四伸肌鞘管出口到 EPL 有一条清晰的力线，沿途没有阻止肌腱滑移的软组织。
- 张力合适至关重要。原则是在腕关节中立位时，紧张的肌腱能使拇指指间关节呈完全背伸位（Low 等，2001）。然而，究竟多大张力合适，最终取决于患者在术中的主动活动范围。腕关节处于 30° 背伸的功能位时，患者应该能够主动、充分背伸拇指，至少能与小指中部相对（Lalonde，2014）。
- 医生将必须要求患者伸展示指（EIP）而非拇指来测试拇指的伸展。
- 通常，肌腱转位时应该张力略高些，因为手术后的前几个月，肌腱张力往往略有减低（Lee 等，2015；Jung 等，2014）。

八、难点

- 一个 Pulvertaft 编织缝合有时会比较粗大，阻止肌腱的平滑滑动。在进行编织之前，一定要修剪任何增厚的炎性 EPL 肌腱。此外，还有其他方法缝合肌腱，如侧侧转位缝合，此方法可使肌腱体积最小（Brown 等，2010）。
- 切断 EIP 肌腱时太靠远端，会破坏伸肌腱帽，导致指总伸肌（extensor digitorum communis，EDC）半脱位。因此，常常在掌指（metacarpophalangeal，MCP）伸肌腱帽近端切断肌腱，将 EDC 边缘与尺侧矢状束缝合，以确保 EDC 位于 MCP 关节背侧中央位置。

九、关键手术步骤

局部麻醉（WALANT）最好在等候区进行，以允许至少 20min 的时间消除血管收缩的影响。如果需要，在上臂置止血带备用，触诊 Lister 结节并标记，作为参考。该骨结构作为一个 EPL 的滑车，可引导它的拉力朝向拇指（图 10-1）。在 Lister 结节和拇指 MCP 关节中点的 EPL 肌腱表面做一个 3cm 的切口。用剪刀剥离直达伸肌腱鞘，注意通常在这个区域穿过的桡神经感觉支。纵行切开腱鞘，辨别并确认断裂的 EPL 肌腱。通常，断裂发生在腕部水平，距离 MCP 关节约 3cm 的 EPL 肌腱通常是完整的。肌腱近侧残端回缩，不需要识别。清除 EPL 肌腱增厚、炎性及磨损部分，直至恢复外观正常的肌腱。在肌腱末端用 2-0 丝线牵引，以维持肌腱张力（图 10-2）。

在掌骨颈水平示指伸肌腱处做 1.5cm 横切口。用剪刀分离至 EIP 和 EDC 肌腱，EIP 常常位于两者中的尺侧。锐性分离两肌腱（图 10-3），用小剪刀在手背仔细分离、松解 EIP 的周围组织。

用 2-0 丝线在掌骨颈水平缝合 EIP 做牵引线，于缝合处以远横行切断 EIP。用 6-0 Prolene 缝线 8 字缝合伸肌腱帽与 EDC 边缘，以确保 EDC 位于 MCP 关节背侧的中央，避免其半脱位。

将一个肌腱牵引器或类似的器械在第一背侧骨间肌深筋膜的浅层穿过皮下隧道，在 EIP 切口穿出（图 10-4）。用丝线将肌腱牵拉至 EPL 切口。在穿行时，通常需要将肌腱从周围组织中分离出来，使其从第四伸肌鞘管出口后走行呈一条直线。用戳孔钳穿过拇长伸肌中央（图 10-5）。初步调整张力，在腕关节中立位时使拇指 IP 关节完全伸展。用褥式缝合穿过两肌腱，进行编织缝合（图 10-6）。让患者在腕关节功能位即背伸 30° 时轻轻屈伸拇指和示指（请记住，现在拇指背伸由 EIP 肌腱控制，动作将发生在伸示指时，而非伸拇指时）。适当的张力应当允许拇指主动完全伸屈且能达到小指中部水平。

确保肌腱缝合断端能平滑滑动，尤其是近端。

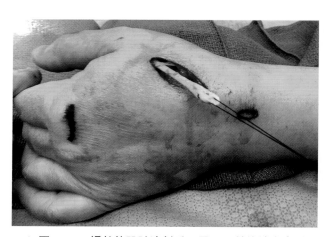

▲ 图 10-2 拇长伸肌腱清创后，用 2-0 丝线缝合牵引
注意在切口最远端跨过肌腱的桡神经背侧感觉支

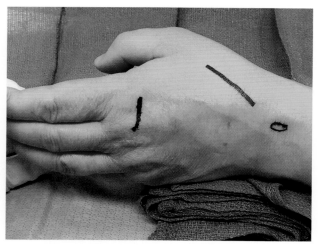

▲ 图 10-1 在手上标记 Lister 结节和两个切口
注意，休息位的拇指外观异常，指间关节完全屈曲

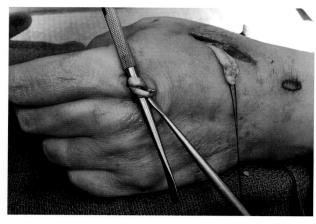

▲ 图 10-3 示指伸肌腱，示指固有伸肌腱和示指指总伸肌腱，拉钩牵开的尺侧肌腱是示指固有伸肌

必要时通过拆除初步的缝线和重新牵拉来重新调整肌腱的张力。肌腱至少行三个编织缝合，确保

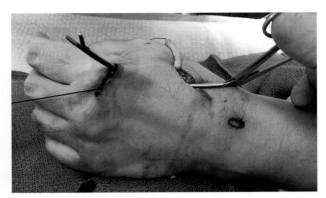

▲ 图 10-4 用肌腱牵引钳从拇长伸肌腱切口进入，穿皮下隧道至示指固有伸肌腱切口，将示指固有伸肌腱牵拉至拇长伸肌腱切口

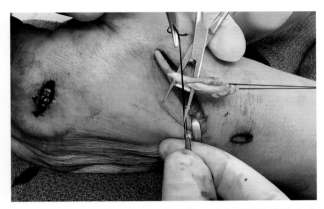

▲ 图 10-5 用戳孔钳将示指固有伸肌腱穿过拇长伸肌中央

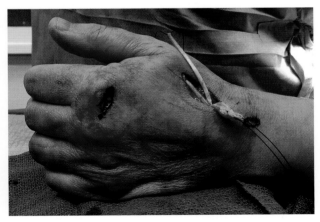

▲ 图 10-6 褥式缝合一针，评估肌腱张力，注意腕关节中立位时拇指指间关节呈完全伸直位

每一个环要用 4-0 不可吸收编织缝线至少做一个褥式缝合（图 10-7）。肌腱重叠部位约 2cm，根据笔者的习惯缝合皮肤切口。笔者经验是采用 5-0 可吸收缝线皮下连续缝合，组织胶水和外科免缝胶带效果都满意。

应用拇人字夹板固定腕关节及拇指于轻度背伸位。患者在术后 3 天内开始主动和拇指运动范围的被动手法治疗，术后约 4 周后开始力量练习。术后 8 周，在拇人字夹板保护下进行日常活动。

十、挽救和补救措施

如果 EIP 不能达到 EPL 肌腱残端，则 EIP 可以从第四鞘管内抽出，以提供更直接的力线，并提供稍长的肌腱。也可以使用自体肌腱移植（即掌长肌、拇长展肌、桡侧腕短伸肌）。如果 EIP 不能用或在调整张力时撕裂，可用桡侧拇短伸肌或拇长展肌的一束进行转位（Cui 等，2017；Chetta 等，2012；Bullón 等，2007；Chitnis 和 Evans，1993）。

十一、陷阱

肌腱转位后张力不足会导致拇指背伸无力和完全伸展受限。最好使肌腱张力略微过度，而不能张力不足。

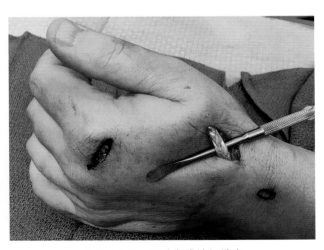

▲ 图 10-7 肌腱完成编织缝合

推 荐 阅 读

[1] Brown SH, Hentzen ER, Kwan A, Ward SR, Fridén J, Lieber RL. Mechanical strength of the side-to-side versus Pulvertaft weave tendon repair. J Hand Surg Am. 2010; 35(4):540–545

[2] Bullón A, Bravo E, Zarbahsh S, Barco R. Reconstruction after chronic extensor pollicis longus ruptures: a new technique. Clin Orthop Relat Res. 2007; 462(462):93–98

[3] Chetta MD, Ono S, Chung KC. Partial extensor carpi radialis longus turnover tendon transfer for reconstruction of the extensor pollicis longus tendon in the rheumatoid hand: case report. J Hand Surg Am. 2012; 37(6):1217–1220

[4] Chitnis SL, Evans DM. Tendon transfer to restore extension of the thumb using abductor pollicis longus. J Hand Surg [Br]. 1993; 18(2):234–238

[5] Cui S, Yang G, Li Q, et al. Tendon transfer to restore the extension of the thumb using the extensor carpi radialis brevis: a long-term follow-up. J Plast Reconstr Aesthet Surg. 2017; 70(11):1577–1581

[6] Germann G, Wagner H, Blome-Eberwein S, Karle B, Wittemann M. Early dynamic motion versus postoperative immobilization in patients with extensor indicis proprius transfer to restore thumb extension: a prospective randomized study. J Hand Surg Am. 2001; 26(6):1111–1115

[7] Giessler GA, Przybilski M, Germann G, Sauerbier M, Megerle K. Early free active versus dynamic extension splinting after extensor indicis proprius tendon transfer to restore thumb extension: a prospective randomized study. J Hand Surg Am. 2008; 33(6):864–868

[8] Jung SW, Kim CK, Ahn BW, Kim DH, Kang SH, Kang SS. Standard versus over-tensioning in the transfer of extensor indicis proprius to extensor pollicis longus for chronic rupture of the thumb extensor. J Plast Reconstr Aesthet Surg. 2014; 67(7):979–985

[9] Lalonde DH. Wide-awake extensor indicis proprius to extensor pollicis longus tendon transfer. J Hand Surg Am. 2014; 39(11):2297–2299

[10] Lee JH, Cho YJ, Chung DW. A new method to control tendon tension in the transfer of extensor indicis proprius to extensor pollicis longus rupture. Ann Plast Surg. 2015; 75(6):607–609

[11] Lemmen MH, Schreuders TA, Stam HJ, Hovius SE. Evaluation of restoration of extensor pollicis function by transfer of the extensor indicis. J Hand Surg [Br]. 1999; 24(1):46–49

[12] Low CK, Pereira BP, Chao VT. Optimum tensioning position for extensor indicis to extensor pollicis longus transfer. Clin Orthop Relat Res. 2001(388):225–232

[13] Magnussen PA, Harvey FJ, Tonkin MA. Extensor indicis proprius transfer for rupture of the extensor pollicis longus tendon. J Bone Joint Surg Br. 1990; 72(5):881–883

[14] Meads BM, Bogoch ER. Transfer of either index finger extensor tendon to the extensor pollicis longus tendon. Can J Plast Surg. 2004; 12(1):31–34

第 11 章 示指固有伸肌腱转位修复指总伸肌腱断裂

Extensor Indicis Proprius to Extensor Digitorum Communis Tendon Transfer

Robert B. Carrigan 著

白江博 许娅莉 译

摘 要

将示指固有伸肌转位修复指总伸肌腱可以恢复肌腱断裂手指的背伸功能。EDC 肌腱，尤其是环小指，最常因桡尺远侧关节炎的慢性炎症导致肌腱磨损性断裂。肌腱转位的原则仍适用，包括消耗性供体、协同功能、类似的滑移度和力量、直线拉力和一个肌腱转位只修复一种功能。转位后肌腱张力要适当，略高些会更好。一个 Pulvertaft 或类似的肌腱编织缝合可提供足够的强度，可以在术后开始康复治疗。解决桡尺远侧关节的退行性变是防止肌腱再断裂的关键。

关键字

示指固有伸肌，指总伸肌，肌腱断裂，桡尺远侧关节

将示指固有伸肌（extensor indicis proprius，EIP）腱转位到指总伸肌（extensor digitorum communis，EDC）腱是一种同相肌腱转位，用于治疗慢性或磨损而断裂的中、环或小指的伸指肌腱。

一、主要原则

当上肢行肌腱转位时，应考虑各种因素。手指关节应该柔软，软组织床良好，能够允许肌腱滑动。在选择供体肌腱时，应该考虑该肌腱是否可供消耗，肌肉肌腱的力量如何，拉力是不是一条直线。当因桡尺远侧关节的炎症变化引起肌腱断裂时，处理该关节的退行性变是防止肌腱再断裂的关键。

二、预期

正确进行肌腱转位可取得良好的效果。经手术及恰当的手部治疗，尽管经常会看到手指轻度背伸无力和受限，但患者仍可期望获得良好的手指伸展。

三、适应证

对于慢性、单一手指的伸肌腱断裂，应考虑 EIP 转位修复其 EDC 肌腱。

四、禁忌证

- 手指关节僵硬。
- 软组织条件不佳，不允许肌腱滑动。
- EIP 缺损。
- 多根肌腱断裂。
- 患有影响患者职业治疗的认知障碍。

五、特殊注意事项

这是一个相当简单的手术过程，不需要特殊的仪器或设备。

六、特殊说明、体位和麻醉

患者采取仰卧位，手臂外展放于手术台，可考虑使用带保护垫的止血带止血。

有关麻醉的考虑各不相同，各有利弊。可考虑采用利多卡因和肾上腺素的清醒状态下的局部麻醉，这种麻醉方式在肌腱转位调整张力方面具有优势，也可采用腋部神经阻滞麻醉或全身麻醉。

七、技巧、要点和经验教训

在切取供体肌腱时，应该分离肌腱周围的所有组织，以便于肌腱转位。

肌腱转位时的张力应调得稍高一些，而非略低。随着时间的推移，转位的良好效果能展现出来。

八、难点

可能会遇到伸肌腱的解剖异常，如 EIP 多束或完全缺损。

九、关键手术步骤

麻醉成功后常规消毒铺巾单。沿患指近端延长线在手背做一个 3cm 纵切口，用剪刀解剖分离皮肤及皮下组织，避免损伤尺神经背侧支，找到 EDC 肌腱的远断端，切除断端瘢痕组织。牵拉肌腱的远断端，确保能背伸患指。在示指掌指关节近侧做横行切口，EIP 位于伸肌腱腱帽尺侧。在腕关节背侧的伸肌支持带稍远端的横纹上做第二个横切口。在第四伸肌鞘管找到 EIP 肌腱的近端，锐性切断 EIP 肌腱远端，并将肌腱抽出至腕部近端的切口。在腕背近端皮纹切口和第一个纵切口之间用钝性剥离器建立一个皮下隧道，然后穿过 EIP 肌腱。

将 EIP 肌腱与 EDC 肌腱缝合。第一，注意肌腱的缝合方法。如果可能，尽量采用 Pulvertaft 编织缝合方法修复肌腱（图 11-1 和图 11-2）。第二，调整转位肌腱的张力。术者应检查腕关节屈

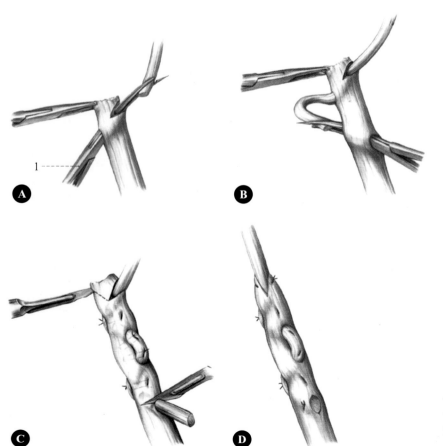

◀ 图 11-1 **Pulvertaft 编织示意**
A. 肌腱穿过受体肌腱的纵向裂口；B. 肌腱再次穿过受体肌腱；C. 肌腱缝合和修剪；D. 完成 Pulvertaft 编织（经许可转载，引自 Pechlaner S, Hussl, H, Kerschbaumer. F, eds. Atlas of Hand Surgery, 1st ed. Thieme; 2000）

伸时手的静息状态，并相应调整转位肌腱的张力（图 11-3）。如果手术是在局部麻醉下进行，患者清醒，可以要求患者屈曲和伸直手指，调整肌腱张力以获得完全的主动活动范围。

以标准方式缝合伤口。用从指尖至前臂的掌侧夹板固定手腕及手指于背伸位。

夹板固定的时长取决于肌腱转位后缝合的安全性。对于缝合牢固的可信赖患者，可以开始早期运动康复。在不太可靠的患者中，在开始治疗之前，可能需要更长时间的固定。治疗应着眼于

恢复活动范围、肌腱滑动和认知康复，并持续到能主动完全伸指（图 11-4）。

十、挽救和补救措施

在 EIP 不存在或多根手指伸展需要肌腱转位的情况下，应该考虑选择替代供体，如桡侧腕屈肌或尺侧腕屈肌。尽管这些不是同相的供体肌腱，但它们具有足够的强度和合适的力线，能提供令人满意的伸手指功能。此外，如果有一根以上的肌腱断裂，侧侧缝合可以加强转位。

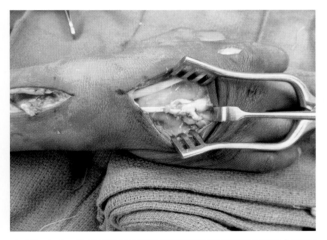

▲ 图 11-2　临床照片显示示指固有伸肌腱转位修复中指和环指的指总伸肌腱慢性断裂

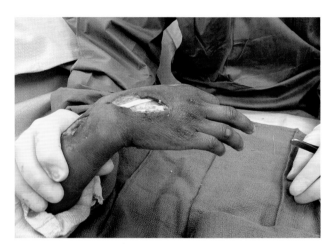

▲ 图 11-3　临床照片显示肌腱转位后，在腕关节屈曲时，恢复手指自然的休息状态

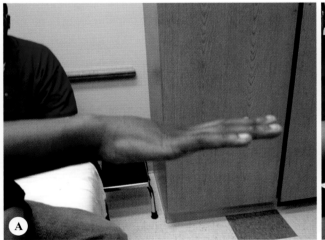
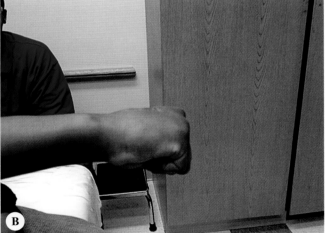

▲ 图 11-4　临床照片显示示指固有伸肌腱转位修复指总伸肌后的手指屈伸

第 12 章 指浅屈肌腱转位修复拇长屈肌腱断裂
Superficialis Transfer for Rupture of the Flexor Pollicis Longus Tendon

Alexandria L. Case　R. Glenn Gaston　Joshua M. Abzug　著

白江博　许娅莉　译

摘　要

拇长屈肌腱断裂可由类风湿关节炎（RA）患者的 Mannerfelt 损伤引起，也与桡骨远端骨折行切开复位内固定后肌腱过度磨损有关。临床上，这些肌腱断裂表现为拇指活动范围正常，只有拇指的指间关节不能主动屈曲。但在 RA 或那些拇指本身就有功能障碍的患者中，这些损伤更难识别。手和腕的 X 线应作为临床检查的一部分，以确定肌腱磨损的原因，并帮助制订术前计划，因为骨性异常可能需要在手术中解决，以避免肌腱将来再次断裂。该手术也可用于骨间前神经麻痹导致 FPL 无功能的患者。断裂的肌腱需要清除，使转位后的肌腱能充分滑动。此手术通常采用中指或环指的指浅屈肌腱作为供体。供体肌腱被标记并通过腕部至前臂切口，然后转位至拇指缝合，完成转位。尽管此手术不适用于高位正中神经麻痹，但在 AIN 麻痹时，可以采用环指 FDS。

关键词

拇长屈肌腱断裂，指浅屈肌转位，肌腱转位，类风湿关节炎，Mannerfelt 损伤，桡骨远端骨折

一、术前

拇长屈肌（flexor pollicis longus，FPL）腱断裂的特点是被动活动范围正常，但不能主动活动指间关节[1]。其余的外展、内收、背伸功能和力量均正常。肌腱固定试验或前臂挤压试验（除了评估示中指指深屈肌的功能外）有助于区分骨间前神经（anterior interosseous nerve，AIN）麻痹和 FPL 断裂。闭合性 FPL 断裂往往与桡骨远端骨折有关，特别是接受内固定的患者，这些患者的接骨板固定太偏远端，以至于接近分水岭线，内固定的凸起部分会导致肌腱过度磨损（图 12-1）[2-4]。此外，FPL 肌腱断裂也能在类风湿关节炎（rheumatoid arthritis，RA）患者中观察到，因为通常位于舟骨–大多角骨–小多角骨（scaphotrapeziotrapezoid，STT）关节的骨性异常可能导致不正常的肌腱磨损，并使患者容易发生肌腱断裂[5, 6]。考虑到病理改变，RA 患者的预防护理至关重要。详细检查类风湿关节炎患者是否有手和腕部的腱鞘炎，应作为体格检查的一部分，因为发生在功能差甚或无功能的类风湿手的腱鞘炎，可能预示肌腱出现断裂[5]。应该拍摄手和腕关节三个位置的影像片，评估是否有导致肌腱磨损的骨质异常或移位。此外，也应拍摄拇指指间（interphalangeal，IP）关节 X 线，以决定行 IP 关节融合还是肌腱重建。在 RA 患者中，骨性突起可位于舟骨，导致肌腱磨损增加。同样，舟骨的掌侧移位也会导致肌腱磨损，在阅读 X 线时应该注意。

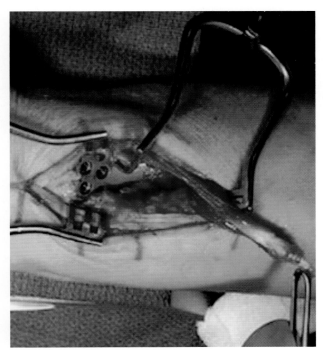

▲ 图 12-1　拇长屈肌腱断裂
图片由 R. Glenn Gaston, MD 提供

适应证和禁忌证

　　肌腱转位的适应证包括肌腱断裂和 AIN 麻痹。这种手术方式对于想改善功能的患者是理想的选择。肌腱转位的替代治疗包括非手术治疗、肌腱重建、两期肌腱重建、肌腱移植和关节融合。在拇指稳定、腕掌（carpometacarpal，CMC）和掌指关节功能正常的情况下，尤其是老年人，保守治疗肌腱断裂是合适的。如果在断裂的 4～6 周内即发现 FPL 断裂，只要 IP 关节具有令人满意的活动度，并且没有 FPL 肌挛缩，进行肌腱移植手术是可行的 [6]。如果两根肌腱断端都在 RA 患者的手腕水平，并且这些断端情况良好，那么可以进行肌腱桥接移植，同时切除局部的骨质病变 [5]。肌腱床有严重瘢痕和（或）滑车系统被破坏的患者，关节融合或两期肌腱重建比肌腱转位更好 [5]。

二、手术方法

　　在准备手术时，应该确保有一个气压止血带、基本的手术器械包括 Allis 钳（Jarit，Hawthorne，NY）和石膏 / 夹板。此外，还应检查患者，明确中指或环指的指浅屈肌哪个肌力更强。如果手术是为了治疗 AIN 麻痹，那么必须使用环指 FDS 腱。

　　手术可以在完全清醒、局部麻醉、无止血带条件下进行，也可在全麻或区域麻醉下进行，由患者和术者自行决定。患者应取仰卧位，预置未消毒的充气止血带，消毒患肢并铺单；如果使用 WALANT，则不需要止血带。

　　标记掌侧手术切口，止血带充气。应明确肌腱断裂的原因，处理引起肌腱断裂的异常结构。如拇长屈肌腱断裂是与类风湿关节炎相关的舟骨骨性突起引起的，则应去除骨性突起，避免将来再次磨损肌腱。去除骨性突起后，在肌腱转位之前，用软组织覆盖骨性突起去除后的骨面。如果肌腱断裂是由放置在掌侧的桡骨远端接骨板引起的，则应先去除接骨板，然后再行肌腱转位。通常，FPL 近残端回缩至前臂的远端，远残端可能在拇指滑车内，常需要广泛显露。为了找到远侧残端，可被动屈曲 IP 和掌指（metacarpophalangeal，MCP）关节，这样可使肌腱断端露出鞘管而被看到。需要向远端做更多的显露，注意保护斜行滑车。为了分离指浅屈肌（flexor digitorum superficialis，FDS）腱，在中指或环指 A₁ 滑车处做短的斜形切口。通过这个切口，辨认 FDS，用血管环或 Allis 钳分离 FDS（Jarit，Hawthorne，NY）（图 12-2）。在前臂切口，辨认同一根 FDS 并将其分离。通过牵拉 Allis 钳，可以看到肌腱在两个切口之间滑动，证实 FDS 的近端及远端都已分离（图 12-3）。牵拉 FDS，确认引起 PIP 屈曲，以避免错误地切断 FDP。标记线缝合 FDS，在其远端切断 FDS。在前臂切口将 FDS 抽出（图 12-4）。如从近端抽出 FDS 遇到困难，要解除 FDS 和 FDP 之间的粘连，并查看 Camper 交叉。将 FDS 从前臂切口引至拇指切口（图 12-5）。将 FDS 转位至断裂的 FPL 远断端，行编织缝合（图 12-6）。在真正缝合之前，可以先通过临时缝合来评估肌腱转位的张力是否合适。可通过腱固定作用来评估张力，要使腕关节背伸时拇指 IP 关节屈曲（图 12-7），腕关节屈曲时拇指 IP 关节伸直（图 12-8）。一

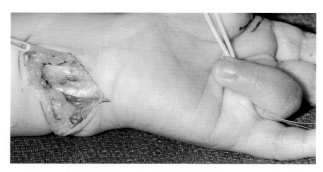

▲ 图 12-2　在近端切口分离环指指浅屈肌腱，可看到其远位指间关节伸直，近位指间关节屈曲

图片由 Shriners Hospital for Children, Philadelphia 提供

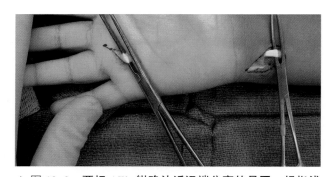

▲ 图 12-3　两把 Allis 钳确认近远端分离的是同一根指浅屈肌腱

图片由 Joshua M. Abzug, MD 提供

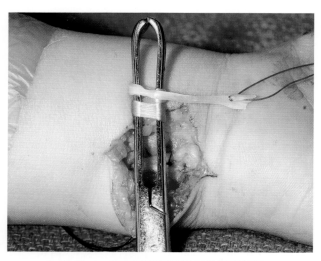

▲ 图 12-4　将指浅屈肌腱卷至前臂掌侧切口

图片由 Shriners Hospital for Children, Philadelphia 提供

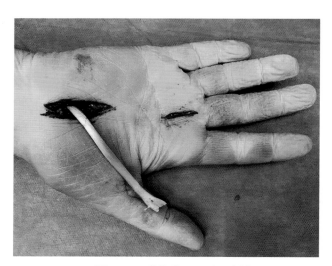

▲ 图 12-5　将指浅屈肌腱重新牵至拇指

图片由 R. Glenn Gaston, MD 提供

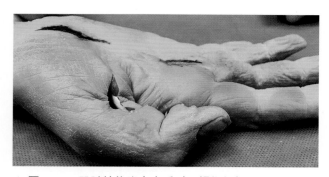

▲ 图 12-6　肌腱转位张力合适时，拇指指间屈肌腱关节呈屈曲状

图片由 R. Glenn Gaston, MD 提供

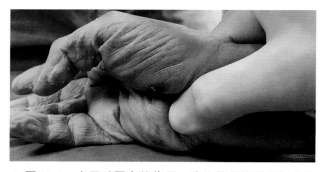

▲ 图 12-7　由于腱固定的作用，腕关节背伸时指间关节屈曲

图片由 R. Glenn Gaston, MD 提供

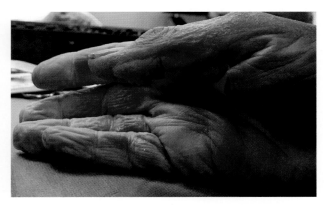

▲ 图 12-8　由于腱固定的作用，腕关节屈曲时指间关节伸直

图片由 R. Glenn Gaston, MD 提供

且确定缝合的位置，只要位于滑车之外，便可将多余的肌腱长度翻转，自身折叠，形成一个双股修复。

三、术后处理

术后推荐应用夹板 7～10 天。这时，为了增加肌腱转位后的肌腱愈合强度和再学习过程，患者应该开始康复治疗以改善活动度。建议术后2～3 个月使用夹板以保护转位的肌腱。

四、并发症

FDS 转位导致 MCP 关节逐渐僵硬的情况并不罕见，尽管这种并发症对功能无明显影响。用 FDS 作为转位的供体肌腱，可出现手指屈曲无力或屈曲力弱，甚或鹅颈畸形[7]。有时，如果术中损伤了拇主要动脉，则需要修复血管。如果肌腱转位失败，患者仍会无力和（或）活动度下降。在一项 Schmitt 等对 FPL 肌腱断裂后行环指 FDS 转位的研究中发现，20% 的患者存在拇指 IP 关节挛缩，另外 20% 的患者存在环指 PIP 关节挛缩[8]。此外，与任何手术一样，感染是一种潜在的风险。

五、结论 / 功能结果

总之，在 FPL 断裂的情况下，FDS 转位弥补功能通常是成功的，能取得满意的结果。Schmitt 等在 2013 年的研究发现，80% 的患者表示他们将会再次选择接受该手术[8]。最常见的并发症是关节僵硬，这通过康复可以解决。

参考文献

[1] Klug RA, Press CM, Gonzalez MH. Rupture of the flexor pollicis longus tendon after volar fixed-angle plating of a distal radius fracture: a case report. J Hand Surg Am. 2007; 32(7):984–988

[2] Azzi AJ, Aldekhayel S, Boehm KS, Zadeh T. Tendon rupture and tenosynovitis following internal fixation of distal radius fractures: a systematic review. Plast Reconstr Surg. 2017; 139(3):717e–724e

[3] Kara A, Celik H, Oc Y, Uzun M, Erdil M, Tetik C. Flexor tendon complications in comminuted distal radius fractures treated with anatomic volar rim locking plates. Acta Orthop Traumatol Turc. 2016; 50(6):665–669

[4] Soong M, Earp BE, Bishop G, Leung A, Blazar P. Volar locking plate implant prominence and flexor tendon rupture. J Bone Joint Surg Am. 2011; 93(4):328–335

[5] Murray PM. Flexor tendon ruptures in the rheumatoid patient. Oper Tech Orthop. 1998; 8(2):92–97

[6] Kozlow JH, Chung KC. Current concepts in the surgical management of rheumatoid and osteoarthritic hands and wrists. Hand Clin. 2011; 27(1):31–41

[7] Carlo J, Dell PC, Matthias R, Wright TW. Collateral ligament reconstruction of the proximal interphalangeal joint. J Hand Surg Am. 2016; 41(1):129–132

[8] Schmitt S, Mühldorfer-Fodor M, van Schoonhoven J, Prommersberger KJ. Restoration of thumb flexion at the interphalangeal joint by transposition of the flexor digitorum superficialis tendon from the ring finger. Oper Orthop Traumatol. 2013; 25(4):321–330

肌腱疾病
Tendinopathies

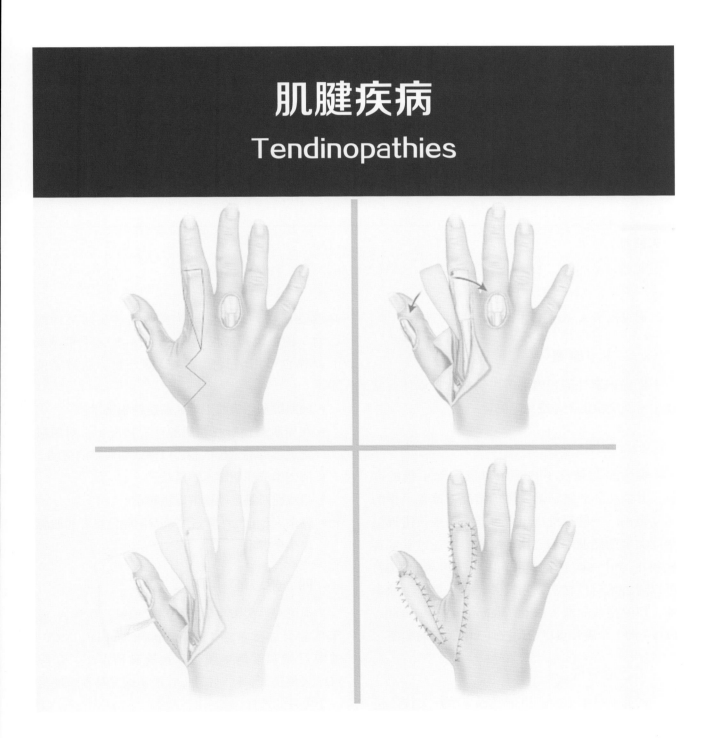

第13章 扳机指/拇的松解
Trigger Finger/Thumb Release

Jack Abboudi 著

于昆仑 许娅莉 译

摘 要

松解 A_1 滑车可以改善扳机现象，可以在屈肌腱活动受限的情况下改善手指的活动范围。这种情况也被称为狭窄性腱鞘炎或腱鞘炎。大多数情况下这种手术可以解除手指的嵌顿，能改善手指的活动范围。该手术的适应证是经过保守治疗（如改变活动方式、应用抗炎药物及皮质类固醇注射）而效果不佳的扳机指/拇。

关键词

扳机指，A_1 滑车，屈肌腱狭窄性腱鞘炎，扳机指松解

通过松解 A_1 滑车手术治疗扳机指/拇。

一、主要原则

正确识别外部和内部的组织标志可以使此常规手术安全稳定，并避免陷阱。

二、预期

在大多数情况下该手术可以解除手指的嵌顿，并能在屈肌腱活动受限的情况下改善手指的活动范围。一些扳机指患者可能会出现该指近位指间关节的屈曲挛缩。这种挛缩不能通过手术直接纠正，但一旦手术解除了屈肌腱活动的限制，可以通过术后拉伸活动来改善。对于更严重的挛缩，切除指浅屈肌（flexor digitorum superficialis，FDS）的一个腱片可以帮助改善 PIP 关节的挛缩。

三、适应证

该手术最主要的适应证是保守治疗欠佳（包括改变活动方式、应用抗炎药物和皮质类固醇注射）的扳机指或扳机拇（图 13-1）。手术显露和操作也可用于其他需要显露近端屈肌腱鞘的手术。

- 屈肌腱鞘感染时近端屈肌腱鞘松解术。
- 在屈肌腱松解或屈肌腱修复情况下，对屈肌腱进行近端牵拉试验，以确认屈肌腱的滑动。
- 清创术或屈肌腱滑膜活检。
- 指浅屈肌腱远端松解以供转位。
- 复杂/不可复性掌指关节背侧脱位患者屈肌腱崁顿松解术。

四、禁忌证

类风湿性关节炎继发手指尺偏时，松解 A_1 滑车可能会加重掌指（metacarpophalangeal，MCP）关节尺偏和掌侧半脱位。在这种情况下，切除 FDS 尺侧腱片，同时保持 A_1 滑车的完整性可能是一个更好的选择。

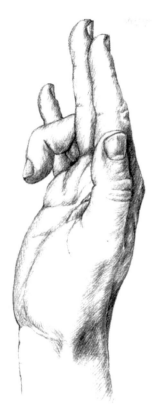

▲ 图 13-1 由于 A_1 滑车狭窄导致环指屈曲位固定

经许可转载，引自 Pechlaner S, Hussl, H, Kerschbaumer. F. Atlas of Hand Surgery, 1st edition ©2000 Thieme

五、特殊注意事项

与屈肌腱在 A_1 滑车处嵌顿无关的手指弹响，不会通过松解 A_1 滑车而得到纠正。在选择患者进行该手术时，必须要考虑到其他导致手指弹响的原因，包括由于矢状带破裂或不稳定导致的 MCP 关节背侧伸肌腱不稳定。此外，近位指间（proximal interphalangeal，PIP）关节掌板不稳定或先天性松弛可能会使 PIP 关节在手指伸展时处于过伸位，当 PIP 关节从过伸位开始屈曲时，可能会发出咔嚓声。

拇指的治疗需要特别考虑桡侧指神经，因为它通常直接位于切口正中或屈肌腱中央。同样，示指和小指也需要更加谨慎，因为与中环指相比，其屈肌腱、神经和动脉与指体的轴向成一定角度。此外，小指的 A_1 滑车可能较小，特别是身材矮小的患者，需要仔细辨别并预判 A_1 滑车的大小，以避免错误地松解 A_2 滑车。

六、特殊说明、体位和麻醉

患者主动活动手指有助于确认不再有任何屈肌腱卡顿或弹响。该手术可以单独进行局部麻醉，也可以联合轻度的镇静。

利多卡因和马卡因可以混合在一个注射器中，麻醉作用更快，效果更持久。此外，在 10ml 利多卡因注射器中再加入 1ml 碳酸氢盐溶液，可以使麻醉药渗透更好，患者更舒适。

铅手有助于松解手指的扳机指，但对拇指作用不大。拇指手术需要特殊的体位，将卷好的巾单放在患者的手背部，助手协助屈腕，使拇指的掌侧转向术者。

考虑到这种简短手术非常常见，简化患者进出标准手术室的程序可以提高手术效率。患者可以留在运送床上，手术时将手外科手术桌推到床边，把患者的上肢置于其上。

七、技巧、要点和经验教训

这个手术集中在一个小切口内（图 13-2）。A_1 滑车的精确近远端边界因人而异，可做横行、斜行或纵向切口。考虑到 A_1 滑车与 MCP 关节的掌板非常相关，触摸 MCP 关节背侧可以帮助判别 A_1 滑车位置，是在远端掌横纹和 MCP 屈曲纹以近或以远。此外，一旦确定了位置，也可将切口置于远端掌横纹和 MCP 屈曲纹之间，然后根据需要向任意方向延伸切口。

通常扳机指的 A_1 腱鞘会增厚。如果没有发现增厚的滑车，应再次检查解剖标志，确认该入路是否太靠近近端而错误显露了掌侧滑车，或太靠近远端，可能会不慎松解 A_2 滑车。此外，如果 A_1 滑车辨认无误，却没有发现扳机指常见的局部增厚，则应考虑是否有导致手指弹响的其他因素。最后，扳机指中增厚的腱鞘也可涉及 A_2 滑车近端数毫米。尽管手术的目的是松解 A_1 滑车，有时也有必要仔细松解少许 A_2 滑车。一旦松解完成，要再次确认，远端鞘管能容纳钝性器械尖插入肌腱和鞘管之间，鞘管不再有增厚。

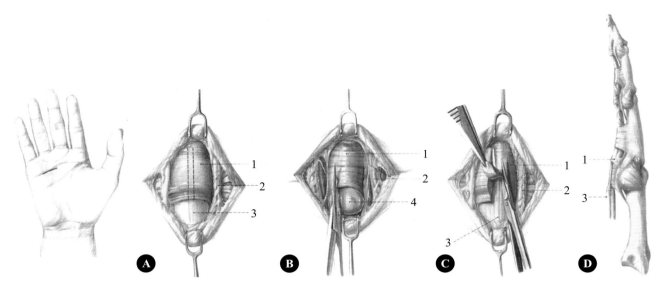

▲ 图 13-2　扳机指松解：**1.** A₁ 滑车；**2.** 指掌侧固有动脉和神经；**3.** 指浅屈肌腱；**4.** 炎症肿胀的腱鞘滑膜

A. 通过显微外科技术将整个 A₁ 滑车一分为二（虚线），完全减压，图中显示了沿掌横纹的横行切口，也可以做纵行或斜行切口；B. 在存在屈肌腱腱鞘滑膜炎的情况下，切开滑车，切除肿胀的滑膜；C 和 D. 通常用显微剪刀从滑车中线切除一束即可，无须进行屈肌腱滑膜切除（经许可转载，引自 Pechlaner S, Hussl, H, Kerschbaumer. F. Atlas of Hand Surgery, 1st ed. ©2000 Thieme）

松解 A₁ 滑车后从手术切口处牵拉屈肌腱确认其可单独活动。此时要观察肌腱表面。通常，肌腱外观可能会有一些梭形膨大，但在大多数情况下，肌腱本身不受累。偶尔可以在肌腱表面发现一个致密且边界清晰的结节，但此类型扳机指在成人中并不常见。这些结节可能导致出现扳机现象。可以沿切线切除这些结节的突出部分，使肌腱恢复正常周径。

拇指通常有两条几乎平行的 MCP 屈曲纹。扳机拇通常在这两纹之间做横切口进行松解。指神经和指动脉在横纹处最靠近皮肤表面，因此皮肤切口要与横纹平行，但并不位于横纹上，保留一定的空白边界，这样会更安全。仅仅切开皮肤，然后行钝性分离。拇指指神经和动脉可能斜跨切口，因此，在腱鞘两侧确认这些结构非常重要（图 13-3）。

八、难点

A₁/A₂ 滑车间隔是最难辨识的。除了寻找这些滑车之间的自然间隙，虽然这并不容易，这里还有一些小贴士可以提供帮助。

- 用解剖剪刀的钝头剪开 A₁ 滑车远端边缘的最

后几毫米。这个操作可以打开 A₁ 滑车的远端边缘，并保留 A₂ 滑车的边缘，从而确定滑车之间的间隔。

- 将屈肌腱牵至一边，在肌腱深部可以看到 MCP 关节掌板的横行纹状结构，其与 A₁ 滑车关系密切，它的远端也是 A₁ 滑车的远端。

九、关键手术步骤

针对扳机指的松解术，使用无菌技术在患指远端掌横纹和 MCP 关节屈曲纹之间做局部麻醉。常规铺单后，驱血，止血带充气，在两横纹之间做稍斜行切口。仅用刀片切开皮肤，使用小钝头弯剪由浅至深分离皮下脂肪直至屈肌腱鞘。钝性分离由鞘管桡侧缘至尺侧缘，松解鞘管两侧质韧的筋膜。一旦将其松开，在鞘的每侧放置牵开器就更容易了。宽牵开器（如钝性 Senn 或眼睑牵开器）非常有助于牵开脂肪组织。手指屈肌腱鞘两侧的神经血管束不需要专门显露，而是用钝性牵开器进行保护。

辨认 A₁ 滑车的近端边缘。钝性分离其近端的屈肌腱，快速检查手掌滑车，确认解剖部位，明确近端屈肌腱周围有无狭窄。在 A₁ 滑车的中线切开，通常可以看到其增厚致密。将 A₁ 滑车切开约 10mm 直至 A₁ 和 A₂ 间隔。

将 A₁ 滑车松解后即可以看到数毫米的 A₂ 滑车近端。通常可见 A₂ 滑车近端边缘增厚，此边缘也需要仔细松解。可以将钝性的剪刀头穿至增厚的 A₂ 滑车远端，横向探查，确定需要松解的滑车边缘，并与正常的 A₂ 滑车区分开来，以免出现对 A₂ 滑车的过度松解。

将屈肌腱依次从切口内牵出，以确认其独立活动性（图 13-4）。如果发现屈肌腱有增厚的滑膜衬里，可将其切除。检查并确认手指的被动活动范围。最后，要求患者通过一个完整的运动弧主动屈曲和伸直手指，并尝试做术前导致扳机现象的任何特定动作。

手指的主动运动检查结束后，松止血带，闭合皮肤切口。手掌远端包扎敷料，并固定在腕部。

术后指导患者所有手指进行常规的活动。敷料要柔软，允许患者挤压敷料以实现完全弯曲。虽然大多数患者在术后自然会专注于恢复手指屈曲，但仍要提醒他们要关注手指（尤其是 PIP 关节）的完全伸直。保持敷料干燥，直到术后 10 天第一次复诊时连同皮肤缝线一起拆除。

针对扳机拇的治疗（图 13-5），同样是使用无菌技术将局部麻醉溶液注射至拇指 MCP 关节屈曲横纹处。完善相关术前准备并铺单后，驱血，止血带充气。做与 MCP 掌侧横纹平行的横切口，仅切开皮肤。钝性剥离，将两侧皮肤牵开，可见指神经和指动脉位于腱鞘两侧。拇指 A₁ 滑车的近缘

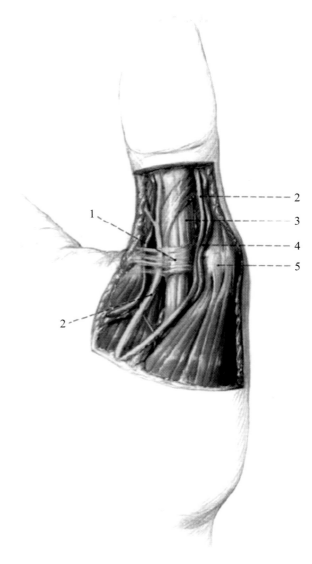

▲ 图 13-3　**A₁ 滑车狭窄导致拇长屈肌腱嵌顿**

1. A₁ 滑车；2. 指固有神经；3. 拇长屈肌腱；4. 拇指桡侧指固有动脉；5. 桡侧籽骨（经许可转载，引自 Pechlaner S, Hussl, H, Kerschbaumer. F. Atlas of Hand Surgery, 1st ed. ©2000 Thieme ）

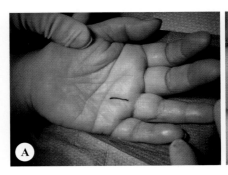
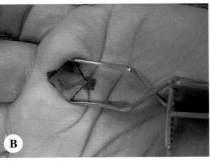
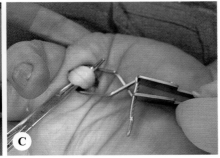

▲ 图 13-4　**环指扳机指松解**

A. 纵向切口；B. A₁ 滑车松解后可见肌腱；C. 将肌腱从切口牵出，确认滑车已松解（图片由 Pedro Beredjiklian, MD 提供）

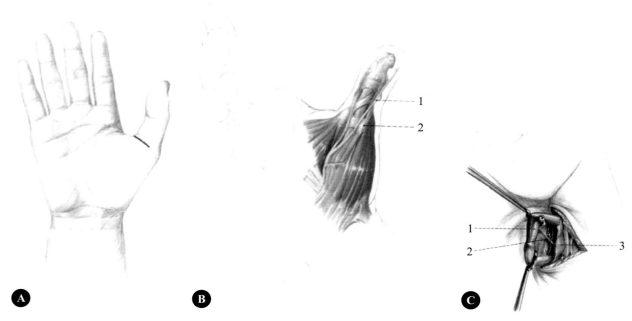

▲ 图 13-5　扳机拇松解

A 和 B. 在易于触及的尺侧籽骨和桡侧籽骨上做一个皮肤切口，注意保护拇指浅层的桡侧感觉神经。1. 指掌侧固有神经；2. 桡侧籽骨；C. 腱鞘切开后的术野。用肌腱牵开器检查拇长屈肌腱。如有必要（如类风湿关节炎的患者），可进行屈肌腱的滑膜切除。1. 拇长屈肌腱；2. 腱纽；3. A₁ 滑车（经许可转载，引自 Pechlaner S, Hussl, H, Kerschbaumer. F. Atlas of Hand Surgery, 1st ed. ©2000 Thieme）

常不明显，切开 A₁ 滑车后可能更为明确。因此，应在 A₁ 滑车更近端的中线切开，小心松解至滑车远端。A₁ 滑车和斜行滑车之间的间隔通常更容易识别，因为 A₁ 滑车更厚，而斜行滑车为较薄的斜行组织，两者存在显著差异。与扳机指手术类似，从切口处将屈肌腱牵出，确认近端没有狭窄，并通过评估拇指的主被动活动范围来检查是否仍有嵌顿和受限。此外，该部位的缝合和包扎与手指手术相似，患者也按照类似的要求出院。

十、挽救和补救措施

一种很少见的情况是，完成扳机指的所有松解步骤后，对手指进行主动检查时依然有扳机现象。此时术者应明确该现象是真正的屈肌腱扳机指导致，而不是其他因素导致的手指弹跳和异响。如果屈肌腱仍然受到牵绊而滑车松解已达到安全的极限，可以切除 FDS 的一根腱束，以增加剩余鞘内的空间。

将 FDS 尽可能向近端牵拉，沿 A₂ 边缘尽可能靠近远端横行切断其尺侧部分。对于有 FDS 磨损的病例，更应该切除其磨损和受损的部分。将切断的腱束自切口抽出并在其近端斜行切除，保持另一束完整。

推荐阅读

[1] Farnebo S, Chang J. Practical management of tendon disorders in the hand. Plast Reconstr Surg. 2013; 132(5):841e–853e

[2] Fiorini HJ, Tamaoki MJ, Lenza M, Gomes Dos Santos JB, Faloppa F, Belloti JC. Surgery for trigger finger. Cochrane Database Syst Rev. 2018; 2:CD009860

[3] Giugale JM, Fowler JR. Trigger finger: Adult and pediatric treatment strategies. Orthop Clin North Am. 2015; 46(4):561–569

[4] Lim MH, Lim KK, Rasheed MZ, Narayanan S, Beng-Hoi Tan A. Outcome of open trigger digit release. J Hand Surg Eur Vol. 2007; 32(4):457–459

[5] Will R, Lubahn J. Complications of open trigger finger release. J Hand Surg Am. 2010; 35(4):594–596

第 14 章 De Quervain 腱鞘炎
De Quervain Tenosynovitis

George L. Yeh　著

于昆仑　许娅莉　译

摘 要

De Quervain 腱鞘炎是腕桡侧疼痛的常见原因，可以通过非手术和手术治疗成功。受影响的结构是第一背侧伸肌鞘管的肌腱（拇短伸肌和拇长展肌）。可能与创伤或过度使用有关，但疼痛往往是逐渐发生的，没有明显的原因。患者表现为桡骨茎突疼痛，拇指活动使症状加重。保守治疗通常有效，包括休息和活动调整、拇指支具固定、使用非甾体抗炎药和可的松注射。如果保守治疗效果欠佳，手术减压第一伸肌鞘管是有效、安全、可靠的。需要特别注意为 EPB 肌腱寻找一个单独宽松的隧道，以免肌腱松解后出现掌侧半脱位，还要避免桡神经感觉支的损伤。

关键词

De Quervain 腱鞘炎，伸肌鞘管，拇短伸肌，拇长展肌，桡侧感觉神经

De Quervain 腱鞘炎（De Quervain tenosynovitis，DQT）或疾病是导致手腕疼痛和功能障碍的常见原因。主诉是沿手腕桡侧的疼痛。De Quervain 病可以影响所有年龄的人，但 40—50 岁的人更常见。女性的发病率可能是男性的 6～10 倍。也经常累及新生儿的父母和看护者。

虽然 De Quervain 病通常被称为腱鞘滑膜炎，但其病理生理改变是腕部第一背侧伸肌鞘管的狭窄性腱鞘炎。狭窄性腱鞘炎描述了炎症和增厚的腕背支持带鞘管。典型的 DQT 无明显增生的炎性组织。

第一背侧伸肌鞘管内包含拇短伸肌（extensor pollicis brevis，EPB）和拇长展肌（abductor pollicis longus，APL）（图 14–1）。鞘管的平均长度是 2cm。远端边缘位于桡骨茎突尖 2mm 以内。尸体研究表明，鞘管解剖存在变异。在超过 50% 的腕关节中，APL 肌腱有多束，止于大多角骨和鱼际肌。

5%～7% 的病例没有 EPB。最常见的是两条 APL 和一条 EPB（70%）。通常情况下两条肌腱都在一条鞘管内，但是有两条或更多单独鞘管的情况也很常见。在一项研究中，47% 的标本中存在纵隔，44% 的标本中发现单独的 EPB 鞘管。

一、评估

（一）患者病史

患者通常主诉手腕桡侧疼痛。此外，还常有疼痛向前臂远端放射、疼痛延伸至拇指、肿胀、偶尔有与拇指运动相关的捻发音或弹响。当腕关节重复进行有力的侧方活动或进行按压拇指等活动时，疼痛会加重。有时有一个急性的特殊诱因，如用力活动。抬举、搬运和照顾新生儿是其他常见的原因。通常情况下，这个问题是缓慢渐进的，与任何明显的创伤或重复性活动无关。

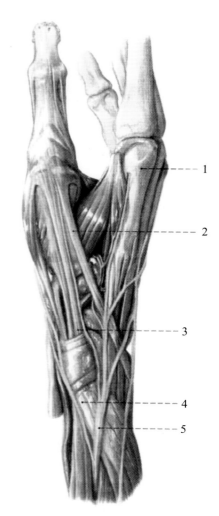

▲ 图 14-1　腕桡侧解剖

注意桡神经感觉支（5）邻近 APL 和 EPB 肌腱（3 和 4）。1. 示指掌骨；2. 拇长伸肌腱（经许可转载，引自 Pechlaner S, Hussl, H, Kerschbaumer. F, eds. Atlas of Hand Surgery, 1st ed. Thieme; 2000）

（二）体格检查

体格检查最常见的发现是触诊时局部压痛和桡骨茎突周围的肿胀。有时在桡骨茎突区域可能发现有疼痛性囊肿。Eichoff 诱发试验是评估 DQT 的特征性试验。此检查是把拇指放在手掌，其他手指紧握拇指，然后尺偏腕关节。这种手法引起疼痛即能确诊 DQT。Finkelstein 试验也用于诊断 DQT，手法类似，包括抓住拇指并迅速尺偏患手。Finkelstein 试验常与 Eichoff 试验混淆。EPB 捕获试验有助于区分手术中可能未松解的单独 EPB 鞘管引起的疼痛。检查者先对单独伸直的拇指掌指关节施加阻力，然后再对拇指掌侧外展施加阻力。当抗阻力伸直拇指掌指关节所产生的疼痛大于抗阻力掌侧外展拇指时为阳性。

（三）影像学

诊断 De Quervain 病不需要常规进行影像学检查。如果腕关节附近有疼痛，X 线可能有助于评估拇指腕掌关节炎、桡腕关节炎、钙化性肌腱炎或隐匿性的损伤。

（四）鉴别诊断

另一种常见的腕关节和手部桡侧疼痛的原因是拇指第一腕掌关节炎，但是疼痛的位置和性质与 De Quervain 病不同。交叉综合征导致的疼痛和肿胀通常也在腕桡侧，但是更靠近端，有时在腕关节屈伸活动时可触及和听到捻发音。桡浅神经炎（Wartenberg 综合征或感觉异常）通常伴有手桡背侧的麻木。

二、保守治疗

保守治疗方法，包括休息和活动调整、用拇人字夹板或支具固定、应用非甾体抗炎药（nonsteroidal anti-inflammatory medication，NSAID）和第一伸肌鞘管注射可的松。据报道在 60%～80% 的病例中，注射 1～2 次可的松可有所改善。在与照顾新生儿有关的病例中，随着治疗和时间的推移症状终会改善。但是反复注射（2～3 次）可能无效。此外，在腕部皮下注射可的松也有发生局部皮肤并发症的风险，包括色素缺失、皮下组织萎缩和脂肪坏死，尤其好发于深肤色人群，但这些症状通常在 1 年内消失。

三、手术治疗

（一）适应证

手术治疗适用于那些各种保守治疗失败的患者，包括可的松注射。一般认为，有单独 EPB 鞘管的患者注射类固醇可能不太可靠和有效。

手术治疗没有特定的禁忌证。如果注射皮质类固醇 / 利多卡因后不能暂时改善症状，则可能是另一种原因导致了这些问题。

（二）原则

手术的目的是通过切开和松解第一伸肌鞘管来松解肌腱。特别要注意的是，如果有一个单独的 EPB 鞘管，也要切开。完全切除腱鞘没有必要，应予以避免。De Quervain 松解在原则上与更常见的腕管松解或扳机指松解相同。最好在支持带的背侧中线切开，以防止松解后肌腱向掌侧半脱位。

（三）技术

手术通常在局部麻醉下进行，可予以或不予以镇静。将局部麻醉药物注射入切口处的皮下组织，驱血后止血带充气。

在桡骨茎突尖以近约 1cm 处，沿桡腕关节背侧第一伸肌鞘管上做一个 2cm 横切口（图 14-2）。也可以采用纵行或斜行切口。切开皮肤时要十分谨慎，桡神经感觉支跨过鞘管并位于皮下脂肪的浅层。使用肌腱剪或止血钳，分离至第一背侧鞘管。辨认并轻柔保护术野内的桡神经感觉支（通常为 1～3 支），它们可能位于第一背侧鞘管的背侧或掌侧。

显露第一背侧鞘管的支持带。将其沿着背侧缘从腱腹交界处纵向切开至鼻烟窝（支持带鞘管远端 1cm 处）（图 14-3）。寻找并切开可能存在的单独 EPB 鞘管。如果有其他的小间隔，也要将间隔松解。如间隔异常增厚，可以将其切除。

如果有发自腱鞘的腱鞘囊肿，则切除腱鞘囊肿和部分腱鞘。但要避免完全切除腱鞘，以免肌腱向掌侧半脱位。此外，间隔内任何突出的滑膜组织都可以切除。

检查鞘管，确认所有的中间间隔完全分开。将腱鞘瓣向掌侧牵开即可显露鞘管内的 APL 和 EPB 肌腱（图 14-4）。将肌腱从腱鞘内牵出以确认松解完全（图 14-5）。特别是要辨认 APL 和 EPB 肌腱，以确认两条肌腱完全松解。EPB 通常位于 APL 背侧，比 APL 小而圆，可在术野内见其肌腹。

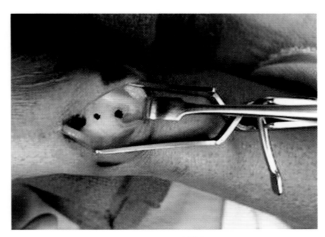

▲ 图 14-3　腱鞘切口
沿着背侧缘切开腱鞘（紫点），以左手作为参考

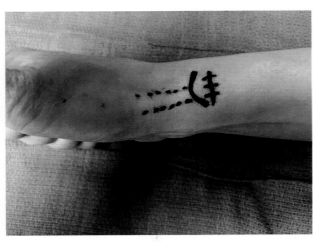

▲ 图 14-2　皮肤切口
经典的横切口位于桡骨茎突尖端以近约 1cm 处（曲线），以第一伸肌鞘管为中心（虚线）

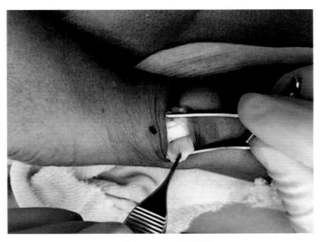

▲ 图 14-4　腱鞘瓣
将以掌侧为蒂的腱鞘瓣牵向掌侧，显露松解后的拇长展肌腱（下方的宽肌腱）和拇短伸肌腱（上方的小肌腱）

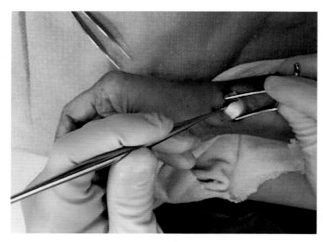

▲ 图 14-5　确认腱鞘松解

使用牵开器，将肌腱从切口中拉出，以确保鞘管内肌腱完全被松解

轻轻牵引 EPB 可以看到拇指掌指关节单独背伸。轻轻牵拉 APL 可以外展和伸直第一掌骨。如果患者是清醒状态，让其活动拇指和腕，可以看到肌腱已完全松解。

屈腕可以检查有无肌腱半脱位。如果有明显的半脱位，可以使用远端为蒂的肱桡肌部分腱束或伸肌支持带的一部分来稳定肌腱。无须进行常规的腱鞘延长或重建。

松止血带后止血。采用皮下缝合闭合伤口。使用厚敷料限制腕关节过度屈曲，可使用或不使用掌侧支具。

（四）康复

数天后即可轻柔使用拇指和腕。在第一次换药后可使用简易腕带作为支撑。2~3 周应避免用力或重复进行腕关节屈曲，这样可以减少肌腱半脱位的可能性，因为腕关节屈曲和拇指外展时肌腱受到的应力最大。术后 6 周允许进行无限制的全面活动。除非有特殊的问题，如松解后肌腱不稳定，否则无须使用更严格的拇指固定支具。

患者通常可在 2 周内恢复静态或轻强度的工作。恢复到需要更强体力的中等或繁重工作可能需要 6 周。

术后无须常规进行康复或物理治疗。然而，如果瘢痕导致持续疼痛，或者持续疼痛无力影响手的使用或工作时，物理或手法治疗很有帮助。

（五）并发症

术后并发症，包括感染、瘢痕疼痛和粘连，以及桡神经感觉支相关的麻木和过敏性疼痛。这些问题通常是暂时的，在几周内可以逐渐恢复。

桡神经浅支即感觉支的一过性损伤较为常见。神经回缩可引起尚连续的神经瘤，导致手术区敏感性疼痛和手的桡背侧麻木，这种情况通常随时间的推移会改善。较少见的情况是神经的锐性伤会引起疼痛性神经瘤，这种神经瘤很难治疗，可能需要进一步手术。

另一个可能的并发症是肌腱掌侧半脱位，这更可能发生在完全切除腱鞘或沿着掌侧切开腱鞘时。肌腱半脱位尤其容易发生在需要用力屈腕及捏拇指时。如果术中注意保护腱鞘瓣，限制肌腱的不稳，则很少出现伴有疼痛的肌腱掌侧半脱位。如果半脱位出现疼痛，可以采用部分伸肌支持带或附着在桡骨远端的肱桡肌腱的掌侧部分重建腱鞘（图 14-6）。

（六）结果

术后远期疗效良好。长期并发症和不满意并不常见。完全缓解疼痛并恢复正常活动是有希望的。

有时症状不能完全缓解，这可能更多发生在职业女性身上。可能是有单独的 EPB 间隔没有完全松解。此外，也应再次考虑是否有其他引起腕桡侧疼痛的原因，如拇指腕掌（carpometacarpal，CMC）关节炎、桡腕关节炎或交叉综合征。最后，必要时可再次手术探查和寻找是否有松解不彻底的单独间隔。

（七）技巧

经典切口是皮肤横向切口，其沿皮肤自然褶皱走行而愈合良好。斜向切口和纵向切口也有报道。纵向皮肤切口更容易形成增生性和挛缩性瘢痕。然而，纵向皮肤切口愈合的美观效果满意。此外，纵向切口具有较强的延伸性，对桡神经感

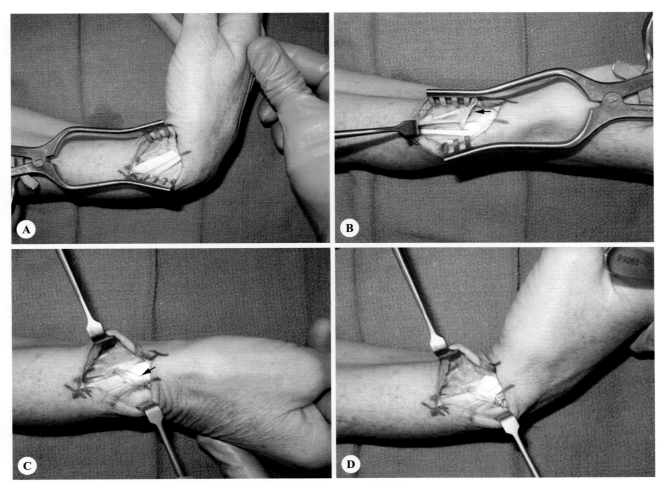

▲ 图 14-6 **A.** 腕关节屈曲时第一伸肌鞘管掌侧不稳定；**B.** 在肱桡肌腱的桡骨远端附着处（黑箭）切取肱桡肌腱的掌侧半；**C.** 将腱束缝合到鞘管的背侧缘，通过重建支持带（黑箭）来稳定肌腱；**D.** 当被动屈腕时，肌腱保持稳定

图片由 Jonas Matzon, MD 提供

觉支的损伤较少。

　　桡神经的感觉支位于术野浅层，非常容易受伤。桡神经浅支在桡骨茎突尖以近 5cm 处常分为背侧支和掌侧支，并可进一步分支，背侧支尤其如此。神经分支（通常是 1～3 条）距离第一伸肌鞘管中轴线只有数毫米。即使没有手术放大镜，神经通常也很容易被发现和识别。关键是要意识到该部位神经容易受伤，并确保运用钝性分离和轻柔牵拉的方式将神经牵离术野。应避免过度分离神经分支，因为即使是对神经轻微的刺激也会引起一过性神经功能障碍，出现麻木和疼痛。

　　在松解完毕检查腱鞘的内容物时，要记住可能存在解剖变异。最常见的模式是两条 APL 和一条 EPB。因此，如果仅发现两根肌腱，要格外小心，确保 EPB 被彻底松解。

　　沿背侧缘切开腱鞘，留下一个掌侧为基底的腱鞘瓣作为阻挡，有助于限制肌腱向掌侧半脱位。如果腱鞘瓣向掌侧翻转，在皮肤闭合之前要将其翻转回肌腱上。

推 荐 阅 读

[1] Alexander RD, Catalano LW, Barron OA, Glickel SZ. The extensor pollicis brevis entrapment test in the treatment of de Quervain's disease. J Hand Surg Am. 2002; 27(5):813–816

[2] Bolger JT. DeQuervains release. In: Blair WF eds. Techniques in Hand Surgery. Baltimore, MD: Williams & Wilkins; 1996:574–578

[3] Gonzalez MH, Sohlberg R, Brown A,Weinzweig N. The first dorsal extensor compartment: an anatomic study. J Hand Surg Am. 1995; 20(4):657–660

[4] Gurses IA, Coskun O, Gayretli O, Kale A, Ozturk A. The relationship of the superficial radial nerve and its branch to the thumb to the first extensor compartment. J Hand Surg Am. 2014; 39(3):480–483

[5] Lee HJ, Kim PT, Aminata IW, Hong HP, Yoon JP, Jeon IH. Surgical release of the first extensor compartment for refractory de Quervain's tenosynovitis: surgical findings and functional evaluation using DASH scores. Clin Orthop Surg. 2014; 6(4):405–409

[6] Pechlaner S, Hussl H, Kerschbaumer F, eds. Atlas of Hand Surgery. New York, NY: Thieme; 2000:508–509

[7] Scheller A, Schuh R, Hönle W, Schuh A. Long-term results of surgical release of de Quervain's stenosing tenosynovitis. Int Orthop. 2009; 33(5):1301–1303

[8] Ta KT, Eidelman D, Thomson JG. Patient satisfaction and outcomes of surgery for de Quervain's tenosynovitis. J Hand Surg Am. 1999; 24(5):1071–1077

[9] Wolfe SW. Tenosynovitis. In: Green DP, Pederson WC, Hotchkiss RN, Wolfe SW, eds. Green's Operative Hand Surgery. 5th ed. Philadelphia, PA: Elsevier Churchill Livingstone; 2005:2150–2154

第 15 章　尺侧腕伸肌腱腱鞘切除术 / 不稳定
Extensor Carpi Ulnaris Tenosynovectomy/Instability

Kevin F. Lutsky　著

于昆仑　许娅莉　译

摘　要

尺侧腕伸肌在伸肌腱中非常特殊，因为它同时位于支持带和其自身鞘管下方。ECU 疾病通常发生在扭转或过度使用损伤后，表现为腕尺侧的肌腱疼痛、压痛或不稳定。早期宜保守治疗。必要时可以进行松解或稳定肌腱的手术。

关键词

尺侧腕伸肌，腱鞘炎，肌腱不稳定，腕尺侧疼痛，腱鞘重建

一、解剖

尺侧腕伸肌（extensor carpi ulnaris，ECU）位于腕背第六间室内。第六间室由伸肌支持带形成，很独特，因为在支持带下面有一个单独的鞘管，ECU 肌腱在其内通行。肌腱位于尺骨背侧远端的骨沟内。其鞘管和 ECU 沟一起，共同形成了第六间室远端 1.5~2.0cm 的纤维 – 骨性隧道。支持带尺侧附着于 Jugata 线，该线是由横向和纵向纤维组成的坚韧组织带，其作用是加强第六间室。当前臂旋转时，Jugata 线和腱鞘的作用是防止肌腱半脱位。

当前臂旋转时，ECU 肌腱的方向和走行会发生改变。旋前时，ECU 肌腱直接穿过第六间室，到达第五掌骨基底的止点。然而，当前臂旋后时，ECU 以大约 30° 的角度离开第六间室[1]。当腕关节屈曲、尺偏、旋后时，会对 ECU 肌腱和第六间室及其支持结构产生潜在的张力和应力。网球和高尔夫球是常见的可导致 ECU 病变的运动。

Inoue 和 Tamura 注意到两种类型的 ECU 鞘管撕裂可导致其不稳定[2]。A 型撕裂位于鞘管尺侧。当肌腱在沟槽上来回滑动时，肌腱可重新进入骨纤维鞘管。B 型撕裂位于鞘管桡侧，尺侧的腱鞘组织瓣会阻止肌腱重新进入鞘管。也有报道第三种类型的断裂（C 型），其骨膜和腱鞘从尺骨远端剥离，导致腱鞘虽扩张但尚完整，肌腱仍在其中，出现半脱位[3]。

在腕关节水平，ECU 肌腱深层，三角纤维软骨复合体（triangular fibrocartilage complex，TFCC）与第六间室的深面关系密切，ECU 病变与 TFCC 病变往往共存。

二、损伤机制

根据肌腱在第六间室的稳定性，ECU 的病变有多种情况。没有不稳定的 ECU 可发生腱鞘炎 / 肌腱病。然而，当腱鞘破裂或变得无法容纳肌腱时，肌腱不稳定，可出现症状。尽管这些情况可以并存，但区分稳定和不稳定是很重要的，因为

其治疗方法不同。

当肌腱发炎或被嵌顿在第六间室时，会发生没有不稳定的腱鞘炎[3]。这种情况并不常见，可以是原发性，也可以发生在外伤后、过度使用或有关节炎时。

当 ECU 处于易受损的姿势时，腕关节负荷增加就会出现外伤性肌腱不稳定。进行高尔夫和网球运动时，手腕屈曲、旋后和尺偏，压力作用于腕部，或 ECU 等长收缩时手腕用力偏斜，常常会出现这种情况[4]。

三、评估和检查

诊断腕尺侧疼痛的来源是困难的，因为在一个相对较小和重叠的区域，多个解剖结构可能会引起疼痛。TFCC、ECU 肌腱、月三角韧带、豆三角关节和桡尺远侧关节异常是腕尺侧疼痛的其他常见原因之一。腕尺侧疼痛的标准评估包括详细的病史和损伤机制。确定这些症状的严重程度，以及是否有明确的创伤非常有帮助。创伤性 ECU 损伤患者经常回忆起曾有用力地扭转或抬举动作，并且可能与前面提到的运动有关。抬举、抓握或前臂旋转时疼痛是常见的症状。患者可能会注意到有肌腱不稳定，严重程度从轻微可见的半脱位到疼痛或绞锁。

在检查时，患者的腕背尺侧可能有沿肌腱走行的肿胀，但这在非炎性关节炎患者中不常见。一般肿胀比较轻微，不易辨认，但通常是沿着肌腱的走行区。在一些患者中，很容易看到肌腱半脱位，并可在腕关节屈曲、尺偏和前臂旋后时诱发、再现。肌腱的活动范围应与对侧、未受伤侧进行对比。需要触摸肌腱的走行。虽然多个腕尺侧结构可导致压痛，但在腕关节近端的尺骨沟水平，ECU 本身处于相对独立的位置，在该水平上仔细检查可辨认。腕关节背伸和尺偏时疼痛，而 ECU 协同试验[5]已被证明具有敏感性和特异性。令患者前臂旋后、手指和拇指外展，在持续抗阻力下桡偏拇指，此时，ECU 肌腱的协同收缩会诱发疼痛。将局部麻醉药和皮质类固醇注射到 ECU

鞘内并重复该试验。在局部麻醉药起效后疼痛消失便可证实 ECU 病变。

必要时可进行影像学检查。所有患者均应进行腕关节的标准放射学评估。MRI 可以排除其他易混淆的情况。由于 MRI 是一种静态成像方式，它在确定肌腱是否稳定方面用处不大。MRI 图像通常是在前臂旋前时获得，此时 ECU 本应复位。动态超声有助于在前臂旋转时实时显示肌腱半脱位，并有助于确认或建立 ECU 不稳定的诊断。

四、治疗

ECU 的病变早期通常无须手术。对于腱鞘炎患者，首先要停止冒犯性动作（如果可识别）。标准的非手术治疗，包括手腕夹板固定、消炎药物和（或）手部治疗。夹板保护的时间根据症状的严重程度而不同，通常 4～6 周就足够了。皮质类固醇注射，结合上述情况可能是有益的。与在其他部位进行皮下注射的情况类似，患者应该被告知与类固醇注射相关的皮肤变化的可能性。用手指触摸尺骨沟近端和远端肌腱，这样便于将药物注射到第六间室。在手指之间进行注射，并且不应遇到明显的阻力。当液体注入时，可以感觉到腱鞘膨胀。

关于急性 ECU 不稳定患者的治疗，医生可参考的资料很少。可以试行夹板固定。这需要长臂夹板或石膏来控制前臂旋转。固定的最佳位置也尚未确定。建议进行旋前位固定，此时 ECU 处于复位状态。一般固定 4～6 周，然后进行轻柔的关节锻炼，逐渐恢复活动。

五、手术方法

非手术治疗失败、仍有症状的患者，或出现亚急性或慢性不稳定（固定不太可能成功）的患者都是手术干预的合适人选。无论病变如何，ECU 肌腱的手术方法是相似的（图 15-1）。在第六间室上方直接做一个纵切口。尺神经背侧感觉支斜穿术野，在整个手术过程中应仔细识别和保护。可以看到 ECU 肌腱和第六间室。必要时可以通过前臂的一系列活动来确定肌腱的稳定性。

六、腱鞘炎

沿第六间室的桡背侧切开伸肌支持带。较薄的支持带可以与较厚的鞘管分离（图 15-2）。切开鞘管，解除对 ECU 肌腱的压迫。如果有明显的腱鞘炎，可以行腱鞘切除术。检查 ECU 肌腱，清除磨损区域，根据需要清除或修复纵向的撕裂。应检查 ECU 鞘管底部是否有与病变有关的任何不规则或骨刺，用咬骨钳、小刮匙或锉刀将其磨平。

一旦切除了腱鞘，便切开了其桡侧分隔第五和第六间室的间隔（图 15-3）。在第五和第六间室上联合修复伸肌支持带，为 ECU 的滑动创

造了一个大的空间，而无须担心再次受压或半脱位。可以将小指伸肌留在原位，或转位至支持带浅层。

七、不稳定

通常，ECU 不稳定的患者会有 C 型损伤。鞘部扩张，使肌腱仍位于支持带之下，但其过于冗余 / 松散，无法防止半脱位。这种情况的手术修复需要再次紧缩腱鞘以稳定肌腱。支持带在其最尺侧附着处切开，并向桡侧翻开。切除深面的腱鞘，检查沟槽是否匹配。缝线锚钉置于靠近凹槽中间的位置，以便支持带修复后能稳定肌腱。在修复之前，通常将较薄的支持带卷起或折叠，以便缝线能多穿过几层组织，加强修复，并使缝合更牢固，减少了缝线撕脱的风险。在远端，将支持带缝合到 Jugata 线的上唇组织。修复时有一个精确的标准，如果太松则不能充分稳定肌腱，如果太紧则导致肌腱受压。为了确保空间适宜，在缝线收紧时要能在支持带下方和肌腱之间放置一个剥离器。另一种方法是用支持带瓣作为稳定的悬带（图 15-4）。手腕进行一系列被动运动，尤其是屈曲、旋后和尺偏，以确保肌腱仍保持在原位。术后患者于前臂中立位固定 6 周，然后开始康复。

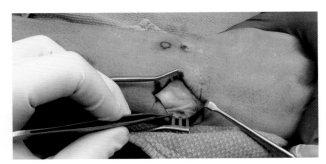

▲ 图 15-1　尺侧腕伸肌的手术入路存在尺神经背侧感觉支损伤的风险，此神经穿过术区，要仔细保护

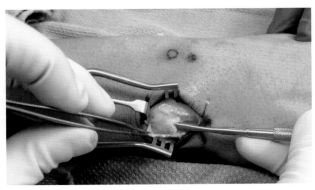

▲ 图 15-2　在第六间室表面松解伸肌支持带，显露尺侧腕伸肌单独、增厚的鞘管

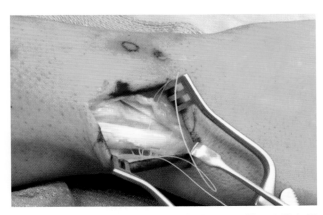

▲ 图 15-3　切开鞘管，松解第六间室，以及第五和第六间室之间的间隔。随后修复支持带，形成一个大而有限的空间，以避免尺侧腕伸肌腱受压

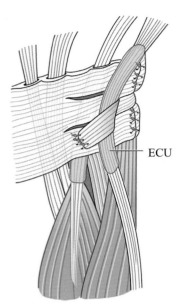

▲ 图 15-4　用伸肌支持带的一束重建尺侧腕伸肌腱鞘，重建的腱鞘防止了尺侧腕伸肌（ECU）腱的掌侧不稳定

参 考 文 献

[1] Campbell D, Campbell R, O'Connor P, Hawkes R. Sports-related extensor carpi ulnaris pathology: a review of functional anatomy, sports injury and management. Br J Sports Med. 2013; 47(17):1105–1111

[2] Inoue G, Tamura Y. Recurrent dislocation of the extensor carpi ulnaris tendon. Br J Sports Med. 1998; 32(2):172–174

[3] MacLennan AJ, Nemechek NM, Waitayawinyu T, Trumble TE. Diagnosis and anatomic reconstruction of extensor carpi ulnaris subluxation. J Hand Surg Am. 2008; 33(1):59–64

[4] Hajj AA, Wood MB. Stenosing tenosynovitis of the extensor carpi ulnaris. J Hand Surg Am. 1986; 11(4):519–520

[5] Ruland RT, Hogan CJ. The ECU synergy test: an aid to diagnose ECU tendonitis. J Hand Surg Am. 2008; 33(10):1777–1782

第 16 章 交叉综合征
Intersection Syndrome

Julia A. Kenniston 著

于昆仑 许娅莉 译

摘 要

交叉综合征是一个容易被忽视的导致腕部疼痛的病因。手腕疼痛可由许多疾病引起，包括关节炎、肌腱炎、腱鞘囊肿和卡压性神经病变。交叉综合征是一种典型的手腕过度使用导致的肌腱炎，经常与 De Quervain 肌腱炎混淆，因为这两种疾病都累及腕桡侧和前臂远端桡侧。本章将回顾交叉综合征的病史和潜在原因，并阐释该问题的诊断和治疗方案。

关键词

交叉综合征，手腕肌腱炎，过度使用损伤

一、历史

交叉综合征（intersection syndrome，IS）的症状最早发现于 1841 年，而"交叉综合征"这个词则由 Dobyns 在 1978 年首次使用。这个短语指的是在第一背侧伸肌间室跨越或相交于第二背侧伸肌间室区域的异常。交叉的角度约为 60°[1]。这种疾病还有各种各样的名称，如捻发性肌腱周围炎、划桨手手腕和吱吱作响的手腕。

二、流行病学

IS 是一种典型的手腕反复伸屈活动而致的运动过度性损伤。在划船、滑雪、举重和其他类似的运动中都有报道。这也可能发生在职业和其他日常活动中。总的发病率各不相同，在滑雪季的前两天，滑雪者的发病率据报道高达 11.9%[2]。在普通人群中，对腕关节疼痛患者进行超声评估，发现其发病率为 1.9%[3]。

三、病理解剖学

关于 IS 炎症的成因主要有两种理论。最初的假设认为，炎症的原因是由腕背第一间室肌肉的肌腹 [拇短伸肌（extensor pollicis brevis，EPB）、拇长展肌（abductor pollicis longus，APL）] 在跨越第二间室肌肉（桡短腕伸肌、桡长腕伸肌）时摩擦所致（图 16-1）[4]。另一种理论支持第二伸肌间室狭窄性腱鞘炎的观点。Grundberg 和 Reagan 在术中发现第二伸肌间室有狭窄性腱鞘炎的病理表现，对这个间室减压后能有效改善症状[5]。

四、临床表现

患者表现为桡骨茎突近端 4～8cm 处疼痛，伴随前臂中远段桡背侧肿胀。可能有局限性炎症和局部压痛点。IS 的临床特征是在腕关节主动屈伸时有疼痛、可触及并听到捻发音（"湿橡胶感"）。举重物和抓握动作会加重症状。

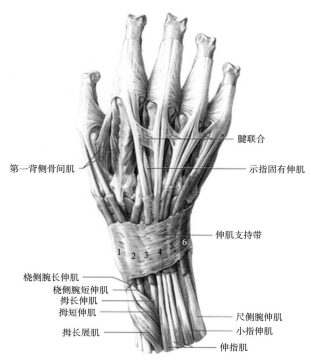

▲ 图 16-1 伸肌支持带和腕背伸肌鞘管：背侧第一至第六间室

经许可转载，引自 Schmidt HM, Lanz U. Surgical Anatomy of the Hand. New York, NY: Thieme; 2004

五、鉴别诊断

IS 的鉴别诊断，包括 De Quervain 腱鞘炎（De Quervain tenosynovitis，DQT）、拇指腕掌关节炎、桡侧感觉神经激惹（Wartenberg 综合征、感觉异常性手痛）、拇长伸肌腱炎。鉴别 IS 和 DQT 很重要。DQT 是腕背第一伸肌间室的炎性腱鞘炎，累及 APL 和 EPB。在 DQT 中，疼痛位于稍远端的桡骨茎突尖（图 16-2A），而 IS 的压痛点位于桡骨茎突尖近端约 4cm（图 16-2B）。Eichoff 试验是一种诱发试验，可以帮助区分 DQT 和 IS。它是把拇指放在手掌中，其他手指紧紧攥住拇指，然后将腕向尺侧偏斜。这种手法引起疼痛是 DQT 的特征。Finkelstein 试验也用于诊断 DQT，手法类似，方法是抓住拇指并迅速将手向尺侧外展。

六、放射学特征

如果病史和临床检查难以确定诊断，则需要进一步行影像学检查。X 线和 CT 很少有助于支持

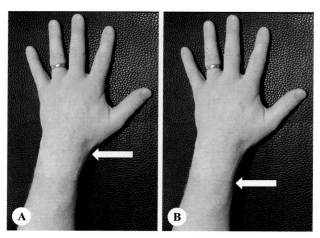

▲ 图 16-2 De Quervain 腱鞘炎与交叉综合征的疼痛部位鉴别

A. De Quervain 腱鞘炎的疼痛部位位于桡骨茎突；B. 交叉综合征疼痛部位在桡骨茎突近端 4cm 处

这一诊断。如果考虑进一步影像学检查，超声或 MRI 可以作为诊断的辅助手段。

（一）超声

超声影像在 IS 诊断中已被证实是可靠的。第一和第二腕背伸肌间室交叉处腱鞘内积液和腱周水肿，两组肌腱之间的高回声分隔消失，即可证实 IS[6]。

（二）MRI

如果临床难以确定诊断，也可用 MRI 协助做出诊断。在一项回顾性研究中，Costa 等能够根据第一和第二伸肌鞘管旁、从交叉部位向近端延伸的肌腱周围水肿（肌腱周围炎）来诊断 IS[7]。

七、非手术治疗

IS 的治疗通常从休息、夹板固定、调整活动方式、口服非甾体抗炎药和可的松注射开始。固定通常使用拇人字夹板，同时限制第一和第二间室内肌腱的使用。如果保守治疗无法消除症状，可考虑手术治疗。

八、手术方法

（一）体位

• 仰卧位，手置于手桌上。

- 麻醉。
  - 局部麻醉结合镇静药。
  - 完全清醒，局部麻醉，不使用止血带（WALANT 手术）。
  - 全身麻醉。

（二）手术技术

- 在腕背第二间室表面做纵切口。
- 识别并保护 EPL 和桡神经背侧感觉支。
- 彻底松解第二伸肌间室（图 16-3）。
- 必要时切除腱鞘。
- 无须修复支持带。

（三）术后护理

- 抬高，必要时冰敷。
- 鼓励手指在一定范围内活动。
- 术后暂时用夹板固定约 10 天，手腕处于中立位或轻度背伸位。

（四）陷阱

有几个陷阱需要避免，包括不完全支持带松解、EPL 肌腱损伤。最重要的是，桡神经感觉支或其分支的损伤可导致疼痛性神经瘤和功能障碍。在进行支持带松解和肌腱滑膜切除之前，应仔细识别和保护神经。

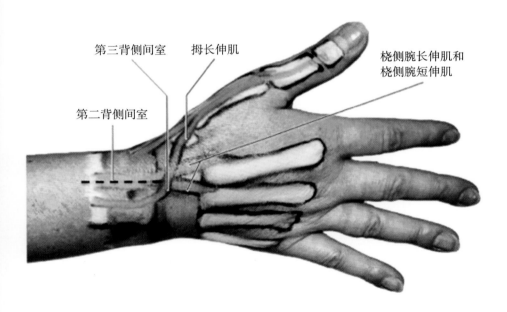

第三背侧间室　　拇长伸肌

桡侧腕长伸肌和桡侧腕短伸肌

第二背侧间室

◀ 图 16-3　第二和第三背侧间室，虚线表示松解第二背侧间室的切口

经许可转载，改编自 Hirt B, Seyhan H, Wagner M and Zumhasch R. Hand and Wrist Anatomy Biomechanics. New York, NY: Thieme; 2017;89

参 考 文 献

[1] Dobyns JH, Sim FH, Linscheid RL. Sports stress syndromes of the hand and wrist. Am J Sports Med. 1978; 6(5):236–254

[2] Palmer DH, Lane-Larsen CL. Helicopter skiing wrist injuries: a case report of "bugaboo forearm". Am J Sports Med. 1994; 22(1):148–149

[3] Draghi F, Bortolotto C. Intersection syndrome: ultrasound imaging. Skeletal Radiol. 2014; 43(3):283–287

[4] Howard NJ. Peritendinitis crepitans. J Bone Joint Surg. 1937; 19:447–459

[5] Grundberg AB, Reagan DS. Pathologic anatomy of the forearm: intersection syndrome. J Hand Surg Am. 1985; 10(2):299–302

[6] Montechiarello S, Miozzi F, D'Ambrosio I, Giovagnorio F. The intersection syndrome: ultrasound findings and their diagnostic value. J Ultrasound. 2010; 13(2):70–73

[7] Costa CR, Morrison WB, Carrino JA. MRI features of intersection syndrome of the forearm. AJR Am J Roentgenol. 2003; 181(5):1245–1249

第 17 章　外上髁清理术
Lateral Epicondylar Debridement

Frederic E. Liss　著

于昆仑　许娅莉　译

摘　要

本章将回顾一些治疗顽固性外上髁炎的手术，并重点介绍笔者首选的治疗方法。文献中普遍认为，绝大多数的外上髁炎病例经过非手术治疗后都在 6～12 个月痊愈，而大约 10% 的病例将需要手术治疗[1]。本章将讨论笔者喜爱的方法，详细描述非手术治疗、手术操作、即刻的术后护理和康复。本章还将讨论潜在的并发症。目的是让读者了解可用的方法，并讨论治疗顽固性网球肘的一种安全、可重复、有效和常识性的方法，以及（必要时采用的）手术方法。

关键词

外上髁清理术，外上髁炎，顽固性网球肘

一、背景

当回顾关于外上髁炎（lateral epicondylitis，LE）及其治疗的文献时，缺乏共识是个一致的发现。LE 是一个诊断，许多外科医生相信他们的治疗方案得到了最好的结果，但具有讽刺意味的是，还没有一个最好的循证治疗方案出现过。然而，自1979 年 Nirschl 和 Pettrone 发表经典文章以来，人们已经接受了 LE 的一些特征。目前一般认为在桡侧腕短伸肌（extensor carpi radialis brevis，ECRB）腱肱骨外髁和肱骨远端髁上起点处发现的组织本身是增殖的血管，组织病理学已经证实是血管成纤维细胞异常增生[2]。病理改变可以累及桡侧腕长伸肌（extensor carpi radialis longus，ECRL）、指总伸肌，甚至尺侧腕伸肌（extensor carpi ulnaris，ECU）的起点处。其病理并不像后缀 "–itis" 所暗示的那样是真正的"炎症"。LE 首先影响优势肢体。

人们也普遍认为非手术治疗是新发网球肘的常规方法。

二、非手术治疗

非手术治疗方法包括单纯的患者咨询、调整运动方式、皮质类固醇注射、清醒时反作用力吊带/睡眠时用夹板固定手腕、正规治疗。治疗技术包括按摩、离子导入、低强度超声、伸肌牵拉、交替热敷和冰敷。一些医师提倡使用高强度超声冲击波治疗 LE，但仍有人对其有效性和高成本持怀疑态度。同样的担忧也存在于将富蛋白血浆和自体血液注射到 ECRB 起点处，这两种治疗并没有获得广泛的认可。

笔者喜爱的非手术治疗方法

笔者首选的 LE 非手术治疗方法取决于患者的检查和就诊时具体的慢性表现。如果患者表现为慢性、未经处理的 LE，特别是伴有肘关节屈曲挛缩，或被动伸直肘部时引起肘外侧疼痛时，即可开始正式治疗，并结合患者教育、调整活动、制定居家练习计划和使用反作用力吊带（counterforce brace，CFB）。笔者发现，"扣环"装置在控制日常活动（activities of daily living，ADL）疼痛方面比传统的单层网球肘带（tennis elbow strap，TES）更有效。可能是因为扣环和垫片 TES 更准确地将反作用力集中在伸肌群。此外，有效的 CFB 取决于其位置适当。通常，患者带着直接位于外上髁处的吊带来就诊。笔者建议将 CFB 放置在伸肌腱起点以下三指宽，以伸肌群中线为中心。指导患者拉紧装置加压，使他们握拳时感到伸肌受到足够且舒适的挤压，当放松时前臂并无受限。对于更急性的局部 LE 和无肘部挛缩的患者，笔者进行教育，进行皮质类固醇注射，并指导患者的家庭锻炼计划。笔者的目标是让患者自己恢复，只要能坚持，绝大多数情况下有望通过自我护理和非手术治疗恢复。

三、鉴别诊断

据报道，大约 5% 的 LE 患者存在旋后肌远端 Frohse 弓的骨间后神经（posterior interosseous nerve，PIN）卡压或桡管综合征（radial tunnel syndrome，RTS）[3]。肌电图 / 神经传导速度（nerve conduction velocity，NCV）研究通常是非诊断性的。可疑的临床症状和仔细检查是避免漏诊的关键。对于诊断为 LE 的患者，每次都应进行 RTS 检查（包括触诊肱桡肌下方 PIN 走行区，前臂抗阻力旋后，掌指关节抗阻力背伸）。需要排除的其他更为不同的诊断包括原发性桡 - 头关节骨关节炎、副韧带扭伤或不稳定、骨折、剥脱性骨软骨炎，甚至颈神经根受压。

四、适应证

外上髁清理术的主要指征是当患者接受 LE 非手术治疗 6～12 个月仍无好转，表现出决心要求进行手术。

五、手术方法

无论手术方式如何，LE 成功手术治疗的基本原则是松解和清理 ECRB 的起点和筋膜。可以考虑和比较两种最广泛使用的方法，即开放手术和关节镜手术，与经皮松解术相比，它们有相似的高成功率和更好的功能结果[4]。本章将不论述经皮技术。

（一）关节镜清理术

关节镜手术的支持者认为其优势主要在于能够识别和治疗关节内病变，如剥脱性骨软骨炎（osteochondritis dissecans，OD）和关节囊皱襞。然而，人们期望能够在术前明确 OD 的诊断。关于肱桡后方关节囊皱襞，没有明确的证据表明单独切除该组织或联合 ECRB 起点清理可以提高关节镜手术患者的满意度[5]。有一些文献声称关节镜技术比切开外上髁清理术并发症风险更低，可以更快恢复工作[6]。

（二）笔者首选方法：切开松解并清理

笔者比较喜欢的方法是由 Nirschl 推广的切开技术，只做了一些细微的修改。首先设计一个外侧切口，仔细标出肱骨远端的外上髁和桡骨小头，确定切口的最远端外尺侧副韧带（lateral ulnar collateral ligament，LUCL）和切口的最近端外上髁嵴的顶部（图 17-1）。静脉镇静和局部浸润 10～20ml 0.5% 纯布比卡因，上臂止血带加压至 250mmHg。皮肤切口从外上髁嵴顶部到肱骨小头的远端边缘，但不越过桡 - 头关节。采用钝性分离，首先用剪刀沿着切口向下轻轻分离达筋膜，然后用纱布从外上髁前后扫过，很容易显露和看到 ECRL 起点（图 17-2）。仔细检查 ECRB，有时可以发现颜色改变、质地异常的筋膜，可在缝合时予以去除。在切开筋膜之前，建议确定桡 - 头关节间隙的位置，以免非必要地切开 LUCL。从外上髁嵴的近端向深层切开直达骨质，远端到达但不穿过 LUCL 后缘。使用骨膜剥离器，通过后 - 前方肌肉筋膜瓣的方式从肱骨外上髁和外侧

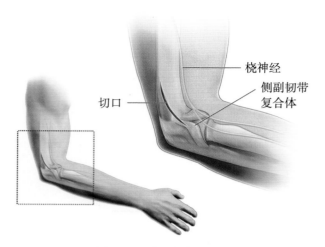

▲ 图 17-1　表面解剖和切口设计

桡神经

侧副韧带复合体

切口

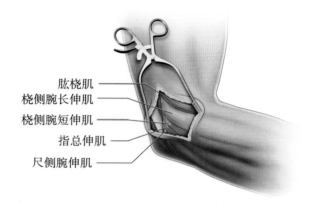

▲ 图 17-2　显露肘部伸肌起点

肱桡肌
桡侧腕长伸肌
桡侧腕短伸肌
指总伸肌
尺侧腕伸肌

嵴处剥离 ECRB、ECRL（后端和远端）和指总伸肌（extensor digitorum communis，EDC）边缘（前端和近端）的肌肉起点（图 17-3A）。使用咬骨钳，清除外上髁和嵴的所有软组织，小心避免损伤 LUCL 和侵犯桡 - 头关节囊。

用宽的皮肤拉钩将 ECRB 筋膜边缘翻转，用刀和（或）咬骨钳对肌肉起点的深层表面进行锐性清理，直至出现健康的肌肉 / 筋膜组织（图 17-3B）。虽然在文献中对 Nirschl 手术中去除骨皮质的价值仍有争议[7]，但笔者通常在冲洗和闭合前用 0.062 英寸（1.57mm）克氏针在外上髁和嵴上钻孔，并用粗锉去除少许骨皮质，以便将肌肉起点重新锚定到外上髁（图 17-4）。在筋膜切口缘清除所有变性的筋膜直至健康组织，并使

用 0-0 Vicryl 倒刺线缝合（图 17-5）。真皮用 4-0 Monocryl 倒刺线单纯缝合，皮肤用 4-0 尼龙线连续缝合。覆盖无菌敷料后，将患者置于有很好衬垫的长臂支具内，屈肘 90°，前臂旋转中立位，腕关节轻度屈曲。

（三）术后康复

建议患者将长臂夹板和敷料留在原位，直到术后第一次复查时，拆除缝线并开始治疗。术后 10 天拆除缝线，直接让患者开始每周 2 次的正式治疗。患者可以选择（治疗师评估）使用可弯曲的手腕夹板或佩戴长臂矫形器（在洗澡和治疗 / 家庭锻炼期间去除），以便使手术部位舒适并休息。在第 1～3 周，患者从肩膀到手指进行锻炼，同时控制水肿。这包括腕关节和肘关节的被动屈曲，然后逐步开始牵拉、伸直肘关节。第 4 周时，患者开始等长收缩的力量练习，从肘关节屈曲 90° 开始，然后在肘关节伸直 90° 时做同样的练习。6 周后，进行渐进的力量练习，包括等长的握和捏、多角度阻力对抗，并开始重复的活动和工作模拟。目标是在术后 8 周使用 CFB 恢复工作。笔者建议术后 6 个月内在剧烈运动时使用 CFB。

六、潜在并发症和陷阱

- 侧副韧带复合体损伤及导致肘关节不稳定。
- 桡神经损伤（PIN、桡神经感觉支和桡神经主干）。
- 关节囊瘘。
- 遗漏桡管综合征的诊断。
- 肱骨小头血供不佳。

七、技巧、要点和经验教训

（一）表面解剖

在正常情况下外上髁入路非常直接。然而，在肥胖的个体中，要准确地确定肱桡关节位置就比较困难了。每例手术均应画出桡骨头和肱骨头轮廓，以提高入路和解剖的准确性。

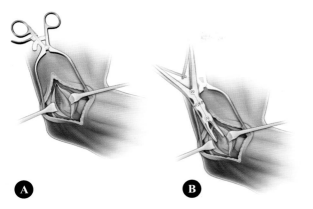

▲ 图 17-3 A. 剥离外上髁伸肌起点；B. 清理伸肌起点和外上髁

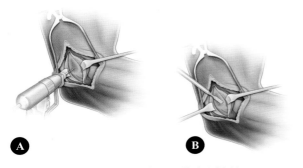

▲ 图 17-4 外上髁钻孔和锉削

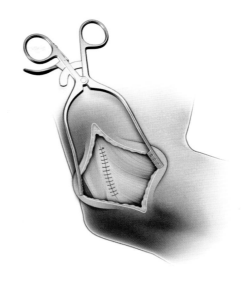

▲ 图 17-5 清理伸肌起点后修复

（二）体位

仰卧位，将一个 4～5 英寸（10.16～12.7cm）厚的 12×12 方形垫子放置在上臂后缘，这完美固定了肘部，非常便于手术剥离。折叠的无菌毛巾很好用。

（三）外侧副韧带和关节囊

骨膜下剥离应限于近端，要在外侧副韧带复合体的浅层进行。术中确认桡 - 头间隙可降低医源性损伤外尺侧副韧带和侵犯桡 - 头前关节囊的风险。关节囊破裂会导致瘘。

（四）桡神经及其分支

只要在骨膜下剥离，损伤桡神经及其分支的风险就很小。而在过于积极的关节镜清理术中要切除关节囊，此时风险较大。

（五）关于肱骨小头血供的考虑

肱骨小头的血供来自桡侧返动脉和骨间返动脉，尽管其非常丰富，但也不能忽视引起肱骨小头缺血的损伤。这可以通过避免骨膜下剥离过远和在外上髁远端过度钻孔来预防。

（六）康复

当讨论术后护理时，建议患者将长臂夹板保留到第一次随访复查。他们可以选择移除敷料，并很快开始淋浴。这使患者能控制自己的术后护理，减少了电话咨询和沮丧感，也使他们为术后第一次复查的治疗做好准备。

八、结论

开放性和关节镜下外上髁清理术都是治疗顽固性网球肘安全有效的方法。每一种方法都在非手术治疗失败的 5%～10% 的患者中找到了导致持续疼痛和功能障碍的血管增生组织，波及 ECRB（有时还有 ECRL、EDC 和 ECU）在肱骨外上髁和远端外侧嵴的肌肉起点。笔者认为 Nirschl 和 Pettrone 在 1979 年就做对了。在此后的 39 年里，手、肩、肘和运动医学的外科医生一直在努力提高开放手术的效果，并在最好的情况下达到了使用关节镜清理术同样的患者满意度。同样，决定使用哪种技术的最佳建议归结为一个简单的常识，就是使用已经准备得最好的那种技术 [8]。

参考文献

[1] Burn MB, Mitchell RJ, Liberman SR, Lintner DM, Harris JD, McCulloch PC. Open, arthroscopic, and percutaneous surgical treatment of lateral epicondylitis: a systematic review. Hand (N Y). 2017(March):1558944717701244

[2] Nirschl RP, Pettrone FA. Tennis elbow. The surgical treatment of lateral epicondylitis. J Bone Joint Surg Am. 1979; 61 6A:832–839

[3] Moradi A, Ebrahimzadeh MH, Jupiter JB. Radial tunnel syndrome, diagnostic and treatment dilemma. Arch Bone Jt Surg. 2015; 3(3):156–162

[4] Pierce TP, Issa K, Gilbert BT, et al. A systematic review of tennis elbow surgery: open versus arthroscopic versus percutaneous release of the common extensor origin. Arthroscopy. 2017; 33(6):1260–1268

[5] Rhyou IH, Kim KW. Is posterior synovial plica excision necessary for refractory lateral epicondylitis of the elbow? Clin Orthop Relat Res. 2013; 471(1):284–290

[6] Gowda A, Kennedy G, Gallacher S, Garver J, Blaine T. The three-portal technique in arthroscopic lateral epicondylitis release. Orthop Rev (Pavia). 2017; 8(4):6081

[7] Dunn JH, Kim JJ, Davis L, Nirschl RP. Ten- to 14–year follow-up of the Nirschl surgical technique for lateral epicondylitis. Am J Sports Med. 2008; 36(2):261–266

[8] Wang D, Degen RM, Camp CL, McGraw MH, Altchek DW, Dines JS. Trends in surgical practices for lateral epicondylitis among newly trained orthopaedic surgeons. Orthop J Sports Med. 2017; 5(10):2325967117730570

第 18 章 内上髁清理术
Medial Epicondylar Debridement

Lance M. Brunton 著

于昆仑 许娅莉 译

摘 要

慢性内上髁炎（或称为旋前 - 屈肌起点疾病），很大程度上是一种自限性、过度使用性疾病，手术干预是一种不常采用的终末治疗措施。需要进行手术的情况极少，有几种手术方式可供选择。要切除的病变大体外观并不总是很明显。对肌腱起点的创伤控制加上术后充分的休息可以有效地刺激或重置休眠的修复通路，可在顽固性病例中获得满意的临床结果。解决伴随的尺神经病变是实现上肢功能长期良好结果的关键。

关键词

内上髁，退变性肌腱病，肌腱起点清理，屈肌旋前肌群

一、背景

内上髁炎（或称为旋前 - 屈肌起点病变）是一种常见的引起肘部内侧疼痛的疾病（图 18-1）。手术治疗慢性内上髁炎是一个非典型的终末治疗。虽然有许多保守策略可以用于有症状的患者，但有一个广泛的共识，这些病例通常是中年人，并不是通过任何特定的积极治疗痊愈的，而是在数月到数年的时间里经历了症状的自发缓解。强调避免与症状恶化直接相关的动作，这种教育可能是治疗的真正基石，也是一个更能预测其改善和缓解轨迹的基础。在这种反干预主义思想之上，是关注于主观症状描述和心理社会因素间相互作用的行为研究的冲击。然而，有时疼痛的严重程度会升级并持续，超出患者个体的应对能力，这促使人们考虑进行手术干预，尤其是当这些症状影响工作效率、危及职业安全或限制特定的娱乐活动时。然而，梅奥诊所的研究人员对近 25 年的内上髁炎手术病例进行了回顾，发现随访 2 年的患者只有 26 例，强调了手术适应证相对较少[1]。

二、病理生理学

了解过度使用情况下的病理生理学对制订效果满意的手术方案至关重要。从将其描述为屈曲旋前肌群起点的病理性炎症，到认识到其本质为纯粹的退变，已经有一种科学驱动的转变。实际上，其标志性的组织学特征是血管成纤维细胞增生，这一术语在更常见的外上髁炎或伸肌总腱起点的肌腱炎中也被同样认可。这意味着一系列的代谢和细胞成分的紊乱导致了胶原结构异常。因此，正常的愈合途径受阻，退变组织的基质既不能承受反复的用力屈腕 / 前臂旋前，也不能承受受累区域的张力，从而导致疼痛和无力的主观感觉。挥斧头、扔球或挥高尔夫球杆等常规动作会变得越来越痛苦，而且简单的动作调整治疗效果不佳。

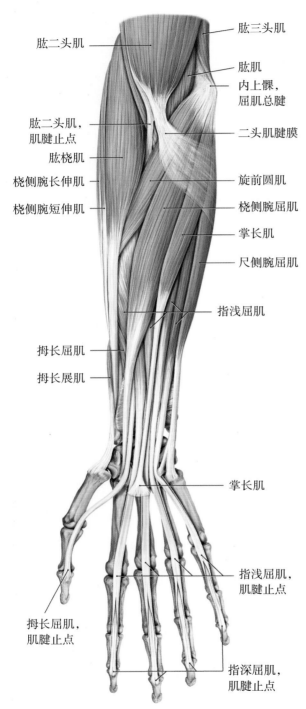

▲ 图 18-1　内上髁的肌肉附着

经许可转载，引自 Hirt B, Seyhan H, Wagner M, Zumhasch R. Hand and Wrist Anatomy and Biomechanics. 1st ed. © 2017 Thieme

图中标注：
肱二头肌
肱三头肌
肱肌
内上髁，屈肌总腱
肱二头肌，肌腱止点
二头肌腱膜
肱桡肌
旋前圆肌
桡侧腕长伸肌
桡侧腕屈肌
桡侧腕短伸肌
掌长肌
尺侧腕屈肌
指浅屈肌
拇长屈肌
拇长展肌
掌长肌
指浅屈肌，肌腱止点
拇长屈肌，肌腱止点
指深屈肌，肌腱止点

三、评估

手术可能成功的首要原因在于"创伤控制"的概念。患者通常会有一种错误的观念，认为他们的肘部肌腱已经撕裂或断裂，而放射科医生在磁共振图像上解释旋前屈肌群肌腱起点异常时的语言不准确，更是强化了这种误解。肌腱起点至多可能会有微小的撕裂作为病变的起因，之后由于错误的修复过程而致功能恶化。要让患者相信，"修复"这种损伤的建议带有很大程度的误导性。引入和认可通过手术可使"胶原目的性再生"这一观念会更准确。对外行人来说，这实际上就像安了一个想象中的重置按钮或在混乱中创造出秩序。将这一努力与在肱二头肌腱急性异常断裂时重建其远端附着点的例子进行对比可能足以说明这一点。在慢性肘关节肌腱附着病的患者中缺乏明显的肌腱断裂的外在证据，也证实了这一点。这并不是说不可能出现肌腱起点的创伤性撕脱。这种情况下，导致撕脱损伤的外力要明显大得多，并且经常同时造成骨骼、限制韧带和关节囊的损伤。

四、手术方法

切开清理可能是使胶原目的性再生最常用的方法。在打开旋前屈肌群的浅筋膜后，术中的肌腱变性可表现为明显的变色区域和埋在外观正常的肌腱起点内的变性组织，最常累及旋前圆肌和（或）桡侧腕屈肌。这种异常组织的分布不是典型的斑片状或散发性，而是在大多数病例中融合在小于 1cm 的惊人小区域内。否则，术中发现可能会令人困惑，印象并不深刻。在肌腱附着病变部位不清的情况下，外科医生必须判断受累的部位，并锐性清除假定的病变组织，最大限度地保护正常结构。尚不完全清楚此操作应该在肌腱与内上髁的界面附近（起点处）抑或在"下游"的有限距离内进行。骨清理作为手术的一部分，仍具有争议。刺激出血可以在局部释放愈合因子，这一观点可能过时，必须与术后骨切除部位更长时间的疼痛进行权衡[2]。

经皮手术无须像开放手术那样在清理时辨认异常组织和正常组织[3]。然而，如果遗漏了真正的病变，或低估了病变的范围，那么这种相对盲目的肌腱切断术可能存在松解不彻底的风险。在推崇微创操作以满足患者希望快速恢复的时代，确实存在肌腱切断不充分或不准确的问题，类似于内镜下腕管松解术后遗留下一些腕横韧带的纤维。过度的肌腱切断术如果损伤了内侧（尺侧）副韧带复合体，使疼痛的肘关节变成了部分不稳定的肘关节，也可能同样会适得其反。皮神经的意外切断同样是不可原谅的，而对走行异常的尺神经的直接损伤将是灾难性的。关节镜清理术的可行性在临床领域尚未实现。

五、尺神经病变

当内上髁炎伴有肘部的尺神经病变时（图 18-2），更支持手术干预[4]。受压性周围神经病变的严重程度可能决定手术的时机，而内上髁炎存在的明显症状可能影响手术的类型。对伴有或不伴有神经半脱位或不稳定的单纯肘管综合征患者，有证据表明进行肘部尺神经原位松解是合理的。但当同时合并有屈肌-旋前总腱的肌腱炎时，不能采取上述的单纯尺神经松解，此时将尺神经前置在深层的肌下并延长肌肉筋膜可能可以很好解决同时存在的问题[5]。如果神经症状在单纯原位松解后好转，而肌腱炎进展到将来需要单独行手术治疗，此时若没有其他方法可以避免再次手术，上述方法可能足够有效。在原生组织内（即在局部第一次手术时），由于前臂内侧皮神经的分支排列无规律，手术操作已经相当具有挑战性。所以更要避免在一个超级敏感的部位再次手术，因为瘢痕丛生且容易形成烦人的皮神经瘤。

现在讨论尺神经肌内或肌下移位对旋前屈肌组织造成的创伤。手术破坏的程度远远超过内上髁炎在手术前的病变程度。这种肌肉肌腱创伤的患者和一个仅仅是因为过度使用造成的极其微小的退变性肌腱病变的患者相比，怎么能在更短的时间内康复呢？考虑到这一点，一些外科医生应该更积极地剥离或去除肌腱的起点，然后通过钻孔或内上髁锚钉的方式重新进行附着[6, 7]。对切除不够充分的合理担忧可能会支持这一决定。同样，目前还缺乏支持这种方法的前瞻性研究。笔者很容易将这种方法与相对成功的部分远端二头肌腱损伤或慢性肌腱止点炎的剥离/再附着进行比较，因为在这种情况下，起点和止点之间的解剖相关差异尚不清楚。

对于各种通过手术改变肌腱起点环境的方法相对比较乐观，尤其是在关于内上髁炎最大的回顾性研究报道中[8, 9]。无论是经皮肌腱切断术、切开有限肌腱炎清理术、肌腱起点剥离/再附着，从创伤控制继而间断性限制手臂使用，再到促进修复，这一方法似乎被广泛认可。这种特殊的情况可能与上肢骨科的许多其他情况一样，由于符合

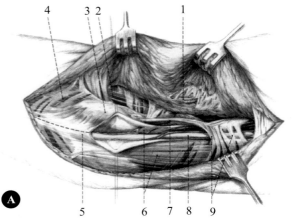
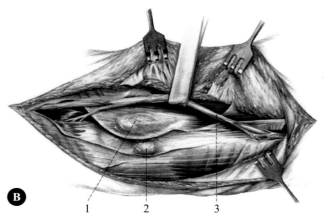

▲ 图 18-2 尺神经与内上髁的关系

1. 前臂内侧皮神经的内侧束；2. 肱肌；3. 内上髁；4. 屈肌总腱；5. 尺神经管；6. 肱三头肌；7. 内侧肌间隔；8. 尺神经；9. Struthers 弓（经许可转载，引自 Pechlaner S, Hussl, H, Kerschbaumer F. Atlas of Hand Surgery. 1st ed. ©2000 Thieme）

目前手术干预临床标准的病例相对较少，尚缺乏相关的前瞻性研究结果。未来受试者可能会被不成比例地招募来进行诊室治疗，如采用富血小板血浆（platelet-rich plasma，PRP）和其他富含生长因子的注射物质混合物。因为其正朝着令人兴奋的骨科生物应用前沿发展，这可能会使在肘关节附着点疾病研究方面，外科研究的重要性有所降低。如果治疗的医生普遍认为对这种疾病进行手术干预是不可预测的，那么可能需要多机构的合作来接受一种治疗模式的转变。反过来，由于各种形式手术清理的总体效果良好，并发症发生率较低，这可能会导致笔者被质疑，询问为何不愿意早期干预，因为有很多患者在漫长的保守治疗中经历了令人痛苦的、缓慢的、自发缓解过程。

参考文献

[1] Vangsness CT, Jr, Jobe FW. Surgical treatment of medial epicondylitis: results in 35 elbows. J Bone Joint Surg Br. 1991; 73(3):409–411

[2] Schipper ON, Dunn JH, Ochiai DH, Donovan JS, Nirschl RP. Nirschl surgical technique for concomitant lateral and medial elbow tendinosis: a retrospective review of 53 elbows with a mean follow-up of 11.7 years. Am J Sport Med. 2011:[Epub ahead of print]

[3] Baumgard SH, Schwartz DR. Percutaneous release of the epicondylar muscles for humeral epicondylitis. Am J Sports Med. 1982; 10(4):233–236

[4] Gabel GT, Morrey BF. Operative treatment of medical epicondylitis: influence of concomitant ulnar neuropathy at the elbow. J Bone Joint Surg Am. 1995; 77(7):1065–1069

[5] Gong HS, Chung MS, Kang ES, Oh JH, Lee YH, Baek GH. Musculofascial lengthening for the treatment of patients with medial epicondylitis and coexistent ulnar neuropathy. J Bone Joint Surg Br. 2010; 92(6):823–827

[6] Kwon BC, Kwon YS, Bae KJ. The fascial elevation and tendon origin resection technique for the treatment of chronic recalcitrant medial epicondylitis. Am J Sports Med. 2014; 42(7):1731–1737

[7] Vinod AV, Ross G. An effective approach to diagnosis and surgical repair of refractory medial epicondylitis. J Shoulder Elbow Surg. 2015; 24(8):1172–1177

[8] Kurvers H, Verhaar J. The results of operative treatment of medial epicondylitis. J Bone Joint Surg Am. 1995; 77(9):1374–1379

[9] Han SH, Lee JK, Kim HJ, Lee SH, Kim JW, Kim TS. The result of surgical treatment of medial epicondylitis: analysis with more than a 5-year follow-up. J Shoulder Elbow Surg. 2016; 25(10):1704–1709

第四篇

神经修复／重建
Nerve Repair/Reconstruction

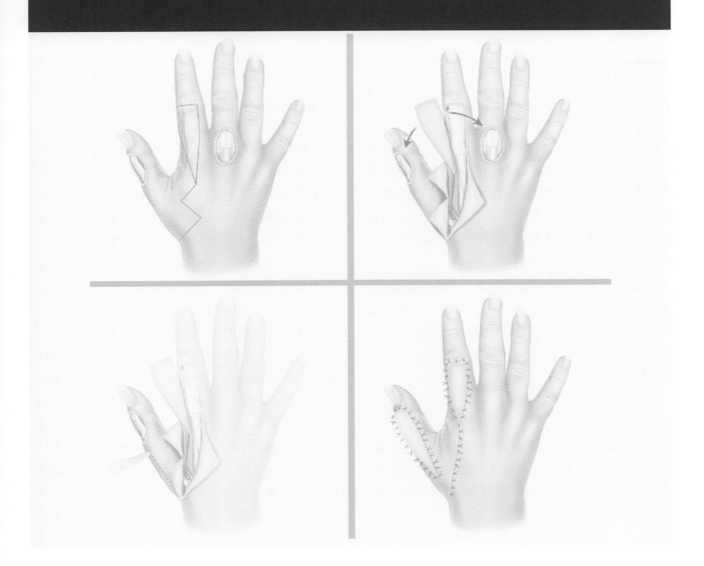

第 19 章　手部神经修复
Nerve Repair in the Hand

Patricia M. Kallemeier　著

王　立　于亚东　译

摘　要

为了使手部神经损伤后的功能恢复达到最佳效果，初期修复和重建原则是需要特别注意的。医生必须拥有各种可用的重建工具来应对所有可能的情况，以实现神经的无张力的修复。虽然有许多商业化的产品可以用来填补神经之间的间隙和缺损，但是自体神经移植目前仍是神经重建的金标准。尽管有最好的手术技术，但神经功能很少恢复到损伤前的状态，而儿童可能除外。

关键词

初期神经修复，直接吻合，神经连接物，神经导管，特殊处理的异体神经，自体神经，神经重建

手部神经损伤被忽视后，常导致严重的疼痛和伤残。神经修复或重建则能改善功能恢复和结果。不幸的是，大多数周围神经创伤后的患者无法恢复正常的神经功能。因此，神经修复的目标是采用最合适的技术来实现神经损伤部位的无张力修复，从而达到最好的修复。

通常情况下，手部神经的损伤不会单独发生。如果可能，应同时修复其他受伤的结构。创伤后的炎症反应，受伤的骨骼、肌腱、动脉和皮肤愈合所需的固定，可能会对神经恢复的最终结果产生负面影响[1]。

一、主要原则

许多独立的因素都会影响神经损伤的恢复，包括患者年龄、受伤机制和延误诊断等重要因素，在手术的时候是无法控制的。年轻患者周围神经修复后的运动和感觉功能恢复较好[1, 2]。同样，锐性切割伤后的感觉神经功能恢复，要优于挤压伤[1]。

时间是神经修复的另一个重要因素。通常可以在受伤后的几天内进行初步修复或直接接合，并且神经的标志性脉管系统更容易被辨认，以帮助修复时神经损伤部位的对齐。一段时间后，神经弹性下降，这导致尝试进行初步修复时神经之间出现间隙。神经损伤后的 Wallerian 变性，导致了神经的弹性下降[3]。受伤范围较大（如电锯伤）时，也会导致神经的缺损（图 19-1）。

任何神经修复和重建的目的都是损伤部位的无张力吻合。神经愈合和轴突再生需要足够的血液供应，而修复部位的张力过大会导致神经血流的减少。Clark 等[4] 的一项关于动物模型中神经血流的研究表明，神经修复部位的张力每增加 15%，血流则会减少 80%。同样，当对修复部位张力增加 16%～17% 时，缝线则会被拔出，从而导致神经修复失败。这些研究表明，修复部位的血流不足可能是导致神经修复失败的机制，而不是修复部位的破裂[4]。如果无法进行无张力修复，医生则

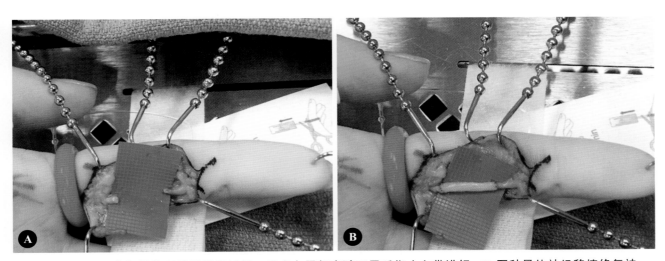

▲ 图 19-1　**A.** 电锯损伤所致的神经缺损，手术在局部麻醉下用手指止血带进行；**B.** 同种异体神经移植修复神经缺损
图片由 Jeffrey Rodgers, MD 提供

需考虑采用各种重建技术来填补间隙，从而达到无张力修复。

二、适应证

任何的手部损伤都应考虑修复或重建。对感觉神经损伤的忽视可导致痛性神经瘤的形成，而正中神经和尺神经运动支的损伤，则会导致功能的丧失。通常情况下，骨折的固定、肌腱和血管修复、软组织重建等手术可以在神经修复的同时进行（图 19-2）。

如果神经不能一期修复或直接吻合，医生则需要采用备用方案，利用神经导管、自体神经移植、处理过的同种异体神经移植来重建。神经导管用于缺损＜3cm 的感觉神经重建，其功能是为轴突的发芽提供一个定向的再生通道[5]。商业化可得到的人工导管通常由胶原蛋白、己内酯或聚乙醇酸（polyglycolic acid，PGA）组成。Taras 等通过对 22 例用胶原导管重建的指神经研究表明，在平均 20 个月的术后随访中，手指的移动和静止两点分辨率分别达到 5.0mm 和 5.2mm[5]。21 例用经处理的同种异体神经移植修复＜3cm 的指神经缺损，平均静态两点分辨率为 7.1mm[6]。通过对商业化的同种异体神经进行 RANGER 研究，显示可以用于手指感觉神经和运动神经或混合神经之间

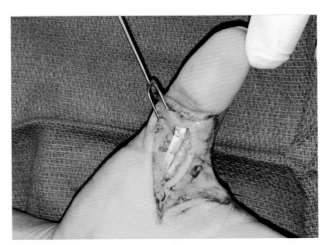

▲ 图 19-2　肌腱修复联合同种异体神经移植重建手指神经缺损
图片由 Jonas Matzon, MD 提供

5～50mm 神经缺损的修复。研究人员发现，89% 的手指感觉神经、75% 的正中神经和 67% 的尺神经都得到了有意义的恢复[7]。超过 5cm 的神经缺损，最好采用带血供的神经移植。

神经移植仍然被认为是神经重建的金标准，可以根据损伤神经的直径，从不同的供取获取。小腿外侧的腓肠神经可用于移植修复从腕部和指总神经之间的神经缺损。同侧肢体上比较方便的神经供体包括腕背第四伸肌间室内的骨间后神经的终末支，以及前臂外侧和内侧皮神经。这些供

体神经可用于重建指神经缺损。

三、禁忌证

患者身体的医学稳定性优先于神经损伤。患者的身体状况必须稳定，能够接受麻醉，而且伤口不能有任何感染迹象。

四、特殊注意事项

通过对神经修复患者的长期研究表明，患者越年轻，神经恢复的结果越好[2]。虽然高龄患者不是神经修复手术的禁忌证，但在需要重建严重的神经近端损伤时必须考虑患者年龄。医生还必须权衡对老年患者进行手术的风险和益处，以及如果不进行手术，发生痛性神经瘤的风险。在初期修复手部正中神经和尺神经运动支时，需要特别注意神经束的排列。在腕部水平，感觉纤维和运动纤维可以被识别，可以分别进行神经束组的单独修复或重建。

五、特殊介绍、体位和麻醉

神经修复时，可以用手术显微镜对神经束和神经周围血管进行排列。动物模型实验证实，进行运动神经修复时使用手术显微镜可以改善功能

恢复[8]。然而，对人的指神经修复临床研究并没有反映出手术显微镜下修复比放大镜（3.5 倍）辅助下修复的结果更好[9]。患者平卧位，手臂伸直放置在手桌上。如果需要从同侧上肢切取自体神经移植重建，使用非消毒的上臂带止血带则需要显露肘部。商业化的手部固定器可以帮助将手指伸直，腕关节中立位，固定于手桌上面（图 19-3A）。修复神经时，在手的周围衬上白色的手术单，以便术中识别黑色的缝线（图 19-3B）。

手术麻醉类型的选择要考虑到患者的伴随疾病情况。这些手术可以按照在全身麻醉、区域阻滞麻醉下进行，对于合作度比较高的患者也可选择无止血带情况下的全清醒局部麻醉。单纯的指神经损伤可以在局部麻醉下结合手指止血带进行修复或重建（图 19-1B）。

六、技巧、要点和经验教训

（一）初期神经修复

初期的神经修复或直接吻合应在 3.5 倍放大镜或手术显微镜的辅助下进行。用湿润的舌状刀片和 15 号手术刀片将神经断端修整到健康的神经束显露出来（图 19-4）。指神经用 9-0 或 10-0 尼龙线修复，神经外膜需要缝合 3～6 针（图 19-5）。

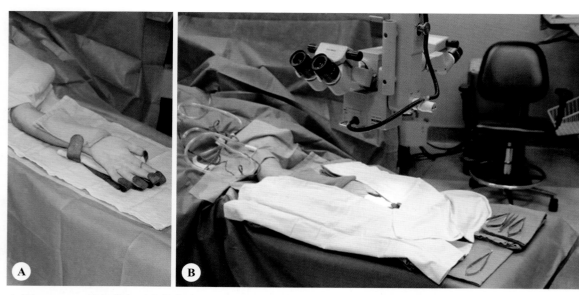

▲ 图 19-3　A. 神经修复手术的布置，用未消毒的上臂止血带和市售的手臂支架固定来进行手术准备；B. 准备好手术显微镜带到现场，手术区域周围放置白色手术巾，以帮助观察镜下显微缝合

纤维蛋白胶可用于增强神经外膜修复强度，减少神经修复所需的缝线数量。但是，使用纤维蛋白密封胶进行神经修复是超出使用说明的[10]。对于手部正中神经或尺神经损伤，在神经的近端和远端都可以识别出独立的神经分支，从而进行神经束修复。较粗的周围神经则可以用 6-0 或 8-0 缝线进行修复。

神经初期修复部位的张力可以通过在手指和腕关节 0° 伸直位下，先缝合一针神经后来判断。在缝合一针后，对手指进行全范围的被动活动，如果在手指屈伸活动时，最初的缝线从神经外膜抽出，则提示可能需要神经导管或神经移植来进行重建。神经连接器可以用来减少修复部位的紧张。这些连接器是由猪黏膜下层细胞外基质制成的，AxoGen 神经连接器（AxoGen，Inc，Alachua，FL）在市场上有售。在修复神经之前，

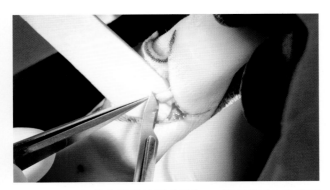

▲ 图 19-4　用盐水浸湿的压舌板和 15 号手术刀片来修剪神经，使其显露为健康的神经束

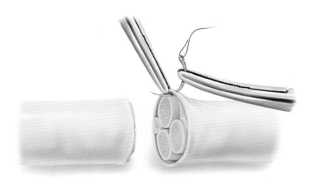

▲ 图 19-5　推荐采用神经外膜缝合来修复指神经
由于指神经只包含感觉纤维，不必做到神经束的完全匹配（经许可转载，改编自 David J. Slutsky. The Art of Microsurgical Hand Reconstruction. 1st ed. ©2013 Thieme）

先将神经连接器套过神经断端，用两针缝线固定。再将神经连接器套过修复部位并缝合到神经外膜两侧，以缓解缝合部位的张力。使用神经连接器可以促进感觉功能的恢复，减少修复部位的不适，并缩短手术时间[11]。

（二）神经重建

1. 神经导管

如果使用神经导管，医生则必须有一系列的导管的型号。导管型号反映的是要修复的神经的直径。神经导管在术中要在盐水中浸泡一段时间，并在缝合前必须彻底止血。确定好导管的直径后，按照操作手册的说明将导管浸泡到盐水中，放松止血带，彻底止血。将神经导管放入创面内，用水平褥式方法将导管缝合到一侧的神经断端上。在距离边沿至少 1mm 的位置，将缝针由外向内穿过导管。在距神经断端边缘 1～2mm 处横向穿过外神经膜。再将缝针由内向外穿过导管的管腔后，在导管外将缝线打结。这项技术将修整过的神经断端引入导管，根据神经缺损的长度修剪导管，注意不要修剪得太短。用前房穿刺针，将 1ml 注射器内的生理盐水注入导管管腔内。用同样的缝合方法处理另一侧的神经断端。缝合完成后再次用生理盐水充满导管腔。术后康复包括对关节进行 3 周的夹板固定。如果神经导管修复的同时伴有肌腱修复，则可以根据肌腱的情况采取保护性活动的康复计划。

2. 自体神经移植

对每一例神经损伤手术，术前都应和患者讨论重建的可能性。如果采用自体感觉神经移植，患者需要了解术后神经供区潜在的发病概率和持久性麻木。其他移植神经切取的风险有痛性神经瘤、瘢痕、手术时间增加。此外，可用的神经供区需要准备和铺单以备切取。

为了尽量减少再生的神经轴突移植段神经分支处丢失的可能，通常将移植神经翻转后与损伤神经缝合，指神经采用 9-0 或 10-0 缝线，正中神经或尺神经则采用更粗的缝线。最近，在动物模

型研究的 Meta 分析中，将移植神经翻转缝合的做法受到了质疑[12]。术后的康复包括短期夹板固定，术后 1～2 周开始保护性活动。

3. 特殊处理的异体神经移植

在采用经过处理的同种异体神经移植物进行神经重建之前，以前使用的来源于尸体未经处理的同种异体神经有一些缺点。这些异体神经包括所有的神经细胞成分，需要 18～24 个月的免疫抑制，而移植物被植入和神经再生发生。这些未经处理的同种异体神经移植也有传播疾病的风险[13]。

相反，经过处理的异体神经，经过技术的处理后减少了疾病传播的风险，降低了其免疫原性。这种方法制作的神经移植物可以提供一个引导神经再生的支架。FDA 批准的可现成使用的加工同种异体神经移植物是 Avance（AxoGen，Inc，Alachua，FL）。Avance 有多种长度（15～70mm）和直径（1～5mm）可供选择，如果这些长度和直径不能满足手术所需，则需要在手术前定制。对于混合神经，可以采用电缆移植的方法，使用处理过的同种异体神经来分别重建运动和感觉，以期提高神经恢复的效果。再缝合选定的同种异体神经移植物之前，先进行解冻并用生理盐水冲洗。神经连接器可以放置在同种异体移植物的两端，以便进行无张力的修复（图 19-6）。

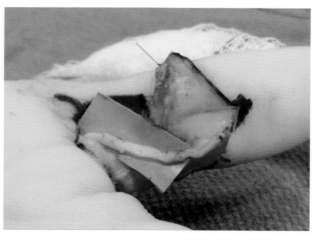

▲ 图 19-6　同种异体神经移植修复神经缺损
图片由 Jeffrey Rodgers, MD 提供

七、难点

每一次神经的修复或重建都要保证没有张力。将神经断端修整到健康的神经束，如果有间隙，就采用神经导管或移植。外科医生需要有可用的神经导管或经过处理的同种异体移植物。导管和同种异体移植物与神经缺损长度的不匹配很难补救，因此需多次测量缺损并打开正确的产品。如果选择自体移植，请确保供区已做好准备。

八、关键手术步骤

在止血带控制下，将向近端和远端延长切口。在任何手术中都应该进行清创，并彻底冲洗伤口，如果存在伴随损伤，则应处理这些问题，包括骨折固定、肌腱修复和血管修复。

明确神经损伤部位后，并在放大镜下用 10-0 缝线标记神经断端。使用手术显微镜被并调整视野。用手术刀和盐水浸湿的压舌板将损伤严重的神经断端修剪至健康的神经束。在神经断端下方放置显微镜背景（图 19-7）。根据指征修复或重建

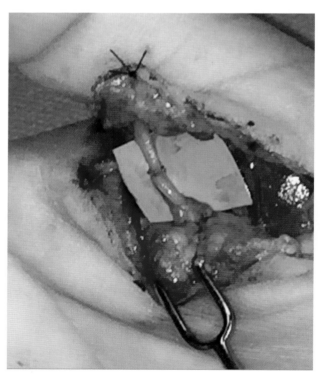

▲ 图 19-7　显微镜下一期修复拇指尺侧指神经
图片由 Shane Cook, MD 提供

神经。止血带放气，在伤口闭合前充分止血。术后放置夹板，使关节保持在手内肌阳性体位，以保护神经缝合部位不受任何张力的影响。对于神经重建手术，最理想的是尽早开始活动锻炼，以防止神经移植物表面或周围的瘢痕形成。瘢痕形成会阻碍血流和后续的神经恢复。术后 7～10 天，可以开始手部治疗。康复计划需要考虑有无其他的额伴随损伤，但对于仅有神经损伤的患者，通常使用背侧夹板保护 4～6 周。

九、挽救和补救措施

在每一次神经修复手术中，除了修复外，神经导管、自体移植或同种异体移植都要征得患者同意，并通过手术时准备好自体移植的供区。在手术前明确预期结果和预后，讨论感染风险和恢复时间。

参 考 文 献

[1] Weinzweig N, Chin G, Mead M, et al. Recovery of sensibility after digital neurorrhaphy: a clinical investigation of prognostic factors. Ann Plast Surg. 2000; 44(6):610–617

[2] Chemnitz A, Björkman A, Dahlin LB, Rosén B. Functional outcome thirty years after median and ulnar nerve repair in childhood and adolescence. J Bone Joint Surg Am. 2013; 95(4):329–337

[3] Slutsky DJ. The management of digital nerve injuries. J Hand Surg Am. 2014; 39(6):1208–1215

[4] Clark WL, Trumble TE, Swiontkowski MF, Tencer AF. Nerve tension and blood flow in a rat model of immediate and delayed repairs. J Hand Surg Am. 1992; 17(4):677–687

[5] Taras JS, Jacoby SM, Lincoski CJ. Reconstruction of digital nerves with collagen conduits. J Hand Surg Am. 2011; 36(9):1441–1446

[6] Taras JS, Amin N, Patel N, McCabe LA. Allograft reconstruction for digital nerve loss. J Hand Surg Am. 2013; 38(10):1965–1971

[7] Cho MS, Rinker BD, Weber RV, et al. Functional outcome following nerve repair in the upper extremity using processed nerve allograft. J Hand Surg Am. 2012; 37(11):2340–2349

[8] Stancić MF, Mićović V, Potocnjak M, Draganić P, Sasso A, Mackinnon SE. The value of an operating microscope in peripheral nerve repair. An experimental study using a rat model of tibial nerve grafting. Int Orthop. 1998; 22(2):107–110

[9] Thomas PR, Saunders RJ, Means KR. Comparison of digital nerve sensory recovery after repair using loupe or operating microscope magnification. J Hand Surg Eur Vol. 2015; 40(6):608–613

[10] Sameem M, Wood TJ, Bain JR. A systematic review on the use of fibrin glue for peripheral nerve repair. Plast Reconstr Surg. 2011; 127(6):2381–2390

[11] Ducic I, Safa B, DeVinney E. Refinements of nerve repair with connectorassisted coaptation. Microsurgery. 2017; 37(3):256–263

[12] Roberts SE, Thibaudeau S, Burrell JC, Zager EL, Cullen DK, Levin LS. To reverse or not to reverse? A systematic review of autograft polarity on functional outcomes following peripheral nerve repair surgery. Microsurgery. 2017; 37(2):169–174

[13] Bassilios Habre S, Bond G, Jing XL, Kostopoulos E, Wallace RD, Konofaos P. The surgical management of nerve gaps: present and future. Ann Plast Surg. 2018; 80(3):252–261

第 20 章　周围神经损伤与自体或异体神经移植修复
Peripheral Nerve Injury and Repair Using Autograft or Allograft

Santiago Rodriguez　Craig Rodner　Anthony Parrino　著
王　立　于亚东　译

摘　要

周围神经损伤可导致患者严重的运动和（或）感觉障碍。这类损伤的治疗很困难，全面理解神经解剖学、病理生理学和修复方法对于改善患者预后至关重要。有很多治疗方法可供选择，包括直接神经缝合，以及用自体神经移植或同种异体神经移植桥接缺损。显微外科领域的进步提高了患者的恢复效果。无论使用哪种方法，神经修复过程中的几个关键步骤对于确保神经最佳的愈合都是十分重要的。

关键词

神经，神经外科，自体移植，异体移植，神经外膜，Wallerian 变性，显微外科

一、背景

神经损伤对患者来说可能是灾难性的事件，也是外科医生在临床上面临的重大挑战。虽然显微外科领域取得了重大进展，改善了周围神经修复的结果，但这种损伤的结果仍然是不可预测的。通过对神经解剖学和病理生理学的透彻理解，细心的显微外科技术，以及遵守重要的神经修复原则，可以最大限度地提高患者的预后，以获得满意的功能恢复。

二、神经解剖

周围神经由神经成分和结缔组织组成的网络所构成。内膜、神经束膜和神经外膜构成结缔组织的框架，这些结缔组织组织、滋养和保护神经纤维和轴突（图 20-1）。神经外膜围绕着神经束，起到保护神经的缓冲作用，这是由于其厚厚的结缔组织构成的结果。此外，神经外膜血管化程度很高，来自神经外膜血管的供血血管贯穿神经内侧，与神经束膜和神经内膜内的血管网相吻合[1]。外膜内有被神经束膜包围的成束。这一层提供了大部分神经的拉伸强度。最里面的一层是内神经层，它运行在神经束内，保护和滋养单个轴突。

三、病理生理学

神经损伤会导致一系列改变，影响被切断或受伤的神经的近端和远端。近端轴索节段经历变性，直至离损伤处最近的结节，尽管根据损伤的类型和机制，细胞体也可能在此过程中死亡。远端轴突在损伤后 24～96h 开始 Wallerian 变性，在此期间施万细胞失去髓鞘，发生增殖，吞噬髓鞘和轴突碎片[1]。

四、神经损伤分类

Seddon 描述了最初广泛使用的神经损伤分类方法，后来 Suderland 扩展了该方法，以说明轴突损伤所遇到的预后的可变性（表 20-1）[2]。

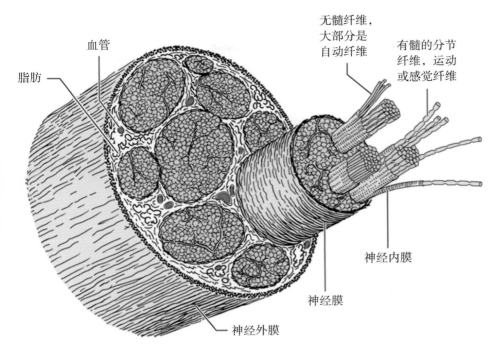

无髓纤维，大部分是自动纤维

有髓的分节纤维，运动或感觉纤维

血管

脂肪

神经内膜

神经膜

神经外膜

◀ 图 20-1　神经的横断面解剖，显示神经外膜、神经束膜和内神经层
经许可转载，引自 Baehr, Duus' Topical Diagnosis in Neurology. Thieme; 2005

Seddon	Sunderland	表　现
功能性麻痹	类型 1	传导阻滞；神经连续
轴突中断	类型 2	轴突连续性丧失；神经内膜、束膜、外膜完整
	类型 3	轴突、内膜连续性丧失；神经束膜和外膜完整
	类型 4	轴突、内膜、束膜连续性丧失；神经外膜完整
神经断伤	类型 5	全神经干生理性断裂

表 20-1　Seddon 和 Sunderland 神经损伤分类

五、修复方法

（一）直接修复

只要有可能，应考虑直接一期修复，是首选的治疗方法。最理想的方法是尽快进行直接一期神经修复[3]。创面应清洁，周围组织应充分灌注，以确保健康的软组织覆盖。神经修复应在无张力或最小张力的情况下完成，尽量减少四肢的体位位置以降低张力。修复部位的张力会导致灌注的显著减少，以及瘢痕形成和粘连的增加，从而影响功能恢复[4]。

（二）自体神经移植

当缺乏上述一期修复的适应证或先决条件时，使用神经移植可以提供一种方法来解决不能通过直接端端缝合重建的神经缺损。大型神经缺损的金标准是使用自体神经移植物。该技术提供了足够的距离，同时提供神经营养因子来帮助恢复[5]。腓肠神经、前臂内侧皮神经、股外侧皮神经和桡浅神经是最常用于自体移植的神经（图 20-2）。由于腓肠神经移植物具有合适的直径，可以填补大多数缺损，容易获取，并且供区相对损失较小。隐藏腓肠神经通常被称为自体神经移植的首选。

主要的措施步骤

进行神经移植时，应使用显微外科器械对受损的神经进行锐性分离，以去除所有坏死组织，获得清晰的神经末梢，并显露出良好的束状结构（图 20-3）。测量断端间的缺损，然后在进行任何切取之前先测量所选择的移植物，以确保切取的长度合适。所需的长度应允许移植物置入时，肢体处于中立位置，而且不会产生张力。此外，移植物的切取应该有额外的长度，以便考虑到继发于结缔组织纤维化的后续缩短。供体神经移植物方向反转，以增加远端轴突的密度，创造一个可

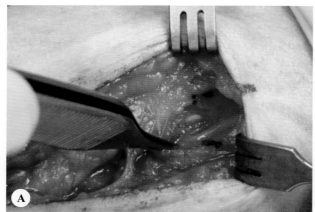

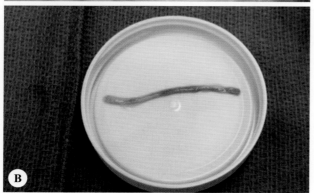

▲ 图 20-2 **A.** 切取前臂内侧皮神经，识别这种神经的一个关键解剖学标志是贵要静脉，前支位于静脉前方，后支位于静脉后方；**B.** 锐性切取长度足够的前臂内侧皮神经

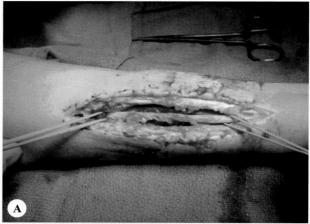

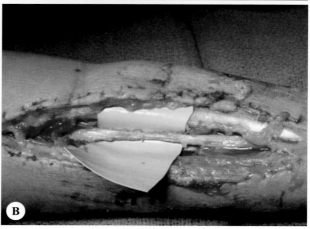

▲ 图 20-3 **A.** 前臂掌部撕裂伤后正中神经缺损的患者，神经和损伤程度已经确定并适当显露；**B.** 充分显露后的受伤部分，注意坏死和瘢痕组织已被切除，现在可以很好地显露出束状结构

以通过减少供体移植物侧支丢失的轴突数量来促进远端再生的环境。根据神经的大小，使用 8-0、9-0 或 10-0 尼龙间断神经外膜缝合移植来填补缺损（图 20-3 至图 20-5）。如果供体神经和损伤神经之间存在直径不匹配，可以使用多束支的电缆移植，注意使相应的神经束相互匹配。应该使用相同的神经外膜缝合技术来平行放置这些电缆状移植物。一些外科医生更喜欢使用纤维蛋白胶代替缝合，或者在修复部位使用纤维蛋白胶作为缝合技术的补充。这种胶水可以帮助将神经末梢固定在一起，并保护修复部位不会形成瘢痕组织[6]。

（三）同种异体神经移植

同种异体神经移植物可以作为未处理的同种异体神经移植物，并随后进行免疫抑制或脱细胞同种异体神经移植物（decellular nerve allografts，DNA）。使用同种异体移植物的潜在优势包括无供

体部位并发症、移植物容易获得、手术时间较短。长久上看，同种异体移植物的预后比自体移植物差，主要是由于宿主的免疫原性反应。脱细胞同种异体神经移植作为神经变性的最佳支架可能是有用的，因为它们已经经历了 Wallerian 变性，由此产生的结构允许宿主施万细胞的迁移。因此，脱细胞同种异体神经移植在理论上可以用于需要生物可吸收管道或静脉管道的情况，如 3.0cm 以下的缺损[7]。手术技术与上述自体移植相似，通常使用间断神经外膜尼龙缝线。在自体移植物和同种异体移植物中，生物可吸收的包裹物和管子有时被用来加强修复。几项探索同种异体移植物术后感觉神经恢复的研究表明，修复在 3.0cm 以下的神经缺损，效果良好[7]。

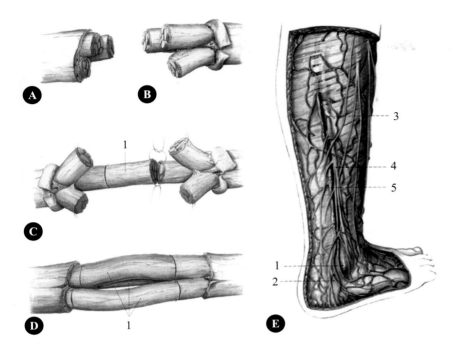

◀ 图 20-4　**A 和 B.** 显露大于 **4cm** 的神经缺损束群；**C.** 放置单独的神经移植物来重建每根神经束，然后用无张力缝合固定。**1.** 神经移植；**D.** 将神经移植物置于血管蒂良好的创面上重建神经束。**1.** 神经移植；**E.** 腓肠神经走行解剖图。**1.** 外踝；**2.** 背外侧皮神经；**3.** 腓肠神经经小腿筋膜浅层出口点；**4.** 腓肠神经；**5.** 小隐静脉

经许可转载，引自 Pechlaner S, Hussl, H, Kerschbaumer. F. Atlas of Hand Surgery, 1st ed. ©2000 Thieme

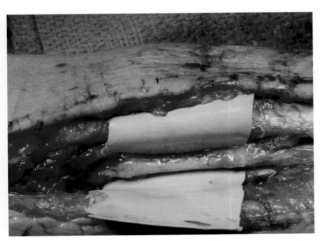

▲ 图 20-5　插入自体神经，缝合神经外膜，断端用纤维蛋白胶加强

参考文献

[1] Lee SK, Wolfe SW. Peripheral nerve injury and repair. J Am Acad Orthop Surg. 2000; 8(4):243–252

[2] Sunderland S. Nerve Injuries and Their Repair: A Critical Appraisal. New York: Churchill Livingstone; 1991

[3] Dahlin LB. Techniques of peripheral nerve repair. Scand J Surg. 2008; 97(4):310–316

[4] Mackinnon SE. New directions in peripheral nerve surgery. Ann Plast Surg. 1989; 22(3):257–273

[5] Houschyar KS, Momeni A, Pyles MN, et al. The role of current techniques and concepts in peripheral nerve repair. Plast Surg Int. 2016; 2016:4175293

[6] Sameen M, Wood TJ, Bain JR. A systematic review on the use of fibrin glue for peripheral nerve repair. Plastic and Reconstructive Surgery. 2011; 127(6):2381–2390

[7] Tang P, Chauhan A. Decellular nerve allografts. J Am Acad Orthop Surg. 2015; 23(11):641–647

推荐阅读

[1] Deal DN, Griffin JW, Hogan MV. Nerve conduits for nerve repair or reconstruction. J Am Acad Orthop Surg. 2012; 20(2):63–68

[2] Isaacs J, McMurtry J. Different nerve grafting and wrapping options in upper extremity surgery. Curr Orthop Pract. 2014; 25(5):456–461

[3] Pfister BJ, Gordon T, Loverde JR, Kochar AS, Mackinnon SE, Cullen DK. Biomedical engineering strategies for peripheral nerve repair: surgical applications, state of the art, and future challenges. Crit Rev Biomed Eng. 2011; 39(2):81–124

[4] Ray WZ, Mackinnon SE. Management of nerve gaps: autografts, allografts, nerve transfers, and end-to-side neurorrhaphy. Exp Neurol. 2010; 223(1):77–85

[5] Siemionow M, Brzezicki G. Chapter 8: Current techniques and concepts in peripheral nerve repair. Int Rev Neurobiol. 2009; 87(C):141–172

第21章 神经导管在神经修复/重建中的应用
Nerve Conduits for Nerve Repair/Reconstruction

Eon K. Shin 著

王 立 于亚东 译

摘 要

感觉神经损伤的无张力修复并不总是能够实现的。神经组织的缝隙通常可以用神经导管来弥补，这种导管通常由聚羟基乙酸或动物源性胶原制成。对于长度<20mm 的感觉神经缺损的效果是良好的，同时研究表明，对于运动神经和感觉神经混合损伤的治疗效果有限。

神经末端的准备是获得成功结果的重要第一步。神经导管的内径应该比重建的神经稍宽一些，以简化其插入和适应术后的肿胀。在管道缝合固定期间，管腔必须小心地填充无菌生理盐水或肝素化的生理盐水，以阻止凝块的形成，这可能会损害轴突的生长。必须按照临时夹板固定和治疗方案进行，以改善预后。

关键词

导管，神经修复，神经损伤，神经缺损，聚羟基乙酸导管，胶原导管

神经修复的主要目标是提供一个框架，以最大限度地增加神经修复部位再生的轴突纤维的数量和浓度。这需要使用最少数量的缝线精确对接被切断神经的两侧。如果一次无张力修复不能初步完成，那么对跨越长达 30mm 的缺损使用神经导管可能是有益的。

一、主要原则

神经功能的评估需要在手术前进行彻底的运动和感觉检查。通过使用放大镜或显微镜适当放大手术视野，可以方便手术入路。显微外科技术通常使用 8-0 或 9-0 合成缝线和合适的显微器械。

修复手部神经时，最好避免简单地将相邻关节置于极度位置，以缓解神经修复部位的张力。如有必要，可通过使用合成的可吸收神经导管来避免过度紧张（图 21-1）。传统上，神经导管用于长度<30mm 的缺损，但用于长度<20mm 的缺损效果似乎是最好的[1]。

二、神经导管的特性

（一）神经导管的优势

商业上可用的可吸收神经导管为神经重建提供了一种不可压缩的支架，该支架具有良好的实

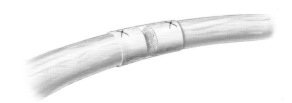

▲ 图 21-1 跨越缺损的神经导管示意
经许可转载，引自 AxoGen, Inc, Alachua, FL, USA

用性，并且不存在供体部位发病率的缺点。神经导管的使用也提供了一种简化的重建方法，可以说优于自体神经移植。有多种尺寸可供选择，神经导管壁是半透的，这有助于维持最佳的神经再生所需的营养物质和其他因素的流入（图 21-2）。

（二）神经导管的材料

许多神经导管的材料都进行了研究。但是，最佳导管材质仍未确定。1982 年，Lundborg 等发表了他们使用硅胶管桥接大鼠坐骨神经的结果[2]。不幸的是，硅胶导管是不可降解的，会导致周围组织继发神经收缩，产生局部不适。移除硅胶导管需要二次手术，这使得它们不太适合神经重建。

聚乙醇酸导管由可生物降解的热聚合物组成，能通过简单的水解反应在体外安全地吸收。一项使用聚羟基乙酸导管重建手指神经的随机前瞻性研究显示，当神经缺损不超过 4mm 时，感觉的重建会有更好的恢复[3]。

对于超过 30mm 的神经缺损，Mackinnon 和 Dellon 报道了 15 例接受聚羟基乙酸神经导管重建的患者[4]。临床恢复与自体神经移植和端端直接修复相当：5 例（33%）有 S_4 感觉功能，8 例（53%）有 S_3 感觉，2 例（14%）有 S_2 或以下感觉。置入后，聚羟基乙酸导管在 90 天内降解。

己内酯聚酯制成的导管已被证明是一种可行的神经重建选择。这种物质在体内会在 2 年内降解。不幸的是，延长的降解时间可能会导致异物反应、移植物挤出，甚至瘘管形成问题[5]。

牛和猪的胶原蛋白管道已经变得越来越受欢迎。和其他导管材料一样，胶原蛋白是一种很有吸引力的材料，因为它具有多孔、生物相容性和可吸收性。在对胶原管道重建平均 12.8m 缺损的回顾性研究中，35% 的患者表现出客观的感觉改善[6]。Taras 等[7] 的一项前瞻性研究发现，对于那些在胶原管重建指神经损伤后可测量恢复的患者，平均运动两点辨别能力和静态两点辨别能力分别为 5.0mm 和 5.2mm。22 例患者里有 13 例结果是优秀，有 3 例结果是良，有 6 例结果是可。没有差的结果。

三、适应证

当感觉神经无法实现无张力和端端直接修复时，重建的选择包括使用自体神经移植、同种异体神经移植和合成神经导管（图 21-3）。这些方法中的每一种都实现了对两点分辨功能的中等到良好的恢复。神经导管因其避免潜在的供体部位并发症和缩短手术时间而变得越来越受欢迎。

虽然一些报道建议不要使用神经导管修复混合神经和运动神经缺损，但 Boeckstyns 等[8] 进行了一项前瞻性随机试验，比较了使用胶原管道修复感觉 - 运动混合神经急性断裂与传统修复的差异。发现当导管内的神经缺损不超过 6mm 时，导管在修复 24 个月后可恢复感觉和运动功能，相当于直接缝合。因此，对于更复杂的运动神经和感觉神经混合损伤，神经导管的使用可能会起到一定的作用。

相关适应证包括外伤性神经瘤或肿瘤切除后的神经重建。神经导管有时也被用来包裹部分受损的神经或在严重损伤的神经松解后使用。

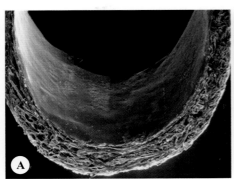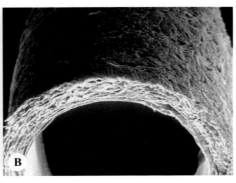

◀ 图 21-2　在 NeuraGen 神经导向器的电子显微镜下，可见半透神经内膜和多孔外层。管壁允许营养物质进入管腔，同时将神经生长因子留在管腔内

经许可转载，引自 Integra LifeSciences Corporation, Plainsboro, NJ, USA

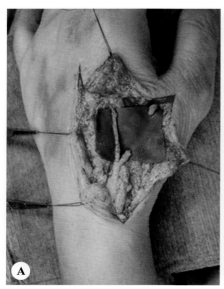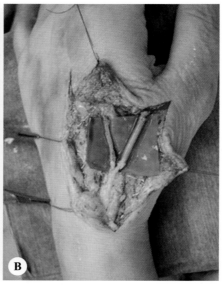

◀ 图 21-3 **A.** 第一背侧间隙桡侧感觉神经损伤；**B.** 使用医用胶原填充的 **Nerbridge** 聚乙醇酸导管重建桡侧感觉神经，可改善神经再生和血管

经许可转载，引自 Toyobo Corporation, Ltd, Osaka, Japan

四、禁忌证

禁忌证包括神经末梢的再生能力不确定的情况，特别是撕脱伤、枪伤或局部感染。软组织覆盖不足也可能妨碍神经导管的使用。最后，合成导管在已知对猪或牛衍生材料或聚乙醇酸过敏的患者中是禁忌的。

五、手术方法

（一）神经断端的准备

患者仰卧位，四肢放在止血带控制下的臂板上。由于大多数神经手术的持续时间较长，通常采用全身麻醉。确定近端和远端神经末梢，并获得细致止血。

在松解和准备好切断的神经后，测量相邻关节完全伸展时的神经缺损。神经残端应该在放大镜下修剪，直到识别出健康的神经束。建议使用神经导管的最大距离为 30mm。测量神经的直径以确定导管的适当大小。神经管的内径应该比神经本身大 10%～15%，以便于末端插入和适应术后的肿胀。大多数导管在植入前需要生理盐水浸泡。

（二）神经断端的缝合

在选择神经导管之后，将一个神经断端拉入导管中，使得神经以等于或大于神经直径的距离

部分位于导管内。使用 8-0 或 9-0 尼龙缝线，用水平衬垫将神经末梢缝合固定到导管上。这是通过将针脚从导管壁外传递到导管壁内，使其距离其边缘至少 1mm 来完成。将缝线横向穿过神经外膜，距离残端 2～3mm，然后从内向外穿过导管。将缝线打结，将神经端拉入导管（图 21-4）。

在胶原管的管腔内注入无菌生理盐水，以防止气泡或血块的形成，这可能会阻碍轴突的生长。肝素化生理盐水用于填充聚乙醇酸导管的腔内间隙。

导管的另一端以类似的方式固定到另一神经残端。在缝合固定之前，可以根据指示将神经导管切断到适当的长度。使用止血带时，应在止血开始前松开止血带并止血。

（三）最后的手术处理

纤维蛋白胶可以作为一种额外的密封剂，将神经导管的内部环境与外部环境分开。然而，一项检测辅助性纤维蛋白密封剂在管道修复中的效果的前瞻性研究没有发现在恢复方面有任何有益的差异[9]。

为避免将修复的神经放置在皮下组织的浅层内，建议用松散的软组织覆盖。理想情况下，神经导管应远离关节、肌腱和韧带，以避免修复部位的明显张力。

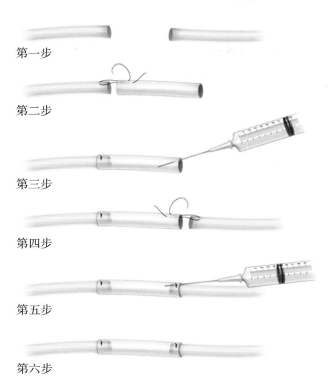

第一步

第二步

第三步

第四步

第五步

第六步

▲ 图 21-4 导管置入主要步骤

第一步：分离并修剪受伤的神经末梢；第二步：用不可吸收缝线将神经外膜与导管缝合；第三步：用生理盐水填充导管腔以防止血栓形成；第四步：损伤神经的另一端按照第一端的方法缝合；第五步：用生理盐水填充导管腔；第六步：导管修复后的最终外观（经许可转载，引自 Integra LifeSciences Corporation, Plainsboro, NJ, USA）

六、术后康复

术后用夹板保护修复部位 4 周。之后不久就开始物理治疗，以恢复受影响区域的活动范围和力量。治疗的时机通常取决于其他相关损伤，如屈肌腱撕裂或开放性指骨骨折。在大约 6 周时逐渐施加阻力运动，并在 10～12 周后允许完全活动。

临床上可观察到的感觉恢复取决于神经损伤到靶器官的距离。其他影响预后的因素包括患者年龄、损伤机制，以及可能影响神经再生的内科并发症，如糖尿病和肾脏疾病。

七、特殊注意事项

（一）预防措施

• 手术手套应在处理神经导管之前冲洗，以去除手套上的粉。

• 在导管最终固定前，应在手术区内止血。导管管腔内的血块可能会阻碍轴突的生长。

• 应使用无张力修复技术，以防止沿神经长度过度拉伤。

• 对于混合神经、运动神经或超过 30mm 的神经缺损，应谨慎使用神经导管。

（二）并发症

任何外科神经修复手术都可能发生与器械相关的并发症，包括疼痛、感染、伤口裂开、神经敏感性降低或增加、聚羟基乙酸和胶原可能引起的超敏反应，以及与使用麻醉相关的并发症。可能的装置缺陷，包括挤压、重新排列、扭结或神经导管断裂。

参考文献

[1] Bushnell BD, McWilliams AD, Whitener GB, Messer TM. Early clinical experience with collagen nerve tubes in digital nerve repair. J Hand Surg Am. 2008; 33(7):1081–1087

[2] Lundborg G, Rosén B, Dahlin L, Holmberg J, Rosén I. Tubular repair of the median or ulnar nerve in the human forearm: a 5-year follow-up. J Hand Surg [Br]. 2004; 29(2):100–107

[3] Weber RA, Breidenbach WC, Brown RE, Jabaley ME, Mass DP. A randomized prospective study of polyglycolic acid conduits for digital nerve reconstruction in humans. Plast Reconstr Surg. 2000; 106(5):1036–1045, discussion 1046–1048

[4] Mackinnon SE, Dellon AL. Clinical nerve reconstruction with a bioabsorbable polyglycolic acid tube. Plast Reconstr Surg. 1990; 85(3):419–424

[5] Griffin JW, Hogan MV, Chhabra AB, Deal DN. Peripheral nerve repair and reconstruction. J Bone Joint Surg Am. 2013; 95(23):2144–2151

[6] Wangensteen KJ, Kalliainen LK. Collagen tube conduits in peripheral nerve repair: a retrospective analysis. Hand (N Y). 2010; 5(3):273–277

[7] Taras JS, Jacoby SM, Lincoski CJ. Reconstruction of digital nerves with collagen conduits. J Hand Surg Am. 2011; 36(9):1441–1446

[8] Boeckstyns MEH, Sørensen AI, Viñeta JF, et al. Collagen conduit versus microsurgical neurorrhaphy: 2-year follow-up of a prospective, blinded clinical and electrophysiological multicenter randomized, controlled trial. J Hand Surg Am. 2013; 38(12):2405–2411

[9] Rafijah G, Bowen AJ, Dolores C, Vitali R, Mozaffar T, Gupta R. The effects of adjuvant fibrin sealant on the surgical repair of segmental nerve defects in an animal model. J Hand Surg Am. 2013; 38(5):847–855

第 22 章 Oberlin 移位术
Oberlin Transfer

Juan M. Giugale　John R. Fowler　著

王　立　于亚东　译

摘　要

臂丛神经损伤患者屈肘功能的恢复是改善其功能的关键。Oberlin 移位术于 1994 年报道，包括将一根或多根尺神经运动束支移位到肌皮神经的二头肌分支。

该方法采用的移位方式比先前报道的手术操作更简单和可靠，因此受到欢迎。有人对 Oberlin 移位术进行了改良，如双束转移，但是没有任何一种手术能比 Oberlin 移位术的效果更好。

关键词

臂丛损伤，屈肘功能复位，神经移位，Oberlin，双束移位

1994 年，Cristophe Oberlin 等描述了利用部分尺神经转移至肱二头肌肌支的方法，用于恢复 $C_{5\sim6}$ 神经根撕脱伤的屈肘功能的恢复[1]。

一、主要原则

屈肘功能的恢复是治疗上臂丛损伤的首要目标（图 22-1）。Oberlin 移位术特别有效，因为尺神经通常不受上臂丛损伤的影响，而且尺神经与肌皮神经的肱二头肌分支距离很近，可以直接修复肱二头肌支，并相对快速地进行神经再生（图 22-2 和图 22-3）。

二、预期

术后，几乎所有 $C_{5\sim6}$ 神经丛损伤的患者可望恢复肘关节屈曲，肌力 >3 级（对抗重力的能力）。而累及 $C_{5\sim7}$ 的患者的预后不确定[2-4]。大多数患者术后会出现一过性尺神经感觉异常，这种感觉会自行消失。握力与对侧未受影响的肢体相同。年

轻的患者比年长者的疗效更可靠。如果在伤后超过 9 个月才进行手术，则成功率较低。

三、适应证

- 上臂丛损伤。
- 未自行恢复的新生儿 Erb-Duchenne 麻痹。
- 肱二头肌分支近端肌皮神经损伤。

四、禁忌证

- 下臂丛损伤（$C_8 \sim T_1$ 受累）。
- 尺神经功能异常。
- 损伤超过 18 个月。

五、特殊注意事项

- 术前必须进行详细的体格检查。
- 需要仔细检查尺神经的运动和感觉功能。
- 建议术前采用肌电图来确认检查结果，并证明肱二头肌缺乏自发神经再生。

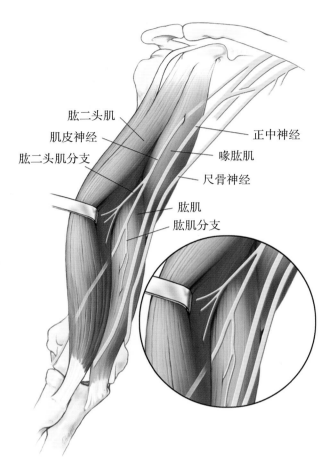

▲ 图 22-1　臂内侧肌皮神经的解剖

显示肱二头肌和肱肌，以及正中神经和尺神经的关系（经许可转载，引自 Slutsky DJ. The Art of Microsurgical Hand Reconstruction. 1st ed. ©2013 Thieme ）

- 对可以同时通过手术解决的问题，进行评估。

六、特殊说明、体位和麻醉

- 推荐全身麻醉。
- 患者仰卧位，手臂外展、外旋放在手桌上。
- 不需要使用止血带。

七、技巧、要点和经验教训

神经吻合应无张力。修复时用 10-0 尼龙缝线缝合 3 针，再用纤维蛋白胶粘合。神经保护产品可以用于包裹神经吻合口。

如果发现尺神经上有多根尺侧腕屈肌（flexor carpi ulnaris，FCU）运动束，则可有 2～3 个运动肌束与肱二头肌肌支吻合。

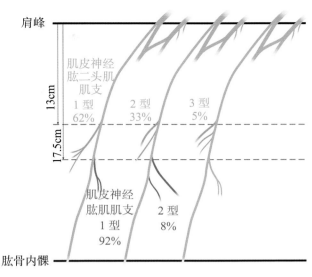

▲ 图 22-2　肌皮神经的分支类型，以及肱二头肌和肱肌中各种分支的百分比

最常见的是 1 型，肌皮神经发出肱二头肌一根分支后，再进一步发出分支（经许可转载，引自 Slutsky DJ. The Art of Microsurgical Hand Reconstruction. 1st ed. ©2013 Thieme ）

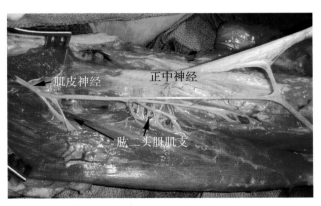

▲ 图 22-3　这是肌皮神经的一个解剖变异，正中神经连与肌皮神经相连

经许可转载，引自 Slutsky DJ. The Art of Microsurgical Hand Reconstruction. 1st ed. ©2013 Thieme

Mackinnon 等描述了双股肌束转移，其中一根多余的 FCU 运动束转移到肱二头肌肌支，一根正中神经的桡侧腕屈肌运动束转移到肱肌肌支 [5,6]。尽管可以考虑追加神经移位，但与传统的 Oberlin 移位相比，是否有明显的临床优势仍存在争议。术后护理和康复包括术后 2 周的吊带固定（允许取下吊带，并每天 2 次进行肘关节和肩部被动的活动，以防止僵硬），直到切口愈

合。治疗包括一系列的运动练习，直到肱二头肌出现神经再生的迹象，随后进行运动培训和加强。

八、难点

可能会遇到解剖学上的变异。大约50%的患者可能有两根起源于肌皮神经运动分支（一根分支至肱二头肌短头，一根分支至肱二头肌长头）。在这种情况下，如果可以采集多根尺神经束，则每根肱二头肌运动支应单独修复一根肌束。如果肱二头肌有两根分支，尺神经只有一根运动束，应选择截面积与尺神经束最相似的肱二头肌肌支进行吻合。可以考虑将正中神经的FCR运动分支转移到另一根二头肌肌支。

在一小部分人中，肱二头肌的运动分支可以直接来自正中神经。一旦这种发现这种变异，则将肱二头肌的分支游离出来，将它从正中神经的发出点稍远端切断后，与尺神经的FCU运动束吻合。

九、关键手术步骤

在上臂内侧近端沿肌间隔前方处纵向切开10cm（图22-4）。肱二头肌运动支位于肩峰远端

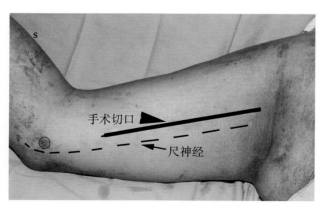

▲ 图22-4 粗实线表示手术切口，虚线表示尺神经的解剖位置

10～15cm处。切开肱二头肌筋膜并向外侧牵拉。肌皮神经位于肱二头肌和喙肱肌之间（图22-5）。肌皮神经会分成三束，一束是肱二头肌肌支，一束是肱肌肌支，剩余一束延续为前外侧皮神经。

游离断肱二头肌肌支，并尽可能靠近其在肌皮神经发出点切断（图22-6和图22-7）。

尺神经位于肌间隔后方。在显微镜下，切开神经外膜被切开，小心仔细地分离神经束（图22-8）。用微型神经电刺激器辨别尺侧腕屈肌的运动束。保护支配手内肌的神经束。一旦确定了FCU的运动束，选择1根或2根神经束，并在远侧神经束间连接的近端切断（图22-9）。

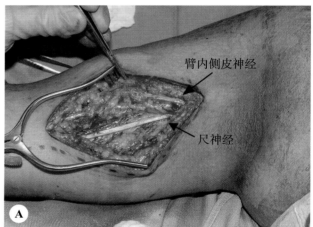

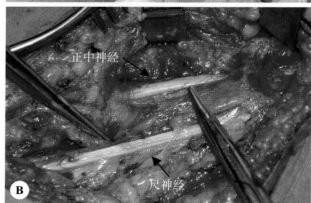

▲ 图22-5 上臂内侧正中神经和尺神经的识别和解剖
经许可转载，引自 Slutsky DJ. The Art of Microsurgical Hand Reconstruction. 1st ed. ©2013 Thieme

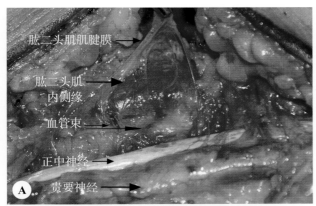

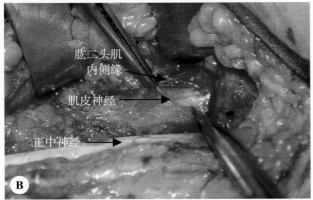

▲ 图 22-6　A. 牵开肱二头肌内侧筋膜，显露神经血管结构；B. 肱二头肌内侧缘深面肌皮神经的定位和识别。神经被肱二头肌筋膜覆盖，必须打开以识别和显露神经

经许可转载，引自 Slutsky DJ. The Art of Microsurgical Hand Reconstruction. 1st ed. ©2013 Thieme

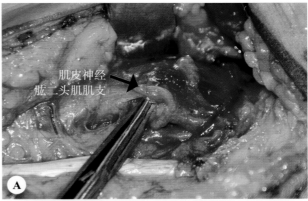

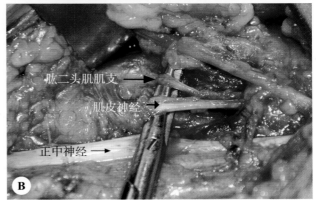

▲ 图 22-7　A. 确认肌皮神经肱二头肌肌支；B. 分离肌皮神经肱二头肌肌支

经许可转载，引自 Slutsky DJ. The Art of Microsurgical Hand Reconstruction. 1st ed. ©2013 Thieme

将切断的肌皮神经肱二头肌肌支靠近选定的尺神经运动束，用 10-0 尼龙线缝合，用纤维蛋白胶黏合（图 22-10）。

十、技巧、要点和经验教训

若尺神经 FCU 运动支有意外的损伤，则不能用于神经移位，可利用正中神经 FCR 的运动支，转移至肌皮神经肱二头肌肌支。

在 Oberlin 移位术报道之前，也采用其他神经移位来恢复肘关节屈曲。胸前内侧神经、肋间神经、胸背神经和副神经被作为肱二头肌运动支的神经供体。这些神经的移位的成功率不像 Oberlin 移位术后的预期那样可靠，可能是由于供体和受体神经之间的轴突数目不匹配，以及常常需要自体神经移植（通常是外侧臂前皮神经或内侧臂前皮神经）。但如果无法采用 Oberlin 移位术，也可以考虑其他供体神经[7-10]。

Steinder 屈肌腱成形术是一种肌腱移位术，可用于神经移植不成功的情况。该手术将旋前屈肌腱的止点从内上髁到固定到的近端肱骨干上，使得这些肌肉收缩时产生更好的机械杠杆作用，从而使肘关节屈曲。

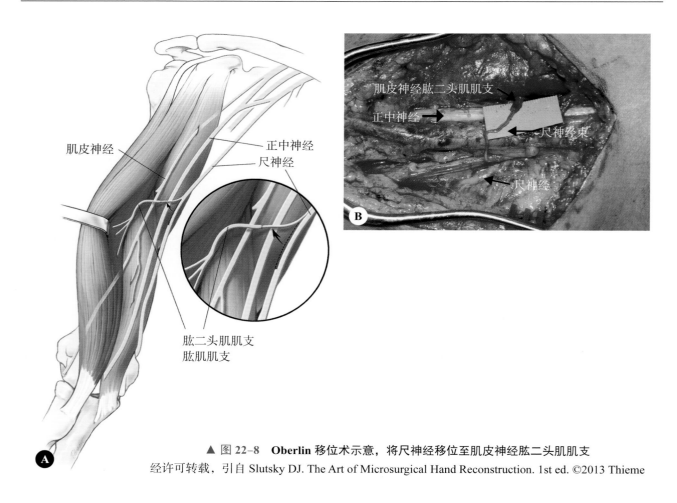

▲ 图 22-8　**Oberlin** 移位术示意，将尺神经移位至肌皮神经肱二头肌肌支

经许可转载，引自 Slutsky DJ. The Art of Microsurgical Hand Reconstruction. 1st ed. ©2013 Thieme

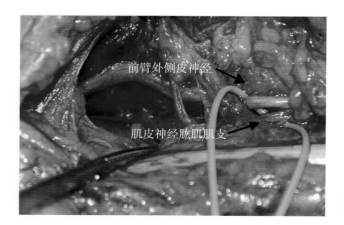

◀ 图 22-9　肱肌分支位于肱二头肌分支的远端 **4～5cm** 处，比前臂外侧皮神经略细，从肌皮神经主干后内侧发出

经许可转载，引自 Slutsky DJ. The Art of Microsurgical Hand Reconstruction. 1st ed. ©2013 Thieme

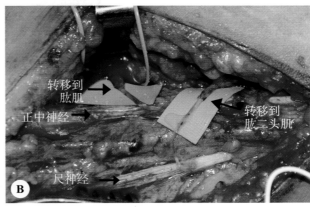

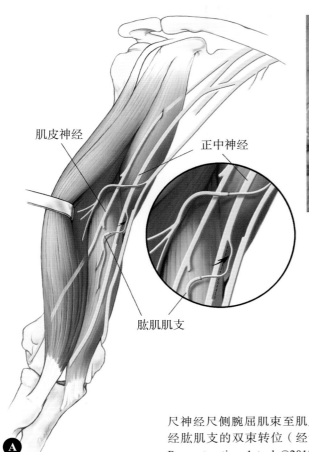

▲ 图 22–10　双束转位示意

尺神经尺侧腕屈肌束至肌皮神经肱二头肌肌支，正中神经桡侧腕屈肌束至肌皮神经肱肌支的双束转位（经许可转载，引自 Slutsky DJ. The Art of Microsurgical Hand Reconstruction. 1st ed. ©2013 Thieme）

参考文献

[1] Oberlin C, Béal D, Leechavengvongs S, Salon A, Dauge MC, Sarcy JJ. Nerve transfer to biceps muscle using a part of ulnar nerve for C5–C6 avulsion of the brachial plexus: anatomical study and report of four cases. J Hand Surg Am. 1994; 19(2):232–237

[2] Oberlin C, Ameur NE, Teboul F, Beaulieu JY, Vacher C. Restoration of elbow flexion in brachial plexus injury by transfer of ulnar nerve fascicles to the nerve to the biceps muscle. Tech Hand Up Extrem Surg. 2002; 6(2):86–90

[3] Leechavengvongs S, Witoonchart K, Uerpairojkit C, Thuvasethakul P, Ketmalasiri W. Nerve transfer to biceps muscle using a part of the ulnar nerve in brachial plexus injury (upper arm type): a report of 32 cases. J Hand Surg Am. 1998; 23(4):711–716

[4] Teboul F, Kakkar R, Ameur N, Beaulieu JY, Oberlin C. Transfer of fascicles from the ulnar nerve to the nerve to the biceps in the treatment of upper brachial plexus palsy. J Bone Joint Surg Am. 2004; 86(7):1485–1490

[5] Tung TH, Novak CB, Mackinnon SE. Nerve transfers to the biceps and brachialis branches to improve elbow flexion strength after brachial plexus injuries. J Neurosurg. 2003; 98(2):313–318

[6] Mackinnon SE, Novak CB, Myckatyn TM, Tung TH. Results of reinnervation of the biceps and brachialis muscles with a double fascicular transfer for elbow flexion. J Hand Surg Am. 2005; 30(5):978–985

[7] Giuffre JL, Kakar S, Bishop AT, Spinner RJ, Shin AY. Current concepts of the treatment of adult brachial plexus injuries. J Hand Surg Am. 2010; 35(4):678–688, quiz 688

[8] Tung TH, Mackinnon SE. Nerve transfers: indications, techniques, and outcomes. J Hand Surg Am. 2010; 35(2):332–341

[9] Merrell GA, Barrie KA, Katz DL, Wolfe SW. Results of nerve transfer techniques for restoration of shoulder and elbow function in the context of a metaanalysis of the English literature. J Hand Surg Am. 2001; 26(2):303–314

[10] Bulstra LF, Shin AY. Nerve transfers to restore elbow flexion. Hand Clin. 2016; 32(2):165–174

神经压迫
Nerve Compression

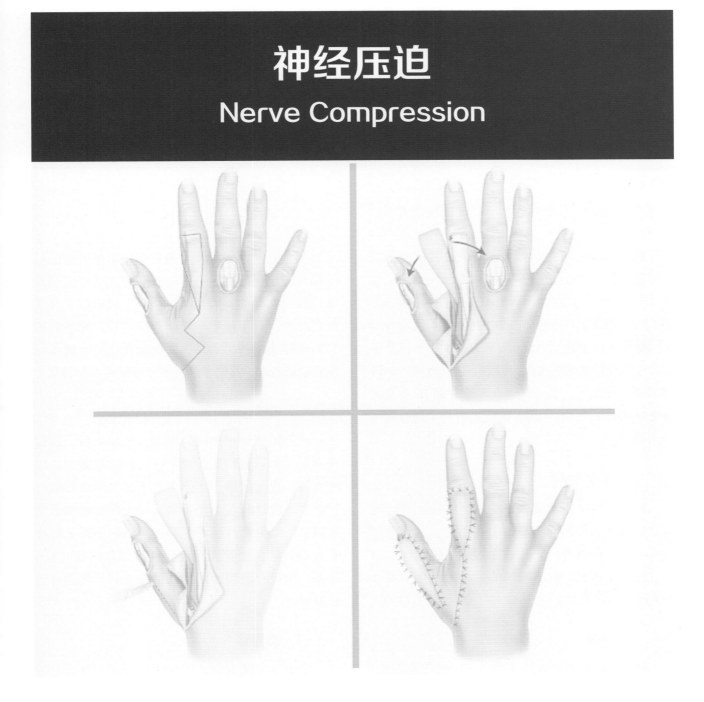

第 23 章　开放式腕管松解术
Open Carpal Tunnel Release

Violeta Gutierrez Sherman　Jennifer Moriatis Wolf　著

田　野　于晓飞　译

摘　要

腕管综合征是一种正中神经的压迫性神经病变，可引起手部疼痛、麻木和刺痛。在保守治疗未能缓解症状后，建议进行腕管松解。开放腕管松解术已被证明是有效和安全的，了解正中神经及其分支的解剖是成功的关键。

关键词

腕管综合征，开放性腕管松解术，正中神经受压

腕管综合征是影响普通人群的最常见的压迫性神经病变，其特征是正中神经支配区的麻木、感觉异常和疼痛。仔细询问病史和完整的体格检查是必要的，以排除其他病症，如颈椎问题、运动神经元问题或多发性神经病变。有证据表明，虽然非手术治疗的夹板固定和皮质类固醇注射是有效的，但与保守治疗相比，手术松解在 3 个月和 18 个月时有更好的结果[1]。在美国，腕管松解每年进行超过 40 万次[2]。

一、主要原则

腕管综合征主要是一种基于症状特征和物理表现的临床诊断。术前应与患者讨论，因为慢性压迫会永久损伤神经，限制手术的临床效果。当进行腕管松解时，腕横韧带的完全松解是手术过程中最关键的步骤。

二、预期

腕管手术的结果取决于神经压迫的严重程度。

重要的是要向患者解释腕横韧带松解最可靠的结果是预防疾病进展。患者的夜间神经性疼痛通常可以得到立即的缓解，随后在几个月内感觉异常得到改善。对于正中神经严重受压迫，导致无力和大鱼际萎缩的患者，应警告腕管松解后麻木可能有轻微缓解，尽管术后神经性疼痛可得到缓解。

三、指示

对于保守治疗失败的患者，包括夹板、镇痛药或皮质类固醇注射。对于有大鱼际肌萎缩迹象的患者，也建议进行手术。对于复发性腕管综合征患者，建议开放翻修松解，以确保腕横韧带完全可见。如果急性腕管综合征与其他病理（如桡骨远端骨折、桡骨周围脱位或骨筋膜室综合征）相关，建议开放腕管松解以显露血肿及其他神经压迫病症。

四、禁忌证

腕管综合征主要是一种临床诊断，但肌电图

和神经传导可以提供辅助支持。对于症状不明确或临床表现混乱的患者，推荐诊断性类固醇注射。如果类固醇注射不能暂时解决症状，腕管松解不太可能解决问题，这是相对禁忌[3]。此外，在妊娠期间发生腕管综合征的女性通常不需要手术干预。大多数腕管综合征孕妇在分娩后症状得到缓解。

五、指南、定位和麻醉

- 患者应仰卧于手术台，手术臂放在手桌上。
- 手术在止血带控制下进行，可选择区域麻醉、Bier 阻滞或局部麻醉。
- 另一种选择是最近报道的无止血带宽清醒局部麻醉技术[4]。
    - 利多卡因联合肾上腺素用于减少局部出血，避免使用止血带。
    - 无止血带宽清醒局部麻醉技术的使用对有镇静或区域麻醉药相关风险的医学并发症患者特别有益。

六、提示、优点和缺点

（一）切口标记

为了标记开放腕管松解的切口，使用掌长肌腱的尺缘和大鱼际纹作为引导。切口位于手掌，腕横纹远端 1cm 处，以避免损伤掌皮支。Kaplan 线从拇指的尺侧延伸至手掌，应该标记松解切口的远端范围。

（二）组织处理

锐性切开腕横韧带既安全又组织损伤小。观察腕横韧带远端范围，识别掌浅弓周围的脂肪，保护血管结构。腕管翻修手术最常见的原因是腕横韧带松解不完全。

（三）手术医生位置

手术医生在手桌末端可更好地显露腕横韧带近端的松解。

七、难点

虽然开放性腕管松解术是手部最常见的手术，

但了解神经解剖学知识，包括所描述的正中神经运动分支的解剖变异，对于避免并发症是至关重要的。大多数人运动分支从正中神经腕横韧带远端分出，以韧带外有规律的位置进入大鱼际肌肉组织。然而，该神经也可能以韧带下模式或通过腕横韧带（经韧带支）出现，并且在有这些解剖变异的人群中容易损伤。在手术松解过程中，了解这种变异尤为重要[5]。

八、关键手术步骤

在腕部远端 1cm 处标记一个 1.5～2cm 的纵向切口，与掌长肌尺侧缘一致，如果可能的话，在大鱼际纹内（图 23-1）。如果进行翻修腕管松解，切口可能需要向近端延伸，以 Z 字形跨过腕横纹，以避免瘢痕挛缩。在手掌基底部的皮下平面注射 8～10ml 局部麻醉药后（图 23-2），前臂抬高或用上肢止血带使前臂去血。

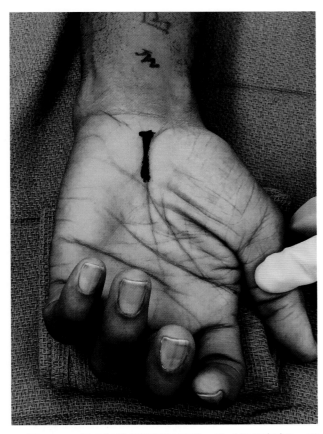

▲ 图 23-1　切口与掌长肌腱尺侧缘一致（如果存在），切在鱼际纹内

皮下脂肪收缩，使用钝性牵开器，显露掌腱膜的纵向纤维。尖锐地切开以显露腕横韧带的横向纤维（图 23-3）。在直视观察下，锐性切开韧带，从切口近端进入腕管（图 23-4）。在腕管尺侧缘做切口，防止损伤运动支。腕横韧带远端松解至掌浅弓周围脂肪处（图 23-5）。在近端，韧带可直视下锐性切开。一些外科医生更喜欢在近端

通过肌腱切开剪进行松解。在切口的近端和远端使用 Ragnell 牵开器将有助于可视化，以确保完全松解。

在完全松解并完全显露正中神经后，用生理盐水冲洗伤口。采用埋藏、快速吸收表皮下缝线和 2- 辛基氰基丙烯酸酯或尼龙缝线间断缝合（图 23-6）。

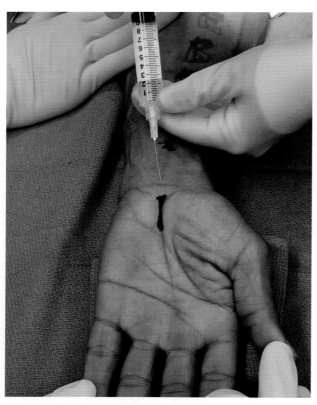

▲ 图 23-2 腕管松解局部麻醉注射部位

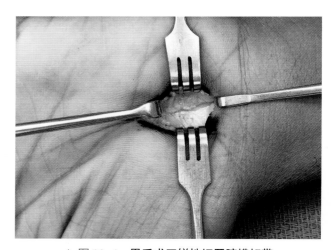

▲ 图 23-4 用手术刀锐性切开腕横韧带

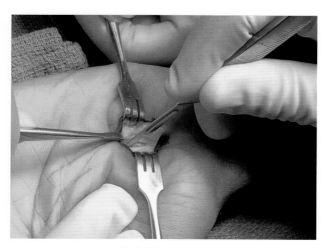

▲ 图 23-3 筋膜锐性松解后显露腕横韧带

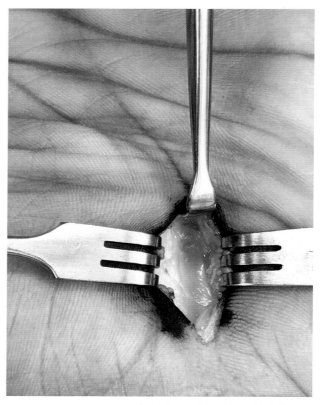

▲ 图 23-5 可见掌浅弓周围脂肪及腕横韧带末端

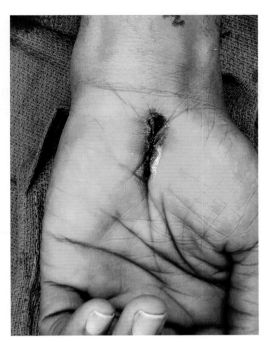

▲ 图 23-6　使用可吸收缝线和 2- 辛基丙烯酸酯缝合切口

九、术后管理

伤口用小纱布包扎，用柔软的棉花或圆柱形纱布和弹性绷带包裹。这样允许一定范围活动，同时提供软组织休息和支撑。根据皮肤闭合情况，敷料可在 2～3 天内取出，也应根据外科医生的偏好保持干燥和完整[6]。循证研究显示，基于术后敷料持续时间的结果没有差异。笔者鼓励患者活动手指，并允许患者打字、驾驶、书写和有限提重物 2～4 周。

参 考 文 献

[1] Gerritsen AA, de Vet HC, Scholten RJ, Bertelsmann FW, de Krom MC, Bouter LM. Splinting vs surgery in the treatment of carpal tunnel syndrome: a randomized controlled trial. JAMA. 2002; 288(10):1245–1251

[2] Hall MJ, Schwartzman A, Zhang J, Liu X. Ambulatory surgery data from hospitals and ambulatory surgery centers: United States, 2010. Natl Health Stat Rep. 2017(102):1–15

[3] Edgell SE, McCabe SJ, Breidenbach WC, LaJoie AS, Abell TD. Predicting the outcome of carpal tunnel release. J Hand Surg Am. 2003; 28(2):255–261

[4] Lalonde DH. Conceptual origins, current practice, and views of wide awake hand surgery. J Hand Surg Eur Vol. 2017; 42(9):886–895

[5] Seiler JG, III, Daruwalla JH, Payne SH, Faucher GK. Normal palmar anatomy and variations that impact median nerve decompression. J Am Acad Orthop Surg. 2017; 25(9):e194–e203

[6] Ritting AW, Leger R, O'Malley MP, Mogielnicki H, Tucker R, Rodner CM. Duration of postoperative dressing after mini-open carpal tunnel release: a prospective, randomized trial. J Hand Surg Am. 2012; 37(1):3–8

第24章　内镜下腕管松解术
Endoscopic Carpal Tunnel Release

Jonas L. Matzon　著

田　野　于晓飞　译

摘　要

内镜下腕管松解术是一种微创手术，是开放性腕管松解术的替代方式。

关键词

内镜下腕管松解术，腕管松解，微创

内镜下腕管松解术是一种微创手术技术，可作为开放腕管松解术的替代方法。

一、主要原则

与大多数手术一样，良好的术野至关重要。只有当腕横韧带下的术野可接受且没有神经进入时，才应抬高刀片。此外，必须实现完全松解，以确保最佳的结果。

二、预期

与开放腕管松解术类似，内镜下腕管松解术的好处在于它能够阻止症状的进展，并希望症状能够完全解决。夜间的症状往往会立即消失。轻度至中度腕管综合征患者，经历间歇性症状，往往有早期缓解。相比之下，严重腕管综合征患者存在持续的麻木或大鱼际无力，预后更有限，恢复时间更长。

与开放腕管松解术相比，内镜下腕管松解术具有额外的潜在好处，即减轻早期手掌疼痛的严重程度，并缩短恢复工作时间1~2周[1, 2]。然而，内镜下腕管松解术增加了短暂性神经失用症的发生率（1%~2%）[3, 4]。总的来说，这两种技术之间的长期结果似乎是相同的。

三、适应证

- 使用夹板或皮质类固醇注射进行非手术治疗失败的有症状的腕管综合征。
- 有症状的腕管综合征，有大鱼际失神经支配证据。

四、禁忌证

内镜下腕管松解术没有绝对的禁忌证。由于担心瘢痕形成影响术野，一些医生认为翻修手术是一个相对禁忌证。另一些医生行内镜下腕管松解术有良好的效果[5]。

五、特殊注意事项

历史上，内镜下腕管松解术被认为会增加神经血管损伤的风险[3, 4]。然而，最近的研究已经驳斥了这一观点。总的来说，开放的和内镜下的腕管松解都有相似的、极低的不可逆神经损伤发生率（<0.5%）。

六、特殊说明、体位和麻醉

患者仰卧在手术台上，患肢置于手桌上。虽然手术可以采用任意麻醉方法，但通常是在局部麻醉下进行，伴或不伴镇静均可。麻醉诱导后，在近端臂上放置气动止血带，设置为 250mmHg。手术可以使用止血带，无血的视野确实有助于术野。即使单独使用局部麻醉，大多数患者也能忍受短时间使用止血带。如果仅在局部麻醉下进行内镜下腕管松解术，在插入滑膜撑开器或内镜时，患者需准备可能会感到压力或触电感。

所需设备如下。

- 内镜设备，包括撑开器和刀片（根据不同的制造商）。
- 内镜塔／显示屏。

七、技巧、要点和经验教训

与大多数手术一样，内镜下腕管松解术随着重复操作而变得更容易[6]，转换为开放腕管松解的概率随着经验的增加而降低。

- 内镜的路径应稍从近端桡侧向尺侧远端。这个插入的方向可尽量减少在远端因分支分出而遇到正中神经的风险。
- 如果正中神经滑动到视野内，有一位助手伸展拇指会减少这种趋势。此外，旋前内镜同时旋后手腕会阻止正中神经进入视野。
- 只有当腕横韧带下表面清晰可见且没有神经进入时，才应抬高刀片。如果对术野有任何疑问，医生应尝试改善它或应转换为一个开放的腕管松解。
- 最初，只有腕横韧带的远端一半被松解。这里可确认，在松解腕横韧带的近端一半之前腕横韧带的远端一半已经被完全松解。如果整个腕横韧带被一次切开，那么验证腕横韧带的完全释放就变得具有挑战性，因为皮下脂肪往往会模糊术野。

八、难点

在一些患者中，内镜下腕管松解术可能具有挑战性。通常，相比患者的解剖结构这是次要的。对于身材矮小的患者，腕管的体积较小，这使得引入内镜更加困难。此外，涉及正中神经返支的解剖异常，如跨韧带返支，使内镜下松解的要求更高[7]。最后，翻修腕管松解可能很难在内镜下进行，这取决于上次手术的术后时间和瘢痕量。

九、关键手术步骤

在腕关节屈曲横纹近端做一个横切口，与环指对齐位于掌长肌尺侧（图 24-1）。用刀将皮下组织锐性分离，然后用皮钩牵开。可以看见前臂筋膜。提起筋膜，并做一个纵向筋膜切口。筋膜瓣与下方滑膜分离。皮钩被放置在筋膜下的远端，正中神经很容易显露。使用解剖剪在近端松解前臂筋膜的远端范围。

此时，滑膜撑开器与环指方向指对齐插入腕横韧带下方。它用于去除腕横韧带下表面的粘连。一旦撑开器的尖端可以触到腕管的远端边缘，它就会被一个锤状探测器取代，这为刀片组装创造了途径。将内镜引入腕管，同时瞄准环指，紧靠钩骨钩，按压韧带深部。在确定腕横韧带的远端并清楚看到腕横韧带的横向纤维后（图 24-2），刀片升高，腕横韧带的远端一半被松解（图 24-3）。放下刀片，确认腕横韧带的远端半侧分完全松解。松解腕横韧带的近端半侧。最后，重新插入刀片组件，以验证腕横韧带的完全松解（图 24-4）。

十、急救、挽救措施

如果腕横韧带在术野中显露不足或整个腕横

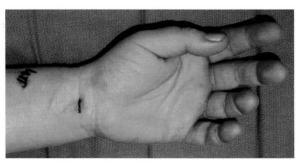

▲ 图 24-1　在腕部屈曲横纹近端做一个横切口，与环指对齐，位于掌长肌尺侧

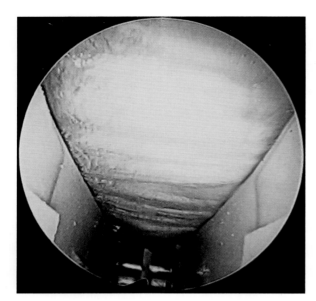

▲ 图 24-2　腕横韧带的横向纤维视图

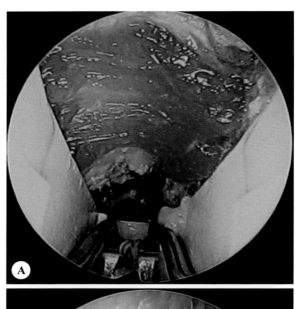

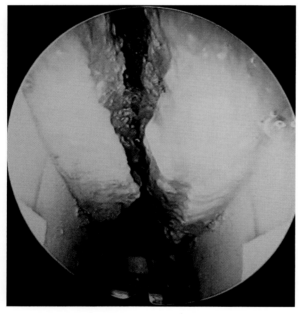

▲ 图 24-3　抬高刀片，腕横韧带的远端一半被松解

韧带不能被松解，则应将该措施转换为一个开放的腕管松解，以确保整个腕横韧带的安全和完整的松解。如果在手术过程中担心神经损伤，应进行延长并开放腕管松解，以直视观察正中神经。如果发生神经损伤，应使用标准的显微外科技术修复神经。

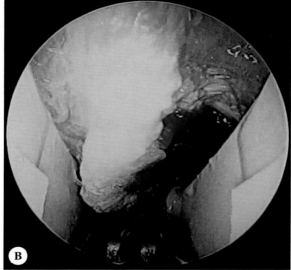

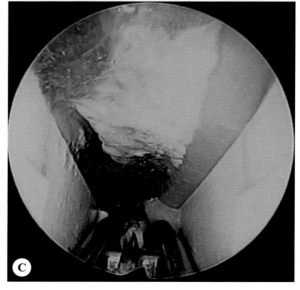

▲ 图 24-4　重新插入刀片组件，以验证腕横韧带完全松解

参 考 文 献

[1] Agee JM, McCarroll HR, Jr, Tortosa RD, Berry DA, Szabo RM, Peimer CA. Endoscopic release of the carpal tunnel: a randomized prospective multicenter study. J Hand Surg Am. 1992; 17(6):987–995

[2] Trumble TE, Diao E, Abrams RA, Gilbert-Anderson MM. Single-portal endoscopic carpal tunnel release compared with open release: a prospective, randomized trial. J Bone Joint Surg Am. 2002; 84(7):1107–1115

[3] Benson LS, Bare AA, Nagle DJ, Harder VS, Williams CS, Visotsky JL. Complications of endoscopic and open carpal tunnel release. Arthroscopy. 2006; 22(9):919–24, 924.e1–2

[4] Boeckstyns ME, Sørensen AI. Does endoscopic carpal tunnel release have a higher rate of complications than open carpal tunnel release? An analysis of published series. J Hand Surg [Br]. 1999; 24(1):9–15

[5] Luria S, Waitayawinyu T, Trumble TE. Endoscopic revision of carpal tunnel release. Plast Reconstr Surg. 2008; 121(6):2029–2034, discussion 2035–2036

[6] Beck JD, Deegan JH, Rhoades D, Klena JC. Results of endoscopic carpal tunnel release relative to surgeon experience with the Agee technique. J Hand Surg Am. 2011; 36(1):61–64

[7] Lutsky KF, Jones CM, Kim N, Medina J, Matzon JL, Beredjiklian PK. Frequency of incidental median thenar motor nerve branch visualization during miniopen and endoscopic carpal tunnel release. Hand (N Y). 2017; 12(1):60–63

第25章 近端正中神经嵌压
Proximal Median Nerve Compression

Michael Aversano　Mikhail Zusmanovich　Michael E. Rettig　Nader Paksima　著

田　野　于晓飞　译

摘　要

神经病变通常可以被定义为周围神经的运动或感觉功能受损而导致的疾病，正中神经在上肢走行过程中可以因多个部位压迫而引起神经病变，导致各种形式的功能障碍，包括疼痛、运动无力和感觉变化[1]。肘部和前臂近端的正中神经嵌压远比其远端腕管嵌压更不常见，仅占正中神经病变的7%~10%，目前近端正中神经嵌压有两种不同的综合征，即旋前圆肌综合征和骨间前神经综合征，每一种都有仔细描述的明确临床表现和治疗方法。

关键词

正中神经嵌压，旋前圆肌综合征，骨间前神经

一、解剖

正中神经来源于 $C_{5\sim7}$ 和 T_1 神经根，由臂丛神经的上、中和下干的前股形成的内、外侧束组成[2]，穿过胸小肌进入上臂到达肘部（图 25-1）。正中神经上臂没有分支，除了可能存在的支配旋前圆肌的变异束状分支。正中神经肘部以远运动分支支配旋前圆肌、指浅屈肌、掌长肌和桡侧腕屈肌，前臂两个主要分支为骨间前神经（anterior interosseous nerve，AIN）和正中神经掌皮支（palmar cutaneous branch of the median nerve，PCBMN）。AIN 支配拇长屈肌（flexor pollicis longus，FPL）、示中指的指深屈肌（flexor digitorum profundus，FDP）和旋前方肌（pronator quadratus，PQ），感觉神经纤维则分布于桡尺关节、桡腕关节和腕掌关节，手腕以远，正中神经支配部分手内肌[3]（框25-1），近端正中神经穿过肘窝和前臂附近多个狭窄的束带和（或）其边缘时易发生嵌压（图25-2）[4]。

- 髁上突和髁上突的韧带：正中神经穿过该韧带（Struthers 韧带）进入肘部，它被认为是一种通常起于髁上突退化的肌腱，在 1%~3% 的上肢，肱骨远端关节前内侧的距内侧上髁近端约 5cm 处可发现有骨突起[5]，与骨软骨瘤不同的是，其是向关节的方向生长发育。

- 肱二头肌腱膜（二头肌腱膜）：肱二头肌腱膜起源于肱二头肌腱短头的远端，也是肱二头肌收缩时正中神经的一个静态和动态嵌压点[6]。

- 旋前圆肌筋膜：正中神经穿过旋前圆肌的肱骨头/深头，旋前圆肌重复收缩可刺激正中神经[7]。在 Johnson 和 Spinner 的尸体解剖研究中，20% 的标本在这个位置有纤维束带完全环绕正中神经[1]。

- 由指浅屈肌（flexor digitorum superficialis，FDS）的筋膜形成的 FDS 腱弓：正中神经通过 FDS

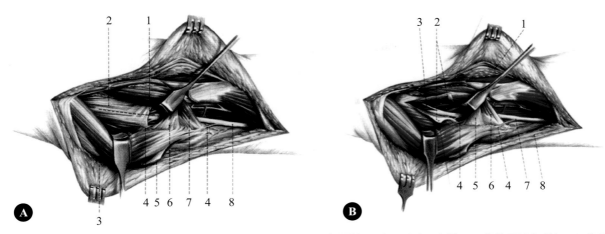

▲ 图 25-1　**A.** 位于肘深部平面的正中神经分支。**1.** 指浅屈肌起源的肌腱弓（对正中神经可能的压迫部位）；**2.** 指浅屈肌；**3.** 桡侧腕屈肌；**4.** 正中神经肌肉支；**5.** 肱二头肌腱膜；**6.** 旋前圆肌浅头；**7.** 旋前圆肌肱骨头；**8.** 正中神经。**B.** 切开指浅屈肌起源的腱弓可以减压正中神经。**1.** 前臂外侧皮神经（肌皮神经）；**2.** 指浅屈肌腱弓（分离）；**3.** 骨间前神经；**4.** 正中神经的肌肉分支；**5.** 旋前圆肌尺骨头；**6.** 旋前圆肌肱骨头；**7.** 正中神经；**8.** 前臂内侧皮神经

经许可转载，引自 Pechlaner S, Hussl H, Kerschbaumer F. Atlas of Hand Surgery. 1st ed. ©2000 Thieme

两头近端的纤维弓进入深面，Johnson 和 Spinner 指出，30% 的人在该部位发生正中神经受压[1]。

框 25-1	正中神经支配的肌肉位置
前臂：主要分支	• 旋前圆肌 • 桡侧腕屈肌 • 指浅屈肌 • 掌长肌
前臂：骨间前神经	• 拇长屈肌 • 旋前方肌 • 指深屈肌（示指和中指）
手	• 拇短展肌 • 拇短屈肌（仅浅头部分） • 拇对掌肌 • 蚓状肌（示指和中指）

解剖学变异

此外，更罕见的是，前臂正中神经的嵌压部位包括变异的肌肉或动脉，Gantzer 肌肉（FPL 的副头）、掌深弓、桡侧腕短屈肌或者一个变异的桡动脉等均可造成正中神经嵌压[8]。

二、病理生理学

慢性神经损伤患者的临床表现反映了广泛的组织病理学变化，大多数研究表明，神经嵌压是造成神经缺血的一个重要原因，持续的神经变化取决于嵌压的程度和时间，该变化已经在动物模型中证明，慢性神经嵌压的组织病理学始于血神经屏障的破坏，随后出现神经内膜水肿，最终导致神经直径增粗和神经纤维受压[9-11]。神经损伤的详细分类最初是由 Seddon[12] 在 1943 年描述的，后由 Sunderland[13] 在 1951 年再次扩展提出，周围神经损伤根据神经相关结构不同程度的损伤进行分类。这反过来又决定了预后和潜在的治疗策略。压迫只是神经损伤的基本类型之一（表 25-1）。

一根神经沿着它的走行可能会在多个部位受到不同等级的损伤，重要的是要认识到一个部位的神经嵌压可以影响其他部位的神经嵌压，因此要对所有神经嵌压部位进行系统评估并进行尝试松解。神经双嵌压现象首先由 Upton 和 McComas 介绍[14]，即神经在一平面嵌压会使神经更容易在另一个层面上受到嵌压损害，他们对 115 例的临床诊断为正中神经或尺神经嵌压的患者进行回顾性研究，发现 81 例显示伴有颈神经根病变，这种

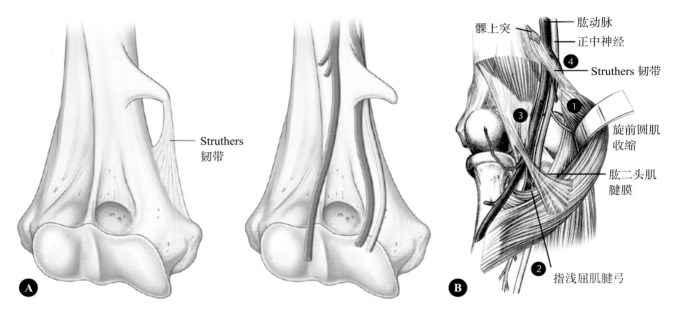

▲ 图 25–2　**A.** 肘部示意显示了典型的髁上突，与 Struthers 韧带有关；**B.** 正中神经解剖学嵌压部位。**1.** 旋前圆肌；**2.** 指浅屈肌腱弓；**3.** 肱二头肌腱膜；**4.** Struthers 韧带

表 25–1　Sunderland 神经嵌压的分级	
分　级	描　述
1	神经失用症：在创伤处神经轴向传导中断
2	神经轴突断裂：轴突失去连续性髓鞘覆盖，神经结缔组织框架保存
3	神经内膜损伤：神经内膜损伤，但是神经外膜保持完整
4	神经束膜损伤：只有神经外膜保持完整，内部架构完全中断
5	神经断裂：神经干的连续性完全中段

双嵌压机制的概念在评估疑似近端正中神经嵌压的患者中很重要[15]，更近端的颈神根损伤和更远端的腕管综合征压迫更易于发生旋前肌综合征或骨间前神经综合征。

三、诊断

（一）临床检查

临床检查对于治疗上肢不适的医生来说很重要，可更熟悉肘部和前臂正中神经嵌压有关的一系列症状，在做出一个彻底的结论之前，必须对所有与腕管综合征（carpal tunnel syndrome，CTS）可能相关的正中神经损伤进行更深入的研究，为了制定一个有效的治疗方案，有必要识别和区分不同部位正中神经嵌压的特点，诊断从一个完整的病史开始，应该排除导致神经病变的常见病因，如前臂创伤、骨折、与工作相关的重复动作及相关的医疗并发症，使用疼痛评估问卷和图表通常有助于鉴别所有部位的症状和可能导致患者表现的其他因素。

- 患有 AIN 综合征的患者通常前臂近端和肘窝局部疼痛或叩击痛不明显，也可能表现为疼痛的前兆发作，然后得到缓解并伴随捏力减弱而导致书写、扣纽扣和捡小物品困难，患者可能会报告肘关节屈曲或前臂旋前时症状加重。AIN 综合征通常没有相关的感觉丧失，病史应鉴别臂丛神经炎或 Parsonage-Turner 综合征，其中病毒性疾病短暂的肩痛通常先于上肢虚弱和感觉异常。在部分病例，AIN 综合征可能会是 Parsonage-Turner 综合征的一个组成部分或最终结果。
- 旋前圆肌综合征的征象可与 CTS 重叠，这两种情况都与手桡侧三个半指的疼痛和（或）

感觉异常有关，将人们从睡眠中唤醒的夜间疼痛症状在 CTS 相关的患者中更为常见[16]，经典的旋前圆肌综合征的表现是前臂疼痛，可以通过旋前圆肌综合征的手掌麻木和 CTS 患者出现的指尖麻木来进行鉴别。

对于有工作相关症状的患者，请详细考虑那些需要重复的、有活力的、专业的收缩肘部或前臂才能完成工作的参与程度，其中的例子包括重复的抓握、包装、持续的提升和搬运等，或繁重的体力劳动、手提钻类型的活动。诊断的下一部分是进行彻底的临床检查，特别要注意正中神经的感觉和运动功能，通过刺激性的体格检查对要检查的神经增加其张力或压力，如 CTS 的诊断性检查腕管挤压实验，这样的方法也可以应用到上肢其他部位的神经按压检查，这可能涉及直接叩诊神经本身或叩击特定肌腱或肌肉，三个主要的刺激性检查测试可以帮助证实压缩的部位（图 25-3）。

- 旋前圆肌综合征：症状在肘关节伸直位前臂抗阻力旋前时重现。
- 髁上突纤维束：症状在抗阻力肘关节屈曲约 120° 与前臂旋后时出现。
- 指浅屈肌：近节指骨（压迫）手指屈曲试验，疼痛可由中指指浅屈肌抗阻力屈曲所激发。
- 直接压迫旋前圆肌水平的正中神经可能会产生一些症状。

旋前圆肌综合征及其临床检查结果是由 Seyffarth 在 1951 年首次描述的[17]。叩诊是最重要的旋前圆肌综合征定位方法，拇指的拇长屈肌屈曲无力最为明显，感觉障碍表现轻微，涉及鱼际肌上隆起皮肤和掌心三角的皮肤，其受正中神经掌皮支支配，因为 PCBMN 起源于腕横韧带的近端，因此在 CTS 中并不受累，这也是两种神经嵌压最重要的不同之处。此外，对于旋前圆肌综合征，手腕部位没有 CTS 的 Tinel 征。Tinel 征最明显的部位在前臂近端 / 旋前圆肌起点。在 CTS，除进行常规临床检查外，应立即进行几项刺激性检查，Phalen 实验结果灵敏度为 46%～80%，特异度为 51%～91%；正中神经挤压试验（Durkin）灵敏度为 4%～79%，特异度为 25%～96%[18, 19]。

结合这些测试的结果，将有助于做出准确诊

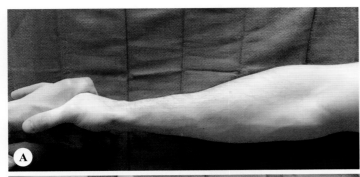

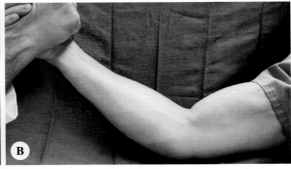

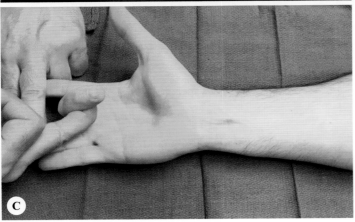

▲ 图 25-3　A. 伸直手臂抗阻力旋前，旋前圆肌激惹实验；B. 腕关节抗屈曲；C. 中指抗阻力屈曲，用指浅屈肌刺激手法评估指浅屈肌纤维弓处的正中神经，通过控制示指和环指远位指间关节在完全伸直位，单独屈曲指浅屈肌，并消除指深屈肌屈指功能

断。AIN 综合征最初由 Parsonage 和 Tumer[20] 在 1948 年首次描述，Kiloh 和 Nevin[21] 于 1952 年也进行过描述。AIN 综合征可以是部分或完全的神经嵌压，并导致 FPL、示指 FDP，有时环指和旋前方肌麻痹或瘫痪，这就产生了一种典型的捏握畸形，即握拳时拇指、示指和环指远位指间关节处于伸直位（图 25-4）。旋前方肌无力或瘫痪可以通过肘部完全屈曲以消除正常的旋前圆肌功能，同时前臂抗阻力旋前来检查。除了少许感觉纤维末梢外，AIN 根本上是一种运动神经，因此体格检查时没有感觉障碍。

（二）检测

近端正中神经嵌压是一个具有挑战性的诊断，因此临床检查应与电生理检测相结合来进行诊断，电生理检测最常用的鉴别神经嵌压综合征的两种方法是神经传导研究（nerve conduction studies，NCS）和肌电图，这些研究对于近端正中神经嵌压的诊断并不是很有帮助，但有助于排除其他形式的神经嵌压或损伤。

- 神经传导速度：不像腕管内远端正中神经嵌压，近端正中神经嵌压的神经传导速度检查通常是正常的。

- 肌电图：在腕部以近或以远，可能会显示出膜反应的不稳定性，如插入活动增加、纤颤电位增加或失神经支配肌肉的正锐波。然而，在 CTS 中，只有手的内在肌出现这些情况[22]。

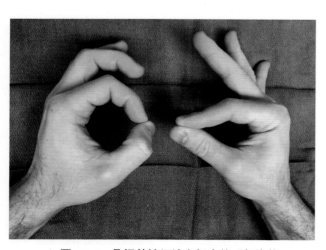

▲ 图 25-4　骨间前神经综合征中的手部姿势

- X 线 / 超声 /MRI：肘部和前臂放射线可以排除骨性疾病髁上突起的存在，可以表明有一个 Struthers 韧带[23]。虽然超声检查在 CTS 诊断中有很好的适应证，但证据表明，支持使用 MRI 或超声检查来诊断近端正中神经嵌压是不够的，也不常规推荐[24]。然而，如果存在神经炎，可能有继发性肌肉改变、局部嵌压、神经沙漏样变和（或）通过超声检查发现其上的筋膜结构存在变化。推荐先进的影像学检查的一种情况是，当有占据空间的可能病变，可以进一步确定。

四、治疗

（一）保守治疗

患有旋前圆肌综合征或骨间前神经综合征的患者应该尝试进行保守治疗，保守治疗包括避免刺激性运动，如重复的肘部屈曲、前臂旋前或抓握活动。使用肘后夹板固定一段时间可以加强休息，并有助于禁止上肢这些特殊运动。使用非甾体抗炎药可能有助于缓解疼痛，而争议仍是非手术治疗的确切观察时间，大多数笔者认为手术治疗前需要观察 3～6 个月。

- 据报道，50%～70% 患有旋前圆肌综合征的患者可能对保守治疗有反应[25]。

- 神经病学和手外科的文献显示 AIN 综合征治疗的手术指征不同。根据神经病学文献，大量报道表明几乎所有 AIN 综合征的病例会随着时间的推移自行消退，而不需要手术，最初出现症状后 1 年以上显示自发恢复[26]。在 Miller-Breslow 等一系列研究中，所有患者均恢复而不需要手术干预[27]。在手外科文献中，如果 3～6 个月后没有发现运动恢复，大多数笔者都会主张通过手术进行松解。在这段时间里，如果病理改变没有得到纠正，失神经支配的肌肉会萎缩，终末靶器官会消失。在 6 个月的观察期之后，运动功能恢复具有高度不确定性，即使手术松解，只有再生的轴突能够达到靶器官，终末器官和运动终板仍存在，才可能恢复成熟的运动功能[28]。

（二）手术减压

对保守治疗无效、没有神经功能恢复的患者，或那些有空间占位性病变 / 肿块，应考虑进行手术治疗减压。从长期随访来看，手术减压对于旋前圆肌综合征和 AIN 综合征患者有 80% 获得较好的治疗效果[1, 29]，在某些记录的情况下，手术松解 4 周后症状有改善，但可能需要长达 2 年的时间恢复。手术应包括探查正中神经，并沿其走行松解所有潜在的嵌压部位。在伴有长期运动麻痹的慢性病例中，可能需要肌腱转位术。侧侧转位是一个非常有用的方法，即拇指、示指 FDP 转位到中指和环指 FDP，它甚至可以考虑在急性和亚急性 AIN 综合征的病例中使用，而不会由于转位出现缺陷。其他选项包括：①将环指 FDS 转位到 FPL 上；②将肱桡肌转位到 FPL；③拇指指间关节融合术。不需要肌腱转位来恢复旋前功能，因为 PT 保持完好。

（三）外科技术

手术通过 S 形切口显露正中神经，需要松解 Struthers 或髁上突韧带时，可以向近端延长切口（图 25-5）。这允许从近端到远端完全显露正中神经（图 25-6），通过皮下软组织进行解剖，并仔

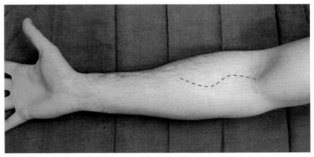

▲ 图 25-5　切口可以充分显露正中神经

经许可转载，引自 Kevin D. Plancher. MasterCases Hand and Wrist Surgery, 1st ed. ©2004 Thieme

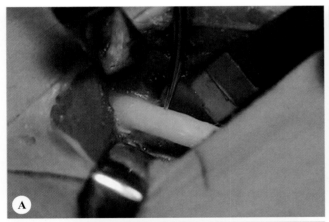

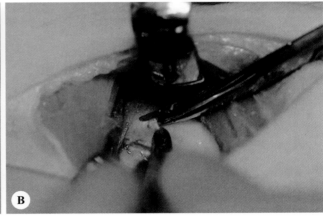

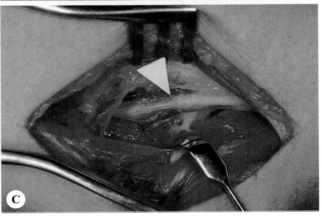

▲ 图 25-6　A. 在前臂近端手指浅屈肌起源的纤维索束带下穿过的正中神经，这是常见的压迫部位，很少发生在旋前圆肌；B. 切断压迫正中神经的指浅屈肌腱弓；C. 增粗的病理正中神经（箭头）位于指浅屈肌腱弓下，只有在减压后才会显示出来

经许可转载，引自 Robert W. Beasley. Beasley's Surgery of the Hand, 1st ed. © 2003 Thieme

细保护任何皮肤感觉分支。探查从 Struthers 韧带内上髁起源处的近端开始，继续向远端探查神经，通过肱二头肌腱膜下松解（图 25-7），然后沿着肌腱追踪神经，在 FDS 近端边缘可见典型的纤维性足弓，进行分离；接下来就是旋前圆肌的肱骨头和尺骨头之间的神经，可以使用阶梯切割方法松解旋前圆肌浅头，几乎所有的正中神经分支均在尺侧，但最显著的骨间前神经分支起源于桡侧（图 25-8）。注意任何异常结构，包括肌肉或动脉等具有收缩功能的结构，通常不需要神经内膜松解，除非有沙漏畸形和神经外膜瘢痕[2, 30-32]。

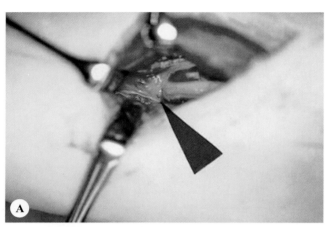 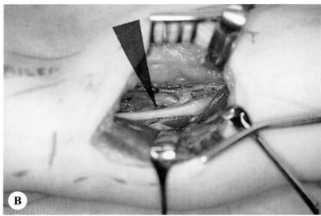

▲ 图 25-7　A. 箭头指向指浅屈肌纤维束带，其下的正中神经受压，箭头右边是旋前圆肌远端正常大小的正中神经；B. 箭头指向严重受压的正中神经，位于切断的指浅屈肌腱弓下面，注意伤口最右侧正常大小的正中神经

经许可转载，引自 Robert W. Beasley. Beasley's Surgery of the Hand, 1st ed. © 2003 Thieme.

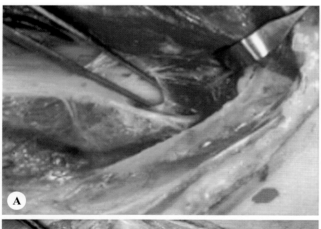 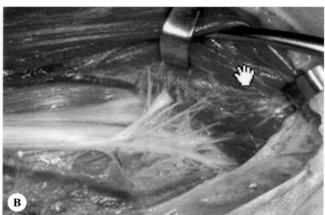

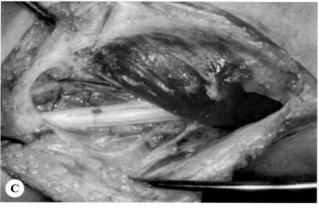

▲ 图 25-8　A. 指浅屈肌松解前的骨间前神经；B. 正在减压的骨间前神经；C. 正中神经（骨间前神经分支）完全松解

（四）术后处理

肘部屈曲 90°、前臂中立位，使用坚固的后夹板固定前臂，术后 1 周夹板继续固定，允许部分运动。大约 6 周后，患者可以恢复完全活动并开始工作。

（五）潜在的易犯错误

旋前圆肌综合征治疗的关键易犯错误是得出了不正确的诊断，对于这种情况，EMG/NCS 等客观测试是不可靠的，诊断需要结合一些病史和体格检查。对于旋前圆肌综合征和 AIN 综合征，神经松解不彻底是一个潜在的并发症，动脉组织损伤（特别是臂远端的肱动脉）值得注意。在 AIN 综合征的情况下，肌肉功能不完全恢复是可能的，应该建议患者可能需要必要的分期手术，即肌腱转位术。

参 考 文 献

[1] Johnson RK, Spinner M, Shrewsbury MM. Median nerve entrapment syndrome in the proximal forearm. J Hand Surg Am. 1979; 4(1):48–51

[2] Mackinnon SE, Novak CB. Compression neuropathies. In: Wolfe SW, Pederson WC, Hotchkiss RN, Kozin SH, Cohen MS, Green DP, eds. Green's Operative Hand Surgery. 7th ed. Philadelphia: Elsevier/ Churchill Livingstone; 2017

[3] Rodner CM, Tinsley BA, O'Malley MP. Pronator syndrome and anterior interosseous nerve syndrome. J Am Acad Orthop Surg. 2013; 21(5):268–275

[4] Hand ASfSot. Pronator Syndrome

[5] Kessel L, Rang M. Supracondylar spur of the humerus. J Bone Joint Surg Br. 1966; 48(4):765–769

[6] Athwal GS, Steinmann SP, Rispoli DM, GS A. The distal biceps tendon: footprint and relevant clinical anatomy. J Hand Surg Am. 2007; 32(8):1225–1229

[7] Dellon AL, Mackinnon SE. Musculoaponeurotic variations along the course of the median nerve in the proximal forearm. Journal of hand surgery (Edinburgh, Scotland). 1987; 12(3):359–363

[8] Spinner M. Injuries to the Major Branches of Peripheral Nerves of the Forearm. 2nd ed. Philadelphia: WB Saunders; 1978

[9] Sunderland S. Nerve and Nerve Injuries. 2nd ed. Edinburgh: Churchill Livingstone; 1978

[10] Mackinnon SE, Dellon AL, Hudson AR, Hunter DA, SE M. A primate model for chronic nerve compression. J Reconstr Microsurg. 1985; 1(3):185–195

[11] Tapadia M, Mozaffar T, Gupta R, M T. Compressive neuropathies of the upper extremity: update on pathophysiology, classification, and electrodiagnostic findings. J Hand Surg Am. 2010; 35(4):668–677

[12] Seddon HJ, Medawar PB, Smith H. Rate of regeneration of peripheral nerves in man. J Physiol. 1943; 102(2):191–215

[13] Sunderland S. A classification of peripheral nerve injuries producing loss of function. Brain. 1951; 74(4):491–516

[14] Upton AR, McComas AJ. The double crush in nerve entrapment syndromes. Lancet. 1973; 2(7825):359–362

[15] Kane PM, Daniels AH, Akelman E. Double Crush Syndrome. J Am Acad Orthop Surg. 2015; 23(9):558–562

[16] Tsai P, Steinberg DR. Median and radial nerve compression about the elbow. Instr Course Lect. 2008; 57:177–185

[17] Seyffarth H. Primary myoses in the M. pronator teres as cause of lesion of the N. medianus (the pronator syndrome). Acta Psychiatr Neurol Scand, Suppl. 1951; 74:251–254

[18] de Krom MC, Knipschild PG, Kester AD, Spaans F. Efficacy of provocative tests for diagnosis of carpal tunnel syndrome. Lancet. 1990; 335(8686):393–395

[19] Katz JN, Larson MG, Sabra A, et al. JN K. The carpal tunnel syndrome: diagnostic utility of the history and physical examination findings. Ann Intern Med. 1990; 112(5):321–327

[20] Parsonage MJ, Turner JW. Neuralgic amyotrophy; the shoulder-girdle syndrome. Lancet. 1948; 1(6513):973–978

[21] Kiloh LG, Nevin S. Isolated neuritis of the anterior interosseous nerve. BMJ. 1952; 1(4763):850–851

[22] Gross PT, Jones HR, Jr, PT G. Proximal median neuropathies: electromyographic and clinical correlation. Muscle Nerve. 1992; 15(3):390–395

[23] Barnard LB, McCOY SM. The supra condyloid process of the humerus. J Bone Joint Surg Am. 1946; 28(4):845–850

[24] Andreisek G, Burg D, Studer A, Weishaupt D, G A. Upper extremity peripheral neuropathies: role and impact of MR imaging on patient management. Eur Radiol. 2008; 18(9):1953–1961

[25] Tsai TM, Syed SA, TM T. A transverse skin incision approach for decompression of pronator teres syndrome. J Hand Surg [Br]. 1994; 19(1):40–42

[26] Sood MK, Burke FD, MK S. Anterior interosseous nerve palsy. A review of 16 cases. J Hand Surg [Br]. 1997; 22(1):64–68

[27] Miller-Breslow A, Terrono A, Millender LH. Nonoperative treatment of anterior interosseous nerve paralysis. J Hand Surg Am. 1990; 15(3):493–496

[28] Menorca RM, Fussell TS, Elfar JC. Nerve physiology: mechanisms of injury and recovery. Hand Clin. 2013; 29(3):317–330

[29] Hartz CR, Linscheid RL, Gramse RR, Daube JR, CR H. The pronator teres syndrome: compressive neuropathy of the median nerve. J Bone Joint Surg Am. 1981; 63(6):885–890

[30] Olehnik WK, Manske PR, Szerzinski J. Median nerve compression in the proximal forearm. J Hand Surg Am. 1994; 19(1):121–126

[31] Knutsen EJ, Calfee RP, EJ K. Uncommon upper extremity compression neuropathies. Hand Clin. 2013; 29(3):443–453

[32] Median Nerve Release in the Forearm- Standard (Feat. Dr. Mackinnon). https://www.youtube.com/watch?v=fYFJQmRmRXg.

第 26 章　腕部尺神经开放减压

Open Ulnar Nerve Decompression at the Wrist

Daniel B. Polatsch　Steven Beldner　Remy V. Rabinovich　著

于亚东　译

摘　要

腕部开放尺神经减压是治疗腕尺管综合征安全而有效的方法，本章详细讨论尺神经从手腕到手独特的解剖学知识，了解这种复杂的解剖有助于解释各种临床表现，也有助于定位压迫部位。本章解释了手术中如何正确地识别尺神经关键的深部运动分支，讨论了实用的手术技巧，有助于避免不必要的解剖操作和尽量减少术后并发症。最后讨论了预期结果和术后方案。

关键词

尺神经嵌压，Guyon 管，尺管综合征，自行车麻痹

尺管综合征是一种常见疾病，临床表现多样。对相关解剖的全面了解对于该病成功诊断和最终治疗至关重要。当保守治疗无效时，应及时开放手术和有序地对尺神经及其分支减压松解以缓解症状，快速恢复功能。

一、主要原则

腕部近端的尺神经位于尺侧腕屈肌下，相对表浅，被筋膜和皮肤所覆盖。尺神经和尺动脉从腕部进入 Guyon 管，该管道为豌豆骨和钩骨钩之间的一个纤维骨隧道（图 26-1）。隧道的底为豆钩韧带，顶由腕掌侧韧带组成。在 Guyon 管内，尺神经分为浅深两支，尺动脉位于尺神经桡侧，略偏掌侧[1]。Guyon 管起始于豌豆骨的近端水平，开口为一个 6mm 的椭圆形裂隙，大多数患者远端终止于钩骨钩水平，可以看作是一个镰刀状的弯状拱廊，并形成小指短屈肌（flexor digiti minim brevis，FDMB）的起始部[2]。

尺神经的分支继续进入手部，浅支经典地被描述为支配掌短肌，并继续向远端延伸为小鱼际肌上皮肤的纯感觉神经（图 26-2）。它分为环指神经和尺侧小指固有神经，这种典型描述的变异和部分变异在文献中均有描述[3-5]。变异可能导致某些嵌压性神经病和创伤性神经损伤的诊断出现混乱和延迟。当指神经感觉表现不典型时，应考虑环指神经的尺神经和中指神经的正中神经存在交通，这种分支交汇文献报道存在于 4%～100% 的患者[4,6]。

尺神经深支（运动分支）伴随着尺动脉深支，通过小指展肌和小指短屈肌之间进入手掌，这通常发生在豆钩韧带的远端，是分离运动深支的一个重要标志。运动支穿过小指对掌肌（opponens digiti minimi，ODM），绕过钩骨钩向深部和桡侧走行，并在屈肌腱深层与掌深弓伴行，在起始处发出分支支配小鱼际肌。当穿过手掌深部时，它支配所有骨间肌和第三、四蚓状肌，最后支配拇收肌（adductor pollicis，AP）和拇短屈肌内侧头

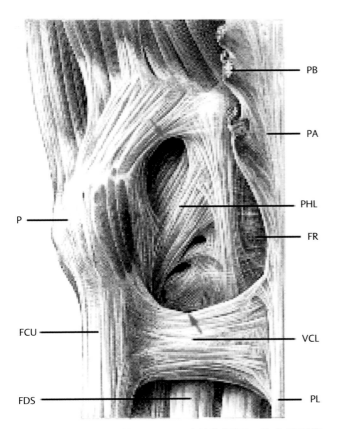

▲ 图 26-1　Guyon 管的开口和壁结构插图，箭表示近端间隙（底部）和远端间隙（顶部）

FCU. 尺侧腕屈肌；FDS. 指浅屈肌；FR. 屈肌支持带；PL. 掌长肌；P. 豌豆骨；PA. 掌腱膜；PB. 掌短肌纤维；PHL. 豆钩韧带；VCL. 腕掌侧韧带（经许可转载，引自 Schmidt H-M, Lanz U. Surgical Anatomy of the Hand. Stuttgart; New York: Thieme; 2004）

部。此外，它也发出关节支到邻近的腕关节。由于腕和手部压迫，可能会出现腕部尺神经功能障碍的临床表现，包括单独的感觉丧失、极力减弱或两者均有[7-9]。临床症状是由受压迫的解剖部位决定的(图 26-3)。Guyon 管通常被分为三个区，即 1 区、2 区和 3 区。1 区是尺神经分叉的区域，这个水平的压迫会导致运动和感觉功能丧失；2 区是尺神经分叉后的深支（运动支），2 区压迫会导致其支配肌肉丧失运动功能；3 区是尺神经浅支（感觉支），这一水平的损伤会导致小指和部分环指的感觉丧失，3 区损伤不会导致运动无力。笔者提出了对这个著名的分区系统进行修改，以包括一个新描述的 0 区。这个新区域在尺神经背部感觉分支起始

的近端（但在肘管和外在屈肌腱的神经支配远端），0 区损伤的临床表现是运动和感觉均丧失，并包括小指背和环指尺侧的感觉丧失。

　　尺管综合征在文献中有很好的描述，有多种病因，包括神经病变[8-11]（图 26-4）、手腕尺侧骨折或脱位[9, 12, 13]、异常的肌腹或纤维束带[11, 14, 15]（图 26-5）、血管瘤[16]、二分钩骨[17]、巨细胞肿瘤[18]、尺侧动脉血栓形成[9, 11, 19]、桡尺远侧关节和腕关节的骨关节炎[20, 21]、类风湿腱鞘炎[22]、其他良性软组织肿块（图 26-6），以及自行车竞赛和其他需要增加腕部背伸张力或对小鱼际肌施加持续压力的活动[16]。最近，随着室内自行车课程的极端流行，发现这种被称为"自行车麻痹"的疾病患病率有所增加。

二、预期

　　腕部尺神经减压后的手术效果取决于几个变量。与其他神经损伤一样，与预后相关的患者内在因素包括年龄较大、损伤和（或）压迫史较长、存在肌肉萎缩、感觉或运动反应严重延迟或缺失、代谢或结缔组织疾病[23]。由于机械和缺血因素均会导致神经功能障碍，损伤的严重程度往往与神经压迫的程度和持续时间相关，因此及时诊断和治疗尺神经压迫很重要，特别是当出现运动无力时，可以最大限度地提高效果。幸运的是，神经嵌压的位置比较靠远端（不同于肘部的神经嵌压），更接近它的运动终板，可以获得肌肉功能的早期恢复和较高的患者满意度。

三、适应证和禁忌证

　　腕部开放性尺神经减压的指征包括任何体格检查和（或）电生理证实的远端尺神经传导阻滞、肌肉萎缩和（或）长期保守治疗仍有症状者。在只有感觉障碍的轻度病例中，保守治疗包括夹板、非甾体抗炎药甚至甾体抗炎药、职业治疗，同时应重点进行仔细观察，一旦出现可见的运动无力并呈进行性发展，应立即及时减压。

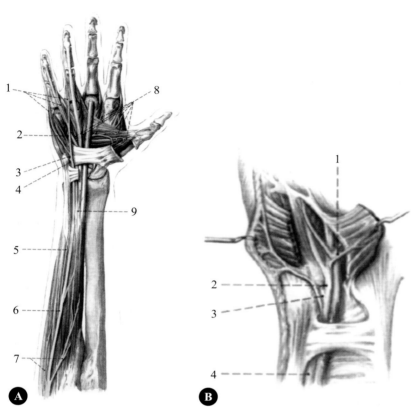

▸ 图 26-2　**A.** 由尺神经支配的前臂和手的肌肉组织的示意。**1.** 指掌侧固有神经；**2.** 指掌侧总神经；**3.** 尺神经浅支；**4.** 尺神经深支；**5.** 尺神经手背分支；**6.** 尺神经；**7.** 尺神经肌肉分支；**8.** 尺神经肌肉分支；**9.** 尺神经掌分支。**B. Guyon** 管。**1.** 掌短肌支；**2.** 尺神经的浅支；**3.** 尺神经的深支；**4.** 尺神经

经许可转载，引自 Pechlaner S, Hussl, H, Kerschbaumer. F. Atlas of Hand Surgery. 1st ed. ©2000 Thieme

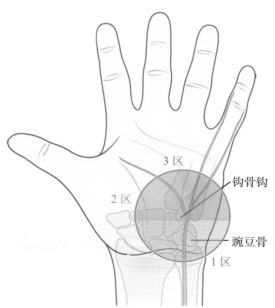

▲ 图 26-3　手腕部的尺神经支配区域

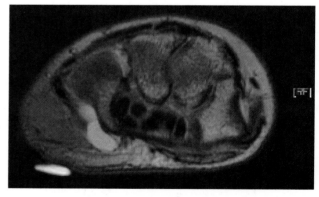

▲ 图 26-4　42 岁的尺神经内源性肌肉麻痹和腕部底部可触到肿块患者的轴向质子密度 MRI
皮肤外的标志物表示肿块的面积。在钩骨钩附近，一个液体结构压迫尺神经和动脉

四、特殊注意事项

应考虑两种常见的神经交通，因为它们容易混淆尺神经功能障碍的诊断，导致延迟或错误的治疗。第一个是前臂 Martin-Gruber 交通，即

尺神经和前臂正中神经之间存在交通。这种异常连接点可以在内侧髁远端 3～10cm 的任何地方[24]。通过 Martin-Gruber 交通支，最终支配尺侧内在肌肉的运动神经存在于骨间前神经（anterior interosseous nerve，AIN）或正中神经中，在前臂中部，运动纤维离开 AIN 或正中神经而连接尺神经。因此，在这种情况下，尽管在连接近端有完

全的尺神经损伤，但内在肌功能仍然存在，这可能是一个令人困惑的临床表现。

第二种变异是 Riche-Cannieu 交通。通过此交通支，正中神经和尺神经在手掌中交叉连接（图 26-7）。在这种情况下，通常是正中神经一部分的运动纤维可能被尺神经带到手的水平，并在手掌中交叉。伴有这种异常后，一名晚期腕管综合征患者正中神经明显受损，但可能在临床和电生理上都具有接近正常的鱼际肌功能[25]。

在手腕尺神经压迫的检查中，笔者常需要行 MRI 检查，为手术减压做准备，这有助于术前规划、识别和处理占位病变，如豆三角腱鞘囊肿、

异常肌肉和良性肿瘤（图 26-4 至图 26-6）。尽管如此，MRI 检查常为阴性，但不应阻止人们进行手术减压。当运动分支的压迫是由于小鱼际肌边缘坚硬的纤维束带造成，则更应手术，因为它会围绕钩骨钩向背侧走行。

五、特殊说明、体位和麻醉

笔者通常在短效臂丛神经阻滞下进行腕部开放尺神经减压，并补充静脉镇静药物。在职业生涯早期，笔者经常在全身麻醉下进行这些手术，因为这将允许术后立即评估尺神经功能，随着经验增长，笔者不再认为全身麻醉是必要的，因为区域阻滞麻醉可以改善术后疼痛控制。取仰卧位，使用上臂止血带，由于很少在尺神经和动脉之间进行解剖，术后出血很少，在切口闭合前松止血带进行细致止血，如果有任何残余渗血或渗液，可以使用 24h 烟卷式引流，以减少术后血肿的发生概率。

六、关键手术步骤

在手腕进行单纯的尺神经开放减压手术时，在手掌尺侧行纵向或轻微倾斜的 3～4cm 切口，与小鱼际肌肌肉组织平行，在远侧腕横纹水平，切口应有角度以减少瘢痕挛缩（图 26-8）。笔者发现，前臂远端和尺侧的皮肤血液灌注相对较差，切口角度选择钝角，可以改善血流量，从而促进

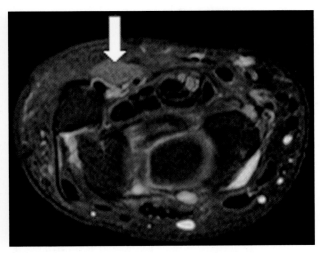

▲ 图 26-5　36 岁男性患者小指和环指尺侧麻木的轴向、脂肪抑制质子密度 MRI，显示一个异常的小指短屈肌（白箭）压迫 Guyon 管的尺神经

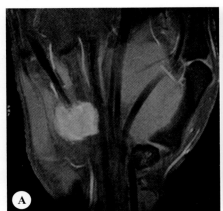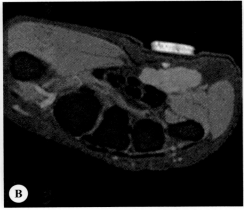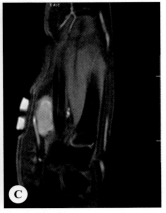

▲ 图 26-6　29 岁小指和环指尺侧感觉丧失不伴运动无力（3 区）女性患者的冠状面、轴状面、矢状面、脂肪抑制和 T_1 加权对比后 MRI，小鱼际肌肿块增大图像，病理学为腱鞘纤维瘤

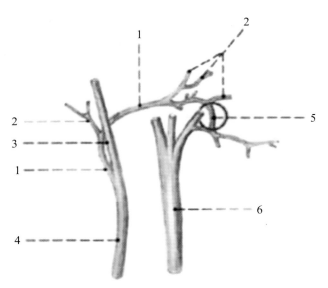

▲ 图 26-7 **Cannieu-Riche** 所描述的尺神经运动分支和正中神经返支之间的潜在连接示意。**1.** 尺神经深支；**2.** 尺神经肌肉分支；**3.** 尺神经浅支；**4.** 尺神经；**5.** 正中神经与尺神经交通分支；**6.** 正中神经

经许可转载，引自 Pechlaner S, Hussl H, Kerschbaumer. F. Atlas of Hand Surgery. 1st ed. ©2000 Thieme

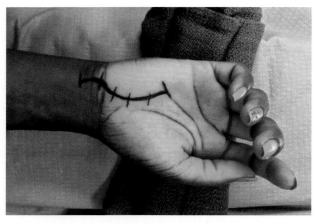

▲ 图 26-8 手腕尺神经减压的切口临床照片

切口愈合。如果手术合并其他更大的手术，如骨折固定和标准的腕管松解术，则切口将更位于手掌中央，但在远侧腕横纹水平时的切口角度与尺侧切口相似。

首先，依次切开掌腱膜和腕横韧带（transverse carpal ligament，TCL）（图 26-9），切口尽可能靠近尺侧，邻近钩骨钩，松解 TCL 远端直到看到手掌前脂肪（掌浅弓近端标志）。近端切开前臂远端筋膜，深拉钩向桡侧，轻微拉开指屈肌腱

和正中神经。从近端开始深部解剖，识别尺侧腕屈肌腱和尺神经血管束，尺神经和动脉很容易在近端识别，因为该区域没有任何实质性的皮下脂肪，这与小鱼际肌隆起部位形成对比，在那里识别尺神经和动脉可能更加困难，因为其表面覆盖丰富的小鱼际肌脂肪垫。一旦确定了神经和动脉，就继续沿着尺动脉的掌侧和桡侧向远端解剖，注意不要在它和尺神经之间进行解剖，以避免手术出血和手术时间延长这一常见问题。可见豆钩韧带，切开松解 Guyon 管近端，向远端进一步松解，可见两个浅表的尺神经固有感觉神经分支。

应注意识别和松解深层运动分支。这个分支伴有尺动脉深支，这是豆钩韧带远端很容易被识别的一个重要标志。笔者建议轻轻提起尺动脉，并沿着其桡侧向深部和远端分离，同时沿着钩骨钩的尺侧和远侧面方向来识别这一关键神经（图 26-10），这种识别神经的方法与其他可能沿着尺神经的尺侧，甚至在神经和动脉之间分离的方法有着明显区别。运动分支应该被仔细地无创剥离，因为它绕过钩骨钩进入手的背部。深支（运动支）常见受压迫的部位通常是由小鱼际肌边缘坚韧的纤维组织造成，并有明显的压痕，笔者建议将钩骨钩部位的小鱼际肌迅速牵开并保护其下深支，从浅筋膜深层到骨膜逐层切开进行松解，用深拉钩（如 Langenbeck 拉钩）拉开并保护正中神经和屈肌腱。最后，使用剪刀可以将远端神经松解到手的背部（图 26-11）。

为了确保没有明显的出血，松止血带后使用双极电凝进行细致止血。尽量减少尺神经和动脉之间的剥离，避免神经尺侧周围的剥离，从而减少出血。用 5-0 尼龙缝线闭合伤口，必要时伤口近端可放置一个烟卷式引流，掌侧石膏板固定，但允许掌指关节充分活动，鼓励严格抬高 1 周。伤口愈合通常需要 10～12 天，但切口近端皮肤灌注相对较差，通常需要更长的愈合时间。专业治疗包括主动和被动活动、伤口护理、神经滑动练习和加强耐受性，术后 4～6 周恢复自由活动。

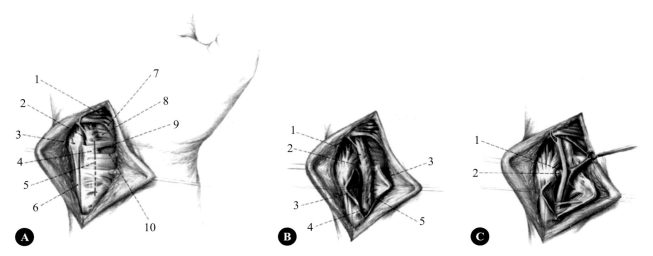

▲ 图 26-9 A 和 B. Guyon 管尺神经压迫。A.Guyon 管处尺神经显露。1. 掌短肌；2. 豆钩韧带；3. 豌豆骨；4. 尺神经；5. 前臂筋膜；6. 尺侧腕屈肌；7. 掌腱膜的尺侧缘；8. 屈肌支持带；9. 尺动脉；10. 近端边界。B. 切开前臂筋膜，显露管道近端边界水平的尺神经包裹。1. 尺神经浅支；2. 尺神经深支；3. 前臂筋膜（分开）；4. 尺神经；5. 尺动脉。C. Guyon 管尺神经减压松解，显露尺神经，可见在远端边界水平的尺神经深支受到压迫。1. 远端边界；2. 神经节

经许可转载，引自 Pechlaner S, Hussl H, Kerschbaumer F. Atlas of Hand Surgery. 1st ed. ©2000 Thieme

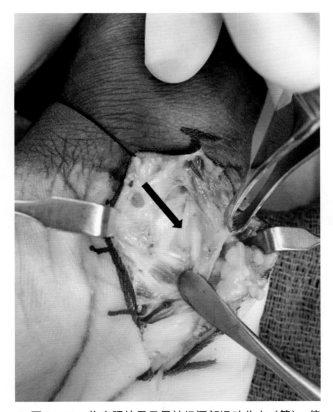

▲ 图 26-10 临床照片显示尺神经深部运动分支（箭），值得注意的是，用 Beasley 钳将尺动脉轻轻抬高，远端向桡侧牵开，同时另一侧加大与钩骨钩的尺侧成角，这很容易显露深层运动分支

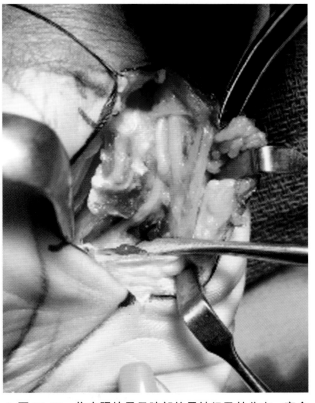

▲ 图 26-11 临床照片显示腕部的尺神经及其分支，完全减压松解，用 Langenbeck 牵开器牵开屈肌腱和正中神经，深层运动分支围绕钩骨钩转向背侧，不受压迫

七、技巧、要点和经验教训

这一手术的关键要点是首先识别腕部近端的尺神经血管束，然后通过小鱼际肌脂肪垫向远端剥离，这可以避免软组织覆盖而更及时容易地识别神经。其次，在试图识别深部运动分支时，避免在尺神经与动脉之间或沿神经血管束的尺侧进行剥离，运动分支可以在豆钩韧带水平可靠识别，因为其在远端和桡侧可见，也可以通过抬高该区域的尺动脉并观察其下方来识别，避免任何不必要的解剖和可能的医源性损伤（图26-8）。最后，笔者建议术后保留缝线10~12天，这使得伤口的最近端可以顺利愈合。

八、难点

已描述的尺神经各种分支变异可能会造成手术解剖过程中的混乱，认识异常解剖变异至关重要。在这些情况下，从近端到远端仔细解剖所有神经血管结构很重要，从而最大限度地减少医源性损伤。此外，还有许多小血管和较大的静脉和尺神经及动脉伴行，尽量减少这些血管的解剖操作，必要时使用双极电凝，以避免血管损伤和减少术后出血。通过沿着尺动脉的掌侧和桡侧（而不是它和尺神经之间）进行解剖，这些血管的破坏最小。

九、挽救和补救措施

腕部尺管减压后最重要的并发症是神经血管结构损伤。鉴于这一点，当怀疑是神经肿瘤或占位性病变时，应使用显微手术器械，以帮助分离神经或其分支，从而避免神经束损伤。如果最后探查发现尺神经撕裂伤，应进行无张力神经外膜缝合修复，以期达到最大限度地恢复。如果在陈旧的神经横断的情况下对腕部尺神经进行减压和潜在修复，由于神经大量的收缩和瘢痕，不太可能进行无张力的神经外膜修复，应确认是否有神经导管或同种异体神经移植物进行修复[26]。对于预期的更大的间隙或含有运动和感觉神经纤维的混合神经缺损，可以采用自体腓肠神经移植修复，但这取决于外科医生的偏好。如果深支（运动分支）被切断，可以切除钩骨钩并进行神经移位手术，这既增加了相对长度，又可以促进早期修复及恢复。

参 考 文 献

[1] Polatsch DB, Melone CP, Jr, Beldner S, Incorvaia A. Ulnar nerve anatomy. Hand Clin. 2007; 23(3):283–289

[2] Schmidt H-M, Lanz U. Surgical Anatomy Of The Hand. Stuttgart; New York: Thieme; 2004:viii, 259 pp

[3] Stopford JS. The variation in distribution of the cutaneous nerves of the hand and digits. J Anat. 1918; 53(Pt 1):14–25

[4] Meals RA, Shaner M. Variations in digital sensory patterns: a study of the ulnar nerve-median nerve palmar communicating branch. J Hand Surg Am. 1983; 8(4):411–414

[5] Ferrari GP, Gilbert A. The superficial anastomosis on the palm of the hand between the ulnar and median nerves. J Hand Surg [Br]. 1991; 16(5):511–514

[6] McCarthy RE, Nalebuff EA. Anomalous volar branch of the dorsal cutaneous ulnar nerve: a case report. J Hand Surg Am. 1980; 5(1):19–20

[7] Brooks DM. Nerve compression by simple ganglia. J Bone Joint Surg Br. 1952; 34–B(3):391–400

[8] Richmond DA. Carpal ganglion with ulnar nerve compression. J Bone Joint Surg Br. 1963; 45:513–515

[9] Dupont C, Cloutier GE, Prevost Y, Dion MA. Ulnar-tunnel syndrome at the wrist. a report of four cases ulnar-nerve compression at the wrist. J Bone Joint Surg Am. 1965; 47:757–761

[10] Seddon HJ. Carpal ganglion as a cause of paralysis of the deep branch of the ulnar nerve. J Bone Joint Surg Br. 1952; 34–B(3):386–390

[11] Kleinert HE, Hayes JE. The ulnar tunnel syndrome. Plast Reconstr Surg. 1971; 47(1):21–24

[12] Howard FM. Ulnar-nerve palsy in wrist fractures. J Bone Joint Surg Am. 1961; 43–A:1197–1201

[13] Nisenfield FG, Neviaser RJ. Fracture of the hook of the hamate: a diagnosis easily missed. J Trauma. 1974; 14(7):612–616

[14] Fahrer M, Millroy PJ. Ulnar compression neuropathy due to an anomalous abductor digiti minimi-clinical and anatomic study. J Hand Surg Am. 1981; 6(3):266–268

[15] Failla JM. The hypothenar adductor muscle: an anomalous intrinsic muscle compressing the ulnar nerve. J Hand Surg Am. 1996; 21(3):366–368

[16] Ogino T, Minami A, Kato H, Takahata S. Ulnar nerve neuropathy at the wrist. Handchir Mikrochir Plast Chir. 1990; 22(6):304–308

[17] Greene MH, Hadied AM. Bipartite hamulus with ulnar tunnel syndrome–case report and literature review. J Hand Surg Am. 1981; 6(6):605–609

[18] Milberg P, Kleinert HE. Giant cell tumor compression of the deep branch of the ulnar nerve. Ann Plast Surg. 1980; 4(5):426–429

[19] Grundberg AB. Ulnar tunnel syndrome. J Hand Surg [Br]. 1984; 9(1):72–74

[20] Vanderpool DW, Chalmers J, Lamb DW, Whiston TB. Peripheral compression lesions of the ulnar nerve. J Bone Joint Surg Br. 1968; 50(4):792–803

[21] Belliappa PP, Burke FD. Excision of the pisiform in piso-triquetral osteoarthritis. J Hand Surg [Br]. 1992; 17(2):133–136

[22] Taylor AR. Ulnar nerve compression at the wrist in rheumatoid arthritis. Report of a case. J Bone Joint Surg Br. 1974; 56(1):142–143

[23] Mondelli M, Mandarini A, Stumpo M. Good recovery after surgery in an extreme case of Guyon's canal syndrome. Surg Neurol. 2000; 53(2):190–192

[24] Uchida Y, Sugioka Y. Electrodiagnosis of Martin-Gruber connection and its clinical importance in peripheral nerve surgery. J Hand Surg Am. 1992; 17(1):54–59

[25] Refaeian M, King JC, Dumitru D, Cuetter AC. Carpal tunnel syndrome and the Riche-Cannieu anastomosis: electrophysiologic findings. Electromyogr Clin Neurophysiol. 2001; 41(6):377–382

[26] Melamed E, Polatsch D. Partial lacerations of peripheral nerves. J Hand Surg Am. 2014; 39(6):1201–1203

第 27 章　内镜下尺神经松解
Endoscopic Ulnar Nerve Decompression

Claudia de Cristo　Ludovico Lucenti　Pedro K. Beredjiklian　著

于亚东　于晓飞　译

摘　要

内镜下肘管松解术是一种微创的治疗方法，可以减轻尺神经通过肘管时的压迫。当保守治疗失败时，该方法可用于减轻尺神经在肘管内的压力。

关键词

肘管松解术，内镜松解，尺神经，肘管综合征，尺神经减压

肘管综合征（cubital tunnel syndrome，CuTS）是肘部尺神经受压的神经病变，估计年发病率为（18～25）/10 万人[1]，是仅次于腕管综合征的第二常见的神经卡压。

尺神经前置术（anterior transposition of the ulnar nerve，ATUN）曾经是公认的自发性 CuTS 的外科手术金标准，然而近些年来简单的减压手术已经越来越多地获得临床支持[2]。术后疗效的差异较小，ATUN 较高的并发症发生率[3] 和成本效益分析[4] 表明，简单减压对于 CuTS 是一种良好的手术方法。

内镜下肘管松解术（endoscopic cubital tunnel release，ECuTR）是一种最新的用于肘部简单的尺神经减压手术，已对使用的各种技术进行了描述[5]。

一、背景

ECuTR 是 1995 年由 Tsai 等首次描述的一种微创方法，它利用内镜通过一个小切口进行可视化操作[6]，与传统方法相比，它可以减少软组织的解剖损伤，瘢痕更小，恢复更快。

二、结果

ECuTR 是微创手术，因此可以允许更快地恢复工作，但大量支持这一假说的研究仍然没有进行。尽管如此，与开放性尺神经减压组相比，接受 ECuTR 的患者并发症较少，满意度较高[7]。

三、目标

ECuTR 手术的目的是对肘管内的压迫结构进行完全松解，减轻尺神经压力。在肘管内，尺神经可能在两个不同的位置受压。

第一个部位在肱骨内上髁后表面的沟（尺神经沟）内，是 Osborne 弓状韧带跨越内上髁和鹰嘴之间的沟形成了一个纤维骨隧道。

第二个部位位于沟的远处约 1cm，此处尺神经走行在尺侧腕屈肌两个头之间和肱骨内侧表面[8]。

四、适应证和禁忌证

（一）适应证

对于肘部尺神经病变的患者，有尺神经分布区感觉异常或麻木病史，体检时的阳性表现，包括肘部尺神经 Tinel 征、肘关节屈曲 – 压迫试验和肌电图诊断，保守治疗无效也是 ECuTR 的适应证。

（二）禁忌证

尺神经不稳定被认为是简单减压手术的禁忌证，因为减压后不稳定的疼痛风险可能需要 ATUN 翻修手术。

事实上，对于有术前证据表明肘管尺神经不稳定的患者或内镜减压后出现尺神经不稳定的患者，应将其转化为开放的皮下或肌下移位。

（三）备选术式

其他主要手术方式基本分为两种。

1. 单纯尺神经减压（有或无内上髁切除术）[9]。

2. 皮下、肌间或肌下尺神经前置手术[10]。

这两种技术在文献中都有详细报道，同样报道了成功率[11]。

五、关键手术步骤

（一）准备 – 计划/特殊设备

患者仰卧，手臂支撑在手桌上，该手术通常是在区域阻滞麻醉下进行的，但可以用内上髁近端大约 8cm 的局部麻醉来补充，术前 30min 静脉注射抗生素，手术期间可以使用气囊止血带。

使用标准关节镜设备，包括 4.0mm 和 2.7mm 关节镜（图 27-1）。在商业上，导针和内镜刀是可用的。其他商业上可用的剥离器也可用于松解隧道。

（二）技术/关键步骤

在内上髁后方直接切开皮肤（图 27-2）及皮下组织，解剖时要注意保留前内侧皮神经的分支，解剖到肘管的顶部，然后沿着切口线切开，识别尺神经，采用解剖闭孔器在神经和其上的 Osborne 筋膜之间创造出间隔，松解所有连接的软组织（图

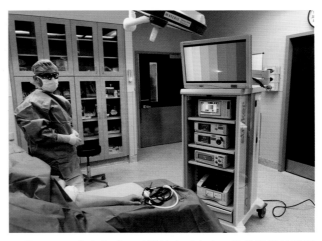

▲ 图 27-1　患者仰卧，手臂放在手桌上，关节镜塔被放置在桌子头部

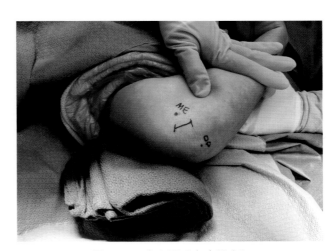

▲ 图 27-2　内上髁后方皮肤小切口
ME. 内上髁；OP. 鹰嘴

27-3）。现在介绍内镜设备（图 27-4），神经可视下，用内镜刀切割上覆筋膜，从内上髁近端向远端分离（图 27-5），在远端尺侧腕屈肌筋膜被切开，一旦神经完全松解，需确保肘关节在全方位屈伸运动时神经没有出现前脱位及不稳定。

（三）风险

适当的肢体准备是必需的，以便需要时可迅速转变为开放手术。

主要风险是前臂内侧皮神经分支损伤和神经松解不彻底，切开筋膜时需确保神经完全可视化，避免医源性神经损伤。最后，肘部应该通过全范围运动检查，以确保神经松解术后不出现不稳定。

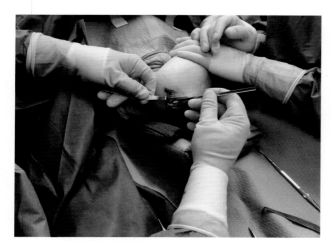

▲ 图 27–3 解剖分离到肘管的顶部并切开，识别神经，使用闭孔器将所有软组织与神经分离

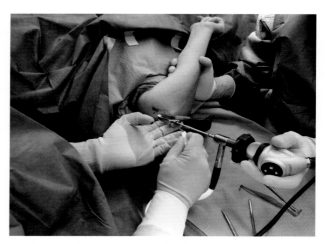

▲ 图 27–5 神经可视下，上覆筋膜用内镜刀切开（白色把手）

从内上髁近端向远端进行切开，远端尺侧腕屈肌筋膜被切开

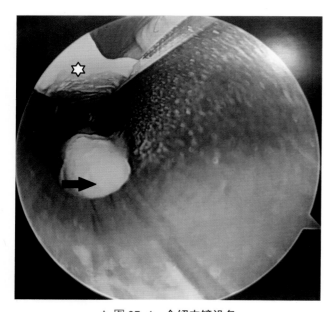

▲ 图 27–4 介绍内镜设备

神经清晰地显示在指示处下（黑箭），并与上覆筋膜分离（白星），它会被刀切开

（四）挽救和补救措施

有时外科医生可能会遇到尺神经不稳定或其他困难，而这些困难是术前没有预测到的，术前应与患者讨论是否需要进行不同的手术，如开放的尺神经减压、皮下或肌下尺神经移位。

（五）技巧和要点

- 切口稍向近端以识别神经。
- 将肘部的侧面放置在凸出的位置上易于解剖。
- 尝试在后侧将 Osborne 筋膜一分为二，以限制神经向前半脱位 / 脱位。
- 如果遇到厚的肌肉腹部（肱骨内上髁的肘肌），不适合行内镜松解术，应该进行开放性减压或转位手术。
- 如果神经在上髁边上有"栖息"（而不是真正的脱位），Osborne 筋膜的前片可以缝在软组织中，以防止神经脱位。

六、术后

（一）术后护理

- 标准的伤口护理。
- 悬吊固定几日，鼓励肘部早期运动。

（二）并发症

- 血肿。
- 无法识别的神经不稳定。
- 神经损伤。
- 症状改善失败。

参考文献

[1] Latinovic R, Gulliford MC, Hughes RA. Incidence of common compressive neuropathies in primary care. J Neurol Neurosurg Psychiatry. 2006; 77(2):263–265

[2] Malay S, Chung KC, Group SUNS, SUN Study Group. The minimal clinically important difference after simple decompression for ulnar neuropathy at the elbow. J Hand Surg Am. 2013; 38(4):652–659

[3] Caliandro P, La Torre G, Padua R, Giannini F, Padua L. Treatment for ulnar neuropathy at the elbow. Cochrane Database Syst Rev. 2012; 7(7):CD006839

[4] Song JW, Chung KC, Prosser LA. Treatment of ulnar neuropathy at the elbow: cost-utility analysis. J Hand Surg Am. 2012; 37(8):1617–1629. e3

[5] Yoshida A, Okutsu I, Hamanaka I. Endoscopic anatomical nerve observation and minimally invasive management of cubital tunnel syndrome. J Hand Surg Eur Vol. 2009; 34(1):115–120

[6] Tsai TM, Chen IC, Majd ME, Lim BH. Cubital tunnel release with endoscopic assistance: results of a new technique. J Hand Surg Am. 1999; 24(1):21–29

[7] Watts AC, Bain GI. Patient-rated outcome of ulnar nerve decompression: a comparison of endoscopic and open in situ decompression. J Hand Surg Am. 2009; 34(8):1492–1498

[8] Siemionow M, Agaoglu G, Hoffmann R. Anatomic characteristics of a fascia and its bands overlying the ulnar nerve in the proximal forearm: a cadaver study. J Hand Surg Eur Vol. 2007; 32(3):302–307

[9] Hahn SB, Choi YR, Kang HJ, Kang ES. Decompression of the ulnar nerve and minimal medial epicondylectomy with a small incision for cubital tunnel syndrome: comparison with anterior subcutaneous transposition of the nerve. J Plast Reconstr Aesthet Surg. 2010; 63(7):1150–1155

[10] Watchmaker G. Ulnar nerve compression. In: Allieu Y, Mackinnon SE, eds. Nerve Compression Syndromes of the Upper Limb. London: Martin Dunitz; 2002:97–115

[11] Macadam SA, Gandhi R, Bezuhly M, Lefaivre KA. Simple decompression versus anterior subcutaneous and submuscular transposition of the ulnar nerve for cubital tunnel syndrome: a meta-analysis. J Hand Surg Am. 2008; 33(8):1314.e1–1314.e12

第 28 章　开放性尺神经减压 / 肘部皮下移位

Open Ulnar Nerve Decompression/Subcutaneous Transposition at the Elbow

Na Cao　David E. Ruchelsman　著

于亚东　于晓飞　译

摘　要

肘部的尺神经压迫是第二常见的压迫性上肢周围神经病变。当症状非手术治疗无效时，手术干预包括原位减压、神经前置减压和内侧上髁切除术。尽管 Meta 分析和随机对照试验试图阐明不同手术入路之间的差异，但最佳的手术技术仍然存在争议。描述了肘部开放性尺神经减压的手术技术。

关键词

尺神经，肘管综合征，原位减压，开放减压，前置转位

一、背景

许多不同的治疗肘部尺神经压迫的方法和手术技术已经被描述。开放性原位尺神经减压术在 20 世纪 20 年代首次被描述[1]。它包括在多个潜在压迫的解剖部位对尺神经进行逐步减压，包括 Struthers 弓、内侧肌间隔、肘管支持带、Osborne 韧带及沿尺侧腕屈肌的浅表和深层筋膜。在某些情况下，还可能需要削弱肥厚突出的肱三头肌内侧头或分离松解肱骨内上髁肘肌。前置转位（皮下和肌下）的目的是防止重复肘关节屈曲引起的动态神经内压迫。转位的支持者强调，除了静态压迫外，动态牵引在症状的病因学中起着重要作用。下文突出显示了减压和转位的优缺点。

二、结果

最近的一项 Meta 分析[2]比较了开放原位减压和皮下或肌下前转位，结果显示两种技术之间的手术结果没有统计学上的显著差异。然而，在所有纳入的研究中有强烈的趋势，皮下或肌肉下转位均有更好的结果，*P* 值接近统计学意义。前置转位可能因为更广泛的显露导致并发症，如瘢痕周围感觉丧失和浅表感染更高的发生率[3]。Staples 等[4]最近证实，由于持续的鹰嘴周围感觉异常，更多的麻醉药物使用，术后 8 周内更多患者报告不适，尺神经转位增加了相关术后并发症的发病率。然而，在这个研究中，大多数术后并发症的差异是短暂的，并在术后 8 周后得到解决。

三、适应证

- 进行性神经系统症状（感觉性或运动性）。
- 持续性肘关节内侧疼痛。
- 有症状的尺神经半脱位和嵌顿。
- 保守治疗无效。
- 术前肌电检测有助于确认诊断，并分级电生理障碍的严重程度。在肌电检测阴性，但病史和检查结果一致的情况下，尺神经减压术是可以接受的。

四、定位与麻醉

患者仰卧位，手臂置于手桌。通常该手术在局部麻醉下进行，术者在内侧上髁近端约 8cm 处补充局部麻醉，以确保内侧臂和前臂皮神经区域内的充分麻醉。术前抗生素静脉输液可根据外科医生的偏好使用。使用无菌止血带，以确保足够的近端入路。采用绷带驱血。可以在肘部和前臂下方放置一个无菌包块，以更好地显示肘内侧。

五、操作技术

（一）开放原位尺神经减压

切口长度因外科医生的偏好而变化，但根据身体习性和软组织顺应性很少超过 4～5cm。切口位于内上髁与髁后沟的中心（图 28-1）。全层皮瓣从内上髁近端臂内侧、屈肌起点和内上髁远端屈肌旋前肌群的筋膜提起。仔细识别臂内侧皮神经（medial brachial cutaneous nerves，MBCN）及前臂内侧皮神经（medial antebrachial cutaneous nerves，MABCN），然后识别 Osborne 韧带并沿切口切开。尺神经通常位于内上髁后部。近端和远端延伸处的松解可以用深度牵开器来实现。在近端，随着远端肌筋膜和尺侧腕屈肌头部被分开，Struthers 弓随即被松解。尺神经完全松解后，应行肘关节全范围活动观察尺神经活动度，并评估不稳、半脱位或嵌顿。Hsu 及其同事[5]证明，在肘

关节活动过程中，前方原位松解比后方原位松解造成了更多的尺神经完全半脱位。

（二）尺神经皮下转位和屈肌旋前肌群 Z 字延长

皮下转位需要比原位减压更大的切口，自内上髁近端 8～10cm 至远端约 5cm。尺神经可在内侧肌间隔后侧近端识别。经常有一个支配内上髁近端皮瓣后侧的臂内侧皮神经分支，并可能穿过内侧肌间隔（图 28-2）。前臂内侧皮神经 3～5 个分支可沿屈肌旋前肌群筋膜识别。每个神经分支都可以用牵开器或血管环来保护。通过切口稍微偏后一点，有时可以在前侧皮瓣中保护前臂内侧皮神经及其分支。

识别内上髁和内侧肌间隔（图 28-3）。尺神经沿内侧肌间隔的后下缘识别。现在可以完成尺神经逆行神经松解，包括大范围松解 Struthers 弓。在远端，神经通过两个尺侧腕屈肌头时分开进入前臂。松解肘管支持带、Osborne 韧带及尺侧腕屈肌肱骨头和尺头之间的浅筋膜。松解尺侧腕屈肌两头之间的天然嵴，两头之间厚厚的深筋膜包裹

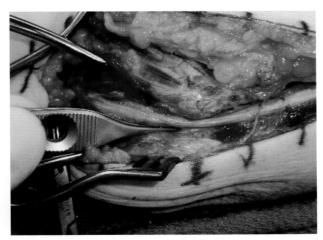

▲ 图 28-2　支配内上髁后侧皮瓣近端的臂内侧皮神经分支被松解和保护

在某些情况下，它可能会穿过内侧肌间隔。远端，肘管支持带、Osborne 韧带和尺侧腕屈肌肱骨头和尺骨头之间的浅筋膜被松解。尺侧腕屈肌两个头之间的嵴被松解，包裹尺神经的尺侧腕屈肌两个头内的深筋膜在内上髁远端几厘米处被松解。上髁后沟（手术钳）可见尺神经压迫和脱髓鞘改变

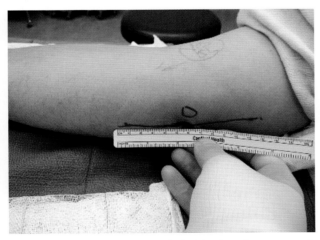

▲ 图 28-1　计划在以内上髁为中心设置一个 8～10cm 内侧切口，以便尺神经松解和转位

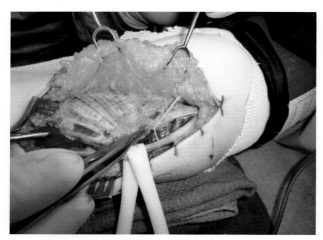

▲ 图 28-3 识别内上髁和内侧肌间隔（手术钳），尺神经沿内侧肌间隔的后下缘识别

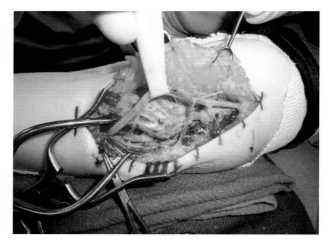

▲ 图 28-4 尺神经的 360° 神经松解术现在已经完成

引流管可以帮助尺神经从其原生床上牵出。运动支的神经松解有助于实现无张力的前置转位

尺神经，于内上髁远端几厘米处松解。这一水平上保留尺神经的前后运动分支是至关重要的。

遵循如前所述的"顶面"神经松解，完全切除几厘米的内侧肌间隔。向前提起附着在屈肌旋前肌筋膜上的软组织，神经转位时可去除潜在的神经扭曲。仔细止血，保护沿隔膜后下缘后侧静脉丛。尺神经的 360° 神经松解术现在已经完成。引流管可以帮助尺神经从其原生床上牵出（图 28-4）。尺神经的纵向外部血供通常可维持到内上髁水平。运动支的神经松解有助于实现无张力的前置转位。

神经的前部位置可以通过将深层皮下组织缝合到内上髁组织上形成一个隧道，或从旋前屈肌筋膜制作一个宽大的筋膜吊带来保持。予以分层闭合。采用无菌软敷料和长臂夹板固定（取决于外科医生的偏好）。

（三）关键步骤：优点、缺点和经验教训

- 前侧皮瓣的前臂内侧皮神经和臂内侧皮神经分支的神经松解有利于转位显露期间前侧皮瓣的活动。
- 在转位手术中，显露尺神经之前，皮支被松解并在全层皮瓣内拉起，皮瓣可以进一步安全地从内侧肌间隔的前面抬高。
- 寻找穿过或穿透内侧肌间隔近端至内上髁的臂内侧皮神经分支。

- 在转位时，应保留沿内侧肌间隔后下缘的静脉丛或仔细烧灼。
- 尺侧腕屈肌两头内深筋膜的广泛松解可减少减压术远端尺神经嵌顿的可能。
- 运动分支的神经松解有助于实现无张力的前置转位。

六、术后康复

通常保持肘关节中度屈曲，前臂和手腕中立位固定 7～10 天。开始早期运动和神经滑动锻炼，术后根据舒适性去除夹板。术后 6 周开始逐步强化。术后 3 个月左右达成活动完全不受限制。

七、并发症

- 前臂内侧皮神经的神经瘤形成是肘部尺神经减压术后相对常见的并发症。Sarris 等 [6] 报道，多达 40% 肘部尺神经松解术后持续疼痛的患者在翻修术中发现前臂内侧皮神经瘤。初始治疗通常从非手术技术开始，如全身或局部消炎药、按摩、神经刺激和脱敏疗法。然而，如果疼痛持续时间超过 6 个月，则可以进行手术探查，以及神经切除、移位和包埋肌肉、修复或重建。
- 尺神经应在术中评估不稳定性，并可以通过前置转位来解决。
- 尺侧副韧带（ulnar collateral ligament，UCL）受伤。

八、肘部尺神经减压失败

尺神经减压术后一般预后良好。在一项调查了 25 977 例患者医疗保险数据的研究中，尺神经松解失败[7]，需要翻修手术的发生率为 1.4%。原位减压后的翻修率为 3.2%～19%[8, 9]。前置转位后翻修手术的发生率还没有具体报道，但在一系列已发表的尺神经松解失败中，皮下转位占失败的 60%～80%[10-14]。

肘部尺神经松解术的失败可归因于各种术前、术中及术后因素[15]。术前因素始于不准确的临床诊断和对近端部位（如颈神经根或臂丛神经）或远端部位（如 Guyon 管）的评估不全。据一项横断面研究报道，约 69% 有尺神经症状的患者同时伴有正中神经症状[16]。根据临床和电生理标准，

当神经严重受压时，必须控制患者对预期结果的期望。术中因素包括松解不充分、尺神经不稳定，以及前臂内侧皮神经、尺侧副韧带、尺侧神经运动支损伤。术后手术失败的原因包括神经周围瘢痕形成和肘关节僵硬。神经周围瘢痕可能是由松解不足或转位后神经放置不良造成的。肌肉内转位可能会使尺神经在肘关节活动时受到重复牵引，从而导致神经周围纤维化[11, 17]。

翻修手术的危险因素包括肘关节骨折 / 脱位病史、年龄小于 50 岁、肥胖、吸烟、高脂血症、糖尿病、慢性肝病、慢性贫血和高凝状态[7-9]。许多回顾性研究表明，翻修手术已经产生了令人满意的结果，特别是在年轻患者和那些 McGowan 初始分级较低的患者中[12, 13, 17]。然而，接受翻修手术的患者往往出现症状不完全缓解[18]，术后 McGowan 分级发生改变。可能导致患者不良预后的因素包括失神经支配的肌电图表现、更高的 McGowan 分级和较高的年龄[12, 13, 17]。

参考文献

[1] Sargent P, Buzzard E. Some varieties of traumatic and toxic ulnar neuritis. Brain. 1922; 45(1):133

[2] Macadam SA, Gandhi R, Bezuhly M, Lefaivre KA. Simple decompression versus anterior subcutaneous and submuscular transposition of the ulnar nerve for cubital tunnel syndrome: a meta-analysis. J Hand Surg Am. 2008; 33(8):1314.e1–1314.e12

[3] Bartels RH, Verhagen WI, van der Wilt GJ, Meulstee J, van Rossum LG, Grotenhuis JA. Prospective randomized controlled study comparing simple decompression versus anterior subcutaneous transposition for idiopathic neuropathy of the ulnar nerve at the elbow: Part 1. Neurosurgery. 2005; 56(3):522–530, discussion 522–530

[4] Staples R, London DA, Dardas AZ, Goldfarb CA, Calfee RP. Comparative morbidity of cubital tunnel surgeries: a prospective cohort study. J Hand Surg Am. 2018; 43(3):207–213

[5] Hsu PA, Hsu AR, Sutter EG, et al. Effect of anterior versus posterior in situ decompression on ulnar nerve subluxation. Am J Orthop. 2013; 42(6):262–266

[6] Sarris I, Göbel F, Gainer M, Vardakas DG, Vogt MT, Sotereanos DG. Medial brachial and antebrachial cutaneous nerve injuries: effect on outcome in revision cubital tunnel surgery. J Reconstr Microsurg. 2002; 18(8):665–670

[7] Camp CL, Ryan CB, Degen RM, Dines JS, Altchek DW, Werner BC. Risk factors for revision surgery following isolated ulnar nerve release at the cubital tunnel: a study of 25,977 cases. J Shoulder Elbow Surg. 2017; 26(4):710–715

[8] Krogue JD, Aleem AW, Osei DA, Goldfarb CA, Calfee RP. Predictors of surgical revision after in situ decompression of the ulnar nerve. J Shoulder Elbow Surg. 2015; 24(4):634–639

[9] Gaspar MP, Kane PM, Putthiwara D, Jacoby SM, Osterman AL. Predicting revision following in situ ulnar nerve decompression for patients with idiopathic cubital tunnel syndrome. J Hand Surg Am. 2016; 41(3):427–435

[10] Vogel RB, Nossaman BC, Rayan GM. Revision anterior submuscular transposition of the ulnar nerve for failed subcutaneous transposition. Br J Plast Surg. 2004; 57(4):311–316

[11] Broudy AS, Leffert RD, Smith RJ. Technical problems with ulnar nerve transposition at the elbow: findings and results of reoperation. J Hand Surg Am. 1978; 3(1):85–89

[12] Gabel GT, Amadio PC. Reoperation for failed decompression of the ulnar nerve in the region of the elbow. J Bone Joint Surg Am. 1990; 72(2):213–219

[13] Caputo AE, Watson HK. Subcutaneous anterior transposition of the ulnar nerve for failed decompression of cubital tunnel syndrome. J Hand Surg Am. 2000; 25(3):544–551

[14] Mowlavi A, Andrews K, Lille S, Verhulst S, Zook EG, Milner S. The management of cubital tunnel syndrome: a meta-analysis of clinical studies. Plast Reconstr Surg. 2000; 106(2):327–334

[15] Ruchelsman DE, Lee SK, Posner MA. Failed surgery for ulnar nerve compression at the elbow. Hand Clin. 2007; 23(3):359–371, vi–vii

[16] An TW, Evanoff BA, Boyer MI, Osei DA. The prevalence of cubital tunnel syndrome: a cross-sectional study in a U.S. Metropolitan Cohort. J Bone Joint Surg Am. 2017; 99(5):408–416

[17] Rogers MR, Bergfield TG, Aulicino PL. The failed ulnar nerve transposition: etiology and treatment. Clin Orthop Relat Res. 1991(269):193–200

[18] Aleem AW, Krogue JD, Calfee RP. Outcomes of revision surgery for cubital tunnel syndrome. J Hand Surg Am. 2014; 39(11):2141–2149

第 29 章 肌下尺神经转位
Submuscular Ulnar Nerve Transposition

Marc J. Richard Patrick A. Holt 著

于亚东 于晓飞 译

摘 要

肘部的尺神经压迫通常会产生一些症状，包括环指和小指麻木，以及潜在的手无力和握力丧失。虽然症状轻微的患者可以进行非手术治疗，但那些症状严重或进展性的患者通常需要手术干预。对于肘管综合征患者有许多治疗方案，包括尺神经减压伴或不伴神经转位。本章描述了尺神经减压和肌下神经转位。

关键词

尺神经，减压，神经松解，转位，肌下，肘管，肘部神经压迫

一、主要原则

在所有潜在的压迫部位完全松解尺神经至关重要，包括充分松解以下部位。

- Struthers 弓。
- Osborne 韧带。
- 内侧肌间隔。
- 覆盖尺侧腕屈肌的浅筋膜和深筋膜。

其他更罕见的压迫点包括囊肿或肱骨内上髁的肘肌[1]，必须被识别并仔细处理。在充分减压后，如果尺神经不稳定，并在内上髁上发生半脱位，则进行前置转位术。应密切注意，确保在转位后，神经可以自由平稳地滑动，转位本身不产生一个额外的压迫点。数种技术的神经放置和固定转位已经被描述。根据临床情况和外科医生的偏好，尺神经可位于浅表、肌肉内或肌下。本章的其余部分将回顾肌肉内和肌肉下转位的选择，这是缓解症状的可靠手术技术[2]。

二、预期

尺神经减压伴肌下神经转位可松解尺神经和神经移位，以防止内上髁上疼痛和有症状的神经半脱位。肘部尺神经受压的持续时间和严重程度可影响尺神经恢复的时间进程。通常，这种手术耐受性良好，可稳定和减压神经，使功能恢复症状缓解。

三、临床表现和适应证

此手术适用于临床上明确的肘部尺神经压迫患者。大多数外科医生为严重的压迫性神经病变或翻修病例保留肌下转位。尺神经受压的临床表现是可变的，但通常包括手尺神经分布的感觉减弱，包括小指和环指尺侧半。对肘部尺侧神经的压迫也会使支配手尺侧背侧皮肤的背侧皮肤分支的分布感觉减弱。其他与肘部尺神经压迫相一致的体检体征可能包括肘部 Tinel 征阳性、屈曲压迫试验阳性、内上髁神经的机械性摩擦、Froment 征

阳性、Wartenberg 征阳性等。

非手术治疗可以尝试，包括夜间夹板，肘部相对伸展，以减轻神经的压力 [3]。在诊断不明确的情况下，电生理学的检查是很有必要的，以区分肘管综合征与其他病症。

四、禁忌证和特殊注意事项

重要的是要排除其他可能类似肘管综合征症状的情况，包括以下情况。

- 神经根性颈椎病。
- 周围神经病。
- 尺管综合征。
- 腕管综合征。
- 胸廓出口综合征。

仔细的体格检查、电生理诊断和适当的影像学检查可以帮助外科医生排除其他潜在的病症。此外，如果患者出现肘部尺神经受压，但属无症状的神经不稳，尺神经原位减压而非转位可能是合适的手术。

五、特殊说明、体位和麻醉

- 这是一个典型的择期手术，患者可以计划在术后术区恢复后出院。
- 仰卧位。
- 手桌。
- 小心使用上臂止血带，以避免干扰手术区域。根据患者的体质，如果有任何问题，可首选无菌止血带。
- 臂丛神经阻滞通常用于避免全身麻醉相关不良反应。

六、技巧、要点和经验教训

- 应注意识别和保护前臂内侧皮神经，因为这些分支的损伤可能会导致疼痛的神经瘤。
- 尺神经最容易在肘部的近端被识别出来。由于在肘部近端没有主要的分支，所以在这个区域进行解剖也是最安全的。内侧肌间隔沿肱骨纵向穿过前后腔室之间。尺神经刚好位

于内侧肌间隔的后方。

- 在神经周围使用血管环或引流管可以使神经在减压时操作柔和。
- 尺侧上副动脉伴尺神经近端到达内上髁。它是尺神经的主要的外部滋养，应予以保留。
- 尺神经有到尺侧腕屈肌的运动分支，应该保留下来。
- 尺侧腕屈肌筋膜通常同时有浅层和深层，两者都必须被松解，以充分减压尺神经。此外，只应切开浅表筋膜，并将神经以肌肉内的方式放置在尺侧腕屈肌肌腹内。
- 神经转位后，应对肘关节进行完整的屈伸评估，以检查神经的稳定性。

七、难点

- 在手术部位的初始准备时，必须小心将止血带尽量放置在肢体近端，避免止血带干扰手术。
- 在切除肌间隔时，必须注意不要偏离肌间隔太远，因为有几条大的静脉很容易受伤，会使术野复杂化。此外，正中神经通道位于切口近极内侧肌间隔的前方，存在隐蔽切割的风险。
- 到尺侧腕屈肌的运动支有时相当于一个系带，以防止尺神经固有的前转位。如果运动分支在进入尺侧腕屈肌时远端被解剖，这种额外的解剖通常可以提供足够的长度，使尺神经被充分移位。

八、关键手术步骤

手术过程分为三个部分，即入路、松解和转位。

（一）入路

最初的切口包括以内上髁的正后方为中心，并于近端和远端向前弯曲。使用 15 号刀片，直到在内上髁近端可见皮下脂肪。放置 Gelpi 牵开器，使用肌腱切开剪解剖皮下脂肪，直至看到筋膜。采用双极烧灼可实现止血。在远端进行解

剖，注意保护位于筋膜水平的前臂内侧皮神经分支。

（二）松解

在仔细分离并显露尺神经后，进行神经减压。通常很容易触诊定位尺神经。神经多见于内上髁近端和肌间隔后侧。使用 Adson 钳和肌腱切开剪，保持在神经外平面沿神经近端松解。沿着神经近端显露 Struthers 弓，放置一个牵开器，助手可以提起上面的软组织包膜。减压钳放置在 Struthers 弓深面，轻轻下压神经，结合钝性手指分离和肌腱切开剪，松解筋膜。随着神经近端的松解，注意力转向肘管和远端。在极少数情况下，异常的肱骨内上髁肘肌被显露并可切除。放置引流管或血管环，以便软组织解剖时轻柔地操作尺神经。Osborne 韧带在肘部被松解，在远端显露神经。遇到尺侧腕屈肌的运动支，则游离到尺侧腕屈肌。这将有助于尺神经的前置转位。随着尺神经进入尺侧腕屈肌，松解两头之间的神经。浅筋膜和深筋膜均松解。内侧肌间隔于内上髁的近端显露。注意不要损伤肌间隔旁的静脉，在近端找到内侧肌间隔并切除。

（三）转位

手术的最后部分涉及尺神经的肌下转位。在试图转位神经之前，要注意确保神经被充分松解。牵开器用于牵开屈肌旋前肌上的软组织，结合钝性和尖锐分离用于清除屈肌旋前肌群上的软组织。在屈肌 – 旋前肌群起点远端约 1cm 处做一个 Z 字切口。这是在肌腱起始部分进行的，轻微延伸以修复神经避免压迫。将屈肌旋前肌群在指浅屈肌的远端抬高。这是一个有松散的网状组织的自然平面。正中神经和肱动脉在这里，必须小心避免损伤。在此剥离过程中，也必须保护尺侧副韧带。尺神经被移位到图 29–1 中位置。仔细评估尺神经上方的屈肌群，使用 3–0 不可吸收缝线 8 字缝合。Z 字允许轻微延伸，使神经不受压迫。对肘关节进行完全屈伸的活动，以确保尺神经不被卡住，在无张力情况下平稳滑动。另一种选择是将尺神经置于

肌内平面。对于这种改变，可以识别出屈肌 – 旋前肌群，并设计了一个 Z 字肌筋膜切口（图 29–2）。前侧皮瓣从尺侧抬高至桡侧，直至见到肱肌的垂直纤维（图 29–3）。远端皮瓣由桡侧牵至尺侧。下方屈肌组织从近端到远端松解以保持神经支配。T型垂直肌间隔被大幅切除。在屈肌旋前肌群最后方的尺侧副韧带被保留。

将止血带放气，用双极烧灼法进行止血。手术部位用生理盐水冲洗。皮下组织用 3–0 可吸收缝线闭合，皮肤用 4–0 可吸收缝线连续缝合或 4–0尼龙缝线间断缝合。如果有血肿形成，应放置引流管。肘关节屈曲 60° 固定 2 周。手腕固定在术后夹板中，以避免屈肌旋前肌群张力恢复。在 2 周

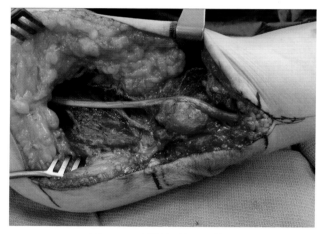

▲ 图 29–1　尺神经的肌下前转位

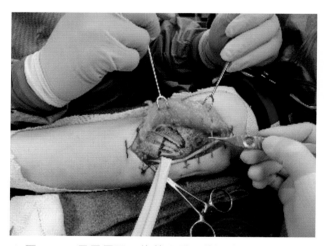

▲ 图 29–2　显露屈肌 – 旋前肌群，并设计了一个 Z 字肌筋膜切口

前侧皮瓣由尺侧牵至桡侧，远端皮瓣由桡侧牵至尺侧

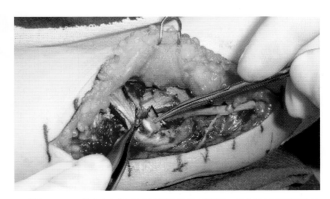

▲ 图 29–3　前侧皮瓣从尺侧抬高至桡侧，直到可见肱肌的垂直纤维

神经被转位到肌下平面，应该近似于一个纵向路线，没有近端或远端扭绞，并与正中神经的预估走形平行

时，拆除缝线，并开始肘关节的渐进性活动，目标是在术后 6 周前完全伸展。

（四）并发症

- 前臂内侧皮神经损伤伴神经瘤形成可使患者痛苦不堪，也是患者再次手术的常见原因。
- 尺侧副韧带损伤。

参考文献

[1] Eberlin KR, Marjoua Y, Jupiter JB. Compressive neuropathy of the ulnar nerve: a perspective on history and current controversies. J Hand Surg Am. 2017; 42(6):464–469

[2] Zimmerman RM, Jupiter JB, González del Pino J. Minimum 6–year follow-up after ulnar nerve decompression and submuscular transposition for primary entrapment. J Hand Surg Am. 2013; 38(12):2398–2404

[3] Shah CM, Calfee RP, Gelberman RH, Goldfarb CA. Outcomes of rigid night splinting and activity modification in the treatment of cubital tunnel syndrome. J Hand Surg Am. 2013; 38(6):1125–1130.e1

第 30 章　慢性腕部疼痛的部分腕去神经支配治疗
Partial Wrist Denervation For Chronic Wrist Pain

Mikhail Zusmanovich　Michael Aversano　Nader Paksima　Michael E. Rettig　著
于亚东　于晓飞　译

摘　要

慢性腕部疼痛的诊断和治疗具有挑战性。传统的治疗重点是消除慢性疼痛的来源。部分腕去神经支配术是另一种外科手术方法。骨间后神经及骨间前神经的神经切除术可以减轻慢性腕部疼痛，而不影响腕部的解剖和功能。

关键词

慢性腕部疼痛，腕去神经支配术，骨间前神经，骨间后神经

手腕疼痛仍然是诊断和治疗方面的一个挑战。复杂的腕骨运动，加上解剖上的复杂和多种损伤模式，往往难以评估和治疗患者，以减少残疾，功能丧失或消除疼痛。

慢性腕部疼痛可由多种疾病引起，包括舟月骨进行性塌陷（scapholunate advanced collapse，SLAC）、舟骨不连晚期塌陷（scaphoid nonunion advanced collapse，SNAC）、舟骨大小多角骨关节炎、Kienbock 病、桡骨远端骨折后的创伤后关节炎，以及炎症性关节病，如类风湿关节炎[1]。对这些情况的传统手术治疗主要集中在消除疼痛的来源，无论是通过切除、关节成形术还是关节融合术。这些治疗方法都取得了不同的成功[2-4]，因为这些手术过程改变了腕关节的解剖结构和生物力学，这可能损害最终的恢复。

腕去神经支配不会改变腕骨的大体解剖结构或运动学，最初是由 Wilhelm 于 1965 年提出[5]，去神经支配术已作为挽救性手术的替代方法，并与各种病因的慢性腕部疼痛患者的良好预后相关。

完全的腕去神经支配术包括桡神经和尺神经的分支和骨间前后神经，而部分腕去神经支配术则涉及骨间前神经和骨间后神经（图 30-1）。

一、主要原则

腕去神经支配术治疗是不愿或无法重建手术患者的一种选择，可能有更高的发病率和不确定的腕部疼痛缓解。此外，腕去神经支配术在去除腕感觉神经分支并保持运动功能的同时维持了腕的解剖和腕生物力学。

二、预期

部分腕去神经支配术后，疼痛不能完全缓解仍然是可能的，应告知患者。在腕去神经支配术后，有时会有轻微的疼痛减轻或疼痛增加。然而，如果腕去神经支配术不成功，则一项更传统的腕部挽救手术仍可以完成，以努力缓解手腕疼痛。术前诊断性麻醉注射可以给出一个大致近似的去神经支配术，患者可能多少有疼痛缓解。

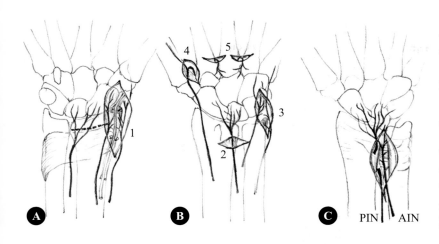

◄ 图 30-1　A 和 B. 腕掌（A）和（B）背侧 5 个切口的腕去神经支配术。在肱桡肌和桡侧腕屈肌之间的桡骨茎突上做切口 1，显露骨间前神经（AIN）和桡神经浅支。在 Lister 结节上做切口 2，显露骨间后神经（PIN）。切口 3 位于尺骨头的尺骨缘之上，显露尺骨神经的背侧支。切口 4 位于第一骨间隙的基底背部，显露示指指背神经返支。切口 5 位于示中骨间隙的基底部，显露返支；C. 通过进行有限 / 部分的腕部去神经支配，骨间前神经可以通过骨间膜从背侧切除

经许可转载，引自 David J. Slutsky and Joseph F. Slade. The Scaphoid, 1st ed. © 2020Thieme

腕去神经支配术已经从 20 世纪 60 年代提供的广泛或完全的腕去神经支配术发展到一种更为保守和极简的方法。结果似乎与 65%～75% 的患者体验到良好或极好的疼痛缓解一致[6-11]。尽管只有 45%～50% 的患者经历了完全的疼痛缓解，但大多数患者经历了一定程度的疼痛缓解，可改善手腕功能和提高参与日常生活的能力。多达 73% 的患者能够恢复工作岗位[11]。只有 8%～10% 的患者术后疼痛增加，然后被建议进行更广泛的重建手术[9]。结论数据是基于由 1～2 个外科医生在单一机构完成的研究。目前还没有发表过的前瞻性或随机研究；因此，研究结果可能取决于外科医生的个人技能和经验。

长期的并发症是罕见的。一些患者描述了感觉异常和感觉障碍，但他们通常是短暂的，通常术后不会持续超过 6 个月。尚未见报道显示腕去神经支配术会导致神经性关节病。

三、适应证

腕关节病和随后的慢性疼痛可由缺血性坏死引起，如 Keinbock 病、炎性关节病，也可能是桡骨远端创伤、腕骨损伤，或外在内在腕关节韧带的损伤，可导致舟月骨进行性塌陷或舟骨不连晚期塌陷。当症状严重时，它们可导致手腕和上肢功能的严重丧失，并降低患者进行日常生活活动和工作的能力。

腕去神经支配术通常适用于骨骼成熟伴有严重慢性疼痛、保守治疗无效且至少有一定腕部活动功能的患者[1, 12]。

四、禁忌证

在有严重的活动范围缺陷和手腕畸形的情况下，关节置换术和（或）切除可能更适合于长期缓解疼痛和恢复腕关节功能。腕去神经支配术的绝对禁忌证包括活动性感染和可以通过非手术方式治疗的病情。患者特有的问题，如依从性差、不切实际的期望，或患者渴望一个更明确的手术方式也必须得到解决。

五、解剖

腕关节和腕关节的感觉神经支配是复杂而多变的。Hilton 最初在 19 世纪描述，神经供给伴行的肌肉作用于特定关节，也支配特定关节[13]。这仍然是正确的，而且多个小的周围神经几乎支配着每一个腕关节，这些小神经很难识别，并且在手术中难以直接靶向缓解局部疼痛。因此，位于运动神经支配远端的骨间前神经和骨间后神经是去神经支配的共同目标。

（一）骨间前神经

骨间前神经位于正中神经外上髁远端 5～8cm 处。它最初通过旋前方肌（pronator quadratus, PQ）的两个头之间，然后沿着掌面及拇长屈肌运行，并沿着骨间膜到达旋前方肌，这是由骨间前神经运动纤维支配的末端肌肉。靠近腕关节，骨间前

神经深面进入旋前方肌，支配桡骨、尺骨和腕骨的骨膜，并向腕关节囊发出一分支[14]。与旋前方肌的关系是极其重要的，因为去除感觉神经的过程中有去除运动神经的可能。

旋前方肌上骨间前神经的远端分支点平均距桡骨茎突 5.5cm，距舟骨关节面 4.8cm，距尺骨茎突 4.2cm[15]。在远端，通常有两个或三个分支支配旋前方肌。最远端分支集中在桡骨远端关节缘 2.4cm[16]。在腕去神经支配术过程中，这种关系对维持旋前方肌的运动功能至关重要。

（二）骨间后神经

骨间后神经起源于肱桡关节线，最初穿过桡骨头的 Frosche 腱弓，然后潜入旋后肌下。它绕着桡骨颈部绕到臂后侧间室，直至到达前臂的后侧间室。在那里肌支送到拇长展肌、拇短伸肌（extensor pollicis brevis，EPB）、拇长伸肌和指伸肌，最后将末端分支发送到腕关节和骨膜支到骨间膜、桡骨和尺骨[14]。

在前臂和腕部的远端，骨间后神经比骨间前神经小得多，通常与第四间室底部的骨间后动脉一起向背侧走行。Grechenig 评估了骨间后神经与桡骨茎突近端 6cm、8cm 和 10cm 3 个点的关系，发现骨间后神经分别距离桡骨尺侧缘 3.4mm、5.8mm 和 3.75mm[14]。在桡腕关节的远端，骨间后神经分为三个或四个分支，供应掌骨间关节和第二、第三和第四腕掌关节[17]。

六、术前诊断检测

慢性腕痛患者首先要进行彻底的评估，以确定腕痛的确切病因。完整的体格检查需要确定疼痛的原因是远端及桡腕关节病症相关，而不是靠近端的正中神经或桡神经的压迫性神经病变。

（一）影像学检查

影像学检查以确定关节炎或塌陷的程度在手术计划中是必要的。建议使用手部和腕部 X 线。MRI 和 CT 可以提供一个正常的患者辅助，以显示病症。

（二）注射

术前诊断性注射在一定程度上有助于确定骨间前神经和骨间后神经远端分支的去神经支配术是否能缓解患者疼痛，并可以在任何手术治疗之前完成[1]。虽然注射后的疼痛缓解作为去神经支配术的指征存在争议[7, 11]，但大多数人一致认为注射提供了良好的阴性预测价值。

关于腕部注射，已经报道了几种方法[18, 19]。Storey 等推荐 5 个注射部位去除正中神经掌皮支、桡神经关节支、尺神经背侧皮神经、骨间后神经和骨间前神经[19]。目前，许多外科医生去神经支配术只关注骨间前神经和骨间后神经，因此就适应证而言，单独注射这两个神经后相关结果更确定。

在一项尸体研究中，Grutter 等评估了注射骨间前神经和骨间后神经的方法，发现基于解剖标志，这两种神经都可以达到 100% 的准确性[18]。他们建议使用 25 号针，从背侧推进到掌侧，从距 Lister 结节尺侧 1cm、近端 3cm 进入。向前推进针头，直到在骨间膜水平遇到轻微阻力。稍微拔针，注射麻醉药阻断骨间后神经。应将针头穿过骨间膜，此时会感觉到突破感，并注射剩余的麻醉药以阻断骨间前神经。

超声引导

许多医生也依赖超声作为辅助手段以使骨间膜可视化，并辅助背侧和掌侧腔室注射的准确性。

传闻这提高了手术的准确性和患者的满意度。据笔者所知，没有文献对比超声和解剖标志的准确性。

七、手术方法

如果注射骨间后神经和骨间前神经使患者缓解疼痛，应考虑腕去神经支配术。自 1965 年 Wilhelm 首次发表以来，许多学者报道了多种手术和相关结果，涉及多个切口和超过 8 个关节神经分支的去神经支配术[5]。然而，由于这种手术并发症的发病率较低，许多外科医生描述了切除骨间前后神经的微创显露，得到术后良好效果。

（一）背侧入路

Berger 报道了一种单切口背侧入路，该方法提供了一种使骨间前神经和骨间后神经同时去除的方法[20]（图 30-2）。在桡骨和尺骨中央做一个 3～4cm 切口，并于尺骨头近端约一指宽处向近端延伸。识别指总伸肌和示指固有伸肌的肌腱连接。轻轻分离肌腱，露出骨间膜。

在骨间膜背侧表面可见骨间后神经，切除 2cm 神经段。在骨间膜上做一个纵向切口。

显露旋前方肌的背侧面。到腕关节囊的骨间前神经分支位于旋前方肌背侧 1mm 内，将其切

除以去除感觉神经支配，但维持旋前方肌的运动功能。

（二）掌侧 Henry 入路

在桡侧腕屈肌的桡骨边缘做一个切口，直到腕部近端。切开桡侧腕屈肌腱鞘，桡侧腕屈肌拉向尺侧，随后切开背侧肌腱鞘。在背侧鞘的下面是拇长屈肌，应拉向尺侧。显露旋前方肌，识别并切除远端关节支神经纤维。在骨间膜上做一个纵向切口。理想的切口区位于桡骨茎突近端 8cm，旋前方肌近端边缘近端 1cm。该区域将动脉损伤和 PQ 去除运动神经支配的风险降至最低[14]。随后，骨间后神经可以显露并切除。

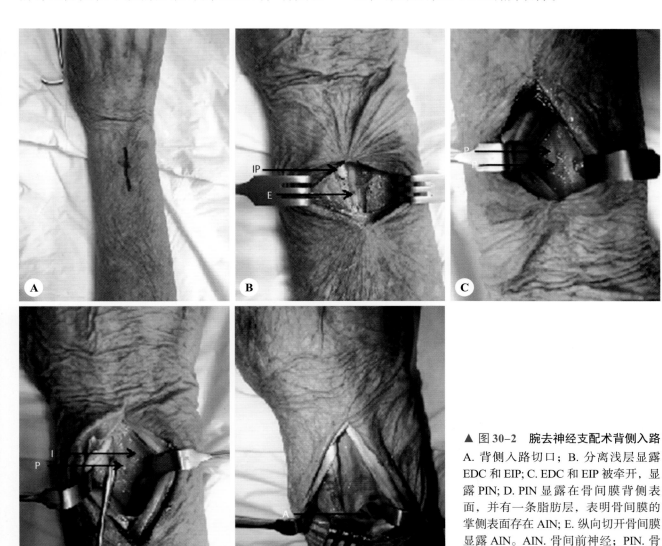

▲ 图 30-2　腕去神经支配术背侧入路
A. 背侧入路切口；B. 分离浅层显露 EDC 和 EIP；C. EDC 和 EIP 被牵开，显露 PIN；D. PIN 显露在骨间膜背侧表面，并有一条脂肪层，表明骨间膜的掌侧表面存在 AIN；E. 纵向切开骨间膜显露 AIN。AIN. 骨间前神经；PIN. 骨间后神经；EDC. 指伸肌；EIP. 示指固有伸肌

（三）掌尺侧入路

该入路采用尺动脉和神经与指浅屈肌腱之间的平面（图30-3）。切口始于腕横纹，与尺骨平行。显露尺动脉与指浅屈肌腱之间的间隙，肌腱分别拉向尺侧和桡侧。随后可以显露旋前方肌，并切除骨间前神经的末端支。旋前肌可向桡侧牵拉，在尺动脉桡侧5mm处沿脂肪包裹的骨间后神经做纵向小切口，可以看见骨间膜背侧面。可以

切除一段骨间后神经。

八、难点

多变的预后和手术干预后仍存在持续症状是腕去神经支配术最令人烦恼的问题。可能发生前后骨间动脉横断，并局部出血影响术野。在神经横断时应小心止血。

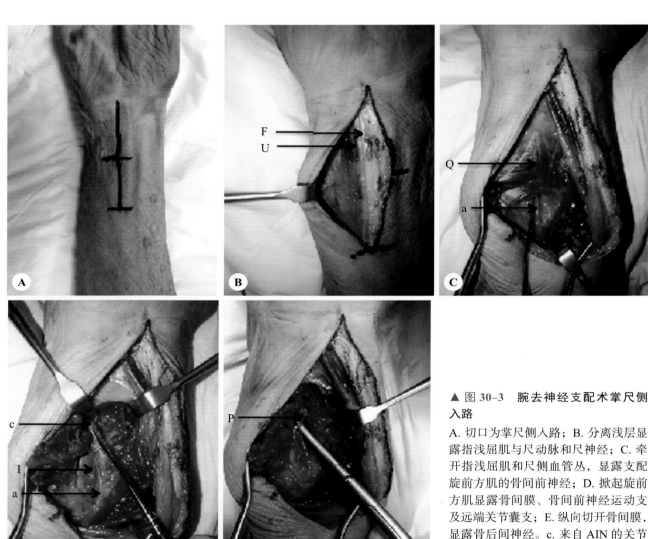

▲ 图30-3　腕去神经支配术掌尺侧入路

A. 切口为掌尺侧入路；B. 分离浅层显露指浅屈肌与尺动脉和尺神经；C. 牵开指浅屈肌和尺侧血管丛，显露支配旋前方肌的骨间前神经；D. 掀起旋前方肌显露骨间膜、骨间前神经运动支及远端关节囊支；E. 纵向切开骨间膜，显露骨间后神经。c. 来自 AIN 的关节囊膜分支；F. 屈肌腱；U. 尺动脉；Q. 旋前方肌

参 考 文 献

[1] Kadiyala RK, Lombardi JM. Denervation of the wrist joint for the management of chronic pain. J Am Acad Orthop Surg. 2017; 25(6):439–447

[2] Laulan J, Bacle G, de Bodman C, et al. The arthritic wrist. II—The degenerative wrist: indications for different surgical treatments. Orthop Traumatol Surg Res. 2011; 97(4) Suppl:S37–S41

[3] Chedal-Bornu B, Corcella D, Forli A, Moutet F, Bouyer M. Long-term outcomes of proximal row carpectomy: a series of 62 cases. Hand Surg Rehabil. 2017;36(5):355–362

[4] Dacho A, Grundel J, Holle G, Germann G, Sauerbier M. Long-term results of midcarpal arthrodesis in the treatment of scaphoid nonunion advanced collapse (SNAC-Wrist) and scapholunate advanced collapse (SLAC-Wrist). Ann Plast Surg. 2006; 56(2):139–144

[5] Wilhelm A. Denervation of the wrist. Hefte Unfallheilkd. 1965; 81:109–114

[6] Grechenig W, Mähring M, Clement HG. Denervation of the radiocarpal joint: a follow-up study in 22 patients. J Bone Joint Surg Br. 1998; 80(3):504–507

[7] Hofmeister EP, Moran SL, Shin AY. Anterior and posterior interosseous neurectomy for the treatment of chronic dynamic instability of the wrist. Hand (N Y). 2006; 1(2):63–70

[8] Ishida O, Tsai TM, Atasoy E. Long-term results of denervation of the wrist joint for chronic wrist pain. J Hand Surg [Br]. 1993; 18(1):76–80

[9] Schweizer A, von Känel O, Kammer E, Meuli-Simmen C. Long-term follow-up evaluation of denervation of the wrist. J Hand Surg Am. 2006; 31(4):559–564

[10] Simon E, Zemirline A, Richou J, Hu W, Le Nen D. Complete wrist denervation: a retrospective study of 27 cases with a mean follow-up period of 77 months. Chir Main. 2012; 31(6):306–310

[11] Weinstein LP, Berger RA. Analgesic benefit, functional outcome, and patient satisfaction after partial wrist denervation. J Hand Surg Am. 2002; 27(5):833–839

[12] Braga-Silva J, Román JA, Padoin AV. Wrist denervation for painful conditions of the wrist. J Hand Surg Am. 2011; 36(6):961–966

[13] Hébert-Blouin MN, Tubbs RS, Carmichael SW, Spinner RJ. Hilton's law revisited. Clin Anat. 2014; 27(4):548–555

[14] Grechenig S, Lidder S, Dreu M, Dolcet C, Cooper LM, Feigl G. Wrist denervation of the posterior interosseous nerve through a volar approach: a new technique with anatomical considerations. Surg Radiol Anat. 2017; 39(6):593–599

[15] Hinds RM, Gottschalk MB, Capo JT. The pronator quadratus and distal anterior interosseous nerve: a cadaveric study. J Wrist Surg. 2015; 4(3): 183–187

[16] Lin DL, Lenhart MK, Farber GL. Anatomy of the anterior interosseous innervation of the pronator quadratus: evaluation of structures at risk in the single dorsal incision wrist denervation technique. J Hand Surg Am. 2006; 31(6):904–907

[17] Fukumoto K, Kojima T, Kinoshita Y, Koda M. An anatomic study of the innervation of the wrist joint and Wilhelm's technique for denervation. J Hand Surg Am. 1993; 18(3):484–489

[18] Grutter PW, Desilva GL, Meehan RE, Desilva SP. The accuracy of distal posterior interosseous and anterior interosseous nerve injection. J Hand Surg Am. 2004; 29(5):865–870

[19] Storey PA, Lindau T, Jansen V, Woodbridge S, Bainbridge LC, Burke FD. Wrist denervation in isolation: a prospective outcome study with patient selection by wrist blockade. Hand Surg. 2011; 16(3):251–257

[20] Berger RA. Partial denervation of the wrist: a new approach. Tech Hand Up Extrem Surg. 1998; 2(1):25–35

第六篇

手部骨折
Hand Fractures

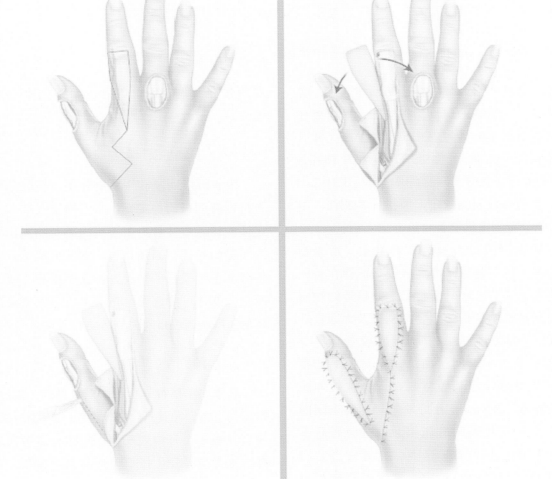

第31章 末节指骨骨折：经皮克氏针与切开复位内固定
Distal Phalanx Fractures: Percutaneous Pinning and Open Reduction Internal Fixation

Carl M. Harper 著

王丰羽 王 立 译

摘 要

大多数末节指骨骨折能够采用非手术治疗治愈。然而，一些骨折亚型需要外科干预。骨性槌状指、Seymour 骨折和开放骨折采用手术固定，可以早期功能锻炼，预防远期后遗症。本章将回顾提供末节指骨骨折稳定性的手术适应证和各种手术方式。

关键词

末节指骨骨折，Seymour，槌状指，指端粉碎骨折

想要选择末节指骨骨折合适的治疗方式，必须熟悉其独特、复杂的解剖。指动脉、神经束在远位指间关节以远分为三束并向中央汇集。伸肌腱复合体止于干骺端/骨骺近端背侧（图 31-1）。指深屈肌腱止于干骺端掌侧的宽阔区域（图 31-2）。指腹所包含的纤维间隔稳定末节指骨掌侧面，甲板在末节指骨背侧提供显著的稳定性。

末节指骨骨折可表现为多种类型。指端粉碎骨折和骨干骨折常见于高能量损伤或存在挤压的损伤机制。关节基底骨折常见于并扭转的轴向负荷。两种其他的骨折类型要特别提及，即骨性槌状指和 Seymour 骨折。伸肌腱撕脱骨折（骨性槌状指）是由于瞬间过屈活动或对抗下伸直活动。末节指骨背侧基底背侧缘骨折常被伸肌腱向近端牵拉。Seymour 骨折发生于骨骺未闭的患者，由末节指骨瞬间过屈引起。这会妨碍末节指骨的后期生长发育。这类骨折通常合并有骨性槌状指。在这种骨折中，骨生发基质可以变为停滞状态，影响发育，而感染可能导致骨髓炎。

一、主要原则

由于纤维间隔和甲板的作用，多数末节指骨骨折都有固有的稳定性。手术固定仅针对一些特定适应证。通常骨折由于挤压类型的损伤机制导致明显的粉碎，累及指端。在此情况下，应当评估合并甲床损伤的情况，防止感染和（或）慢性畸形。如果可能，无论是手术或者保守治疗，应该避免限制远位指间关节活动的方式。

二、预期

多数简单横行骨折患者恢复良好，无后遗症。挤压伤患者，尤其是合并软组织（如甲床）裂伤的，常会在很多个月内表现为指尖感觉过敏现象。此外，这类患者发生指甲畸形的风险很高。骨性槌状指通常恢复较好，无论关节复位质量如何。长

期遗留 10°～20° 的伸直受限是很常见的。这并不会显著影响功能。Seymour 骨折易致生长停滞及由此带来的外观畸形，而较少导致功能受限。

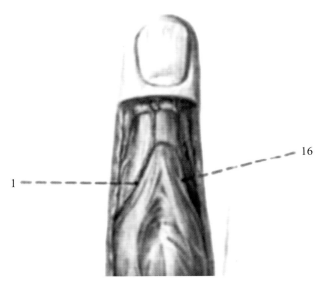

▲ 图 31-1　伸肌腱复合体止于末节指骨中 1/3 中央、甲上皮褶皱近侧的宽阔区域

1. 掌侧指动脉；16. 掌侧指神经（经许可转载，引自 Pechlaner S, Hussl, H, Kerschbaumer. F. Atlas of Hand Surgery, 1st ed. ©2000 Thieme）

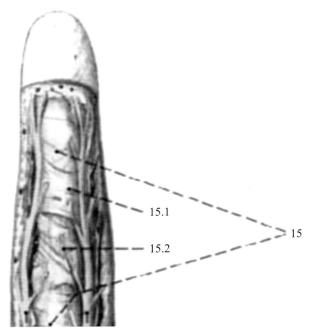

▲ 图 31-2　指深屈肌腱止于末节指骨近侧半的宽阔区域

15. 纤维鞘；15. 1. 环状部分；15. 2. 交叉部分（经许可转载，引自 Pechlaner S, Hussl, H, Kerschbaumer. F. Atlas of Hand Surgery. ©2000 Thieme）

三、适应证

（一）Seymour 骨折[1]

手术干预适用于开放骨折合并甲襞/皮肤裂伤。如果骨折为开放性和（或）甲板已经从甲上皮拔出，需要外科冲洗、清创和骨折复位。清理所有嵌入的骨骺生发基质，以降低指甲畸形程度，减小影响骨质发育的可能性。骨折固定的必要性取决于骨折复位后的稳定性，但不是强制的（图 31-3 和图 31-4）。

（二）骨性槌状指[2]

由于手术与非手术治疗相近的疗效，手术治疗骨性槌状指仍存争议。通常认为的手术指征包括累及关节面＞30%、末节指骨掌侧脱位和患者无法佩戴夹板。然而，多项针对合并远位指间关节

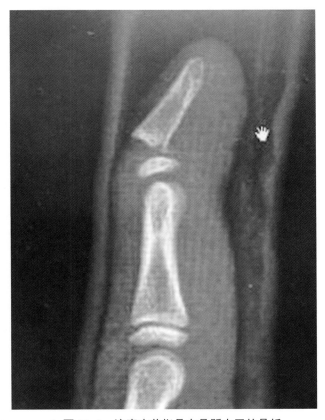

▲ 图 31-3　注意末节指骨在骨骺水平的骨折

末节干骺端骨折块通常累及无菌的生发基质，导致开放性骨折（经许可转载，引自 Nikkhah, Dariush. Hand Trauma: Illustrated Surgical Guide of Core Procedures, 1st ed. ©2018 Thieme）

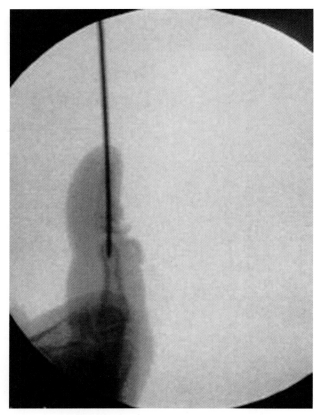

▲ 图 31-4　通过单独 1 枚髓内跨远位指间关节的克氏针维持复位

经许可转载，引自 Nikkhah, Dariush. Hand Trauma: Illustrated Surgical Guide of Core Procedures, 1st ed. ©2018 Thieme

半脱位和对应性良好患者长期随访的系列对比显示其疗效是相近的[3, 4]（图 31-5 ）。

（三）开放骨折

开放骨折处理的标准适用于不稳定开放骨折的情况。存在污染时，伤口必须清创。如果稳定，手术固定就不是必需的。

（四）不稳定骨折合并甲板缺失

如前所述，甲板对于末节指骨骨折的稳定性有重要作用[5]。如果甲板已经撕脱，并且软组织条件不允许使用夹板治疗骨折，则需要骨性的内固定。

四、禁忌证

大多数末节指骨骨折可采用夹板固定保守治疗。在疗效方面，矫形塑料与铝制夹板并无差异。炎症期或慢性炎症的患者应彻底冲洗，这种情况

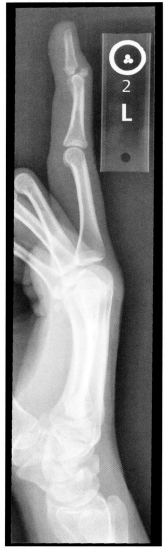

▲ 图 31-5　注意末节指骨掌侧移位、远位指间关节半脱位的趋势

下不适用内固定物。对于软组织损伤导致局部缺损，骨、肌腱外露的患者，应尽量达到稳定的软组织覆盖。可以采用残端修整或局部带蒂皮瓣的方式，但在这种情况下不适用内固定物。

五、特殊注意事项

（一）开放骨折

尽管开放骨折需要冲洗和清创，但没有证据表明在没有严重污染的情况下，需要静脉使用或口服抗生素，因为对于开放骨折和闭合骨折，使用或不使用抗生素，其疗效是相近的[6]。

（二）合并甲床损伤

应当充分注意修复甲床损伤。一旦骨折完成固定，甲床应在放大镜下予以修复。尽管末节指骨骨折可以接受一定程度的畸形愈合，但甲床畸形可导致明显的功能障碍。

六、特别说明、体位和麻醉

患者在可透视的手桌上取仰卧位。在指神经阻滞、患者清醒状态下即可完成骨折固定和软组织修复。行经皮内固定时，可以不使用止血带，但如果进行切开复位内固定或更多的固定，可能需使用手指止血带。标准的局部麻醉使用的是0.25% 布比卡因和1% 利多卡因1：1混合。在掌指横纹近侧1cm处注入3～4ml。无须使用背侧麻醉（如套封），因为背侧感觉神经的分布不超过近位指间关节。

七、技巧、要点和经验教训

（一）骨性槌状指

伸直阻挡钉：使用0.035 英寸（0.889mm）或0.045 英寸（1.143mm）克氏针取决于手指和骨块的大小。在中节指骨头置入阻挡针，确保阻挡钉与末节指骨背侧皮质成45°。过伸远位指间关节，用剩余部分的关节面靠近撕脱骨块，背侧阻挡针支撑撕脱骨块（图31-6 和图31-7）。之后纵向克氏针经髓跨远位指间关节置入，维持骨折复位。术者要谨防远位指间关节过伸，否则克氏针处会发生皮肤坏死。克氏针留置6周后可诊所内去除。

（二）带线锚钉固定

带不可吸收多股缝线（3-0）的带线锚钉置于骨折块原所在位置，锚钉的两根缝线环绕穿过附着有肌腱的骨块，拉回至原所在位置打结。

（三）使用加压螺钉的切开复位内固定

如果骨块足够大，能够容纳1.3mm 螺钉，螺钉平行于远位指间关节面置入，达到对侧皮质骨。可以使用1枚或2枚螺钉，术后即刻开始训练，

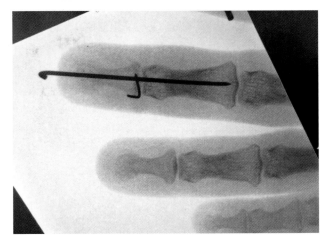

▲ 图31-6　阻挡钉也可用于直接复位末节指骨撕脱的骨折块

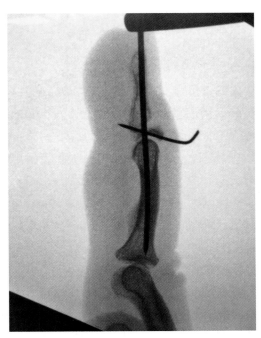

▲ 图31-7　将1枚0.045 英寸（1.143mm）克氏针穿至中节指骨软骨下骨以防止移位

以预防远位指间关节僵硬。同理，对于大的骨块，也可以使用小的无头加压螺钉。

（四）Seymour 骨折

由于感染风险高，笔者推荐静脉使用抗生素。如果发生了延迟处理，推荐延长口服应用抗生素24h。进行复位时，如果可能，推荐保留甲板。仅在末节指骨复位后不稳时推荐使用克氏针。如果怀疑有大的甲板或甲床损伤，去除甲板是可行的。

（五）骨干骨折

2 枚纵向经髓 0.035 英寸（0.889mm）克氏针达到软骨下骨，防止软组织激惹，保持即刻的关节活动度。笔者推荐截断克氏针埋置皮下，免去钉道护理，防止刮到衣服。

八、关键手术步骤

（一）Seymour 骨折

在甲上襞两侧做切口，分别沿指甲侧方向近侧延长，充分显露生发基质。采用小型器械（如双头剥离子）清理全部嵌顿于骨骺内的组织。复位骨骺获得稳定性。如果骨折不稳，逆行法纵向置入 1 枚或 2 枚克氏针，维持骨骺与末节指骨干骺端的复位。

（二）骨性槌状指

1. 背侧阻挡钉

屈曲指间关节放松撕脱的骨块，在中节指骨髁间沟内成 45° 置入 1 枚 0.035 英寸（0.889mm）克氏针，伸直远位指间关节，利用阻挡钉作为反向支撑复位骨块。沿末节指骨长轴置入 0.035 英寸（0.889mm）或 0.045 英寸（1.143mm）克氏针，使其跨过远位指间关节，经髓直至中节指骨，达软骨下骨水平。

2. 带线锚钉

采用曲线形切口显露骨折块和终腱。避免 H 形切口，因皮瓣边角常较差，导致伤口愈合不良。反折伸肌装置，显露骨折部位。在撕脱骨块原所在位置置入 1 枚带线锚钉，锚钉缝线从侧方环绕撕脱骨块，并将两线尾在末节指骨上方打结。

3. 加压螺钉

复位骨折块，以 2 枚 0.045 英寸（1.143mm）克氏针固定。在末节指骨掌侧面穿透对侧骨皮质。保留一枚，去除其他。利用 0.045 英寸（1.143mm）克氏针的钉道测量钉孔深度。注意在末节指骨不要扭力过大，选择 1.3mm 皮质钉加压固定骨块于末节指骨。

九、难点、补救措施和陷阱

见表 31-1，框 31-1 和框 31-2。

表 31-1	难处
Seymour 骨折	指甲畸形，骨髓炎，生长停滞
骨性槌状指	感染，内固定并发症，畸形，持续伸直障碍，53% 手术 vs. 48% 夹板

框 31-1　补救措施
• 发生感染时，去除克氏针，转位夹板。
• 适当的固定无法获得指尖纵向稳定性时跨关节固定以提供骨性愈合的支撑。
• 如果关节对合不佳，出现症状，关节融合能够缓解疼痛，在最低程度影响手指功能的情况下稳定关节。
• 末节指骨骨髓炎时，行远位指间关节离断术。

框 31-2　陷阱
• 漏诊或延迟诊断 Seymour 骨折致感染。
• 甲床裂伤时指甲畸形。
• 骨性槌状指时，如果肌腱向近侧牵拉，则导致鹅颈畸形。

参考文献

[1] Krusche-Mandl I, Köttstorfer J, Thalhammer G, Aldrian S, Erhart J, Platzer P. Seymour fractures: retrospective analysis and therapeutic considerations. J Hand Surg Am. 2013; 38(2):258–264

[2] Lamaris GA, Matthew MK. The diagnosis and management of Mallet finger injuries. Hand (N Y). 2017; 12(3):223–228

[3] King HJ, Shin SJ, Kang ES. Complications of operative treatment for mallet fractures of the distal phalanx. J Hand Surg [Br]. 2001; 26(1):28–31

[4] Stern PJ, Kastrup JJ. Complications and prognosis of treatment of mallet finger. J Hand Surg Am. 1988; 13(3):329–334

[5] Wang W, Yu J, Fan CY, Liu S, Zheng X. Stability of the distal phalanx fracture: a biomechanical study on the importance of the nail and the influence of fixation by crossing Kirschner wires. Clin Biomech (Bristol, Avon). 2016; 37:137–140

[6] Metcalfe D, Aquilina AL, Hedley HM. Prophylactic antibiotics in open distal phalanx fractures: systematic review and meta-analysis. J Hand Surg Eur Vol. 2016; 41(4):423–430

第 32 章　中节 / 近节指骨（克氏针）
Middle/Proximal Phalanx (Pinning)

Salah Aldekhayel　　MM. Al-Qattan　著

王丰羽　王　立　译

摘　要

指骨骨折手术方式有多种选择，包括闭合复位或开放复位，经皮克氏针固定。

关键词

指骨，指骨骨折，穿针，克氏针，固定，经皮

多数指骨骨折，尤其是稳定骨折，均采用夹板固定。由于肌腱止于骨折块，特定类型的骨折需要手术治疗获得稳定性。手术方式包括闭合复位经皮穿针（closed reduction and percutaneous pinning，CRPP）、切开复位穿针（open reduction and pinning，ORP）、切开复位内固定（open reduction and internal fixation，ORIF）、静态或动态外固定（Ex-fix）。本章将讨论经皮穿针治疗指骨骨折。总的来看，多数穿针使用的是克氏针。

一、主要原则

首要原则是完成妥善的复位，最好在透视引导下进行。应尽可能采用闭合方式复位，普遍认为 CRPP 优于 ORP。次要原则是予以足够的骨折稳定性。克氏针固定不是硬性的，在允许一些早期术后活动度的同时，也可以提供足够的稳定性。使用超过 1 枚克氏针可以提供更好的旋转稳定性，尤其是应用横行或斜行克氏针时。单轴或经髓克氏针的型号如果够粗，足以填满髓腔时，会更加稳定。还有一个原则是避免克氏针跨关节。相比于跨过近位指间关节，跨手指远位指间关节或拇指指间关节尚可接受，因为此处导致关节僵硬的程度通常较轻，从功能的角度看，影响较小。跨远位指间关节、指间关节或近位指间关节要保证关节处于充分的伸直位。而跨掌指关节则要使关节处于屈曲，以避免侧副韧带和内在肌挛缩。

在骨折治疗中，通常推荐早期进行术后活动以预防僵硬。尽管这一原则同样适用于中节和近节指骨骨折，但多个因素也应纳入考量，如年龄、合并肌腱损伤、神经血管损伤或软组织缺损、存在缺血或多指挤压骨折，以及患者依从性。小儿指骨骨折术后特别的采用管型制动。产业工人常见的骨折类型是中节指骨横行骨折合并伸肌腱损伤。由于合并伸肌腱损伤，需要远位指间关节伸直位的跨关节克氏针固定。挤压骨折的手指合并缺血时，不建议早期锻炼。最后，要遵守开放骨折治疗的普遍原则，如早期手术干预、清创、冲洗和足够的抗生素应用。

二、预期

按照上述原则，通常术后能取得满意的疗效和功能。与成人相比，儿童手指骨折的治疗通常

疗效更佳，由于其骨折愈合更快，不容易发生僵硬，具备更强的潜在塑性能力。儿童的指骨颈骨折的一种预后被认为有高并发症风险，包括僵硬、骨不连、畸形愈合和指骨头缺血性坏死。开放指骨骨折粉碎或合并肌腱、软组织损伤被认为是预后较差的因素，因此预后都较为谨慎。Chow 等[1]回顾性研究了 245 例开放指骨骨折，证明在 48% 的患者中，合并有伸肌腱损伤或大量皮肤缺损对预后不佳有较大影响。在 86% 的患者中，导致疗效不佳的最主要因素来自合并屈肌腱损伤，表现为总活动度（total active motion，TAM）小于 180°。

三、适应证

采用开放或闭合方式来妥善复位是骨折穿针固定的先决条件。指骨骨折可宽泛地分为关节外骨折和关节内骨折。关节外骨折包括颈部、干部和基底部骨折。关节内骨折包括髁部骨折和基底合并或不合并骨折 – 脱位的关节内骨折。关节内基底部骨折和（或）近位指间关节脱位可以采用动态外固定，利用韧带的作用完成对合复位。此外，诸如经关节克氏针或背侧阻挡钉、骨折块加压螺钉固定、半钩骨关节成形、掌板关节成形等其他方式均有应用。

四、禁忌证

- 在骨折无法获得闭合复位时 CRPP 是禁止的。
- 中节指骨掌侧基底关节内骨折、累及关节面超过 40% 不应当采用动态外固定，应当使用其他方式。

五、特殊注意事项

术前评估患者年龄、病史、职业、优势侧、术后康复配合度是十分重要的。受伤事件和机制、合并伤在方案制订过程中有重要作用。合并屈伸肌腱可能需要早期活动，因此推荐严格的固定。关节内骨折复位妥善与否需要术中在透视下确认，确保固定的稳定性，以利早期保护下活动。

六、特别说明、体位和麻醉

- 经术中测试在妥善复位和透视下复位的情况下，多数指骨骨折可以在局部指神经阻滞麻醉下进行手术。
- 患者取仰卧位，手放在臂架上。
- 上臂或手指止血带最大程度减轻术后肿胀，不掩盖手指体表标志，失去体表标志会使经皮克氏针精确定位更加困难。清醒患者可能无法耐受上臂止血带超过 20min，静脉镇静可以作为辅助。

七、技巧、要点和经验教训

（一）关节内骨折

1. 颈部骨折

中节指骨的指骨颈骨折相比于近节指骨更为常见，多见于儿童，但成人也有发生。Al-Qattan[2] 将该类骨折分为 3 型：Ⅰ 型（无移位）、Ⅱ 型（移位但存在骨性接触）、Ⅲ 型（移位且无骨性接触）。Ⅱ 型骨折通常采用闭合复位轴向克氏针固定。另一用克氏针固定技术是克氏针杠杆技术。移位的指骨头通常向背侧移位，类似于 Colles 骨折的远折端。因此，经皮克氏针可以从背侧进入骨折端，作为操纵杆来复位骨折，之后克氏针进入近折端髓腔（如骨干），维持复位。这种克氏针固定的方法类似于 Kapandji 病灶内技术用克氏针固定 Colles 骨折。Ⅲ 型骨折通常为开放伤，在克氏针固定前，可先利用已有的开放伤复位。这类骨折并发症发生率高，包括延迟愈合、畸形愈合、骨不连接、指骨头缺血坏死和受累关节僵硬。

2. 中节指骨干骨折

骨干骨折的类型可有横行、斜行、螺旋和粉碎型。借助牵引手指和屈曲远位指间关节，在透视下进行闭合复位。不稳定骨折采用闭合复位的方式很难复位，尤其是当软组织嵌顿于骨折块间、螺旋和横行骨折。开放技术在做小切口处用骨膜起子清理骨折端复位完成复位。如果不成功，应采用开放复位，背侧切口，劈开伸肌腱。在螺旋骨折和斜行骨折中采用经皮骨钳可以帮助维持复位。经皮克氏针可以逆行方式经指骨头侧方凹陷处或以顺行方式经中节指骨基底进入。交叉针是最为常用的固定方式，选用 2 枚适宜尺寸的克氏针 [0.035～0.045 英寸（0.889～1.143mm）]。克氏针交叉点不应在骨折处，以避免妨碍控制旋转。另一项常用技术是单针纵向经关节固定远位指间关节。斜行或螺旋骨折可以采用多枚（2 枚或 3 枚）平行克氏针 [0.028～0.035 英寸（0.711～0.889mm）] 垂直骨折线固定，为早期主动关节活动度（range of motion，ROM）提供足够的稳定性[3]。

Chow[1] 等提出指骨骨折的疗效主要决定于合并的软组织损伤。在 I 型骨折 [意指骨折合并简单皮裂伤和（或）指神经损伤] 中 25% 预期效果差（TAM 小于 180°）。与无严重软组织损伤的骨折相比，合并有严重软组织损伤的骨折预期效果差[4]。II 型骨折（意指骨折合并完全的伸肌腱损伤或需重建的大块皮肤缺损）中 48% 预期效果差。III 型（意指骨折合并屈肌腱损伤或伸肌腱损伤合并需重建的皮肤缺损）中 86% 预期效果差。

3. 近节指骨干骨折

近节指骨干骨折因损伤受力不同而类型不同。这类骨折由于近侧内在肌和远侧近位指间关节伸肌装置的牵拉，通常掌侧成角。无移位的横行、斜行和螺旋骨折采用夹板固定，密切随访，复查影像，监测有无移位。移位骨折需要内固定，采用克氏针或钢板和（或）螺钉。CRPP 可帮助避免额外的手术创伤，但延长的固定可能加重创伤后僵硬。必须尝试闭合复位，使用经皮骨钳可以帮助复位，直到最终固定（图 32-1B）。经皮克氏针可经掌骨头在关节屈曲 90°（经关节）[5] 进入或采用关节旁入路避开掌指关节，进针点在近节指骨尺桡侧基底（图 32-1C）[6, 7]。此外，与中节指骨骨折相似，克氏针可以逆行方式经指骨头侧方入路进入。螺旋或斜行骨折可采用多枚平行克氏针（2 枚或 3 枚）垂直骨折线固定（图 32-1C）。

笔者推荐关节旁顺行固定技术（图 32-1C）[6]。

在透视下维持掌指关节屈曲、近位指间关节伸直，确认骨折妥善复位。粗克氏针 [0.054 英寸（1.37mm）] 在掌骨远 1/3 水平伸肌腱间进入，经近节指骨侧方基底、矢状束下方。之后，在维持复位的同时，克氏针以顺行方式进入。另外 1 枚克氏针 [0.035 英寸（0.889mm）] 可以经另一侧基底进入以防止旋转畸形，但通常不需要。通过外观无旋转畸形和影像学检查确认妥善复位和固定。因为这样的固定没有骚扰伸肌装置，这样的固定可以早期进行术后活动（图 32-1D）。

（二）关节内骨折

1. 髁部骨折

髁部骨折分为三种类型：1 型包括无移位的单髁骨折，2 型包括移位的单髁骨折，3 型包括双髁骨折或粉碎骨折。所有髁部骨折往往不稳定，常需手术固定。如能够闭合复位，经皮克氏针能保证妥善固定。然而因软组织嵌入，这类骨折难于复位，需要切开以达到妥善复位。在切开复位过程中，要仔细解剖，避免将侧副韧带从髁部骨块上剥离，否则会导致骨块失血供，导致长期后遗症。

完成复位后，需要 2 枚克氏针 [0.028～0.035 英寸（0.711～0.889mm）] 防止复位丢失和旋转移位。横行软骨下克氏针适用于单髁骨折（图 32-2）。然而，对于双髁骨折，1 枚横行克氏针能保证在冠状位上固定双髁，需要额外的轴向克氏针（1 枚或 2 枚交叉方式）在矢状面上维持复位。此外，经皮拉力螺钉也可使用。

2. 关节内基底骨折

并指固定用于治疗小的侧方基底骨折和小的掌侧撕脱骨折，保护早期主动活动度，最大限度降低关节僵硬。由于中央腱撕脱，中节指骨基底背侧撕脱骨折合并有急性纽孔畸形，需要近位指间关节伸直位经关节克氏针预防术后伸肌腱松弛。中节指骨掌侧基底骨折合并近位指间关节背侧半脱位或脱位可采用背侧阻挡夹板或克氏针治疗，如果复位对合良好，可以达到和保持早期主动活

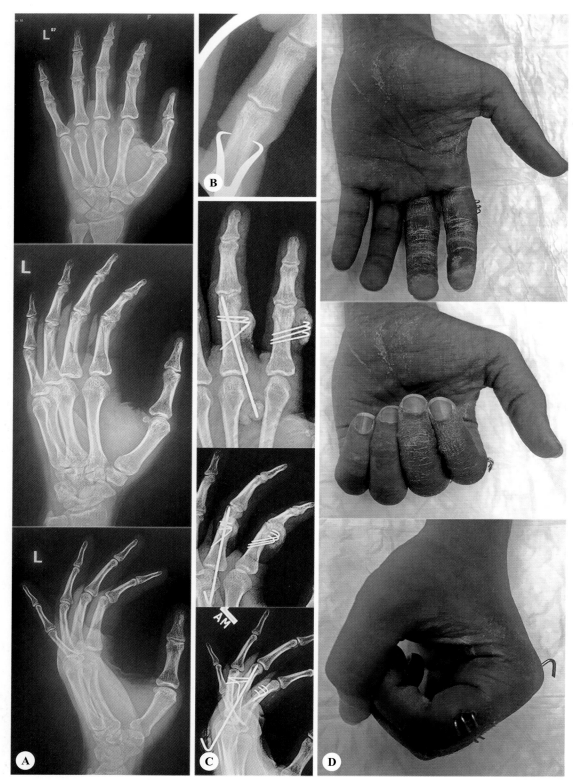

▲ 图 32-1　近节指骨干关节外骨折克氏针与早期活动

A. 35 岁男性摔伤左手致示指近节指骨螺旋骨折，以及中指近节指骨关节外粉碎骨折；B. 在克氏针固定前，采用经皮骨钳完成闭合复位；C. 3 枚平行克氏针 [0.028 英寸 (0.711mm)] 用于固定螺旋骨折，1 枚克氏针 [0.054 英寸 (1.37mm)] 关节旁入路配合小的骨块间克氏针 [0.028 英寸 (0.711mm)] 用于固定粉碎骨折；D. 术后 1 周早期行主动活动度训练。保护性夹板在术后 4～5 周骨折临床愈合后去除

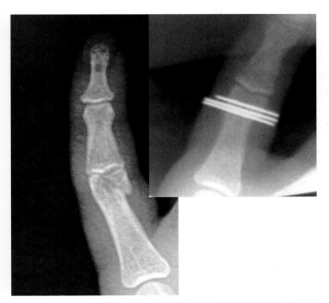

▲ 图 32-2　48 岁男性小指近节指骨单髁骨折克氏针固定术
在复位满意、恢复关节对应性后，3 枚平行克氏针［0.028 英寸（0.711mm）］横向置入软骨下骨

动度。应在透视下确认复位，同时患者主动屈伸近位指间关节。骨折块累及 40%～50% 关节面时，由于侧副韧带的附着，骨折往往不稳定，常需要切开复位内固定或关节重建（半钩骨关节成形或掌板关节成形）。基底粉碎骨折（Pilon 骨折）更难复位，动态骨牵引能够提供妥善复位固定，给予早期主动活动度，最大限度减轻关节僵硬。关节面解剖复位可能无法实现，但随时间推移，关节发生重塑，关节僵硬减轻[8]。橡胶和绷带动态牵张系统[9]特别适用于粉碎的近位指间骨折和（或）脱位，因侧副韧带附着于远折端骨块而可利用牵张的韧带整复作用帮助复位骨折。骨块超过关节面 40%～50% 不能采用该法固定，因为装置会牵跑骨块而不是复位骨块。该过程最好在局部手指或腕麻醉下完成，因为能在术中骨折固定后，直接在透视下检查主动活动度。第一步也是最重要的一步是确定适合该固定方法，能够在人力透视下牵引手指达到妥善复位。如果无法复位，应采用其他方法。使用长克氏针［0.045 英寸（1.143mm）］作为轴向牵引针（K_1）在近节指骨头旋转中心横向置入，后前位和侧位拍片确认（图 32-3B）。克

氏针在另一侧距皮 5mm 处弯折 90°。1 枚钩针［K_2，0.035 英寸（0.889mm）］置入中节指骨头，以同样方式弯折。置入近节指骨头旋转中心克氏针要小心，因为不准确的置入会导致复位后旋转异常。2 枚针尾塑形成钩状，保留 K_1 和 K_2 针尾 1.5cm 的距离。3～5 根牙科松紧带挂在每个钩上，透视下检查总的骨折牵张复位效果（图 32-3C）。装置组合好后，通过嘱患者透视下主动屈伸手指检查复位（图 32-3D）。可能需要中节指骨近侧骨干置入额外的复位针（K_3）防止装置背侧半脱位。患者应在术后第一天由手理疗师评估开始主动活动。术后 4～5 周确认骨折临床愈合后去除装置。

八、挽救和补救措施

第一次置钉是将克氏针置于正确轴心的最好机会。多次尝试会形成偏差的髓内隧道，难于纠正。可以尝试采用更粗的克氏针或改变进针点来纠正偏差的隧道。由于软组织嵌顿或骨折血肿导致闭合复位困难时，可采用有限切开技术。如果失败，应采用传统的切开复位和逆行克氏针或牢固的钢板螺钉固定。粉碎骨折最好采用闭合复位、经皮克氏针。如需切开复位，环扎线等其他方法可辅助复位。

九、陷阱

- 髁部骨折应采用闭合复位，但如果无法取得满意的复位，应小心切开，最低程度剥离软组织，以尽可能降低缺血坏死风险。
- 经关节克氏针可能导致关节僵硬，但是对于中节指骨基底背侧粉碎骨折合并掌侧半脱位，这可能是能够补救的办法。
- 要尽量减少经关节克氏针尝试置入的次数，以避免晚期的关节疾病。
- 如果复位未达最佳，应辅以 3～4 周的夹板固定，避免复位丢失。
- 透视下手法牵引手指导致骨折分离而不是复位时，不应使用动态骨牵引。

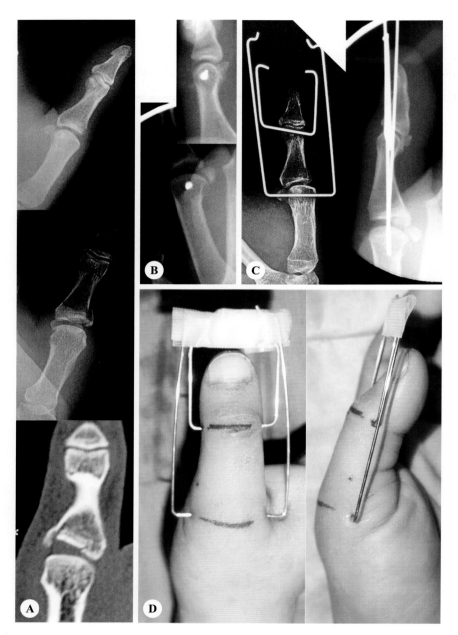

图 32-3 动态外固定（橡胶绷带系统）治疗关节内基底骨折

A. 40 岁男性，拇指近节指骨基底 Pilon 骨折，关节面塌陷，对合不佳；B. 在掌骨和近节指骨旋转中心分别置入 K₁ 和 K₂ 横行克氏针；C. 透视见牵张下关节对合改善；D. 放置牙科松紧带后，装置完成，用胶带防止松紧带滑动。患者术后第一天在指导下开始主动活动

参考文献

[1] Chow SP, Pun WK, So YC, et al. A prospective study of 245 open digital fractures of the hand. J Hand Surg [Br]. 1991; 16(2):137–140

[2] Al-Qattan MM. Phalangeal neck fractures in children: classification and outcome in 66 cases. J Hand Surg [Br]. 2001; 26(2):112–121

[3] Green DP, Anderson JR. Closed reduction and percutaneous pin fixation of fractured phalanges. J Bone Joint Surg Am. 1973; 55(8):1651–1654

[4] Al-Qattan MM. Extraarticular fractures of the middle phalanx with no associated tendon injury or extensive skin loss: the "soft-tissue crush" as a prognostic factor. Ann Plast Surg. 2013; 70(3):280–283

[5] Belsky MR, Eaton RG, Lane LB. Closed reduction and internal fixation of proximal phalangeal fractures. J Hand Surg Am. 1984; 9(5):725–729

[6] Al-Qattan MM. Displaced unstable transverse fractures of the shaft of the proximal phalanx of the fingers in industrial workers: reduction and K-wire fixation leaving the metacarpophalangeal and proximal interphalangeal joints free. J Hand Surg Eur Vol. 2011; 36(7):577–583

[7] Eberlin KR, Babushkina A, Neira JR, Mudgal CS. Outcomes of closed reduction and periarticular pinning of base and shaft fractures of the proximal phalanx. J Hand Surg Am. 2014; 39(8):1524–1528

[8] Stern PJ, Roman RJ, Kiefhaber TR, McDonough JJ. Pilon fractures of the proximal interphalangeal joint. J Hand Surg Am. 1991; 16(5):844–850

[9] Suzuki Y, Matsunaga T, Sato S, Yokoi T. The pins and rubbers traction system for treatment of comminuted intraarticular fractures and fracture-dislocations in the hand. J Hand Surg [Br]. 1994; 19(1):98–107

第 33 章 中节/近节指骨（切开复位内固定）
Middle/Proximal Phalanx (Open Reduction and Internal Fixation)

Michael Rivlin 著

王丰羽 王 立 译

摘 要

近节和中节指骨骨折通常采用非手术治疗。然而，如果发现有旋转或成角畸形，或为不稳定骨折类型，则推荐手术固定。可采用背侧或侧中线入路。钢板结合锁定或非锁定螺钉能够维持良好的复位，并允许早期活动。对长斜行骨折或螺旋类型的骨折，经皮或开放拉力螺钉可以避免使用钢板固定。短期制动并在职业康复师指导下开始活动。4～6周或影像学检查确认骨折愈合后去除夹板。

关键词

指骨骨折，手部骨折，手部骨折切开复位内固定，指骨骨折切开复位内固定

近节和中节骨折常导致旋转或成角畸形（图 33-1）。保持手指排列对于手部功能的恰当恢复十分重要。5° 的偏转即可导致明显的手指交叉。适当的肌腱平衡依赖于指骨解剖长度，以避免伸直受限或屈曲不全。中节和近节指骨骨折有多种固定方式。

一、目标

手部骨性结构良好愈合后的目标是维持解剖关系和能够早期功能。手指损伤即使短时间制动，也会导致僵硬。因此，只要骨性结构稳定程度允许，就应尽早活动，保证肌腱滑动和关节活动。

二、适应证

当非手术治疗或经皮治疗不能使骨愈合获得足够的稳定性时，应考虑切开复位内固定。在决定手术治疗指骨损伤时，合理评估骨质对线是至

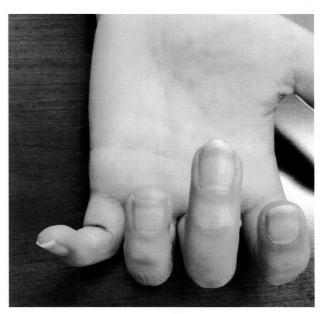

▲ 图 33-1 指骨骨折致旋转畸形

关重要的。这需要充足 X 线检查，并仔细检查手指充分活动时的排列。移位的髁部骨折，不稳定的螺旋骨折，伴有关节不对应、移位或累及关节

的基底骨折，以及众所周知的影响手指排列的成角畸形，都应进行手术治疗。应矫正 5°～10° 的旋转不良或冠状面排列不良。矢状面畸形的耐受性较好，如总体活动度能够保持，背侧成角达 30°、掌侧成角达 20° 能够接受。>1mm 的关节不一致应复位以恢复关节力线[1]。

三、禁忌证

伤口感染或组织覆盖不全时，要避免使用螺钉和钢板等永久性内置物。对于感染组织，在未去除病原物前，应避免使用内置物。虽然不是绝对禁忌证，但对于再植和其他复杂的手术，由于手术时间较长，通常避免切开复位和钢板螺钉内固定。

四、其他方案

在不需要内置物固定的情况下，如儿科患者、严重污染或感染骨折、大面积软组织缺损或缺乏覆盖的损伤，建议采用其他固定技术。在这种情况下，一般首选骨针或克氏针固定。如果需要避开骨折区域，可以使用外固定架。

五、关键手术步骤

（一）准备：计划 / 特殊设备

术前规划确定骨折类型、内置物选择和入路十分重要。迷你 C 臂是必需的。克氏针固定所使用的器械也是必需的。即使在计划采用闭合复位

针固定的情况下，切开复位内固定的内置物也应准备，以备骨折需要切开复位内固定。一些内固定允许非锁定结构，而另一些内固定允许锁定螺钉固定，其对关节周围骨折有帮助。根据厂家情况，固定角度或可变角度固定都可选择。多种螺钉可供选择。根据骨块大小，直径 1.0～2.5mm 的螺钉均可使用。

局部麻醉辅以镇静可用于手指的 ORIF 手术。根据患者情况，可能需要全身或区域麻醉。

（二）入路

指骨可采用背侧入路或中线入路。背侧入路可扩大显露手部大多数伸肌结构，如果需要，可以很好地显示关节（图 33-2）。伸肌装置可直接在中线切开，以显露指骨背侧全貌，或向侧方牵开，在伸肌腱与骨之间的间隙内操作。

中线入路可在不破坏伸肌装置的情况下直达骨质，并易于在侧面放置钢板。这能够更好地避开伸肌装置。

在进行骨折固定时，如果切开了伸肌腱，可以用 4-0 不可吸收编织缝线以侧侧方式修复。

（三）复位

可使用小的骨折复位钳辅助，固定骨折复位位置，直到完成固定。可使用克氏针作为操作杆帮助恢复解剖结构。先使用克氏针帮助维持复位，直到钢板放置完成并确认。

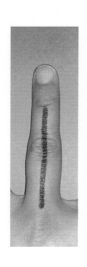
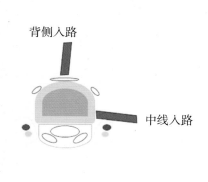

背侧入路

中线入路

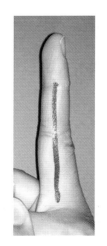

◀ 图 33-2 指骨背侧入路和中线入路

（四）切开复位拉力螺钉固定

拉力螺钉可固定长斜形骨折或螺旋骨折。没有粉碎骨折对复位稳定十分重要。髁部骨折可使用 2 枚螺钉固定，其他骨折可使用 3 枚螺钉（图 33-3）。螺钉可通过开放切口或经皮小窗从侧正中入路置入。避免螺钉太靠近骨折断端置入，以防止小块骨折。螺钉以拉力方式置入（钻过近侧皮质）。在测深和置入螺钉前，应使用埋头钻，使螺钉头与骨面平齐，以减少突出。这一步也确保了螺钉头在骨头上的力是均匀分布的，减少了进一步粉碎骨折的机会。

对于简单的斜行骨折，螺钉可以彼此平行。但当骨折类型为螺旋形时，螺钉需逐渐旋转轨迹，以沿骨折线旋转，保持固定垂直。

（五）切开复位钢板固定

在确定骨折并进行准备时，需要决定是否采用钢板进行加压，如简单的横行骨折、跨过粉碎骨折或长段不稳。关节周围钢板能够支撑不稳定的骨折碎块（图 33-4）。根据骨折特征和可用的内置物，在初步复位后选择合适的钢板。根据固定需要和入路选择，钢板可置于背部或外侧。如有需要可塑性钢板或剪孔，在内置物置入前，通过影像检查确认位置和大小。

首先用 1 枚或 2 枚非锁定螺钉将钢板固定在骨上。如果复位和手指排列符合要求，可以进一步使用锁定或非锁定螺钉将钢板固定在骨上。可以选用多个内置物制造商的多种锁定螺钉，可能对复杂的关节周围骨折类型有用。

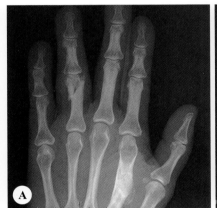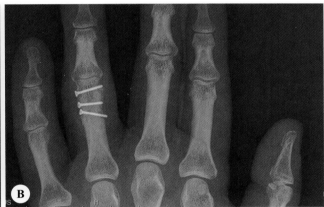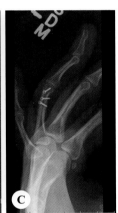

▲ 图 33-3　采用拉力螺钉治疗近节指骨骨折

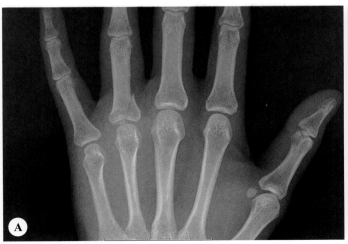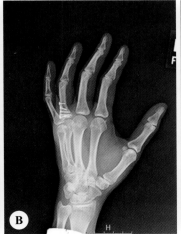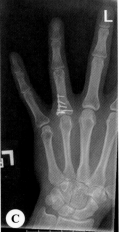

▲ 图 33-4　采用迷你钢板和螺钉治疗近节指骨关节内骨折

（六）风险 / 如何避免

由于骨块较小，要小心放置螺钉，放置突出关节面，或由于向掌侧置入螺钉过长影响屈曲活动。同样，钻头穿过屈肌装置（屈肌腱、滑车或掌板）可能导致形成粘连，术后手指僵硬或活动不理想。钢板放置不要太靠远端或靠近指间关节，以免影响屈曲。

需要注意保护神经血管束。在钢板置于指骨侧方时，结构容易受伤。同时，对侧的神经血管束可能被穿出的克氏针、钻头或螺钉损伤。

六、挽救和补救措施

（一）截骨矫形

如果指骨在旋转畸形的位置上愈合，手指重叠或交叉会影响功能。截骨矫形术可在骨折水平进行，方法是截断指骨并将远端部分旋转到所需位置。钢板加压固定可以帮助正确的愈合。为了避开损伤区和避免损伤区瘢痕形成的机会，截骨矫形术可以在掌骨水平进行。该技术能够实现示指、中指、环指的18°旋转矫形，最大可达30°[2]。

（二）融合

对受累的掌指关节或指间关节进行关节融合术能够补救关节对合不良。疼痛的错位手指通常不如无痛的融合手指。然而，由于关节融合术是个不可逆的操作，它只被当作最后的手段。

七、技巧、要点和经验教训

- 要常规通过与对侧手对比检查有无旋转，因为手指的解剖变异非常常见。
- 小型骨折复位钳对手指损伤非常实用。经皮在远折端使用小持钩对于通过牵引和旋转实现解剖复位很有帮助。

八、术后

对于多数指骨骨折，建议采用夹板固定，直到术后1～2周门诊就诊。可靠的、积极配合的患者可以采用邻指固定，而不需要夹板。对于清洁切口的病例，术后不需要常规应用抗生素。

九、术后护理

在固定稳定的情况下，建议术后早期活动。患者应在拆线时（1～2周）开始专业的康复。在可拆卸定制支具的保护下开始主动辅助的关节活动。3周时，患者可在休息时取下保护夹板。在治疗师监督下，从6周开始强化。术后8周允许无限制抓握。在手术后10～12周内要避免撞击和接触性运动。

十、并发症

- 感染：手术部位感染在任何时候都必须积极治疗。如果可以早期根除感染，则应继续使用内固定，以防止感染的骨不连部位的形成。内置物常常需要取出。
- 手指僵硬：手部骨折在切开复位内固定后常出现僵硬。要积极采取可行的康复治疗和恢复方法。在运动功能未完全恢复并不再有进展时，需要进行肌腱松解和内固定取出。这个问题很常见，应在最初的手术前向患者说明。
- 内固定失败和错位：如果未遵循严格的术后限制，可能发生固定失败。偶尔会有未重视的骨块和未发现的粉碎骨折所导致的不稳定和早期失败。有时，短期充分制动可以获得适当的愈合；但在其他一些情况下，需要改行ORIF。
- 伸直不全：近节指骨每短缩1mm，会导致12°伸直不全。恢复解剖长度是重要的，应予以纠正[3]。

参 考 文 献

[1] Jupiter JB, Axelrod TS, Belsky MR. Skeletal trauma. In: Browner BB, ed. Fractures and Dislocations of the Hand. 3rd ed. Philadelphia: WB Saunders; 2003:1153

[2] Gross MS, Gelberman RH. Metacarpal rotational osteotomy. J Hand Surg Am. 1985; 10(1):105–108

[3] Vahey JW, Wegner DA, Hastings H, III. Effect of proximal phalangeal fracture deformity on extensor tendon function. J Hand Surg Am. 1998; 23(4):673–681

推 荐 阅 读

[1] Ataker Y, Uludag S, Ece SC, Gudemez E. Early active motion after rigid internal fixation of unstable extra-articular fractures of the proximal phalanx. J Hand Surg Eur Vol. 2017; 42(8):803–809

[2] Henry MH. Fractures of the proximal phalanx and metacarpals in the hand: preferred methods of stabilization. J Am Acad Orthop Surg. 2008; 16(10):586–595

[3] Robinson LP, Gaspar MP, Strohl AB, et al. Dorsal versus lateral plate fixation of finger proximal phalangeal fractures: a retrospective study. Arch Orthop Trauma Surg. 2017; 137(4):567–572

[4] Tan V, Beredjiklian PK, Weiland AJ. Intra-articular fractures of the hand: treatment by open reduction and internal fixation. J Orthop Trauma. 2005; 19(8):518–523

[5] von Kieseritzky J, Nordström J, Arner M. Reoperations and postoperative complications after osteosynthesis of phalangeal fractures: a retrospective cohort study. J Plast Surg Hand Surg. 2017; 51(6):458–462

第34章 单髁或双髁骨折的固定
Fixation of Uni and Bicondylar Phalangeal Fractures

J. Michael Hendry Martin Dolan 著

王丰羽 王 立 译

摘 要

指骨髁骨折形式复杂多样，从无移位骨折到固有的不稳定骨折等类型。临床医生面临的挑战是决定哪些骨折需要固定和使用何种技术固定。本章对手术指征、手术技术和挑战进行介绍。

关键词

髁，近位指间关节，剪切骨折，双髁骨折，单髁骨折

指骨髁骨折为关节内骨折，累及近节指骨和中节指骨远侧关节面。多数指骨髁骨折偏向于固有的不稳定，即便最初没有移位[1]。处理这类损伤必须考虑到关节的独特结构，因为它不是一个简单的铰链结构。与中节指骨的凹面基底相比，近节指骨和中节指骨髁的曲率半径更小，提供了4°的自由活动度[2,3]。该关节的结构提供了活动性、稳定性和滑膜液的循环。在关节内骨折和粉碎性骨折时，这些都会被破坏，必须进行修复或重建以恢复正常功能。

一、主要原则

评估时必须考虑到：①骨折部位的成角和旋转畸形；②骨折类型以判断稳定性；③周围软组织情况。手术治疗的重点是恢复关节对应性和稳定性。考虑到近位指间关节容易僵硬，单独的骨髁骨折术后要优先处理早期关节活动度和水肿。

二、预期

由于有多种因素影响运动的恢复，其效果是因人而异的。为了取得最大的恢复效果，通常需要勤奋、积极的康复锻炼，因此，患者对于治疗的依从性至关重要。一般的效果可以达到伸展10°到屈曲90°。经过平均3年随访，对于单髁骨折，掌侧剪切骨折在总主动活动度方面受限最大（57°）[4]。复位后活动受限更多是与软组织挛缩相关，而非骨折对位的问题。

三、适应证

- 不稳定/移位的关节内单髁骨折。
- 双髁骨折。
- 畸形愈合。
- 创伤性髁缺损，骨软骨移植。

四、禁忌证

- 儿童无移位的单髁骨折（相对禁忌证：较厚的骨膜可能完整并具有稳定性）[5]。
- 不切实际的期望。
- 无法进行手法治疗。
- 功能要求低。
- 合并严重损伤。

五、特殊注意事项

- 小的单髁骨折块唯一血供来自于附着的侧副韧带，在骨折显露过程中，不能剥离其附着，以避免骨折块坏死。
- 关节内骨折移位不能接受，可能会导致手指成角[5]。
- 如果采用非手术治疗，无移位的斜形骨折应密切随访，每周复查 X 线，至少 3 周。

六、特别说明、体位和麻醉

- 可以在全身麻醉、区域阻滞或指神经阻滞下操作。
- 仰卧位，手伸在桌上。
- 可在上臂或手指使用止血带。
- 可在术中使用迷你 C 臂。
- 克氏针［0.028～0.045 英寸（0.711～1.143mm）］。
- 套装设备(1.0/1.3mm 螺钉和 0.7～2mm 钻头)，测深器，螺丝刀。
- 如准备截骨：小骨刀，矢状锯（0.4～1cm 锯片）。

七、技巧、要点和经验教训

- 采用 2 枚 0.028 英寸（0.711mm）克氏针能够提供可靠的固定，软组织操作小，但不能接受关节内骨折复位不满意。
- 双髁劈裂骨折可以先将两个髁相互复位，用临时克氏针固定来实现，再通过合适的方法将远端部分复位并固定在指骨干上。
- 关于跨越骨折线最佳的克氏针 / 螺钉数量存在争议：1 枚[5] 与 2 枚或更多[4]。需要根据个人情况进行临床选择。

八、难点

这类骨折通常涉及小的骨块，难以操作，固定可靠。克氏针或螺钉多次穿过，小骨块可能劈裂或粉碎。在骨块显露的过程中，过多的软组织剥离会导致骨折块骨坏死。

九、关键手术步骤

（一）闭合复位经皮克氏针固定

在处理不稳定类型骨折时，有时可采用经皮克氏针闭合复位固定。在透视引导下，采用点式复位钳经皮精确稳定复位，足以使小口径克氏针穿过指骨髁部。也可以通过在骨折块上置入克氏针，作为操纵杆实现解剖复位。所需克氏针的数量取决于骨折块大小、骨折类型决定的旋转不稳。图 34-1 和图 34-2 分别展示了克氏针固定双髁和单髁骨折。

（二）经侧正中入路切开复位内固定

在骨折侧方采用标准的正中入路，从背侧到掌侧的横向支持韧带仔细分离，以准备之后修复。在骨膜下操作显露指骨头背侧，避开伸肌结构下方平面。髁骨折块附着于损伤部位以外的侧副韧带上，骨折面使用起子进行平面修整。复位骨折并检查。从骨折块处适当推起侧副韧带，刚好够放置螺钉。可采用 1.0、1.2 或 1.4 自攻拉力螺钉固定，横向支持韧带采用 5-0 可吸收缝线修复。

（三）掌侧入路骨软骨移植重建（折枪法）

如果重建近节指骨头需广泛显露，则使用折枪法掌侧入路。采用掌侧 Bruner 切口，辨认并保护尺桡侧神经血管束。以 A₃ 滑车为中心做屈肌腱鞘瓣，与 Bruner 切口方向相反，掀起后显露近位指间关节处的屈肌腱。牵开双侧的屈肌腱，显露掌板之后切开，显露足够的组织以供之后修复。松解侧副韧带掌侧纤维。过伸近位指间关节，注意确保神经血管束跟随向背侧半脱位，以避免对指神经的牵拉损伤。

用骨刀、矢状锯或咬骨钳将髁缺损的边缘部分磨平。测量所需移植的尺寸。显露同侧第五掌骨基底[6] 或第三足趾中节趾骨[3] 的供区。取移植骨并修整适合髁部缺损，匹配关节面解剖形态。用 2 枚 1.0m 或 1.3mm 自攻螺钉固定位置。用背侧阻挡支具保护，并在 1 周内开始指导下的早期活动范围治疗。

（四）背侧入路

如果需要更长的纵向显露，如需截骨矫形，可使用背侧入路。其优势在于指骨和髁背侧的广泛显露，主要的缺点包括伸肌装置的破坏、对骨折块内血管的风险和关节内显露所致的僵硬。

在背侧正中做切口，注意保护背侧静脉。可以通过中央腱与侧腱束的间隙进入，以避免切开伸肌腱。采用正中切开伸肌装置的方式。避免损伤中央腱在中节指骨背侧的止点。无论是单髁还是双髁骨折，保留骨折块附着的软组织，使用小尺寸［0.028 英寸（0.711mm）］克氏针临时复位。如

果稳定，可单独使用克氏针作为固定（图 34-1 和图 34-2）。选用合适尺寸的低轮廓钢板确保复位。

十、难点、补救措施和陷阱

迟发性的畸形愈合较为少见。对于这类情况，可以采用重建技术恢复关节面。这类技术包括关节内截骨[7]或关节外截骨[8]。例如，由于锯伤导致的髁部缺损，可以采用骨软骨移植重建缺失的关节部分[6]。在治疗失败或关节退变的情况下，近位指间关节成形术或关节融合术是有效的补救措施。

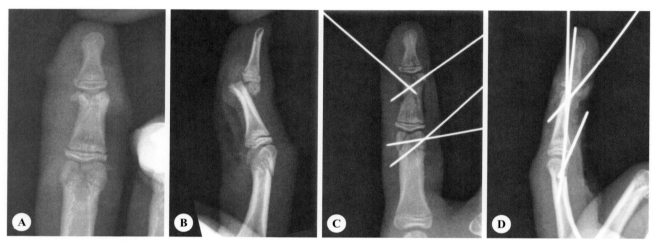

▲ 图 34-1 独特的挤压伤导致近节指骨和中节指骨同时双髁骨折，合并软组织损伤需要经皮克氏针技术固定
A 和 B. 后前位和侧位观显示中节指骨骨折移位，而近节指骨相对无移位；C 和 D. 斜行克氏针分别固定一个髁骨折，然后将相邻的髁复位为稳定的一块，再次使用斜行克氏针，固定为稳定的结构

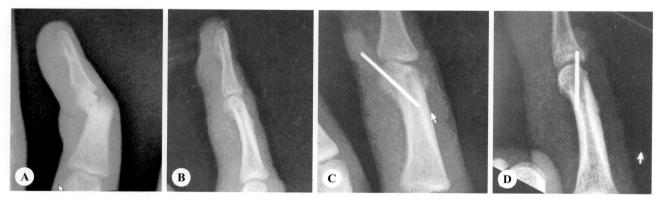

▲ 图 34-2 A 和 B. 单髁骨折伴移位在斜位上最清晰；C 和 D. 移位的骨块向后旋转，使用斜行经皮克氏针固定位置，术中确认骨折稳定性，并在 3～4 周去除

参 考 文 献

[1] Day C, Stern PJ. Fractures of the metacarpals and phalanges. In:Wolffe SW, et al, eds. Green's Operative Hand Surgery. Philadelphia, PA: Elsevier; 2016: 261–262

[2] Dumont C, Albus G, Kubein-Meesenburg D, Fanghänel J, Stürmer KM, Nägerl H. Morphology of the interphalangeal joint surface and its functional relevance. J Hand Surg Am. 2008; 33(1):9–18

[3] Hendry JM, Mainprize J, McMillan C, Binhammer P. Structural comparison of the finger proximal interphalangeal joint surfaces and those of the third toe: suitability for joint reconstruction. J Hand Surg Am. 2011; 36(6):1022–1027

[4] Weiss AP, Hastings H, II. Distal unicondylar fractures of the proximal phalanx. J Hand Surg Am. 1993; 18(4):594–599

[5] Shewring DJ, Miller AC, Ghandour A. Condylar fractures of the proximal and middle phalanges. J Hand Surg Eur Vol. 2015; 40(1): 51–58

[6] Cavadas PC, Landin L, Thione A. Reconstruction of the condyles of the proximal phalanx with osteochondral grafts from the ulnar base of the little finger metacarpal. J Hand Surg Am. 2010; 35(8):1275–1281

[7] Teoh LC, Yong FC, Chong KC. Condylar advancement osteotomy for correcting condylar malunion of the finger. J Hand Surg [Br]. 2002; 27(1):31–35

[8] Harness NG, Chen A, Jupiter JB. Extra-articular osteotomy for malunited unicondylar fractures of the proximal phalanx. J Hand Surg Am. 2005; 30(3):566–572

第35章 骨性槌状指的固定
Bony Mallet Fixation

Genghis E. Niver 著

王丰羽 王 立 译

摘 要

远位指间关节水平的伸肌腱损伤可以导致严重的畸形和功能障碍，由一系列损伤造成。伸肌腱断裂合并末节指骨肌腱附着点撕脱骨折被称为骨性锤状指。这类损伤的治疗尚存争议，部分取决于关节面受累程度和关节稳定性。本章对手术指征和治疗挑战做一概述。

关键词

骨性槌状指，撕脱骨折，伸肌腱，末节指骨，关节骨折，远位指间关节

对于累计末节指骨的骨性槌状指，有多种固定方法可供选择（图35-1），包括经皮固定和内固定。

一、主要原则

对于末节指骨非移位和移位的骨性槌状指，可以采用多种固定策略，这取决于移位程度、关节受累和掌侧半脱位情况。

二、预期

骨性槌状指手术固定的目标包括改善灵活性，改善关节对应性，降低未来关节炎的风险。

三、适应证

末节指骨移位的撕脱骨折合并关节受累超过30%～50%的关节面或骨折合并末节指骨相对中节指骨掌侧半脱位。

四、禁忌证

- 末节指骨与中节指骨髁对应性良好。

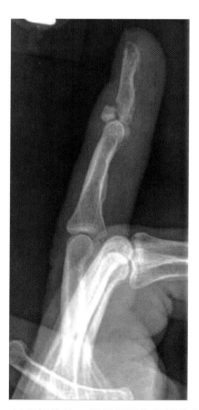

▲ 图 35-1 手指侧位的 X 线显示远位指间关节处伸肌腱撕脱骨折，骨折累计末节指骨约 **50%** 关节面

- 无掌侧半脱位存在。
- 关节受累小于 30%～50%。

五、特殊注意事项

需要远位指间关节标准的侧位片来决定是否需要手术治疗。为确保 X 线精确，中节指骨的两个髁应该重合。虽然也可以行 CT 检查，但通常不需要 CT 来确定掌侧半脱位和关节受累程度。此外，末节指骨与中节指骨共线时的应力位 X 线可能会改变掌侧半脱位的程度，如佩戴夹板时拍片。

六、特别说明、体位和麻醉

- 局部麻醉，联合肾上腺素。
- 可考虑使用手指止血带。
- 仰卧位，使用手桌。
- 迷你 C 臂最佳，但也可以使用常规 C 臂。
- 使用 0.035 英寸（0.889mm）和 0.045 英寸（1.143mm）克氏针。

七、技巧、要点和经验教训

（一）经皮固定

使用迷你 C 臂获得标准侧位片。在该视图下，可在经皮克氏针固定前，使用点式复位钳复位关节骨块（图 35-2）。经典的背侧阻挡钉之后可替代复位钳的位置（图 35-3）。最后，第 3 枚克氏针可通过骨折块固定，进一步维持复位。

（二）内固定

可以使用套装设备和小螺钉，与跨关节固定伸直位的克氏针一同应用（图 35-4）。可使用 1.2mm，螺钉，在维持复位的同时，靠近点式复位钳置入。

八、难点

在放置复位钳时，移位的骨块可能进一步出现粉碎。在置入克氏针时会出现其他困难，如跨关节克氏针通过骨折线或伸直位阻挡钉妨碍了远位指间关节复位。克氏针也可能会阻碍了其他克

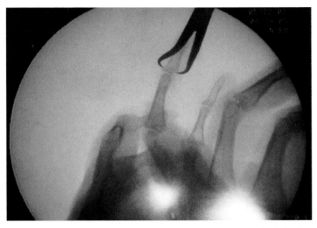

▲ 图 35-2　用复位钳闭合复位骨折，显示骨折解剖复位

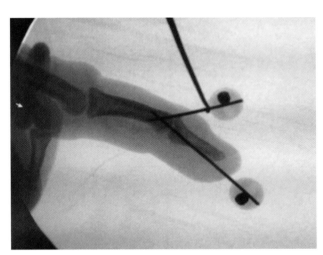

▲ 图 35-3　使用跨关节和背侧阻挡钉闭合复位，经皮固定骨折

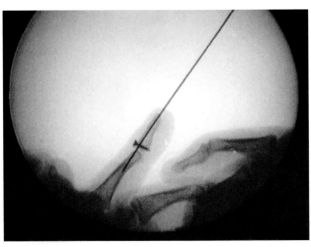

▲ 图 35-4　采用跨关节克氏针和迷你骨块间螺钉切开复位内固定治疗骨性槌状指损伤

氏针的置入，尤其是在小指损伤时。在各种克氏针置入时，偶尔会损伤甲床，出现甲下血肿或压迫甲襞，导致甲板出现沟槽。最后，术后可能遇到的困难有克氏针突出、软组织刺激／感染、骨不连。

九、关键手术步骤

为了最好地使用经皮克氏针固定末节指骨骨折块，应以小的点式复位钳维持复位。应放置于背侧骨块尖端稍远的位置，以便克氏针置入固定骨块，以及另外需要的固定。在点式复位钳放置后，使用 0.035 英寸（0.889mm）克氏针在中节指骨头最远端背侧的部位自背侧向掌侧置入。这枚克氏针应在远位指间关节屈曲时置入，作为背侧阻挡钉。在确认置入位置合适后，应伸直远位指间关节，以使初始克氏针挤压住末节指骨背侧关节骨块。第 2 枚克氏针应在末节指骨顶端置入，穿过末节指骨、远位指间关节和中节指骨。有时为了保持远位指间关节复位和防止医源性掌侧半

脱位，置入克氏针时需要轻度屈曲。最后，第 3 枚克氏针可由背侧向掌侧置入末节指骨，以保持背侧骨块进一步复位。

类似的复位方法可用于 1.2mm 螺钉内固定。这需要背侧切口显露骨折块。骨块很小时不适用，会造成骨块碎裂。此外，螺钉的放置不能明显穿透末节指骨的掌侧皮质，会造成软组织刺激和突出。应从末节指骨跨关节置入 0.035 英寸（0.889mm）克氏针，已在骨折愈合时保持关节完全伸直。

十、挽救和补救措施

对于固定失败，遗留伸直不全＞20°，或术后关节炎改变，存在补救措施。因骨块小、软组织肿胀，再次切开复位或经皮克氏针可能十分困难。关节融合术是可行的选择，特别对于晚期、有明显伸直不全时，以缓解关节疼痛或增加稳定性为目的。可在任何阶段采用克氏针或无头加压螺钉进行。

推 荐 阅 读

[1] Nikkhah D. Hand Trauma: Illustrated Surgical Guide of Core Procedures. Stuttgart: Thieme; 2018
[2] Plancher KD. Mastercases: Hand and Wrist Surgery. New York: Thieme; 2004

第 36 章　近位指间关节骨折脱位
Proximal Interphalangeal Joint Fracture-Dislocation

William J. Knaus　J. Michael Hendry　Joseph Upton　著

王丰羽　王　立　译

摘　要

近位指间关节损伤在手部手术中是较为困难的问题之一。关节骨折脱位通常是复杂的问题，除周围软组织损伤外，还涉及关节内骨性病理。多种手术技术、从骨折固定到部分关节置换，取决于病情和术者偏好。

关键词

近位指间关节，PIPJ，掌板，掌板成形术，动态外固定，半钩骨成形术

近位指间关节（proximal interphalangeal joint，PIPJ）骨折脱位是最难处理的指骨损伤类型之一。多种复杂度不同的术式可供选择。较简单的选择包括闭合操作的背侧伸直阻挡钉和动态外固定。更多侵入性术式包括切开复位、内固定、掌板成形术、半钩骨成形术。评估累及的关节面和骨折类型有助于治疗选择。

一、主要原则

PIPJ 骨折脱位的损伤包括关节内部关节面和关节周围软组织（如侧副韧带、掌板）。损伤程度各不相同，通常根据关节受累程度和骨折类型来评估。PIPJ 特别容易产生僵硬，不幸的是，这里是重要的功能区，是单一关节里对手指活动度贡献最大的部位。损伤通常会影响抓物，治疗重点包括纠正半脱位和早期活动。

二、预期

结果因损伤程度、出现时间和技术而异。通过适当的治疗，大多数损伤都能达到 90° 左右的主动活动度。患者可能会低估存在的功能受限，以及影响最大活动度在内的手康复训练。患者通常需要在 3 个月的时间内花费大量时间进行活动范围训练。

三、适应证

骨折脱位的稳定性取决于关节受累程度和检查时的活动范围。稳定型损伤通常小于关节面的 30%，不稳定型通常＞50%。在各种评估中，查体和患者因素可以直接帮助治疗。骨折类型可为简单骨折和粉碎骨折。需要屈曲＞30° 复位的骨折被认为是不稳定的。

四、禁忌证

- 能够接受伸侧阻挡支具治疗的稳定型损伤。
  - 关节内受累较小（＜30%），屈曲 30° 或更少仍能保持复位。
- 不切实际的期望。

- 无法进行手术治疗。
- 功能需求低。
- 合并严重损伤。
- 背侧缘骨折移位＜2mm。

五、特殊注意事项

查体应包括对 PIPJ 运动弧度和内外翻稳定性的评价。通过在完全伸直状态下维持复位、侧位 X 线片无半脱位，从临床角度证实掌侧缘骨折的稳定性。X 线片会低估骨折构成，特别是掌侧缘，而 CT 可以增加诊断信息。

六、特别说明、体位和麻醉

- 可以在全身麻醉、区域阻滞或指神经阻滞下操作。
- 仰卧位，手伸出放于手桌。
- 可采用上臂或手指止血带。
- 术中应用迷你 C 臂。
- 克氏针［0.028～0.045 英寸（0.711～1.143mm）］。
  - 动态外固定。
    - ➢ 加长克氏针［9 英寸（22.86mm）］。
    - ➢ 牙科橡皮筋。
- 手部螺钉组（1.0mm、1.3mm 螺钉和 0.7～2mm 钻头）、测深尺、螺丝刀。
- 半钩骨成型术。
- 小骨刀，矢状锯（0.4～1cm 锯片），手部螺钉组。

七、技巧、要点和经验教训

恢复关节面和早期运动是重要的目标。入路多样，没有唯一的最佳方案。应当选择能够恢复关节面、使关节活动度达到 90° 的最简单的术式。较简单的损伤可以仅用伸直阻挡夹板即可解决，应着重考虑，尤其是对于需求较低的老年患者（60 岁以上）。

对于切开的方式，充分显露是重要的。准备好采用折枪入路，小心处理周围软组织，以便修复掌板。

八、难点

需要精心设计和进行截骨，在此过程中，截骨切口呈锯齿形或发生粉碎，会使接骨置板复杂化。

九、主要手术步骤

（一）伸直阻挡钉

适用于骨折累计关节较少（30%～40%），能够保持可接受的关节活动（达到 90°）并闭合复位者。这一技术专门针对损伤中的脱位因素。1 枚 0.045 英寸（1.143mm）克氏针斜向置入近节指骨头，以防止 PIPJ 过伸。克氏针在中央腱和侧腱束之间穿过。通常关节保持 30° 屈曲。如果需要＞30° 屈曲来达到复位，则应使用其他技术。这一技术防止关节背侧半脱位，同时允许主动屈曲。2～3 周后去除克氏针。

（二）动态外固定

3 枚克氏针的结构经皮置入，分散在关节面上，解决背侧脱位，并允许早期活动。对于 Pilon 骨折只需 2 枚克氏针。通过纠正半脱位并允许即时的活动，该技术用于合并粉碎骨折或 Pilon（伸直背侧）骨折的复杂关节内骨折类型。关节面的解剖复位并不是第一要务。

第 1 枚 0.045 英寸（1.143mm）克氏针在干骺端扩张水平横向穿过近节指骨旋转轴的中心。应在标准侧位 X 线上确认克氏针精确置入，在前后位（anteroposterior，AP）上确认横向位置垂直于长轴（图 36-1B 和 C）。第 2 枚克氏针置入中节指骨干骺连接处，平行关节面，作为最远侧的克氏针（图 36-1C）。第 3 枚克氏针在骨折远侧穿过中节指骨骨干，作为近侧针支撑的支点，为骨折提供掌侧或背侧的直接复位力。对于 Pilon 骨折，由于中节指骨基底没有稳定的背侧或掌侧缘，使用第 3 枚克氏针作为止点可能导致骨折成角，应避免使用。轴向牵引下透视确认骨折复位。这一复杂的结构能够维持牵引力。

该结构通过弯曲克氏针和固定牙科橡皮筋来维持关节牵引和复位（图 36-1D 和 E）。远侧钩的制作：首先在近端克氏针的远端折两个弯，形成 S 形钩，第一个弯位于指尖远端指腹的位置，第二个弯靠近侧 1cm，形成足够深的钩。近侧钩的制作：两个弯位于中节指骨最远端的克氏针水平，第一个弯是 90° 弯曲，所以指向远端，第二个弯使克氏针相对自身弯折 180°，完成钩的制作。理想情况下，两个挂钩之间有 2.5cm 的距离来保持关节牵引。最后，第 3 枚克氏针在与近节指骨克氏针交叉的位置弯曲，有助于稳定结构。

建议术中关节活动弧度为 90°～100°。一般来说，2～3 条橡皮筋就足以提供足够的牵引力。如果发现持续半脱位，可以添加更多的橡皮筋，但必须避免过度撑开。一旦关节复位能活动，就不需要进一步尝试复位关节骨折块。在手康复师的指导下，固定 2～3 天后，患者在夹板固定下行早期活动，克氏针约可以在 4 周时去除。

（三）切开复位内固定

最适用于大小可以容纳 1～1.3mm 螺钉的单个掌侧骨块。采用近节、中节 Bruner 切口的掌侧折

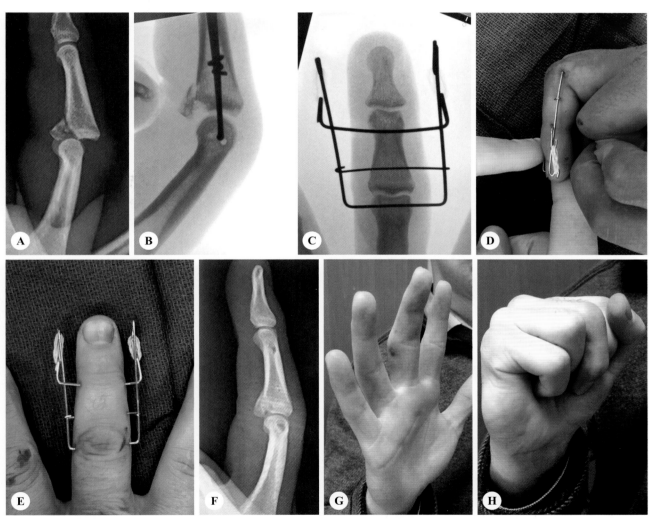

▲ 图 36-1　动态外固定技术

A. 近位指间不稳定骨折脱位，表现为持续性背侧半脱位和掌侧粉碎小骨块；B. 必须在近节指骨头部旋转轴的中心位置精确置钉。需要标准侧位来确认；C. 术中所见最终结构，中间的克氏针起到止点作用，以保证关节对应性，确保近位指间关节在放置橡皮筋后不会过度牵引；D. 中节指骨掌侧缘骨折时，轴部克氏针的长臂向背侧移动至中节止点克氏针，对中节指骨施加掌侧压力；E. 靠近皮肤弯折克氏针，减少对邻指的刺激；F. 使用该技术恢复关节一致性和早期活动范围，骨折会发生重构；G 和 H. 动态外固定的平均效果

枪入路。A₃滑车被切开，形成尺侧或桡侧为蒂的瓣，牵开屈肌腱。屈肌腱鞘的底部可以切除。掌板如果完整，可以在中节指骨掌侧骨块近端直接横向切开，保留小的组织袖以便之后修复。通常，侧副韧带掌侧部分的远近端附着部位需要锐性松解，以能够进行必要的过伸。关节可以过伸以显示近节和中节指骨骨骺关节内的部分。确保在此操作中神经血管束能轻易脱向背侧。

用牙科刮匙翘起骨折块并尝试开放复位。借助透视确认关节面复位。利用 0.8mm 钻头置入 1.0～1.3mm 自攻拉力螺钉。如果骨块太小，无法容纳螺钉，可以使用盒装钢板有效支撑骨折复位。由于螺钉靠近指深屈肌腱，要小心避免螺钉突出。

A₃滑车无须修复。如未受损伤，可以 4-0 尼龙线将掌板固定在 A₄ 滑车的桡侧和尺侧以稳定关节。

缝合皮肤，患肢制动。

（四）掌板成形术

这项技术要求保有至少 50% 的关节面，在粉碎骨折中可考虑使用，可用于慢性损伤。

使用掌侧折枪入路。切开掌板，与侧副韧带分离，于中节指骨远端横向切开。掌板可用 2 根 3-0 爱惜邦缝线固定在尺桡侧软组织远端角，以利于无创伤操作。

清理粉碎骨折块。稳定性需要至少 50% 的背侧关节面才能保证。用咬骨钳在掌侧咬成槽，掌板移位到缺损处。2 枚直的克氏针借助克氏针穿过中节指骨尺桡侧，正好在骨槽背侧，绷紧至 PIPJ 轻度屈曲。用克氏针将爱惜邦缝线穿过背侧骨质穿出皮肤。缝线打结在纽扣上以保护软组织。

使用前文所述的伸直阻挡钉。

2～3 周时去除克氏针，PIPJ 开始活动。远位指间关节（distal interphalangeal joint，DIPJ）立刻可开始活动。纽扣缝线 6 周时去除。

（五）半钩骨成形术

该技术用于慢性损伤和急性粉碎骨折。使用

掌侧折枪法显露 PIPJ，直接观察受累掌侧骨块量，切除受累骨折块。矢状锯可用来划定远侧和背侧边界，以利在清洁部位截骨，更准确地测量缺损尺寸，理想情况下，在尺桡侧方向形成等距的矩形缺损。测量中节指骨骨骺缺损长度、宽度、深度并记录。骨折部位缺损深度可以通过测量切除的骨块或通过判断需要覆盖的指骨头范围来确定。

通过第四和第五腕掌关节间背侧 3cm 的纵向切口显露钩骨（图 36-2B）。直视下分离和保护背侧皮下感觉支。从指总伸肌和小指固有伸肌间进入，用钝性 Weitlander 显露钩骨腕掌关节背侧关节囊。

纵切关节囊，在钩骨骨膜下剥离。以远侧关节嵴为参考点，略大于缺损尺寸设计自体骨移植，在钩骨背侧标记。4mm 矢状锯在近端、桡侧、尺侧截骨。远侧截骨应在第四和第五掌骨掌侧施力，显露适度深度的钩骨 / 腕掌关节，以便取骨。另一种方法是，在横截骨近端做一骨槽，用弯曲的骨刀自近端向远端推进，便于在冠状面截骨。深度可以增加 2mm 以应对取骨过程中的骨质丢失。取下骨后，自体骨水平旋转 180° 插入中节指骨基底（图 36-2C）。关节应呈现同心，用小咬骨钳调整移植骨位置，以改善关节对位。使关节的凹面最终像一个杯子。根据移植物的大小，在中节指骨背侧放置 2 枚或 3 枚 1.0～1.3mm 拉力螺钉（图 36-2D 和 E）。透视下确认关节复位和螺钉长度。注意移植的钩骨比原先指骨的软骨更厚，因此在 X 线上看起来好像有个台阶，应检查关节表面，确认连续性。修复掌板，缝合皮肤。

初期患肢制动。1 周后，在伸直 30° 阻挡支具下开始活动范围治疗，持续 4 周。

十、挽救和补救措施

在慢性损伤或初始治疗失败的情况下，可以对特定患者进行全关节置换术（如热解碳或硅胶假体）。

轻度屈曲的功能位 PIPJ 融合适用于慢性疼痛或前期治疗失败。

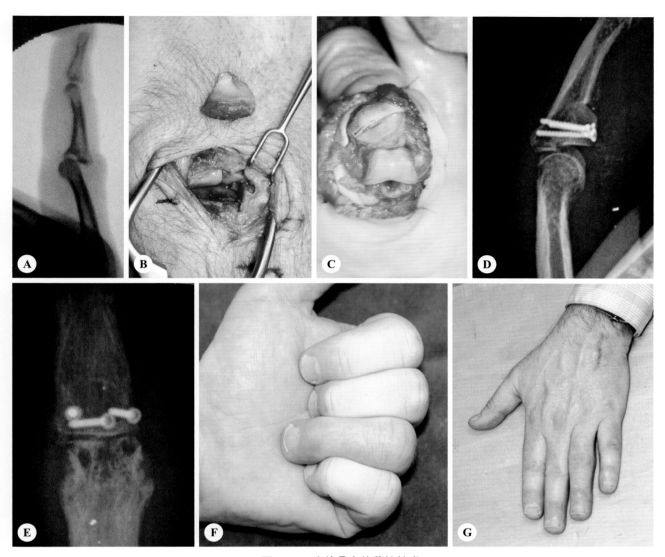

▲ 图 36-2　半钩骨自体移植技术

A. 近位指间关节骨折脱位，持续背侧半脱位；B. 典型的供区骨缺损，移植的骨软骨位于钩骨远端关节嵴中心；C. 经掌侧入路将骨软骨移植物置入掌侧缺损处（图像顶部）；D 和 E. 复位固定的半钩骨移植物的侧位与后前位 X 线，尽管直视下检查关节面平滑，但由于钩骨关节软骨较厚，X 线显示软骨下有台阶；F. 近位指间关节活动范围恢复良好；G. 典型的供区瘢痕

推荐阅读

[1] Calfee RP, Kiefhaber TR, Sommerkamp TG, Stern PJ. Hemi-hamate arthroplasty provides functional reconstruction of acute and chronic proximal interphalangeal fracture-dislocations. J Hand Surg Am. 2009; 34(7):1232–1241

[2] Kiefhaber TR, Stern PJ. Fracture dislocations of the proximal interphalangeal joint. J Hand Surg Am. 1998; 23(3):368–380

[3] Merrell G, Hastings H. Dislocations and ligament injuries of the digits. In:Wolffe SW, et al, eds. Green's Operative Hand Surgery. Philadelphia, PA: Elsevier; 2016:494–498

[4] Ruland RT, Hogan CJ, Cannon DL, Slade JF. Use of dynamic distraction external fixation for unstable fracture-dislocations of the proximal interphalangeal joint. J Hand Surg Am. 2008; 33(1):19–25

[5] Williams RMM, Kiefhaber TR, Sommerkamp TG, Stern PJ. Treatment of unstable dorsal proximal interphalangeal fracture/dislocations using a hemi-hamate autograft. J Hand Surg Am. 2003; 28(5):856–865

第 37 章　掌骨骨折（克氏针）
Metacarpals (Pinning)

Philip S. Brazio　Jacques A. Machol　著

王丰羽　王　立　译

摘　要

钢针或克氏针是固定掌骨骨折的一种通用工具。与开放手术相比，采用闭合方式克氏针固定不仅便捷、并发症更少，而且在某些骨折类型中能实现更可靠的固定。

关键词

掌骨骨折，拳击手骨折，Bennet 骨折，Rolando 骨折，克氏针，CRPP，经皮穿针，骨折穿针

在美国急诊门诊，掌骨骨折占所有上肢骨折的 1/5（每年 264 000 例）[1]。多数可以非手术治疗。对于大多数手术治疗的掌骨骨折，闭合或切开复位后经皮穿针是一种有效且通用的技术，可以通过多种组合来解决各个骨折类型。

一、适应证

（一）对于手术内固定

闭合复位穿针的适应证包括复位不稳定、关节面受累＞25%、关节台阶＞1mm 或旋转。临床上应通过与另一只手做比较，寻找"剪刀样"手指，或观察交叉重叠（所有手指都应指向舟骨结节）。与掌骨远端骨折相比，更靠近端的骨折可能导致掌骨顶端旋转。

（二）对于克氏针外固定

闭合复位克氏针与开放手术相比有独特的优势。可以减轻开放手术的术后肿胀和僵硬。在很多情况下，钢板及螺钉固定需要广泛的剥离和破坏软组织附着，即便是对于难以复位需要手术治疗者。在这种情况下，最好采用克氏针固定。粉碎的关节内骨折可以借助韧带复位术采用闭合克氏针方式治疗。同样，关节外粉碎骨折当软组织包裹仍有保留时更易复位。克氏针在粉碎骨折中也更合适，可以潜在降低骨膜剥离所致的骨块失活风险。

（三）禁忌证（钢板的适应证）

克氏针可能会延迟关节活动，因为常需要夹板固定数周。基于此，该方法可能不太适合那些有关节病变风险的简单骨折患者。单纯横行掌骨干骨折采用内固定可以获得更好的稳定性。

二、准备

（一）诊断研究

拍摄后前位、侧位和斜位 X 线片。更先进的影像检查很少用于单纯的掌骨骨折。

（二）设备和硬件

0.045 英寸（1.143mm）克氏针通常适用于

成人掌骨骨折。体格更大的患者可以首选 0.062 英寸（1.575mm）克氏针，儿童选择 0.035 英寸（0.889mm）即可。

止血带在闭合复位术中无明显作用，但应预置好，以备需要改行切开复位。迷你 C 臂比全尺寸 C 臂更合适，以减少辐射显露。

（三）麻醉

局部或臂丛神经阻滞麻醉通常适用于手部骨折克氏针固定。对于儿童或其他健康问题不能配合的患者，全身麻醉更易完成复位固定。

（四）助手

由于在调整 C 臂位置和更换器械时，可能必须反向牵引或维持复位，在消毒人员和护士之外，术者应有一个专门的助手负责位置。

三、特定骨折的入路

（一）Bennett 骨折脱位

Bennet 骨折是第一掌骨头关节内骨折。拇长展肌对远折端骨块拉力强大，是第一掌骨向近端和桡侧半脱位。

1. 手术适应证

Bennet 骨折被认为固有的不稳定，推荐稳定的内固定治疗。

2. 技术

为了达到复位，助手在拇指旋前时轴向牵引，术者外展掌骨远端，同时将掌骨基底推向 Bennett 骨块复位。第 1 枚固定针最容易，用 0.045 英寸（1.143mm）克氏针从桡侧向尺侧穿过远折端骨块到第二掌骨。这可能固定不到近侧骨块，但它应该足够稳定，以利第 2 枚针逆向穿过近侧 Bennett 骨块。如需额外的固定，可以将克氏针穿到腕骨上，但通常不需要。克氏针并不总是能固定到 Bennet 骨块。第 3 枚克氏针用来提高结构的稳定性。最后 1 枚克氏针可平行或交叉穿到第二掌骨。

3. 其他

第一掌骨基底关节内粉碎性骨折（Rolando 骨折）可采用与 Bennet 骨折（图 37-1）相似的治疗方法。近端粉碎骨折通常可以通过韧带复位法充分复位。与其他粉碎骨折一样，不推荐切开手术。

第一掌骨基底关节外骨折（不是真正的 Bennet 骨折）通常稳定，可以采用闭合复位夹板固定。如果成角 > 30° 或复位后不稳定，可以采用与 Bennet 骨折相同的克氏针固定方式。

（二）掌骨颈骨折（拳击手骨折）

1. 手术适应证

掌骨颈骨折如短缩 > 3mm、伸直不全、旋转/剪刀样畸形或明显的成角畸形需手术治疗。对于

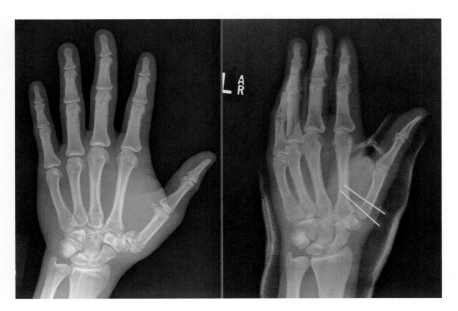

◀ 图 37-1　**Rolando 骨折使用 2 枚横向克氏针维持长度**

示指和中指，成角阈值为10°～15°，对于环指和小指为30°～40°。

2. 技术

Jahss手法[2]仍是复位掌骨颈骨折的可靠方法。掌指关节、近位指间关节、远位指间关节分别屈曲90°，放松内在肌，拉紧侧副韧带（图37-2）。在近节指骨背侧施力，将力传导至掌骨头。

克氏针的使用可以斜向交叉、纵向、横向或组合（图37-3）。逆向置钉时，纵向克氏针经皮垂直指向掌骨骨骺旁的凹处，位于骺板远端、伸肌腱尺侧或桡侧（图37-4A）。在关节外骨面钻一个小凹槽，以使克氏针在不从骨面滑开的情况下纵向进入（图37-4B）。这项技术还能将远端克氏针留在MCP关节外，避免关节撞击，并能够在内在肌阳性位行夹板固定（图37-4C）。克氏针在骨折线处交叉会降低稳定性，应予避免。

如果骨折复位侧方稳定，可以使用横向克氏针。至少使用2枚克氏针保持长度并防止旋转：1枚在远端，1枚在近端。克氏针应穿过相邻掌骨。额外的稳定性可以通过再穿过其他掌骨至少一层皮质来获得，但这不是必需的。

（三）粉碎骨折

1. 手术适应证

无移位的粉碎骨折可能只需要石膏固定，而不需要手术固定。然而，对于合并软组织缺损、开放骨折、多发骨折，除成角和旋转畸形外还有短缩时，常需手术固定。由于相对缺乏软组织稳定性，靠边的掌骨可能更需要固定。

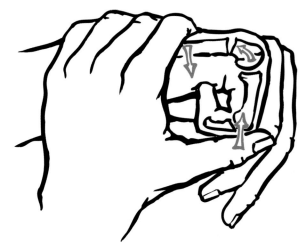

▲ 图37-2 Jahss方法

掌指关节、近位指间关节、远位指间关节依次屈曲90°，放松内在肌，拉紧侧副韧带。对近节指骨施加向背侧的压力，将力传导到掌骨头上

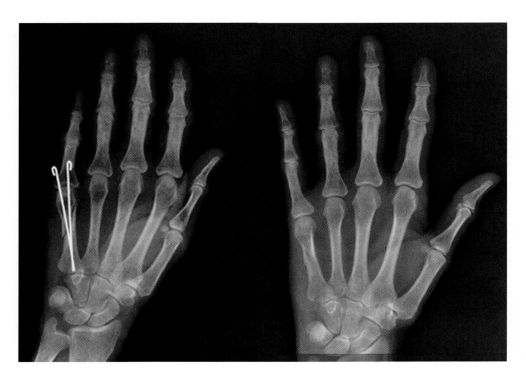

◀ 图37-3 斜向克氏针固定掌骨颈骨折

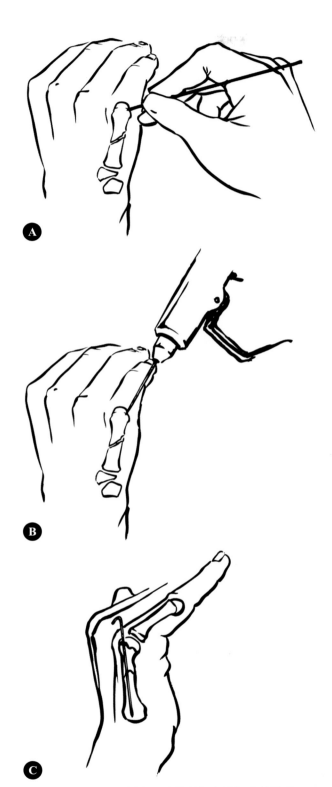

▲ 图 37-4 经侧方凹陷掌骨闭合逆行穿针技术
A. 用手法垂直骨面建立通道；B. 向近端转向；C. 实现纵向固定

2. 技术

由于有软组织保护的稳定作用，闭合方式更为推荐。如果需要开放手术，可以在克氏针外使用 0.024 英寸（0.610mm）或 0.026 英寸（0.660mm）牙科环扎线固定其他的粉碎骨块。粉碎骨折的具体治疗方法取决于骨折类型。为了形成稳定的结构，应该遵循将较大的游离骨块固定到相邻或近侧掌骨 / 腕骨的原则（图 37-5）。

四、术后护理

（一）夹板

经皮克氏针通常需要制动。时长取决于骨折的需要和患者。除非合并肌腱或其他损伤禁止这样，手均应用夹板固定在内在肌阳性位，同时固定受累手指和直接相邻手指的掌指关节和腕掌关节。如果拇指掌骨受累，应使用长的拇指人字形夹板，以方便指间关节活动。患者通常推荐手部治疗，在夹板限制下进行活动范围训练，并在骨折愈合后进行长期的活动和强化。

（二）抗生素

除围术期抗生素外，开放性骨折也需要使用抗生素，克氏针长期显露时可考虑长期使用抗生素，而闭合骨折不建议术后常规预防性使用抗生素，除非有钉道感染。抗生素应根据伤口类型而定。

（三）拔针

通常在 4～6 周是完成拔针，在此之前应拍 X 线，以确认复位满意，骨性愈合。拔钉后也可拍片，确认内固定完全去除。

五、并发症

（一）感染

感染是掌骨克氏针固定最常见的并发症，在一项大型研究中发生率 7%[3]，而最近的研究显示发生率更高。多数情况下，感染浅表，通过短期口服抗生素和克氏针护理（过氧化氢擦拭和换药）

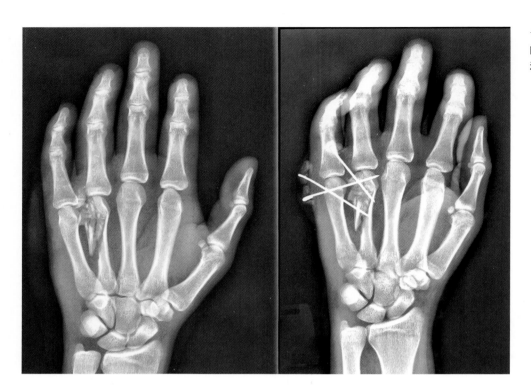

▲ 图 37-5 继发于枪伤的粉碎性骨折，采用横向和斜向克氏针治疗

进行治疗。深部感染可能需要早期拔针和延长抗生素治疗。如果可以，建议每天 1 次或 2 次进行钉道处护理。埋针和留置皮外的感染率并无区别[4]。

（二）克氏针不稳

克氏针容易移位。制动不充分或患者不配合可能导致松动或脱落。与内固定钢板不同，在克氏针完整的情况下，早期活动范围通常无法完成，

这也可能导致克氏针失败。如果克氏针没有恰当置入，甚至可能使骨折块分离。

（三）僵硬

僵硬是关节内掌骨头骨折的常见并发症。肌腱粘连、侧副韧带或背侧关节囊挛缩、关节面不规则可能导致僵硬。为了避免这一情况，早期活动手的各个部位十分重要。通常需要长期的治疗。

参 考 文 献

[1] Chung KC, Spilson SV. The frequency and epidemiology of hand and forearm fractures in the United States. J Hand Surg Am. 2001; 26(5):908–915

[2] Jahss SA. Fractures of the metacarpals: a new method of reduction and immobilization. J Bone Joint Surg Am. 1938; 20:178–186

[3] Botte MJ, Davis JL, Rose BA, et al. Complications of smooth pin fixation of fractures and dislocations in the hand and wrist. Clin Orthop Relat Res. 1992(276):194–201

[4] Stahl S, Schwartz O. Complications of K-wire fixation of fractures and dislocations in the hand and wrist. Arch Orthop Trauma Surg. 2001; 121(9):527–530

第38章 掌骨骨折（切开复位内固定）
Metacarpal Fracture Open Reduction and Internal Fixation (ORIF)

Edward S. Lee　Haripriya S. Ayyala　著

王丰羽　王　立　译

摘　要

掌骨骨折是最常见的手部损伤之一，常见于直接击打手或轴向负荷导致。骨折分为头部、颈部和干部，可能伴有软组织损伤，如肌腱断裂和神经血管损伤。虽然一些骨折可以通过制动保守治疗，但很多需要手术治疗，方法从闭合复位、经皮克氏针并制动、到切开复位内固定。掌骨骨折切开复位适应证以及手术入路和技术多种多样。

关键词

掌骨骨折，固定原则，手术入路，ORIF

掌骨骨折切开复位内固定（open reduction and internal fixation，ORIF）方法多样，包括使用克氏针、拉力螺钉、中和钢板、动态加压板（dynamic compression plating，DCP）和使用无头螺钉。

一、主要原则

掌骨骨折有多种固定方法可供选择。治疗选择取决于以下几个因素，包括骨折部位、畸形严重程度、开放或闭合骨折、关节面受累情况、骨质损伤范围、合并软组织损伤程度、骨折固有的稳定性。

二、预期

与指骨骨折相比，肌腱与掌骨关系没那么密切。因此，掌骨骨折一般疗效较好。移位的掌骨横行骨折可尝试闭合复位，但多数移位的掌骨骨折需要固定。根据术者偏好，治疗方式包括克氏针、髓内针、拉力螺钉钢板。此外，单独的损伤预后明显好于合并损伤。

（一）掌骨头骨折

非粉碎性、移位的骨折超过关节面25%或出现超过1mm的关节面台阶需采用克氏针和制动的手术治疗。粉碎骨折需要多枚克氏针和环扎钢丝固定。在开始活动范围训练之前，不稳定的复位需要2~3周固定。如果合并邻近的近节指骨基底粉碎骨折，可能需要骨牵引和外固定（图38-1至图38-3）。对于开放性粉碎的头部骨折，特别是伴有骨质缺损，人工关节置换术是一种合适的选择。

（二）掌骨颈骨折

大多数掌骨颈骨折可以非手术治疗。在没有伪爪形手或旋转畸形的情况下，功能问题很小甚至没有。如果不存在伪爪形手，可使用功能支具或尺背侧沟状夹板固定2周。复位适用于伪爪形手或旋转畸形，使用Jahss手法，然后制动

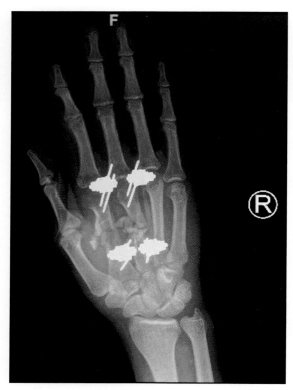

▲ 图 38-1　右手前后位 X 线片显示第二、第三掌骨粉碎性骨干骨折，合并骨缺损，采用外固定架固定

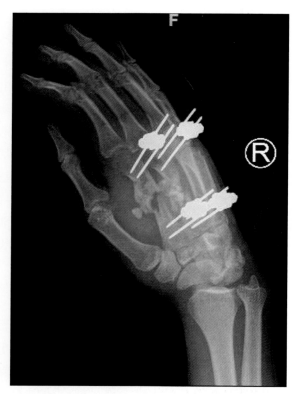

▲ 图 38-2　右手斜位 X 线片，第二、第三掌骨粉碎性骨干骨折，合并骨缺损，采用外固定架固定

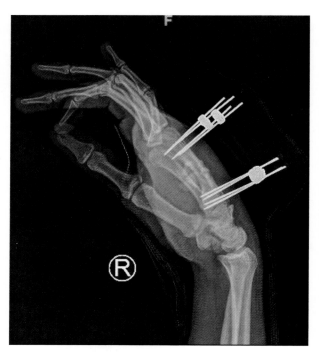

▲ 图 38-3　右手侧位 X 线片，第二、第三掌骨粉碎性骨干骨折，合并骨缺损，采用外固定架固定

2 周。患者可在 4～6 周后恢复运动或无限制的活动。

　　如果由于掌侧粉碎骨折和内在肌牵拉无法复位满意，可以交叉或横向经皮穿针；髓内固定可在透视引导下进行。应注意不要引起骨折的掌骨头侧方移位。如需切开复位，可以使用交叉克氏针、背侧张力带钢丝加克氏针或侧方迷你髁钢板。经皮克氏针固定后，通常需要 2～3 周的尺侧沟状夹板固定。

（三）预期

　　大多数掌骨干骨折本质上是稳定的，可以采用保守治疗达到满意的功能结果。切开复位内固定的方法多样，包括克氏针固定、组合和环扎钢丝、髓内固定、螺钉骨折和钢板固定。通常，为了掌骨干骨折获得良好恢复，能够复位可靠、维持解剖关系的创伤最小的方法最为推荐。

三、适应证

（一）一般适应证

● 无法复位。

- 旋转畸形（剪刀样、螺旋、斜行）。
- 累计关节。
- 开放骨折。
- 节段性骨缺损。
- 多发骨折。
- 合并软组织损伤。

（二）掌骨颈骨折

- 开放骨折、关节移位。
- 成角（示指、中指 10°～15°，环指 40°，小指 60°）。
- 伪爪形手畸形，以及掌骨头偏向掌侧、抓握时疼痛。

（三）掌骨干骨折（图 38-4 至图 38-6）

- 任何角度的旋转、多发骨折、成角（示指、中指 0°～5°，环指 20°，小指 30°）。
- 短缩＞2～5mm。

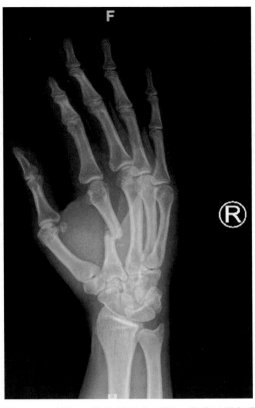

▲ 图 38-5　斜位 X 线片显示右手第二掌骨干横行骨折

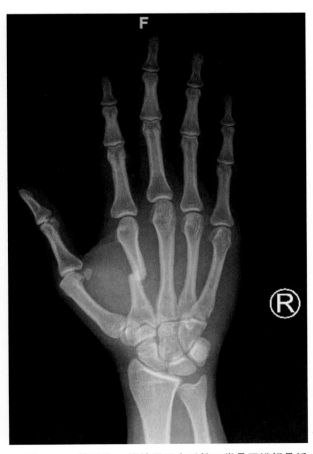

▲ 图 38-4　前后位 X 线片显示右手第二掌骨干横行骨折

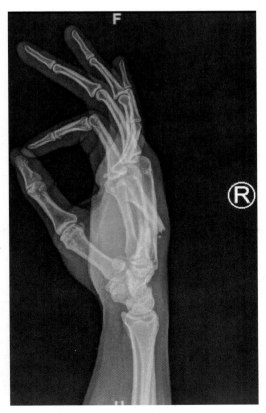

▲ 图 38-6　侧位 X 线片显示右手第二掌骨干横行骨折

四、禁忌证

- 任何影响患者手术的因素。
- 对于置入螺钉，广泛关节面破坏和无法重建的关节。
- 对于掌骨干骨折，广泛伤口污染和软组织损伤是使用或不适用拉力螺钉置板的禁忌证。
- 复合方式（钢丝张力带）的禁忌证是存在骨质丢失、粉碎骨折或骨量减少。

五、特殊注意事项

术前详细评估骨、神经和血管解剖是成功的关键。通常 X 线即可，能够充分了解骨折形态，以及关节面完整性与受累情况。术中透视下引导提供有关骨折复位、螺钉轨迹和钢板恰当放置的重要信息。

继发于握拳伤的掌骨头骨折应按照有口腔感染考虑，进行正规的冲洗和清创治疗。这类损伤通常不闭合伤口，如需要内固定，应直到伤口无明显感觉迹象后进行。

然而，经常用手进行抓握的患者（如专业运动员、木匠）可能因为小指掌骨头掌侧屈曲产生不适。对于这类患者，通常无法接受超过 40° 的屈曲。

对于掌骨颈骨折，如果骨折时间超过 7～10 天，通常不值得尝试操作。

对于发现晚的骨折，闭合方式可能无法复位满意，因此需要切开复位内固定并截骨。

六、特别提示、体位和麻醉

（一）患者体位

- 患者仰卧位，手放在手桌上。
- 患肢安置止血带。
- 安排手术室时要考虑使用透视的需要。

（二）麻醉

- 考虑采用止血带的局部阻滞与全身麻醉。

七、技巧、要点和经验教训

- 许多骨折不需要切开复位内固定。

- 牵引时，避免完全的肌肉剥离和掌侧结构损伤，使用短而钝的牵开器（Langenbeck 拉钩），而不是 Hohmann 拉钩。
- 许多这类骨折的患者可能不配合，会对预后造成影响。

八、难点

骨块大小不足以容纳穿针、置钉或轨迹不合适都可以导致克氏针螺钉置入失败或术中骨折。在钻孔和复位骨折时，注意邻近骨折的神经血管束十分关键。

并发症如下。

- 畸形愈合。
- 旋转畸形。
- 骨不连。
- 神经血管损伤。
- 骨髓炎。
- 肌腱粘连。
- 内在肌功能障碍。

九、关键手术步骤

- 显露。
  - 掌骨处纵向或弧形切口。
  - 钝性分离至伸肌装置。
  - 显露骨折部位，劈开伸肌装置。
  - 纵向切开骨膜。
- 复位。
  - 使用牙科刮匙或小的点式复位钳复位骨折。
- 固定。
  - 掌骨颈骨折：克氏针 vs. 迷你髁钢板。
    - 在透视引导下，从掌骨的外侧或背侧部分（非关节）置入 2 枚 0.9mm 克氏针，至掌骨干；如有必要，克氏针可以穿过关节面；克氏针应穿出掌骨干背侧。
    - 其他选择包括使用 2 枚横向克氏针，从小指到整个环指掌骨头。
    - 簇状接骨：经皮从小指掌骨基底向头部顺向置入预弯的克氏针。

> 切开复位内固定联合侧方迷你髁钢板：由于可能产生僵硬，是最不理想的治疗选择。

- 掌骨干骨折：克氏针 vs.DCP 钢板 / 中和钢板（图 38-7 至图 38-18）。

> 如前所述，克氏针可以横向或者交叉。

> 对于钢板，测量正确的尺寸，然后将钢板预置在近折端，通常使用的钢板为2～2.5mm。

> 适度的弯折钢板，使其在使用的时候能帮助对掌侧皮质加压。

> 通过直接检查骨折部位来确认矢状面和冠状面的对位。

> 借助肌腱固定位置来评估旋转。

- 闭合。
  - 确保近端和远端骨块均至少有 4 枚皮质钉。
  - 闭合骨膜和骨间肌筋膜，为伸肌装置的滑动提供光滑的表面。
- 制动。
  - 钢板 / 拉力螺钉：1 周。
  - 克氏针：3 周。

十、挽救和补救措施

- 截骨矫形纠正旋转。
- 骨移植治疗短缩。

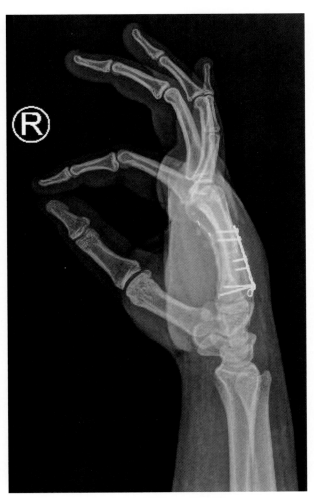

▲ 图 38-7　侧位 X 线片显示右手第三掌骨干粉碎骨折钢板 / 螺钉固定

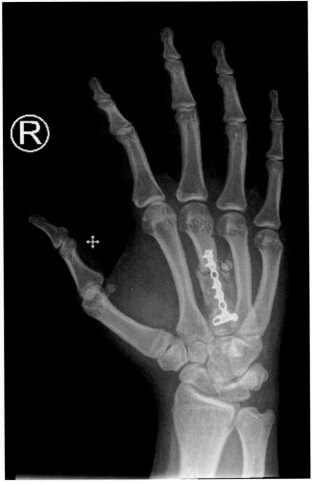

▲ 图 38-8　斜位 X 线片显示右手第三掌骨干粉碎骨折钢板 / 螺钉固定

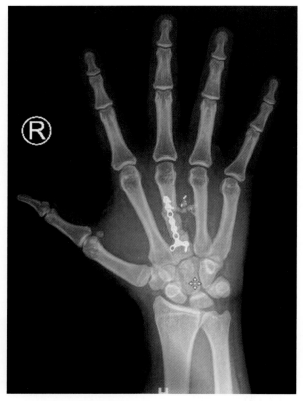

▲ 图 38-9　前后位 X 线片显示右手第三掌骨干粉碎骨折钢板 / 螺钉固定

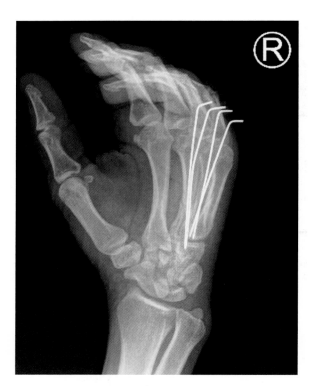

▲ 图 38-11　斜位 X 线片显示右手第三、第四掌骨干斜行骨折，克氏针内固定

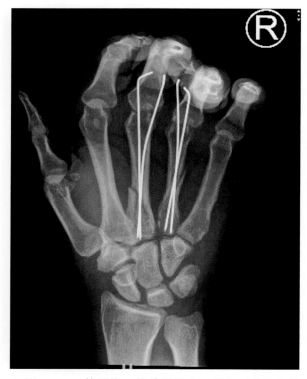

▲ 图 38-10　前后位 X 线片显示右手第三、第四掌骨干斜行骨折，克氏针内固定

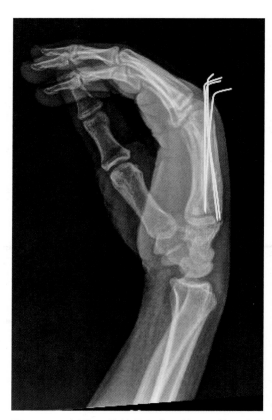

▲ 图 38-12　侧位 X 线片显示右手第三、第四掌骨干斜行骨折，克氏针内固定

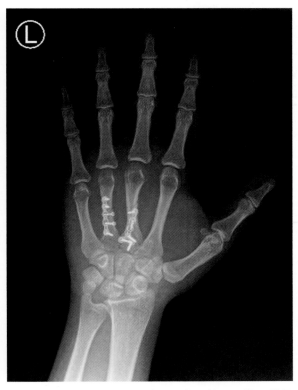

▲ 图 38-13　前后位 X 线片显示左手第三、第四掌骨粉碎骨折，钢板 / 螺钉内固定

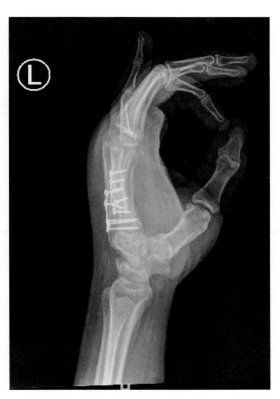

▲ 图 38-15　侧位 X 线片显示左手第三、第四掌骨粉碎骨折，钢板 / 螺钉内固定

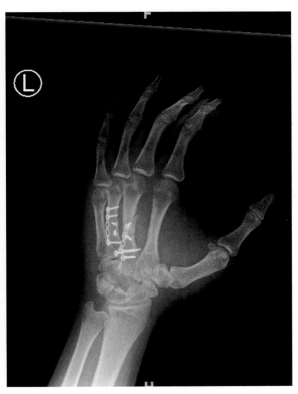

▲ 图 38-14　斜位 X 线片显示左手第三、第四掌骨粉碎骨折，钢板 / 螺钉内固定

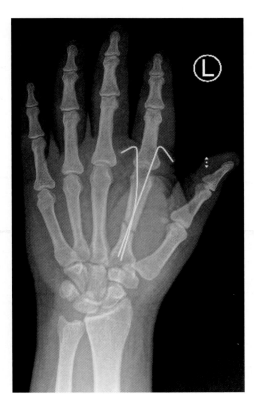

▲ 图 38-16　前后位 X 线片显示左手第二掌骨干骨折，克氏针内固定

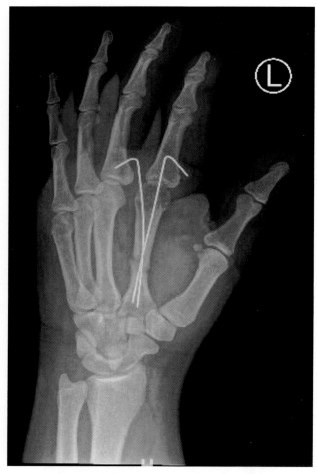

▲ 图 38–17 斜位 X 线片显示左手第二掌骨干骨折，克氏针内固定

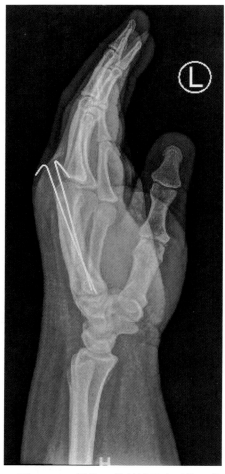

▲ 图 38–18 侧位 X 线片显示左手第二掌骨干骨折，克氏针内固定

推荐阅读

[1] Al-Qattan MM. Outcome of conservative management of spiral/long oblique fractures of the metacarpal shaft of the fingers using a palmar wrist splint and immediate mobilisation of the fingers. J Hand Surg Eur Vol. 2008; 33(6):723–727

[2] Kawamura K, Chung KC. Fixation choices for closed simple unstable oblique phalangeal and metacarpal fractures. Hand Clin. 2006; 22(3):287–295

[3] Kollitz KM, Hammert WC, Vedder NB, Huang JI. Metacarpal fractures: treatment and complications. Hand (N Y). 2014; 9(1):16–23

[4] Kozin SH, Thoder JJ, Lieberman G. Operative treatment of metacarpal and phalangeal shaft fractures. J Am Acad Orthop Surg. 2000; 8(2):111–121

[5] Saito T, Chung KC, Haase SC. Procedure 14—Open Reduction and Internal Fixation of Metacarpal Shaft Fractures. Operative Techniques: Hand and Wrist Surgery. 3rd ed. Elsevier; 2018:111–117

[6] Souer JS, Mudgal CS. Plate fixation in closed ipsilateral multiple metacarpal fractures. J Hand Surg Eur Vol. 2008; 33(6):740–744

[7] Trumble T, Rayan GM, Budoff JE, Baratz M, Slutsky DJ. Principles of Hand Surgery and Therapy. 3rd ed. Philadelphia, PA: Elsevier, Inc.; 2017

[8] Wolfe SW, Hotchkiss RN, Pederson WC, et al. Green's Operative Hand Surgery. 7th ed. Philadelphia, PA: Elsevier; 2017

[9] Wong KP, Hay RAS, Tay SC. Surgical outcomes of fifth metacarpal neck fractures: a comparative analysis of dorsal plating versus tension band wiring. Hand Surg. 2015; 20(1):99–105

第 39 章 掌骨骨折（有限切开、逆行髓内无头螺钉固定）

Limited-Open Retrograde Intramedullary Headless Screw Fixation of Metacarpal Fractures

David E. Ruchelsman　Chaitanya S. Mudgal　著

王丰羽　王　立　译

摘　要

大多数掌骨骨折可通过固定保守治疗。手术治疗包括切开复位内固定。掌骨骨折切开复位内固定适应证多种多样，手术入路和手术技术也多种多样。髓内固定是越来越受欢迎的一种治疗方法。这种固定方法比克氏针固定和其他开放技术具有临床优势。

关键词

掌骨骨折，固定原则，手术入路，切开复位内固定，髓内固定

对于各种上肢骨折，内固定埋置于关节面下是可以接受的。多种固定技术对于稳定和明显成角的掌骨颈和头下骨折，以及轴向稳定的掌骨干骨折已有介绍[1-5]，包括有限开放顺行（如簇状固定）、逆行（如纵向髓内固定）、经掌骨克氏针结构和钢板固定。每项技术都有其优缺点，对于最佳的治疗方式还未达成共识。方式的选择仍然是基于骨折的特点和术者的偏好。最佳的手术固定会局限骨折部位的显露，允许术后早期活动以恢复掌指关节的完全活动及伸肌活动，加快重返日常生活和工作 / 运动活动，并最大限度降低去除内固定的需要。

有限切开逆行髓内无头钉固定相比克氏针固定和其他切开技术具有临床优势。使用空心无头螺钉进行逆行髓内固定可以通过有限切开、伸肌劈开入路实现，比经掌骨头关节面、纵向髓内逆行克氏针固定只多一步。无头设计允许固定物埋置在关节面下方，术后早期关节活动。

一、主要原则

笔者组的定量 3D-CT 数据为这类关节外骨折的关节处起始点选用提供支持[6]。在经皮克氏针逆向髓内置入时，直接显示起始点能够额外地潜在避免多次尝试确定起始点。此外，在模拟该技术的 3D 模型中，掌骨头表面区域和软骨下掌骨头骨量占得很少。由于背侧关节面的起始点与髓腔共线，避免了接触占矢状位上关节弧面大部的关节基底的中央部位，因此在临床上沿与运动相关的矢状位关节弧面活动时，能够最少地干扰关节面区域。

对于掌骨颈 / 头下骨折和轴向稳定的掌骨干骨折，可以闭合复位，埋置无头髓内螺钉固定，通过峡部固定达到相对稳定。远端固定在软骨下骨内，近端固定在骨干髓腔内膜峡部，以保持复位和旋转稳定性。螺钉的埋置部位避免了后续拆除的需要。相比以前介绍的掌骨骨折髓内钉固定技

术，改进了旋转稳定性，减少了内固定取出的需要。对远端骨块有限的头下骨折，该技术避免了在关节背侧缘的低轮廓锁定钢板，此处的钢板会导致伸肌腱粘连和伸肌挛缩，需要二次手术取出内固定，以及伸肌腱松解和伸肌挛缩松解。Avery及其同事发现，与克氏针相比，无头加压螺钉治疗掌骨颈骨折在负荷失效、三点弯曲和轴向负荷方面具有生物力学优势[7]。

二、疗效

随着这项技术的普及，已从几个中心获取中期临床、功能和影像学结果数据。在 del Piñal 等以此技术治疗的 48 例掌骨骨折中[8]，平均总活动度为 249°，所有患者恢复了全部工作和休闲活动。Tobert 等[9] 回顾性研究了 18 例接受髓内无头螺钉固定（intramedullary headless screw，IMHS）的掌骨骨折，全部患者功能恢复满意，总活动度超过 240°。同样，Ruchelsman 等[10] 发表了 20 例采用 IMHS 治疗的掌骨颈和掌骨干骨折的临床数据，通过 3 个月的随访，所有患者均获得骨性愈合，能够完全屈曲和伸直，未进行二次手术。最近，Ruchelsman 等提供了 91 例采用该技术治疗患者的长期数据。所有 91 例患者均达到了完全的屈曲，所有患者均达到了掌指（meta carpophalangeal，MCP）关节全方位的主动伸直或过伸。术后平均 MCP 关节屈伸活动达到 88°[11]。此外，所有 16 名精英 / 专业运动员采用 IMHS 固定治疗急性、移位的掌骨颈 / 头下骨和骨干骨折，均实现了全方位的 MCP 关节运动，平均 5 周内恢复了全部的运动[12]。

最近一项多中心队列研究包括了 160 例掌骨颈骨折和骨干骨折，由 3 名共同培训的手外科医师手术，显示总体并发症发生率较低（2.5%）[13]。并发症包括 3 例由于再发钝伤（冲压机制）引起的再骨折，术后完全愈合和恢复完全活动，只有 1 例早期 X 线有关节病变。

三、适应证

- 掌骨颈成角和掌骨远端骨干骨折。

- 移位的头下骨折。
- 轴向稳定、横行的掌骨中段骨折。
- 初期的畸形愈合和不愈合。

四、禁忌证

- 开放掌骨干骨折。
- 闭合复位后骨折对位不满意。
- 关节内掌骨头劈裂骨折。
- 掌骨骨折旋转不稳（短斜骨折和螺旋骨折）。
- 骨干近端骨折不足以满足近端髓内固定。

五、特殊注意事项

术前模板对这项技术至关重要。具体来说，环指峡部直径必须仔细建模以能达到髓内骨内膜。环指峡部是最窄的，可能需要更小的髓内螺钉直径（如 2.2～2.4mm）。此外，必须熟悉各供应商的最大螺钉长度，以确保顶端螺纹能超过满足骨干骨折轴向稳定的近端位置。通常，近端 1/3 骨干骨折最好采用其他髓内或钢板固定技术。考虑到关节处起止点，在进行这项操作前，必须仔细检查图像以确定没有关节内掌骨头劈裂。

六、关节手术步骤

患者仰卧位，手臂置入透光的手桌上。通常手术在区域麻醉和使用上臂止血带下进行。术前静脉滴注抗生素，Esmarch 绷带用于驱血。

在透视引导下使用 Jahss 方法进行闭合复位。在 MCP 关节上设计一个纵切口或人字形切口。掀起皮下皮瓣后，通过有限的背侧关节切开术，在 MCP 关节上畸形小的伸肌切开（图 39-1）。透视引导下确认闭合复位，然后在直视下通过掌骨头背侧通道沿髓腔方向置入 1.1mm 克氏针，一直到掌骨基底的软骨下骨（图 39-2）。骨折复位、背侧关节囊切开、被动屈曲 MCP 关节后，背侧正中的起始点可以被很好地观察到。根据术前髓腔内峡部的尺寸模板，用克氏针钻孔，再用 2.2～3.0mm 空心无头加压螺钉替代。切开的伸肌腱用 3-0 不可吸收缝线解剖修复，然后用 5-0 尼龙线缝合皮肤。

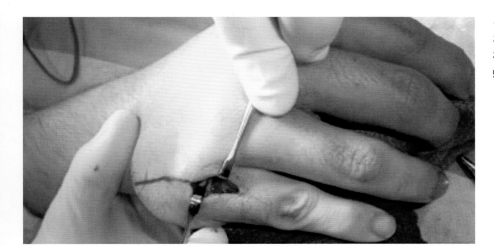

◀ 图 39-1　经背侧伸肌腱中央有限切开，背侧关节切开直视下确定进针点，有限切开逆行无头螺钉固定

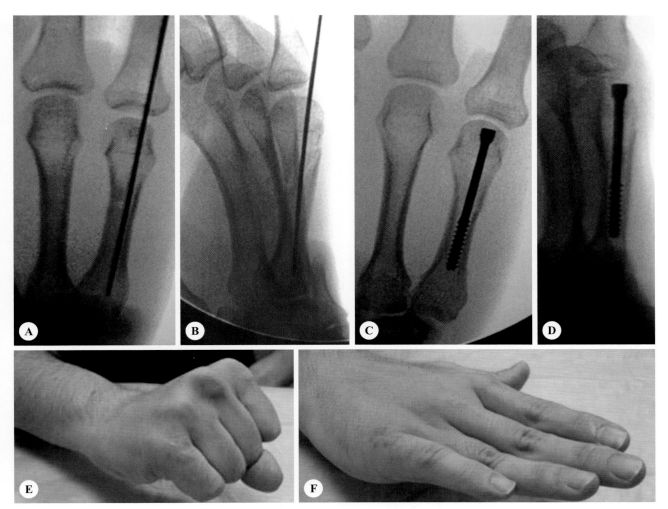

▲ 图 39-2　A 和 B. 闭合解剖复位后，1.1mm 克氏针穿过与髓腔平行的掌骨头背侧通道；C 和 D. 无头加压螺钉固定完成，直径和长度由术前模板确定；E 和 F. 临床愈合时的疗效，完全的掌指关节活动度，无伸直不全或挛缩

七、术后康复

髓内无头螺钉固定可在术后 1 周实现早期主动和辅助主动活动。使用可拆卸、定制的尺侧沟夹板，使 MCP 处于内在肌阳性位，放开指间关节，直到拆除缝线，然后逐渐去除。合并颈部粉碎时，螺钉置入不使用加压套筒。手锻炼始于临床愈合（即骨折部位压痛消失），于术后 4 周开始。

八、技巧、要点和经验教训

术前模板辅助选择螺钉尺寸，以更好地满足达到峡部。最初的伸直不全在术后会很快消失。随着该技术治疗掌骨颈骨折临床经验的增加，笔者在选择的病例中扩大了适应证，包括可以手法复位、畸形愈合初期的轴向稳定、横断的掌骨中段骨折（图 39–3）。对于初期的掌骨颈或骨干畸形愈合病例，为了在逆行固定前便于解剖复位，可单独切口局部开放断骨。采用其他固定技术治疗近端骨干骨折可能会更好，因为在这类病例中采用 IMHS 固定，需要明显深埋尾部螺纹，可能无法满足顶部螺纹充分通过骨折段。再发钝

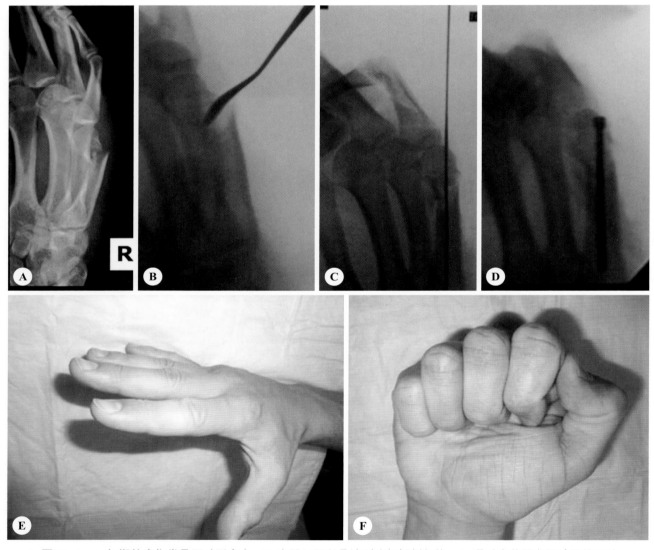

▲ 图 39–3　**A.** 初期的小指掌骨颈畸形愈合；**B.** 有限切开断骨达到头部解剖复位；**C.** 通过小范围有限劈开伸肌腱和背侧关节囊，以 **1.1mm** 克氏针逆行髓内固定；**D.** 空心无头加压螺钉固定；**E 和 F. 6** 周临床结果显示完全的关节活动度，无不全或挛缩

伤、近端骨干骨折弯曲时，预示着再骨折或螺钉失效。

在反复骨折和螺钉失效的情况下，通过骨折部位取出断钉，避免重复切开关节，破坏原先关节进钉部位的软骨。

对于精英运动员，当有轻微的临床疼痛时，允许他们尽早重返赛场。在运动专用手套或连指手套内，使用配有掌指关节背侧衬垫和掌指关节处铰链的一种定制手部夹板，提供额外保护，直到完全愈合（图 39-4）。

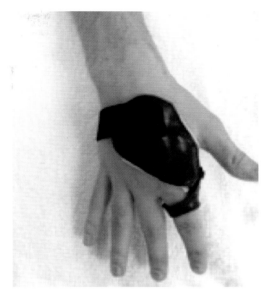

▲ 图 39-4　配有掌指关节背侧衬垫和掌指关节处铰链的一种定制手部夹板，允许术后早期掌指关节在运动专用手套或连指手套内不受限制的活动

参 考 文 献

[1] Boulton CL, Salzler M, Mudgal CS. Intramedullary cannulated headless screw fixation of a comminuted subcapital metacarpal fracture: case report. J Hand Surg Am. 2010 Aug; 35(8):1260–1263. doi: 10.1016/j.jhsa.2010.04.032. Epub 2010 Jul 8.

[2] Foucher G. "Bouquet" osteosynthesis in metacarpal neck fractures: a series of 66 patients. J Hand Surg Am. 1995; 20(3 Pt 2) suppl 3:S86–S90

[3] Schädel-Höpfner M, Wild M, Windolf J, Linhart W. Antegrade intramedullary splinting or percutaneous retrograde crossed pinning for displaced neck fractures of the fifth metacarpal? Arch Orthop Trauma Surg. 2007; 127(6):435–440

[4] Kozin SH, Thoder JJ, Lieberman G. Operative treatment of metacarpal and phalangeal shaft fractures. J Am Acad Orthop Surg. 2000; 8(2):111–121

[5] Friedrich JB, Vedder NB. An evidence-based approach to metacarpal fractures. Plast Reconstr Surg. 2010; 126(6):2205–2209

[6] ten Berg PW,Mudgal CS, LeibmanMI, Belsky MR, Ruchelsman DE. Quantitative 3–dimensional CT analyses of intramedullary headless screw fixation for metacarpal neck fractures. J Hand Surg Am. 2013; 38(2):322–330.e2

[7] Avery DM, III, Klinge S, Dyrna F, et al. Headless compression screw versus kirschner wire fixation for metacarpal neck fractures: a biomechanical study. J Hand Surg Am. 2017; 42(5):392.e1–392.e6

[8] del Piñal F, Moraleda E, Rúas JS, de Piero GH, Cerezal L. Minimally invasive fixation of fractures of the phalanges and metacarpals with intramedullary cannulated headless compression screws. J Hand Surg Am. 2015; 40(4):692–700

[9] Tobert DG, Klausmeyer M, Mudgal CS. Intramedullary fixation of metacarpal fractures using headless compression screws. J Hand Microsurg. 2016; 8(3):134–139

[10] Ruchelsman DE, Puri S, Feinberg-Zadek N, Leibman MI, Belsky MR. Clinical outcomes of limited-open retrograde intramedullary headless screw fixation of metacarpal fractures. J Hand Surg Am. 2014; 39(12):2390–2395

[11] Eisenberg G, Clain JB, Feinberg-Zadek N, Leibman M, Belsky M, Ruchelsman DE. Clinical outcome of limited intramedullary headless screw fixation of metacarpal fractures: 91 consecutive patients. Poster Presentation at the 2018 American Association of Hand Surgery, Phoenix, AZ January 2018

[12] Ruchelsman DE, Leibman M, Belsky M, Eisenberg G. Expedited return to play following intramedullary headless screw fixation of metacarpal fractures in elite athletes. Podium Presentation at the 2018 American Association for Hand Surgery Annual Meeting, Phoenix, AZ January 2018

[13] Warrender WJ, Ruchelsman DE, Livesey M, Mudgal CS, Rivlin M. Low rate of complications following intramedullary headless compression screw fixation for metacarpal fractures. Poster Presentation at the 2018 American Association for Hand Surgery Annual Meeting, Phoenix, AZ January 2018

第 40 章　第一掌骨基底骨折（Bennett 骨折与 Rolando 骨折）

First Metacarpal Base Fractures (Bennett and Rolando Fractures)

Brandon Rogalski　Richard Tosti　著

王丰羽　王　立　译

摘　要

Bennett 和 Rolando 骨折时第一掌骨基底部关节内骨折脱位，可以采用多种手术技术进行治疗，包括克氏针、骨块间螺钉、钢板接骨和关节镜辅助固定。

关键词

Bennett，Rolando，第一掌骨基底，固定，克氏针，骨块间螺钉

复位固定第一掌骨基底骨折的方法很多，包括克氏针、骨块间螺钉、钢板接骨和关节镜辅助固定。

一、主要原则

Bennett 和 Rolando 骨折时第一掌骨基底部关节内骨折脱位，由于拇长展肌和拇收肌的牵拉发生移位。因此，掌骨掌侧关节缘的骨块由于掌侧的喙状韧带与大多角骨的连接保持原位，而其他部分掌骨受拇长展肌和拇收肌的牵拉，则向近端桡背侧半脱位。关键原则在于重建第一掌骨基底与大多角骨的对应关系，恢复关节匹配。

二、预期

Bennett 骨折的固定方法取决于掌侧缘与完整的喙状韧带相连的骨块大小。当掌侧骨块较大时（通常至少是关节面的 1/3），可以在骨折处置入 2 枚骨块间螺钉。Rolando 骨折时三部分 / 粉碎性的完全关节内固定，通常需要钢板固定。

三、适应证

- 无移位或稳定的骨折可以使用石膏固定 4～6 周。
- 手术适用于移位、不稳定、半脱位或开放骨折。

四、禁忌证

- 畸形愈合骨折需要截骨矫形。
- 慢性损伤表现为腕掌关节病变的，需要关节融合或成形术。

五、特殊注意事项

CT 可以帮助确定掌侧关节块的大小，为粉碎性骨折的术前计划提供支持，并确定有无合并损伤，如三角骨骨折。关节镜辅助固定可以直接观察关节面，提高复位的准确性。

六、特别说明、体位和麻醉

- 患者取仰卧位，手臂放在手桌上。
- 能够进行影像学检查，确定复位和内置物位置的准确性。
- 麻醉的选择包括全身麻醉、镇静，局部、区域阻滞，或局部注射，这取决于术者和患者的选择。

七、技巧、要点和经验教训

（一）闭合复位经皮穿针

骨折复位的目的是对抗掌骨干上的形变力。结合轴向牵引、外展 / 伸直、旋前使掌骨基底部与掌侧骨块对位。可以通过在掌骨基底部置入 1 枚或 2 枚克氏针至大多角骨和（或）第二掌骨来实现固定。笔者倾向于使用 2 枚克氏针：第 1 枚克氏针从第一掌骨基底穿到大多角骨，第 2 枚到第二掌骨（图 40-1）。

（二）切开复位骨块间螺钉内固定

经 Wagner 入路，用牵引、外展 / 伸直和旋前的手法复位骨块，以点式复位钳维持复位。通常情况下，如果掌侧骨块占全部关节面的至少 1/3，骨块可以容纳 2 枚小螺钉（1.5mm）（图 40-2）。空心无头加压螺钉是另一个选择（图 40-3）。如果掌侧骨块大小不足以容纳第 2 枚螺钉，或者第 1

枚螺钉位置不佳，则可以在骨折处穿 1 枚带螺纹克氏针，在骨面截断，作为补充。

（三）切开复位钢板内固定

三部分 Rolando 骨折需要钢板固定以将近侧关节骨块与远侧掌骨复位。根据关节骨块的方向，可以采用 Wagner 入路或背侧直入路。先用小的克氏针将关节块暂时复位固定，然后使用 1.5mm 的 T 板或网状钢板固定（图 40-4）。将关节块与骨干复位，以至少 2 枚螺钉固定。需要特别注意骨的轮

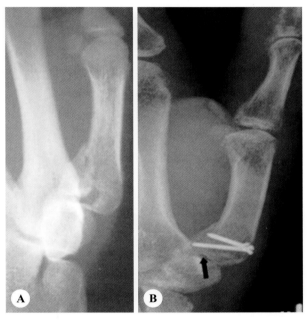

▲ 图 40-2　术前（**A**）和术后（**B**）Bennett 骨折使用骨块间螺钉固定影像，箭显示准确、加压的关节面

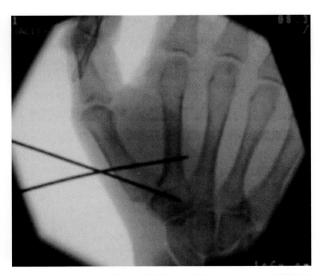

▲ 图 40-1　**Bennett** 骨折合并掌侧小骨块，以 **2** 枚克氏针固定

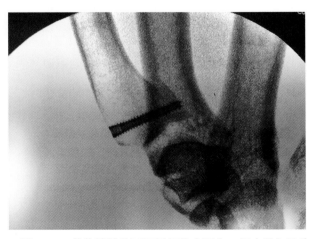

▲ 图 40-3　关节镜辅助下切开复位内固定，经皮置入无头加压螺钉

廓相对于钢板的近端部分，尤其是在没有使用可变角度锁定钢板的时候。术者可能需要弯折钢板，以使得螺钉有良好的位置固定骨块，并且不穿入关节。

（四）关节镜下辅助复位

第一腕掌关节的关节镜对于评估关节对应性、确保经皮置入的螺钉没有穿出关节面很有帮助。患者仰卧位，用吊塔或有 5～10 磅（2.27～4.54kg）牵引力的吊杆悬吊拇指。该方法可以使用 3 个标准入路（1R、1U 或鱼际入路）。笔者推荐使用 1R 入路作为观测口，它位于拇长展肌腱桡侧 1cm、腕掌关节水平。鱼际入路通常作为工作通道，从此处可以使用钩子辅助复位（图 40-5）。它位于第一腕掌关节水平，通过大鱼际肌，与观测通道成 90°。

八、难点

将螺钉准确置入掌侧小骨块通常是技术上的最大难点。一种能够降低难度的方法是做一个内 - 外滑动孔。

九、关键手术步骤

Wagner 入路是掌侧的弧形切口，沿着无汗毛区域的边缘，自掌骨中段、沿鱼际隆起至腕横纹。形成全厚的皮瓣，注意桡神经感觉支的桡侧分支。鱼际肌从掌骨分离向掌侧掀起。骨质显露在 APL 背侧。显露骨折部位，沿骨折切开关节囊，检查关节并清创。完成 Wagner 入路后，旋转掌骨基底骨块，显露骨折部位。如果使用内 - 外滑动孔，用于拉力螺钉的滑动孔是从骨折部内侧钻到外侧皮质。将掌骨基底骨块旋前复位，复位钳维持，用较小直径的钻头钻螺纹孔，稍稍穿过预置的滑动孔。测量并置入螺钉，确保垂直和均匀排布。

十、挽救和补救措施

如果螺钉对掌侧骨块固定不佳或仍有不稳定，可更换螺钉或辅以克氏针。如果掌骨基底或大多角骨太过粉碎，可直接行腕掌关节融合。如果存在污染伤口，可以考虑使用外固定架。

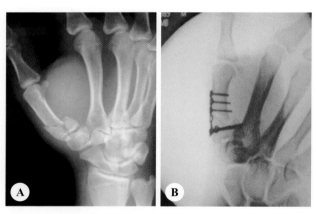

▲ 图 40-4 术前（A）和术后（B）Rolando 骨折使用 T 形钢板固定影像

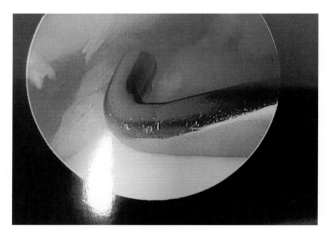

▲ 图 40-5 关节镜下显示 Bennett 骨折中关节内的骨折线

推 荐 阅 读

[1] Huang JI, Fernandez DL. Fractures of the base of the thumb metacarpal. Instr Course Lect. 2010; 59:343–356

[2] Kadow TR, Fowler JR. Thumb injuries in athletes. Hand Clin. 2017; 33(1):161–173

[3] Liverneaux PA, Ichihara S, Hendriks S, Facca S, Bodin F. Fractures and dislocation of the base of the thumb metacarpal. J Hand Surg Eur Vol. 2015; 40(1):42–50

[4] Mumtaz MU, Ahmad F, Kawoosa AA, Hussain I, Wani I. Treatment of Rolando fractures by open reduction and internal fixation using mini T-plate and screws. J Hand Microsurg. 2016; 8(2):80–85

[5] Uludag S, Ataker Y, Seyahi A, Tetik O, Gudemez E. Early rehabilitation after stable osteosynthesis of intra-articular fractures of the metacarpal base of the thumb. J Hand Surg Eur Vol. 2015; 40(4):370–373

腕部骨折
Wrist Fractures

第 41 章　舟骨钉 / 切开复位内固定
Scaphoid Pinning/ORIF

Joseph D. Galloway　Irfan H. Ahmed　著

于晓飞　于亚东　译

摘　要

舟骨钉或切开复位内固定被认为主要用于治疗移位的舟骨骨折，也越来越多地用于轻微移位或无移位的舟骨骨折中。舟骨是最常见的腕骨骨折，并且具有独特的解剖结构和特点，使其治疗比较复杂。舟骨不连会产生严重的功能后果，因此急性骨折早期需要得到及时的治疗。石膏外固定治疗对于非移位性骨折可能非常有效，但需要长时间固定。在条件允许的情况下，外科手术固定可以获得较高的愈合率。固定可以从掌侧或背侧进行，各有其优缺点。严格遵守骨折的处理原则（包括解剖复位、加压固定和软组织处理）至关重要。在本章中，重点介绍了舟骨骨折固定中的几个需要考虑的关键因素，以及一些有助于成功的技巧。

关键词

舟骨，腰部，轻微移位骨折，Herbert 螺钉，经皮

舟骨骨折有多种手术固定方法，可以从背面或掌侧入路通过正规的切开复位内固定或微创经皮内固定术进行。相关文献已报道了用于内部固定的多种技术和各种设计螺钉，目前应用最广泛的仍然是空心的无头加压螺钉。舟骨的独特解剖结构和形状给固定带来一定的挑战。

一、主要原则

舟骨固定术的目的是尽量保留血供，实现解剖学上的骨折复位，通过放置在中心的置入物在骨折部位进行加压并维持最大的生物力学稳定性，恢复腕部关节水平以保持腕部运动功能。

二、预期

无移位或移位较小的舟骨腰部骨折可通过石膏固定术（长度要达到拇指末端）进行治疗。外固定通常需要 8～12 周的时间，如果固定及时，骨愈合率可达到 88%～95%[1, 2]。外固定石膏的缺点是需要经常去医院评估石膏的合适性，并同时进行 X 线检查骨折的位置，长时间的固定也会引起相关的皮肤损伤和关节僵硬。移位的骨折和近端骨折的骨折不愈合率更高，高达 50%，因此通常适合进行切开复位内固定[2]。

使用经皮内固定的无移位和较小移位的舟骨骨折，其骨愈合率接近 100%[3]。相比较于石膏外固定治疗，进行手术固定的骨愈合时间更快（7 周 vs. 12 周）和恢复工作更快（8 周 vs. 15 周）[4]。然而，这项研究是在严格控制条件的环境中进行的，因此推广到更广泛的人群的价值是有限的。最近的一项 Meta 分析显示，参照骨愈合时间和运动功

能范围，结果不尽相同。但是手术治疗有增加并发症的趋势[5]。

三、适应证

- 移位的骨折，定义为放射学间隙或移位达到 1mm，舟月角 > 65° 或桡月角 > 15°[26]。
- 开放性骨折。
- 复杂的骨折，合并有月骨周围脱位或桡骨远端骨折[6, 7]。
- 近极端骨折。
- 诊断或固定不及时导致的陈旧性骨折[2, 6]。

内固定的相对适应证包括运动员和体力劳动者中发生的无移位或较小移位的腰部骨折，以及不愿忍受长时间石膏外固定的患者。尽管手术治疗是一种较为有利的选择，但目前的文献报道存在一定局限性，需要进行进一步更为严格的研究。具体来说，这应该是由患者在充分考虑治疗风险和收益后做出的最后决定[5]。

四、禁忌证

桡腕退行性关节炎患者禁行舟骨内固定，在这种情况下可能更适合进行腕关节挽救性手术。

五、特殊注意事项

需仔细考虑舟骨的独特解剖结构。它是弯曲的骨骼，尺侧具有尺骨凹陷和轴向扭曲，远端结节相对于近端呈螺旋状。这可能使螺钉定位变得困难，并且透视下的影像容易引起假象而误导术者。舟骨主要被关节软骨所覆盖，其血供仅限于舟骨腰部、舟骨结节的背侧表面和远极端的掌侧。70%～80% 的血流通过桡动脉的腕背分支进入。近极端仅依靠逆行的血流，使骨愈合更加困难，增加骨折延迟愈合、骨不连和骨坏死的发生率[1]。

切开复位内固定手术可以通过背侧或掌侧入路进行。因为内固定为逆行打入，所以掌侧入路更适用于中远端 1/3 的骨折。在手术操作中，舟骨腰部可以得到很好的显露，方便恢复其长度、力线和正常的角度，同时还具有保留背侧血液供应

的优势。掌侧入路的缺点是需要破坏重要的外侧桡腕掌侧韧带，在技术上也难以在中央置入置入物，并且需要在一定程度上破坏舟大多角骨关节，不能满意地显露舟骨近端的骨折。

与掌侧入路相比，背侧入路的优势在于可充分显露舟骨近极端，保留舟大多角骨关节和外侧的桡腕掌侧韧带，并且易于放置中央加压螺钉。缺点包括破坏了背侧血管供应，以及增加了矢状位上矫正畸形的难度。

六、手术治疗

（一）特殊说明、体位和麻醉

所有操作均应在仰卧位的情况下进行，同时备有手桌、上臂止血带和 C 臂透视机。笔者喜欢制作手腕带以辅助腕关节伸展或屈曲。该过程可选择全身麻醉，也可选择全身镇静强化基础上进行局部麻醉或臂丛神经阻滞麻醉。

（二）技巧、要点和经验教训

- 尽可能地保留血供至关重要，尤其是在近极端骨折发生骨坏死发生率更高的情况下。当采用开放式背侧入路时，此概念尤为重要，因为它可能会损伤主要的血供血管[1, 6]。
- 选择掌侧入路时，必须要修复桡腕掌侧韧带。通常选择锯齿形或 S 形切口，这有助于无张力缝合（图 41-1）。
- 在掌侧入路进程中，理想的导丝起点应在舟大角骨关节内。因此，必要情况下可用咬骨钳去除部分大多角骨边缘。此外，采用经大多角骨放置加压螺钉可以帮助改善舟骨的力线和位置。这些方法的明显隐患是导致关节软骨破坏和最终的退行性关节炎改变。
- 用克氏针在对侧的软骨下骨中测量螺钉的长度，并使测量导向器与舟骨齐平。因为大多角骨阻碍了到达起点的通道，所以掌侧入路的方法很难做到这一点。选择比测量尺寸至少短 2.5mm（建议短 4mm）的螺钉，以避免骨折张开和螺钉突出。

- 在背侧入路过程中，在测量完成后和钻孔之前，可将克氏针打入大多角骨以保持复位，并防止钻孔过程中在导针中意外拉出（图 41-2）。

- 在正位和侧位 X 线透视中，都应将髓质加压螺钉放置在舟骨中央 1/3 内。与偏心放置相比，中央位置置入可提高 43% 的固定强度，更能够改善力线和运动范围[8]，骨愈合时间也更短（图 41-3）[9]。

- 空心螺钉技术已被证实与外部参考导向器相比具有更高的中心放置率[9]。

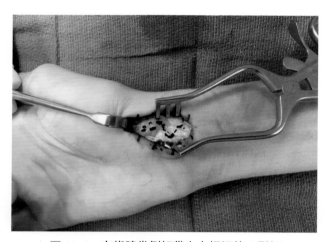

▲ 图 41-1　在桡腕掌侧韧带上方标记的 S 形切口

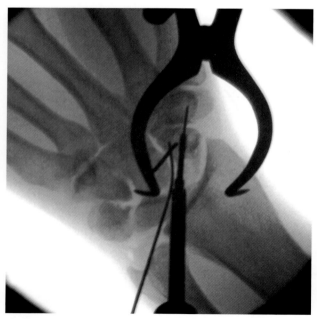

▲ 图 41-2　注意导针已打入大多角骨内，以防止在钻孔过程中意外脱出，并可在置入螺钉后将其移除

- 透视引导可帮助导针在钻孔进入时到达软骨下骨而不穿透关节面。

- 在调整合适力线并在中心位打入克氏针之后，可在螺钉置入之前将第 2 枚克氏针偏心地打入并跨越骨折部位，以防止其旋转。如果第 1 枚克氏针置入偏心位置，则应将其留在原处，作为相对的视觉参考，将第 2 枚克氏针居中置入，第 1 枚将承担防旋转的功能（图 41-4）。

- 应手动置入螺钉，并在最后旋转之前移除导针以获得最优的加压效果[7]。

- 螺钉头部应埋入软骨下骨内，尤其是在桡舟骨关节内，以防止软骨分解[6]。

- 评估从桡舟关节置入螺钉的最佳放射学位置已经证实是与中心线成 60° 的内旋，同时透视机传感器光束与地板平行（图 41-5）[10]。

（三）难点

无论采用哪种方法，都很难获得适当的起点。

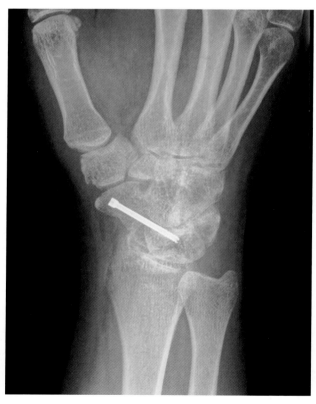

▲ 图 41-3　X 线显示在中心位置置入压力螺钉，以获得最佳压力和强度

在掌侧入路中，大多角骨的掌侧结节会阻碍接近理想的导针起点，使起点放置位置偏掌侧，而导针轨迹相应会偏向背侧，导致无法捕获近端骨折块的中心（图 41-6）。腕部过度伸展和放松有助于抬高舟骨的远端。如果需要更多的通道，则可以将大多角骨的掌侧结节用咬骨钳去除或制成凹槽。另一种方法是简单地将导针穿过大多角骨直接向下打入到舟骨。对于最后一种方法，因为测量导向器可能不会与舟骨齐平，在置入过程中可能需要用透视机进行随时检查，以确保适当的置入物长度。

选择背侧入路的置入起点是在桡舟关节内。与活动的舟骨远端相比，舟骨的近极端相对固定。为了获得最佳的置入起点，必须使腕关节屈曲，而这可能会导致骨折块的分离。在这种情况下，可在每个骨折片段中打入克氏针以用作进行复位的操纵杆（图 41-7）。同时，在置入螺钉之前可能还需要在骨折部位置入偏心的克氏针以维持复位。

（四）陷阱

● 一个常见的错误是选择长的内置物，该内置物会通过推动软骨下骨而在骨折部位分散压力，或者可能直接从软骨中突出（图 41-8）。

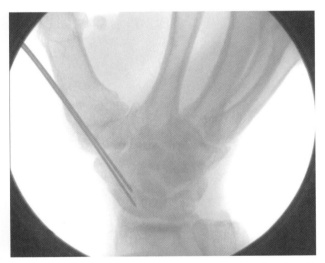

▲ 图 41-4　显示居中放置的导针，以及作为防旋转作用的偏心置入的克氏针

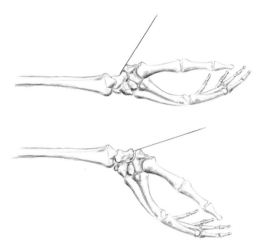

▲ 图 41-6　在舟大多角骨关节中获取满意起点具有难度
请注意，腕关节过伸位可将大多角骨部分平移，从而提供了更中心的置入位置

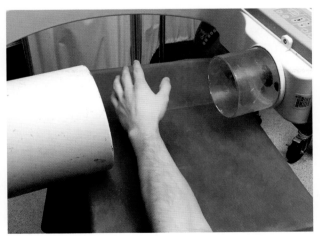

▲ 图 41-5　腕部内旋 60° 且传感器光束与地板平行，这是观察从桡舟关节置入螺钉的最直观的视图

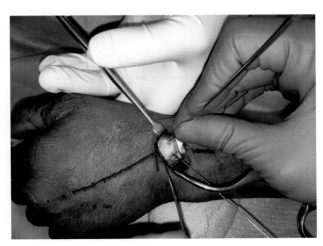

▲ 图 41-7　置入导针之前从背侧打入 2 枚克氏针用作操纵杆，以帮助复位骨折块

- 使用部分带螺纹的内置物时，如果螺纹不能够完全穿过骨折部位，则会阻碍骨折的愈合。应当根据需要尽量使用短螺纹的内置物。
- 置入导针后，在腕骨过度弯曲/伸展期间，细小的克氏针非常容易断裂（如试图获得适当的透视角度时）。
- 在导针上置入螺钉时要小心阻力。必要时务必停下来，评估导线是否弯曲或折断。

七、关键手术步骤

（一）掌侧切口

在桡侧腕屈肌上方向大多角骨做一个 3cm 曲线切口（图 41-9）。识别 FCR，切开鞘管，然后向尺侧拉开肌腱（图 41-10）。

确认桡腕掌侧韧带后。以 S 形方式切开韧带和腕部关节囊，以利于结束后重新闭合（图 41-1）。

术中直视下进行解剖学骨折复位。如果出现驼背畸形，一定应恢复其矢状位力线。置入物的起点选择在舟大角骨关节内。手术医生应该大致瞄准 Lister 结节的方向。

在置入螺钉之前，应使用透视机检查来确认引导针是否位于力线中央位置。

应当进行 60° 内旋斜位视图，以确保不会穿透到桡舟关节内。如果不够确定，可以在透视下检查手腕的活动范围[10]。

关节囊和桡腕掌侧韧带必须仔细进行修复，皮肤切口进行无张力缝合。

（二）背侧切口

在第二和第三掌骨间隙沿近端或 Lister 结节尺侧做一个 2～3cm 的纵向切口（图 41-11）。

打开伸肌支持带，确认拇长伸肌腱，然后将

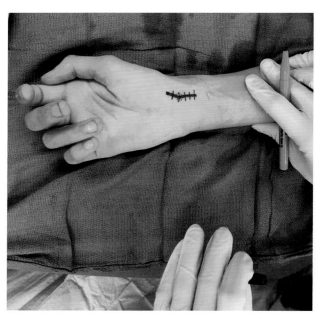

▲ 图 41-9　标记皮肤切口：在桡侧腕屈肌上方走向大多角骨的曲线切口

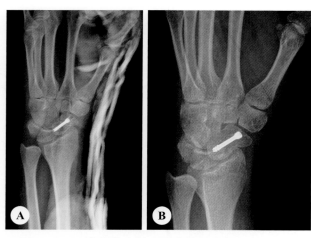

▲ 图 41-8　A. 内置物太长，注意骨折的间隙较大；B. 改换为较短的螺钉后，整个骨折处均得到加压

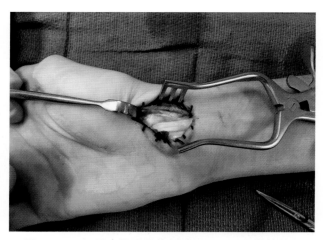

▲ 图 41-10　切开表层显露桡侧腕屈肌，切开鞘管并向尺侧拉开肌腱

其轻轻拉向桡侧（图 41-12 和图 41-13）。

切开腕部关节囊，注意保护舟月腕间韧带的背侧纤维（图 41-14）。切开时尽量拉起关节囊有助于保护舟月腕间韧带。仔细并轻柔地解剖骨折部位，避免严重剥离以保护背侧血液供应（图 41-15）。

骨折复位后，将腕部屈曲以充分显露舟骨近端，置入起点选择在距舟月韧带在舟骨的附着点桡侧 1～2mm，舟骨矢状面中间高度。置入导针时，手术医生应对准第一掌骨基底部（图 41-16）[7]。

用手将螺钉逐步拧入，并在直视下将螺钉的头部埋入软骨下（图 41-17）。皮肤和皮下组织以无张力的方式缝合。

八、挽救和补救措施

补救性手术包括切开复位植骨内固定，以及用于治疗骨不连的新鲜松质骨或带血管蒂骨移植术。挽救性手术则包括部分腕骨融合术、近排腕骨切除术和全腕关节融合术。

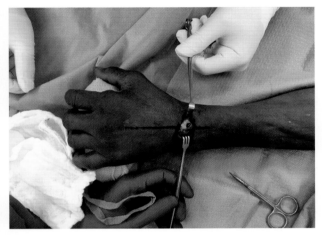

▲ 图 41-11　在 Lister 结节上方的背侧皮肤表面上用圆圈标记切口

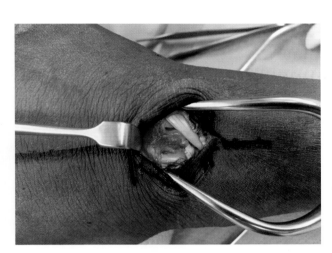

▲ 图 41-13　切开第三背侧伸肌鞘管，拇长伸肌腱被牵向桡侧并保护，而指伸肌腱在尺侧第四鞘管中

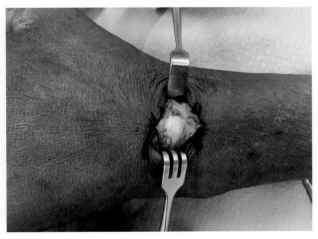

▲ 图 41-12　背侧浅表层，注意覆盖在背侧鞘管横向走行的伸肌支持带纤维

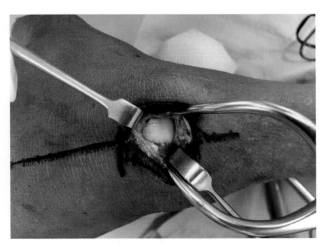

▲ 图 41-14　小心切开背侧关节囊以保护舟月韧带，拇长伸肌腱被牵向桡侧并保护

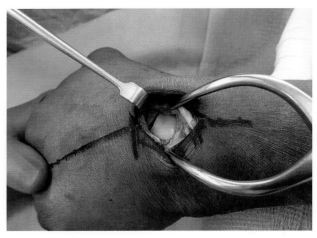

▲ 图 41-15　背侧入路显露骨折。请注意，腕部屈曲通常会引起骨折移位。轻柔地握住远端牵开器，以避免过分剥离而影响血供

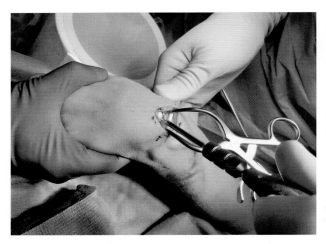

▲ 图 41-17　用手将螺钉沿导针置入。请注意，螺钉已被埋入舟骨近极端的软骨下骨中

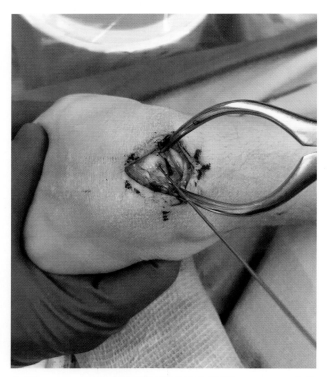

▲ 图 41-16　起点在舟月韧带附着点桡侧 1～2mm，舟骨矢状面中间高度，导针力线对准第一掌骨基底部

参考文献

[1] Gelberman RH, Menon J. The vascularity of the scaphoid bone. J Hand Surg Am. 1980; 5(5):508–513

[2] Cooney WP, Dobyns JH, Linscheid RL. Fractures of the scaphoid: a rational approach to management. Clin Orthop Relat Res. 1980(149):90–97

[3] Haddad FS, Goddard NJ. Acute percutaneous scaphoid fixation. A pilot study. J Bone Joint Surg Br. 1998; 80(1):95–99

[4] Bond CD, Shin AY, McBride MT, Dao KD. Percutaneous screw fixation or cast immobilization for nondisplaced scaphoid fractures. J Bone Joint Surg Am. 2001; 83(4):483–488

[5] Buijze GA, Doornberg JN, Ham JS, Ring D, Bhandari M, Poolman RW. Surgical compared with conservative treatment for acute nondisplaced or minimally displaced scaphoid fractures: a systematic review and meta-analysis of randomized controlled trials. J Bone Joint Surg Am. 2010; 92(6):1534–1544

[6] Ring D, Jupiter JB, Herndon JH. Acute fractures of the scaphoid. J Am Acad Orthop Surg. 2000; 8(4):225–231

[7] Lee SK. Fractures of the carpal bones. In: Wolfe SW, Hotchkiss RN, Pederson WC, Kozin SH, Cohen MS, eds. Green's Operative Hand Surgery. Philadelphia, PA: Elsevier; 2017:588–652

[8] McCallister WV, Knight J, Kaliappan R, Trumble TE. Central placement of the screw in simulated fractures of the scaphoid waist: a biomechanical study. J Bone Joint Surg Am. 2003; 85(1):72–77

[9] Trumble TE, Clarke T, Kreder HJ. Non-union of the scaphoid. Treatment with cannulated screws compared with treatment with Herbert screws. J Bone Joint Surg Am. 1996; 78(12):1829–1837

[10] Kim RY, Lijten EC, Strauch RJ. Pronated oblique view in assessing proximal scaphoid articular cannulated screw penetration. J Hand Surg Am. 2008; 33(8):1274–1277

第 42 章 经皮穿针/Kapandji 内固定
Percutaneous/Kapandji Pinning

A. Samandar Dowlatshahi 著

于晓飞 于亚东 译

摘 要

当闭合手法复位和夹板固定无法提供足够的骨折复位效果时，闭合复位和经皮穿针技术可作为治疗桡骨远端骨折的一种手术选择。没有明显粉碎的关节外骨折且骨量充足的患者最适合此技术。克氏针置入可以采用标准方式穿过骨折部位，也可以使用 Kapandji 技术，首先将克氏针打入骨折部位，翘拨调整好骨折力线后，将其打入远侧（通常为掌侧）骨皮质以保持骨折的位置。该手术的主要补救措施是在无法通过闭合方式进行复位或认为固定效果不够稳定的情况下，采用钢板和螺钉进行切开复位内固定。

关键词

桡骨远端骨折，内固定，Kapandji，经皮

一、主要原则

仔细分析骨折的形态和对骨折生物力学的透彻了解是成功应用这项微创技术的前提。认识到这项技术的局限性，可以使手术医生防止手术失败，并可以及时采用补救性操作，如切开复位后使用钢板和螺钉内固定或桥梁钢板跨关节固定。

二、预期

术后必须评估桡腕关节面和桡尺远侧关节（distal radioulnar joint, DRUJ）的平整性，并且恢复腕关节掌倾角、桡骨高度和尺倾度。固定桡骨远端骨折后，应评估 DRUJ 的稳定性。如果存在不稳定，则提示可能需要软组织修复和（或）固定 DRUJ。

三、适应证

由于早期组织愈合尚未形成和骨折碎片的相对

活动性有限，因此经皮技术在急性期（特别在受伤后 2～3 周）最易成功实施，该技术可以通过持续牵引、韧带牵拉松解、手法复位等操作来达到急性骨折复位。该方法主要适用于背侧移位，关节外骨折且较少粉碎的患者。但对于某些关节内骨折且粉碎极少的患者（如桡骨茎突骨折）也可以使用该技术进行治疗。该技术适用于年轻且骨量良好的患者。

四、禁忌证

剪切性骨折、严重的关节内或干骺端粉碎性骨折、骨质疏松患者通常不适合经皮穿刺技术。此外，考虑到卫生问题和日常生活的进行，双侧骨折是一个相对禁忌证。

五、特殊注意事项

详细的术前影像学评估是必要的，以确定该

手术最为合适的治疗方案。患者的并发症、年龄和骨折时间也是决定方案选择的主要因素。这种技术的一个主要优点是它的低成本和最小的仪器需求。

六、特殊说明、体位和麻醉

- 上臂止血带。
- 通常臂丛神经阻滞麻醉。
- 示指和中指的指套可帮助提供10～15磅（4.54～6.80kg）的牵引。
- 术中X线透视检查（微型C臂）。
- 如果需要调整手术方案为切开复位内固定或外固定，则需要进行相关的器械和设备准备。

七、技巧、要点和经验教训

（一）切开或不切开皮肤

可能损伤桡神经浅支和伸肌腱。一些手术医生更喜欢切开1～1.5cm的小切口，并使用软组织导向器将克氏针安全地置入桡骨远端（图42-1）。

（二）内固定过程

如果使用标准进钉法，则该顺序应从桡骨茎突开始，确定桡骨长度和倾斜度后，从背面打入克氏针以提供掌倾角度并支撑尺背侧骨折块（如果存在）。此种方法通过标准克氏针把复位维持在适当的位置，很难再通过骨折内穿针进一步调整掌倾角。如果要使用Kapandji技术，则考虑从背侧骨折处进针，骨折内穿入的克氏针可充当杠杆对桡骨远端进行翘拨。它并没有跨越整个骨折片段，因此不会妨碍进一步的复位操作。

八、术后

骨折内穿针固定如果在手术时认为固定足够稳定，可允许早期功能锻炼。建议至少使用3枚

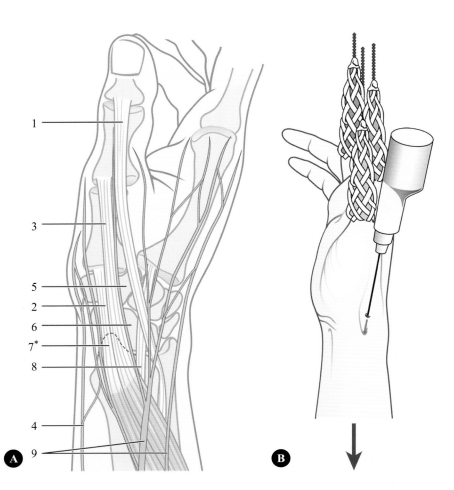

◀ 图 42-1 桡骨茎突内固定位置相关的解剖

* 表示理想的穿入起点。1. 拇长伸肌；2. 拇长展肌；3. 拇短伸肌；4. 前臂外侧皮神经；5. 大多角骨；6. 舟骨；7. 桡骨茎突；8. 桡侧腕长伸肌；9. 桡神经浅支（经许可转载，引自 Pechlaner S, Hussl H, Kerschbaumer, F. Atlas of Hand Surgery. 1st ed. ©2000 Thieme）

克氏针（1 枚桡侧针和 2 枚背面针）以增加结构的稳定性。Kapandji 的原始技术特别提到了术后夹板或石膏的应用。克氏针会在 5~6 周后去除。

如果需要，可以在手术后石膏板固定腕关节 5~6 周。取出克氏针，开始进行手部理疗。与传统内固定相比，骨折内穿针固定的优势在于其位置可远离桡腕关节，并且不会限制腕部伸展，可早期进行主动活动。

九、难点

臂丛神经阻滞或镇静不足会引起屈肌和伸肌群紧张，从而可能会导致骨折特别是桡骨茎突部分复位困难。

如果上臂止血带放置位置较低，由于手术无菌单的影响，可能会限制手臂的运动。因此术前应尽可能将止血带放置在上臂较高的位置。

对于年龄较大、皮肤较薄而脆弱的患者，骨折必须谨慎处理，以防止皮肤裂伤。

骨折在 2 周后，以及出现再发损伤后，复位将变得更加困难。

利用 Kapandji 技术对骨折进行杠杆作用 / 操作时，会在针插入部位引起皮肤拉紧和牵引。如

果处理不好，可能导致皮肤坏死和针道感染。

通过桡骨茎突穿入的克氏针可能会损伤桡神经浅支，而通过桡骨远端背侧穿入的克氏针可能会损伤拇长伸肌腱。

十、关键手术步骤

将手放在 10~15 磅（4.54~6.80kg）的牵引力中。通过手指的牵拉，韧带放松和手腕偏斜（通常在掌倾和尺偏方向）复位骨折。

（一）如果通过闭合操作实现解剖复位

如果该复位基本达到解剖复位，则可以用 1 个或 2 个 0.062 英寸（1.575mm）克氏针固定桡骨茎突：切开小切口，并小心地对桡骨茎突进行钝性解剖，直视下保护好的桡神经浅支（图 42-1）。用另外 1 枚针通过 Lister 结节从背侧向掌侧穿过骨折线，达到骨折近端的掌侧皮质。插入点应位于 Lister 结节的远端和桡侧，以防止拇长伸肌受伤。而干骺端通常很薄且粉碎，因此进针点不宜靠近端。可以使用多种克氏针组合（图 42-2）。

（二）如果通过闭合操作无法实现解剖复位

如果施行闭合复位效果不满意，则建议采

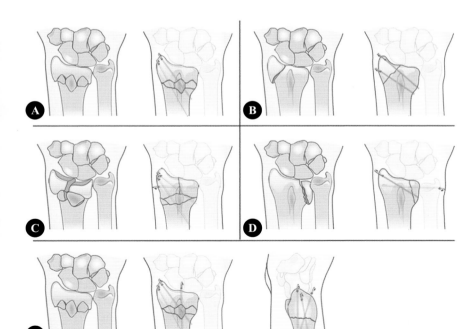

◀ 图 42-2 针对不同类型骨折的各种克氏针组合

如 E 所示，通过桡骨远端背侧在不同的平面上打入克氏针，可以增加结构的稳定性（经许可转载，引自 Pechlaner S, Hussl H, Kerschbaumer F. Atlas of Hand Surgery. 1st ed. ©2000 Thieme）

用 Kapandj 技术将克氏针穿入骨折内（图 42-3）。在骨折上方做一个更近端的切口（推荐纵向切口）。钝性分离至骨面，然后将 1 枚 0.062 英寸（1.575mm）克氏针以从近端到远端的方向插入骨折中。一旦进入骨折线内，就调整克氏针角度，沿远侧至近侧方向驱动克氏针。校正桡骨长度和尺偏角度确认复位后将克氏针打入远侧骨皮质。如果将克氏针从背侧能够沿腕部的屈伸轴的方向插入，将有助于矫正其掌倾角度。在骨折线水平的第二和第三背侧隔室之间做一个短的纵向切口。将 1 枚 0.062 英寸（1.575mm）或 0.045 英寸（1.143mm）克氏针从骨折线沿近端到远端的方向插入到桡骨中。一旦进入髓腔，就会改变成为从远端到近端的方向，然后将克氏针穿过掌侧皮质。最好在第四或第五背侧隔室的骨面上额外插入 1 枚克氏针（图 42-4）。

可以将克氏针穿透皮肤并折弯，也可以将它们直接埋入皮下。需要注意的是，切勿将针头剪

得太短，以免磨损伸肌腱并导致医源性肌腱断裂。

手术的最后一步是检查桡尺远侧关节的稳定性，必要时可以将 DRUJ 固定，或者进行开放式三角纤维软骨复合体修复。

如果获得稳定的内固定，患者可以在术后 7～10 天开始进行小范围手腕部的主动活动。腕关节制动固定 5～6 周，克氏针放置时间一般不得超过 6 周。

十一、挽救和补救措施

如果无法通过闭合操作达到满意的复位或固定效果不够稳定，则需转换为切开复位内固定的方法。术前应该与患者就可能出现的情况进行充分讨论和沟通。在干骺端骨缺损的骨折中，使用外固定架或背侧石膏夹板可作为经皮固定的辅助方法。术后如果出现严重的再发移位，通常发生在复位和固定后的前 2 周，这种情况下也建议改用 ORIF。

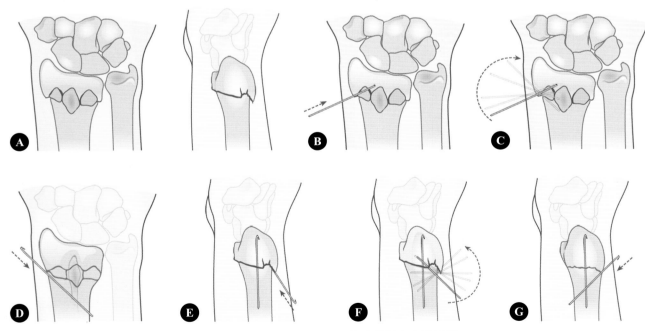

▲ 图 42-3　展示 Kapandji 技术骨折内穿针过程

A. 复位前骨折；B. 从近端到远端将 0.062 英寸（1.575mm）克氏针插入骨折线；C. 一旦进入髓管，就改变角度，沿远侧至近侧方向驱动克氏针以调整和复位骨折力线；D. 克氏针穿过骨折线远端达到骨皮质；E. 将克氏针从背侧沿近端向远端的方向打入骨折中；F. 再次在髓腔中改变克氏针的方向，从而进一步改善骨折的力线；G. 克氏针向远端插入并达到掌侧骨皮层。重复这些步骤，在背侧插入第 2 枚克氏针（经许可转载，改编自 Pechlaner S, Hussl H, Kerschbaumer F. Atlas of Hand Surgery. 1st ed. ©2000 Thieme）

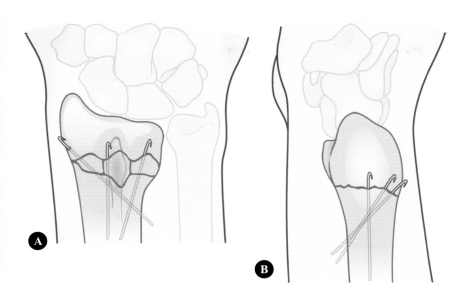

◀ 图 42-4 展示了采用 Kapandji 技术骨折内穿针，并校正了桡骨高度、掌倾角和尺倾角后的整体图像

经许可转载，改编自 Pechlaner S, Hussl H, Kerschbaumer F. Atlas of Hand Surgery. 1st ed. ©2000 Thieme

第43章　桡骨远端骨折：掌侧入路
Distal Radius: Volar Approach

Juana Medina　著

于晓飞　于亚东　译

摘　要

近年来，由于专门设计用于匹配桡骨远端形状的锁定金属板和螺钉的引入，掌侧入路进行复位内固定的方法应用越来越广泛。此外，本方法可降低肌腱相关的并发症（如粘连和断裂）的发生率。通常使用传统的 Henry 入路，但也可使用其他方法，如经桡侧腕屈肌入路和包括腕管松解术的掌中侧入路。

关键词

掌侧入路，Henry 入路，桡骨远端，经桡侧腕屈肌入路

从掌侧入路可以通过不同的间隔通道到达桡骨。最著名的是经典的 Henry 入路，而其他方法包括经桡侧腕屈肌入路和纯掌侧入路（包括腕管松解术）。报道的其他选择还包括双窗口入路[1] 或迷你小切口入路[2]。

一、主要原则

必须全面了解手腕和前臂的解剖结构。浅层解剖标志主要有桡侧腕屈肌（flexor carpi radialis，FCR）、桡动脉、掌长肌（palmaris longus，PL）和尺侧腕屈肌（flexor carpi ulnaris，FCU）。正中神经（包括掌皮质）、拇长屈肌腱和旋前方肌的位置也很重要。

二、优点

由于专门用于匹配桡骨远端形状的锁定金属板和螺钉的引入，掌侧入路应用越来越广泛，此外本入路还可降低肌腱相关的并发症（如粘连和断裂）的发生率，并且将钢板置于牵拉侧具有相关的生物力学优势[3]。

三、适应证

多数需要手术治疗的桡骨远端骨折都可以通过掌侧入路来解决，如不稳定的关节内或关节外骨折，或需要骨折块特异性固定的部分关节骨折。

四、禁忌证

禁忌证包括更适合背侧入路的桡骨背侧的剪切性骨折、需要双侧入路的骨折、掌侧软组织条件不佳的开放性骨折。此外，具有严重粉碎性或复杂关节面破坏的骨折应选择使用外固定架进行治疗。

五、考虑因素

术前应依据放射学图像确定的骨折类型仔细讨论并确定最佳治疗方法。

六、特殊说明、体位和麻醉

- 需要使用可用于直接透视的手部手术台、止血带和透视机器（微型 C 臂）。
- 前臂处于旋后位。
- 可以全身麻醉或通过臂丛神经阻滞麻醉。

七、入路

（一）Henry 入路

在桡动脉和 FCR 肌腱之间做一纵向切口（图 43-1）。切开前臂浅筋膜，并钝性分离前臂掌侧软组织内容物。从桡骨远端附着点处切开并剥离 PQ 以显露桡骨及骨折处（图 43-2）[4]。

（二）经桡侧腕屈肌入路

在桡侧腕屈肌上方上做一个切口，识别并切开其腱鞘。将肌腱牵向尺侧，并通过肌腱底部切开前臂浅筋膜。深层解剖与 Henry 入路相同。

（三）掌中入路

在 PL 和 FCU 之间从腕部远端到手掌上做一个斜行的切口，以松解腕管。将尺侧神经血管结构向尺骨牵拉，手指屈肌则牵向桡侧，此切口可以更好地观察桡骨远端的尺切迹（图 43-3）。

（四）改进

有些笔者描述了掌侧入路一些改进方法。Orbay 描述了肱桡肌的牵拉或剥离会降低该肌腱的应力[5]，这也引发了关于屈肘功能降低的争论[6]。

Mares 描述了利用两个窗口的"中外侧窗口入路"，其中包括 FCR 肌腱上的一个浅表切口和两个深层解剖窗口。一个位于 FCR 与桡动脉之间，另一个位于 FCU 与掌长肌之间[1]。

Zemirline 描述了一种微创切口的方法，该手术由远近端各一个大约 2cm 短切口组成，每个切口均采用 Henry 入路切开，使最小的软组织损伤和快速恢复成为可能[2]。

手术方法的选择应该取决于骨折的特征和外科医生对各种手术入路的经验。

八、陷阱

- 正中神经的掌皮支通常位于切口远端 FCR 和 PL 之间，但其走行可能会存在变异[7]。该神经损伤可导致神经痛，并发展为复杂的区域疼痛综合征，因此术者应仔细识别并保护好该神经。
- 桡骨远端尺骨切迹在桡腕关节稳定性中起着非常关键的作用。如果术中未能将此处的骨折块进行牢固固定，将会对整体的稳定性产生影响。
- 如果钢板远端形状较突出或置入位置太远，肌腱可因磨损而发生断裂。
- 术中特别是 Henry 入路期间必须保护好桡动脉及其分支。

九、挽救和补救措施

如果复位不满意或固定结构不稳定，则选择加用或改为外固定装置。严重粉碎性骨折应与患者充分讨论可能出现的情况及处理措施。如果在术后出现位置的丢失，建议改为桥接钢板。对于具有背侧的应力骨折块可以通过增加背侧板来保证稳定性。用常规的钢板内固定器械很难处理掌侧极远端的骨折，这种情况下可采用特制的边缘内固定板来固定。

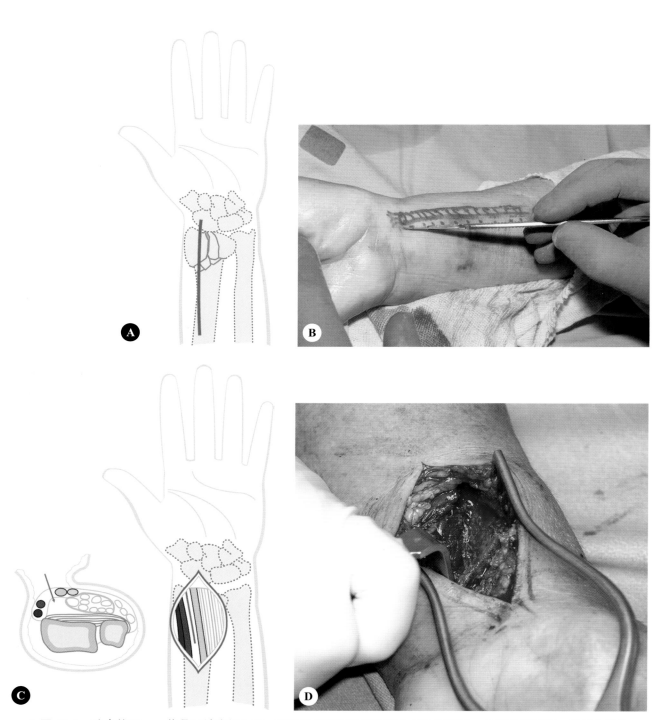

▲ 图 43-1 改良的 **Henry** 桡骨远端掌侧入路。桡动脉和桡侧腕屈肌腱之间的直切口。分开前臂筋膜，旋前方肌从桡骨远端附着点处切开并剥离，显露骨折断端

A. 改良的 Henry 桡骨远端掌侧入路；B. 桡动脉和桡侧腕屈肌腱之间的直切口；C. 桡动脉和桡侧腕屈肌腱之间切开的解剖；D. 分开前臂筋膜，旋前方肌从桡骨远端附着点处切开并剥离，显露骨折断端（经许可转载，引自 Jupiter JB, Ring DC. AO Manual of Fracture Management. 1st ed. ©2018 Thieme）

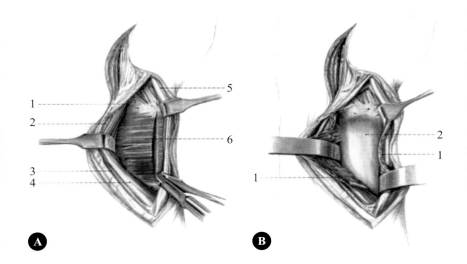

图 43-2　A. 旋前方肌在桡骨的桡侧边缘处被分离。1. 桡骨；2. 正中神经掌皮支；3. 正中神经；4. 拇长屈肌；5. 桡侧腕屈肌；6. 旋前方肌。B. 向尺侧牵拉屈肌腱和正中神经，将桡侧腕屈肌和前臂的桡侧血管牵向桡侧，分离旋前方肌以显露桡骨。1. 旋前方肌；2. 桡骨

经许可转载，引自 Pechlaner S, Hussl H, Kerschbaumer F. Atlas of Hand Surgery. 1st ed. ©2000 Thieme

图 43-3　在掌侧尺动脉、尺神经和屈肌腱之间钝性分离，向深层松解腕管，并向近端进一步松解前臂屈肌隔室内的压力

经许可转载，引自 Jupiter JB, Ring DC. AO Manual of Fracture Management. 1st ed. ©2018 Thieme

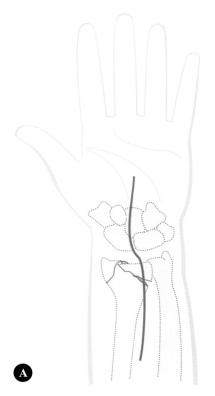

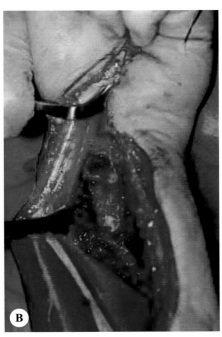

参考文献

[1] Mares O, Graves MA, Bosch C, Chammas M, Lazerges C. A new single volar approach for epiphyseal ulnar and radial-sided comminutive fracture of the distal radius: the mediolateral windows approach. Tech Hand Up Extrem Surg. 2012; 16(1):37–41

[2] Zemirline ATC. Minimally invasive surgery of distal radius fractures: a series of 20 cases using a 15mm anterior approach and arthroscopy. Chir Main. 2014

[3] Orbay JL, Fernandez DL. Volar fixation for dorsally displaced fractures of the distal radius: a preliminary report. J Hand Surg Am. 2002; 27:205–2015

[4] Jupiter JB. AO Manual of Fracture Management: Hand and Wrist. Thieme, Ao Publishing; 2005

[5] Orbay JL, Badia A, Indriago IR, et al. The extended flexor carpi radialis approach: a new perspective for the distal radius fracture. Tech Hand Up Extrem Surg. 2001; 5(4):204–211

[6] Kim JK, Park JS, Shin SJ, Bae H, Kim SY. The effect of brachioradialis

release during distal radius fracture fixation on elbow flexion strength and wrist function. J Hand Surg Am. 2014; 39(11):2246–2250

[7] Jones C, Beredjiklian P, Matzon JL, Kim N, Lutsky K. Incidence of an anomalous course of the palmar cutaneous branch of the median nerve during volar plate fixation of distal radius fractures. J Hand Surg Am. 2016; 41(8):841–844

推荐阅读

[1] Andermahr J, Lozano-Calderon S, Trafton T, Crisco JJ, Ring D. The volar extension of the lunate facet of the distal radius: a quantitative anatomic study. J Hand Surg Am. 2006; 31(6):892–895

[2] Emilie Pire JJ. Long volar plating for metadiaphyseal fractures of distal radius: study comparing minimally invasive plate osteosynthesis versus conventional approach. JWrist Surg. 2016

[3] Lattmann T, Dietrich M, Meier C, Kilgus M, Platz A. Comparison of 2 surgical approaches for volar locking plate osteosynthesis of the distal radius. J Hand Surg Am. 2008; 33(7):1135–1143

[4] McCann PA, Amirfeyz R, Wakeley C, Bhatia R. The volar anatomy of the distal radius: an MRI study of the FCR approach. Injury. 2010; 41(10):1012–1014

[5] Orbay JL, Gray R, Vernon LL, Sandilands SM, Martin AR, Vignolo SM. The EFCR approach and the radial septum-understanding the anatomy and improving volar exposure for distal radius fractures: imagine what you could do with an extra inch. Tech Hand Up Extrem Surg. 2016; 20(4):155–160

[6] Pechlaner Sigurd KF. Atlas of Hand Surgery. Thieme; 2000

[7] Protopsaltis TS, Ruch DS. Volar approach to distal radius fractures. J Hand Surg Am. 2008; 33:958–965

[8] Raymond A, Pensy ML. Single-incision extensile volar approach to the distal radius and concurrent carpal tunnel release: cadaveric study. J Hand Surg Am. 2010; 35:217–222

第 44 章　桡骨远端骨折：背侧入路
Dorsal Approach to Distal Radius

Rohit Garg　Jesse B. Jupiter　著

于晓飞　于亚东　译

摘　要

掌侧入路被广泛应用于桡骨远端骨折的固定。但对于某些特殊骨折类型，建议采用背侧入路。本章主要论述了桡骨远端骨折采用背侧入路的指征。

关键词

桡骨远端骨折，背侧入路，骨折块特异性内固定

桡骨远端骨折是肌肉骨骼系统最为常见的损伤之一。治疗方法包括保守治疗、闭合复位穿针内固定、闭合复位外固定架固定和切开复位内固定。其中切开复位内固定已成为大多数此类骨折的首选治疗方法。但是，有些类型的骨折更适合采用背侧入路。本章主要论述了桡骨远端骨折的背侧入路指征和一些病例。

一、适应证

桡骨远端骨折的背侧入路适用于以下情况。

- 桡腕关节骨折脱位。
- 月骨背侧面的骨折。
- 移位且不可复位的尺背侧碎片。
- 不可恢复的背侧关节面损伤和需行关节面重建。
- 伴舟骨骨折。
- 腕关节韧带损伤。

腕关节骨折脱位是一种复杂性的损伤，其特征为桡腕关节的脱位（图 44-1）。关键问题是要将这类脱位与 Barton 骨折或反 Barton（背面）骨折

区分开（图 44-2）。Barton 骨折指的是涉及桡骨远端关节面的剪切骨折，并且骨折碎片附着在腕骨上。此外，移位的骨折碎片是桡骨远端关节面的主要组成部分。相反，桡腕关节骨折脱位是高能量损伤，经常伴有桡腕韧带断裂。它通常伴有边缘骨皮质碎片和桡骨茎突骨折（图 44-1）。

Dumontier 等提出了桡腕关节脱位的分类系统。1 型非常罕见，主要涉及韧带损伤。2 型桡腕关节脱位与桡骨茎突骨折相关，该骨折涉及舟状

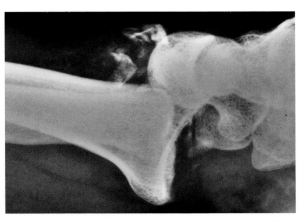

▲ 图 44-1　腕骨相对于桡骨呈背侧脱位，伴有边缘骨皮质碎片和桡骨茎突骨折

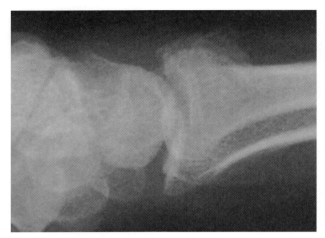

▲ 图 44-2　桡骨远端关节面的背侧剪切骨折（反向 **Barton**）

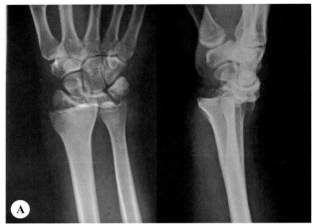

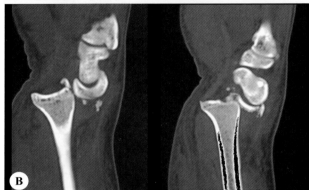

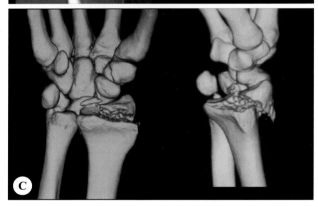

▲ 图 44-3　**X** 线、二维 **CT** 矢状位视图和三维 **CT** 重建显示桡腕关节背侧脱位伴桡骨茎突和背侧皮质边缘骨折

骨窝宽度的 1/3 以上，并可能继续延伸至桡骨远端背侧缘。笔者建议 1 型损伤修复掌侧韧带结构，2 型损伤采用背侧入路固定桡骨茎突骨折碎片。

　　Calderon 等[3] 描述了 20 例伴有关节半脱位或脱位的桡骨远端背侧剪切骨折患者。笔者发现，这些骨折除存在背侧剪切的骨折块外，还伴有中央部位的应力撞击，桡骨远端关节表面的应力损伤，桡腕关节掌侧脱位伴有桡月韧带断裂或韧带附着点处月骨掌侧的撕脱骨折。笔者建议采用背侧入路支撑背侧剪切性骨折并重建中央撞击相关的桡骨远端关节面，同时应联合掌侧入路对掌侧的韧带损伤及撕脱性骨折进行修复和固定。

二、手术方法

（一）病例 1

　　一名 30 岁男性从高处摔下而发生的右桡骨远端骨折。正位和侧位 X 线显示右腕部有复杂的桡腕骨折伴脱位（图 44-3A）。矢状二维 CT 视图显示了桡骨远端背侧非常小的剪切骨折块并伴有腕骨脱位（图 44-3B）。三维 CT 重建显示桡骨远端的掌侧边缘较完整，背侧存在小的剪切性骨折碎块（图 44-3C）。在所有术前图像中还可以看到桡骨茎突骨折。注意水平骨折线涉及整个舟骨窝，并一直延伸到背侧骨皮质的边缘。此类型骨折脱位建议进行开放性手术固定。采用标准的手腕背侧入路，在桡骨远端纵向切开，跨越桡腕关节并

与第三掌骨对齐。从第三背侧伸肌隔室中游离拇长伸肌腱，并向两侧分离拉开第二和第四伸肌隔室的肌腱以显露深层组织（图 44-4）。背侧骨皮质边缘和桡骨茎突小骨折块均清晰可见。通常情况下关节囊会撕裂（图 44-4A）。但如果关节囊尚完整，则通过与背侧骨边缘平行的切口将其切开，以充分检查关节表面并寻找任何相关的腕关节损伤。这时候开始进行腕关节的复位，并对粉碎的

骨折块进行固定。在这个病例中，用 1 枚 0.062 英寸（1.575mm）克氏针临时固定桡骨茎突骨折，术中透视证实桡腕关节已复位（图 44-4B）。如果背侧边缘的骨折片较大，可以使用克氏针进行临时固定。如果它们太小，可以利用锚钉或穿骨缝线进行固定。使用外形较小的桡骨远背端接骨板进行骨折块特异性内固定（图 44-5B）。本病例选择使用了桡骨干板和 2.4mm 背侧板进行固定。最后使用可吸收缝线修复关节囊（图 44-5C）。术后 8 个月的随访显示出良好的功能，但腕部伸展和屈曲角度有所降低（图 44-6）。许多接骨板可用于这些骨折，而最新设计的接骨板可提供可变角度的锁定螺钉。背侧板应尽可能靠近桡骨远端侧。这些板可能需要进行一定塑性以适合桡骨远端干骺端和桡骨茎突的形状。

（二）病例 2

这是另一个桡腕骨折脱位的病例，桡骨茎突的骨折累及整个舟骨窝、背侧皮质缘和尺骨远端（图 44-7）。使用标准的背侧入路来进行桡骨远端骨折块的特异性内固定。使用了桡骨干支撑板和 2.4mm L 形背侧板（图 44-8）。首先将一个非锁定的标准螺钉打入椭圆形的孔中，该螺钉的长度足以达到对侧的骨皮质，但不要完全拧紧。复位和固定接骨板位置应借助术中透视来确认。如有必

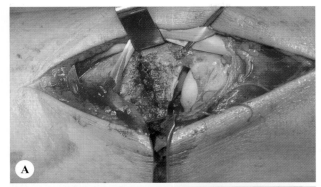

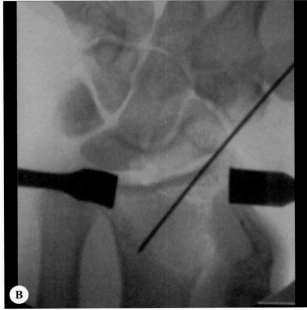

▲ 图 44-4　使用 0.062 英寸（1.575mm）克氏针临时固定桡骨茎突骨折的标准背侧入路

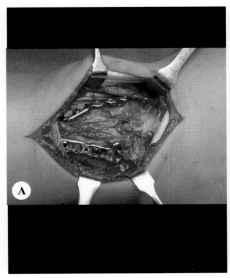
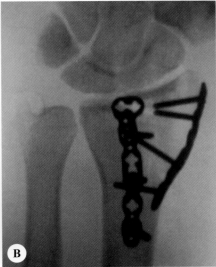
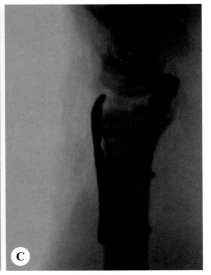

▲ 图 44-5　使用外形较小的接骨板进行骨折块特异性内固定，使用可吸收缝线修复关节囊

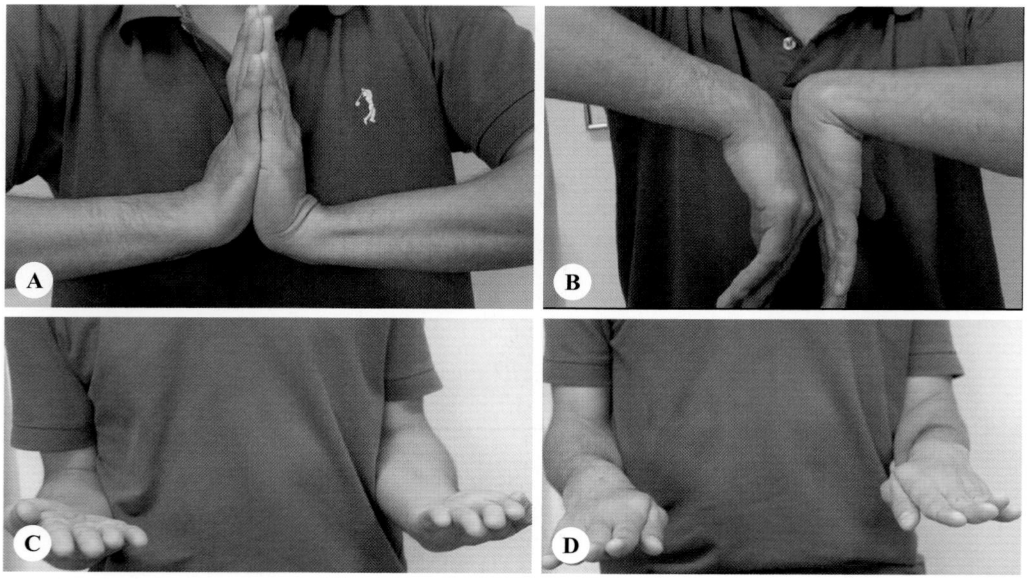

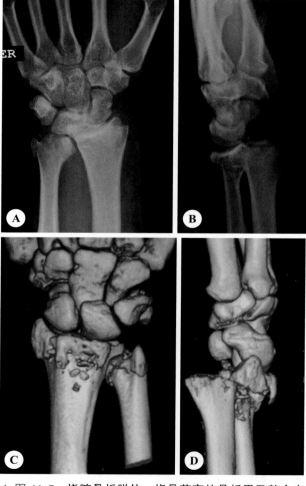

◀ 图 44-6 病例 1 术后 8 个月的随访结果

要，可以调整板的位置，使其尽可能居中和靠近远端，然后可以拧紧螺钉。一旦确认接骨板的位置满意，就应该在近端孔中打入螺钉并拧紧固定，然后在远端的板孔中再置入其他螺钉（L 形板）。在桡骨干长轴上放置一个合适角度的锁定接骨板（图 44-8A）。将锁定螺钉打入接骨板的远端锁定孔中，这些螺钉的位置应在软骨下骨的下方（图 44-8B）。这些螺钉选择稍微短一点是安全的，不应将这些螺钉的尖端穿过相对的皮质（图 44-8C）。同样在该板的近端钉孔中置入锁定螺钉（图 44-8C）。应使用术中透视获得准确的关节视图，以确认螺钉没有穿透关节。此时检查桡尺远侧关节的稳定性。沿尺骨远端做一个单独的尺侧切口，用接骨板固定尺骨远端（图 44-8D）。

（三）病例 3

一名 42 岁男性因自行车事故而受伤，遭受桡骨远端背侧剪切性骨折同时伴有相关的腕部中央撞击和桡骨茎突骨折（图 44-9）。利用背侧入路来复位中央关节面骨折并使用同种异体骨移植填充塌陷的骨缺损，这有助于维持复位并提供更大的机械稳定性。使用背侧接骨板支撑背侧剪切性骨折，并于远端置入横排螺钉以支撑关节骨折碎片（图 44-10A），同时置入桡骨茎突板完成骨折块特异性固定（图 44-10B）。

▲ 图 44-7 桡腕骨折脱位，桡骨茎突的骨折累及整个舟骨窝、背侧皮质缘和尺骨远端

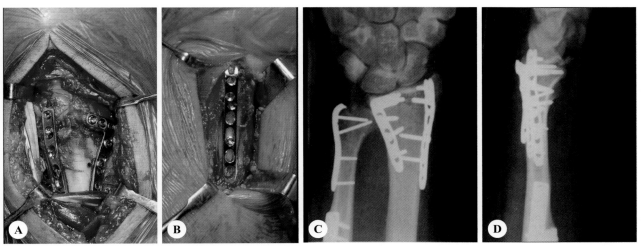

▲ 图 44-8　桡骨远端骨折块的特异性内固定和沿尺骨远端做一个单独的尺侧切口，用接骨板固定尺骨远端

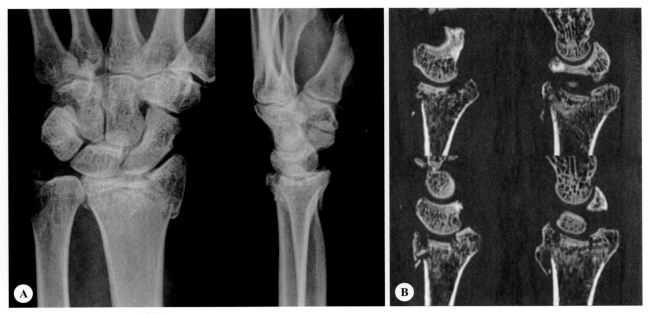

▲ 图 44-9　伴有相关中央撞击和桡骨茎突骨折的桡骨远端背侧剪切性骨折

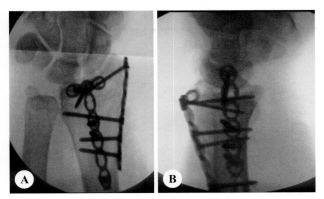

▲ 图 44-10　背侧入路用于重建关节面并实现骨折块特异性固定

（四）病例 4

图 44-11 显示了正位 X 线，冠状位、矢状位和轴位 CT 图像，从图像中可以看到中间柱完整但桡骨茎突骨折伴舟月（scapholunate，SL）分离。同样使用了背侧入路，在舟骨月骨之间进行翘拨以复位舟月正常解剖关系，然后用 3.0mm 无头空心螺钉将其固定在适当的位置。修复舟月韧带，将 1 枚 0.045 英寸（1.143mm）克氏针经皮从舟骨打入头状骨（6 周后取出）。同上复位桡骨骨茎突骨折。在这个病例中，笔者使用了螺钉（3.5mm

全螺纹）和克氏针［0.045 英寸（1.143mm）；除非有问题才将其移除］的内固定组合（图 44-12）。

（五）病例 5

图 44-13 显示了桡骨远端骨折背侧成角和半脱位的正位和侧位 X 线。在正位片上，在中间轴线（箭）中可以看到一个阴影，疑是骨折碎片。用 CT 进行的进一步评估显示为不可复位的背部骨折块（图 44-14）。采用背侧入路用于复位背侧骨折块（图 44-15A）。掌背侧联合入路方法分别进行中间柱、桡侧柱和背侧骨折块的骨折块特异性固定（图 44-15B）。

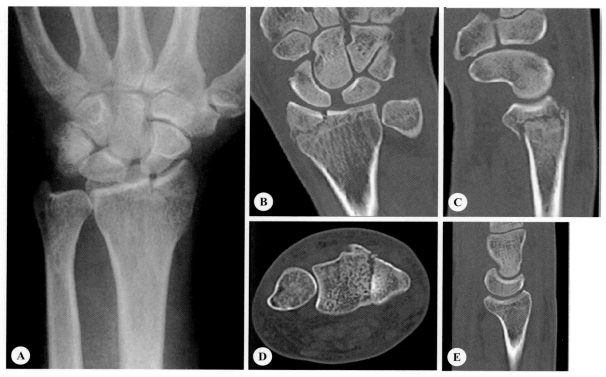

▲ 图 44-11 正位 X 线，冠状位、矢状位和轴位 CT 图像显示桡骨茎突骨折伴舟月分离和完整的中间柱

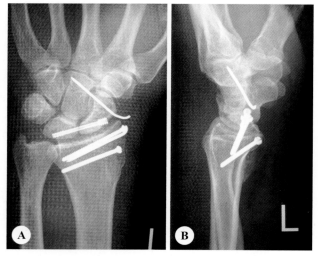

▲ 图 44-12 背侧入路用于修复舟月间隙并使用螺钉和克氏针组合固定桡骨茎突

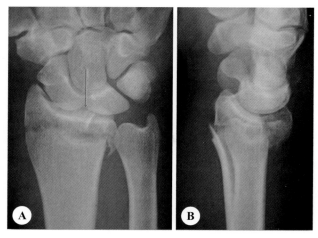

▲ 图 44-13 在中间轴线中看到可疑阴影为骨折碎片

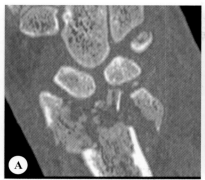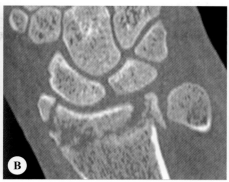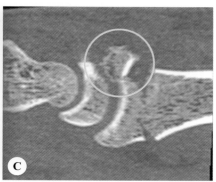

▲ 图 44-14　CT 显示了无法复位的背侧骨折块

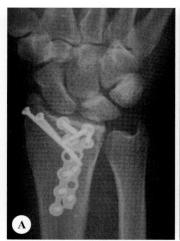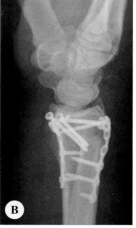

▲ 图 44-15　掌背侧联合入路方法进行骨折块特异性固定

三、结果

术前仔细评估 X 线和 CT 图像对于确定骨折类型至关重要，这也有助于术者采用背侧方法进行解剖复位。对于桡腕骨折脱位，已经报道了腕部总屈曲 / 伸展活动度丧失 30%～40%[2, 4]。不良后果包括持续的关节不协调、持续的神经功能损伤、相关的腕骨骨折和腕骨的尺侧移位[2, 4-6]。文献报道了短期随访具有良好的效果。创伤后关节炎常见于这些患者中，可能与持续性关节不协调或腕间不稳有关，但创伤后关节炎在短期随访中不一定会导致手腕的疼痛。

四、技巧、要点和经验教训

- 包括三维重建的术前 CT 通常有助于确定骨折类型和制定治疗方案。
- 如果正中神经有损伤或者需要修复掌侧的关节囊和韧带，通常选择掌背侧联合入路。
- 需要熟悉桡骨远端所有常见的入路方法，因为经常会联合应用于骨折块特异性固定。
- 如果存在 DRUJ 不稳定，可能需要修复尺骨茎突和（或）三角纤维软骨复合体。
- 应评估腕间韧带的损伤并根据需要进行修复。

五、结论

桡骨远端背侧入路进行复位和固定适合于桡腕背侧骨折脱位、桡骨背侧剪切性骨折、关节面撞击性骨折、合并相关的舟骨骨折或其他腕骨损伤、合并腕间韧带损伤、尺背侧移位的骨折块。

参考文献

[1] Chen NC, Jupiter JB. Management of distal radial fractures. J Bone Joint Surg Am. 2007; 89(9):2051–2062

[2] Dumontier C, Meyer zu Reckendorf G, Sautet A, Lenoble E, Saffar P, Allieu Y. Radiocarpal dislocations: classification and proposal for treatment. A review of twenty-seven cases. J Bone Joint Surg Am. 2001; 83(2):212–218

[3] Lozano-Calderón SA, Doornberg J, Ring D. Fractures of the dorsal articular margin of the distal part of the radius with dorsal radiocarpal subluxation. J Bone Joint Surg Am. 2006; 88(7):1486–1493

[4] Mudgal CS, Psenica J, Jupiter JB. Radiocarpal fracture-dislocation. J Hand Surg [Br]. 1999; 24(1):92–98

[5] Ilyas AM, Mudgal CS. Radiocarpal fracture-dislocations. J Am Acad Orthop Surg. 2008; 16(11):647–655

[6] Penny WH, Green TL. Volar radiocarpal dislocation with ulnar translocation. J Orthop Trauma. 1988; 2(4):322–326

第 45 章　桥接钢板治疗桡骨远端骨折
Bridge Plating of Distal Radius Fractures

Jonathan W. Shearin　Van Thuc Nguyen　著

于晓飞　于亚东　译

摘　要

针对桡骨远端骨折存在多种修复的方法。而在这些骨折中，伴有严重粉碎性关节面骨折或明显的干骺端延伸性的骨折往往更具有挑战性。以往这些骨折一般都是用外固定器进行固定，最近报道了由内部牵张板组成的背侧跨越板或桥接板固定的另一种手术选择。从第二或第三掌骨到桡骨干的背侧跨越板，可以提供稳定的固定，从而为严重粉碎的桡骨远端骨折分散压力。

关键字

桥接板，跨越板，内部牵张板，粉碎，桡骨远端骨折，干骺端延伸性骨折

使用桥接板治疗桡骨远端骨折为外科医生治疗特殊且具有挑战性的复杂桡骨远端骨折提供了一种选择。Burke 和 Singer 最初将其描述为一种稳定可以替代传统外固定架的内固定装置[1]。

一、解剖

对相关解剖结构的透彻了解是处理桡骨远端骨折的关键。恢复腕部解剖结构有助于恢复其正常功能，这通常与术后疗效直接相关。

（一）骨骼

腕部是一个复杂的关节，由 2 根长骨和 8 块腕骨组成。主要有以下三个关节（图 45-1）：①桡腕关节，桡骨远端和三角纤维软骨复合体至近排腕骨；②桡尺远侧关节；③腕中关节，近排腕骨和远排腕骨之间。

（二）生物力学

三柱理论的腕关节生物力学如下。

- 桡侧柱：包括桡骨茎突和舟骨窝。
- 中间柱：包括月骨窝和乙状切迹。
- 尺骨柱：包括尺骨远端和 TFCC。

三柱的概念提出了腕部负荷传导的一种理论（图 45-2）。在正常的生理条件下，大部分负荷通过中间柱进行传递，而少量沿桡侧柱传递。尺侧柱在腕部旋前 / 旋后、屈曲 / 伸展、桡 / 尺偏时还可以承受很大的负荷[2]。

（三）放射学参数

Melone 描述了桡骨远端的三个放射学标准参数（图 45-3）[3]。

1. 尺倾度：正位片中相对于垂直桡骨纵轴的线，从桡骨茎突的尖端到桡骨远端关节面的尺侧乙状切迹所画的线之间形成的角度。平均测量值为 23°。

2. 掌倾角：侧位片中垂直于桡骨长轴绘制的线与桡骨远端关节面的背侧和掌侧唇之间的线之间形成的角度。平均测量值为 11°。

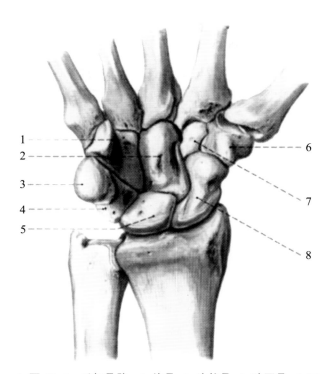

▲ 图 45-1　手部骨骼。1. 钩骨；2. 头状骨；3. 豌豆骨；4. 三角骨；5. 月骨；6. 大多角骨；7. 小多角骨；8. 舟骨

经许可转载，引自 Pechlaner S, Kerschbaumer F, Hussl H, Poisel S, eds. Atlas of Hand Surgery. 1st ed. Thieme; 2000

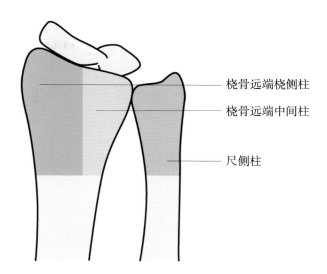

桡骨远端桡侧柱

桡骨远端中间柱

尺侧柱

▲ 图 45-2　三柱概念：桡侧柱、中间柱、尺侧柱

经许可转载，引自 Jupiter JB, Ring DC. AO Manual of Fracture Management. 1st ed. ©2018 Thieme

3. 桡骨长度：垂直于桡骨长轴绘制的两条平行线之间的距离。一个从桡骨茎突的尖端绘制，另一个从尺骨窝的尺侧角绘制。平均长度为 11～12mm。

（四）腕背部伸肌隔室

应用桥接板与腕背侧伸肌隔室的解剖关系非常紧密（图 45-4），这些隔室如下。

- 拇长展肌和拇短伸肌。
- 腕侧腕长伸肌（extensor carpi radialis longus，ECRL）和腕侧腕短伸肌（extensor carpi radialis brevis，ECRB）。
- 拇长伸肌（extensor pollicis longus，EPL）。
- 示指固有伸肌和指总伸肌。
- 小指伸肌。
- 尺侧腕伸肌。

二、定义

桡骨远端骨折的内部牵张（桥接或跨越）板

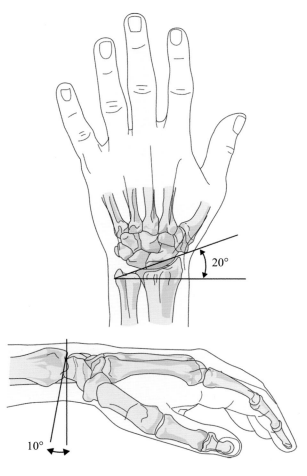

▲ 图 45-3　尺倾角和掌倾角

经许可转载，引自 Hochschild J. Functional Anatomy for Physical Therapists. Stuttgart: Thieme; 2016

是利用从第二或第三掌骨沿桡骨纵轴向骨折近端延伸的钢板来提供稳定固定，从而允许在受冲击和桡骨远端粉碎性骨折上分散压力，同时恢复其长度和力线。

三、适应证

Hanel 等描述了以下用于背侧桥接板的适应证[4]。

- 桡骨远端关节严重的粉碎性骨折（图 45-5）。
- 干骺端严重的粉碎性骨折（图 45-6）。
- 严重骨质疏松骨质需要加强固定。

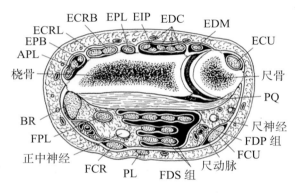

▲ 图 45-4 腕背伸肌隔室

APL. 拇长展肌；BR. 肱桡肌；ECRL. 腕侧腕长伸肌；ECRB. 腕侧腕短伸肌；ECU. 尺侧腕伸肌；EDC. 指伸肌；EDM. 小指固有伸肌；EIP. 示指固有伸肌；EPB. 拇短伸肌；EPL. 拇长伸肌；FCR. 桡侧腕屈肌；FDP. 指伸屈肌；FDS. 指浅屈肌；FPL. 拇长屈肌；PL. 掌长肌；PQ. 旋前方肌（经许可转载，引自 Beasley RW, ed. Beasley's Surgery of the Hand. 1st ed. New York, NY: Thieme; 2003）

- 由于下肢受伤而需要通过上肢负重的多发伤患者。
- 桡腕骨折脱位同时伴有桡骨远端骨折和桡腕关节 / 腕骨不稳定。

四、主要原则

治疗桡骨远端骨折手术方法较多，方案的选择依赖于各种相关的因素。在桥接钢板技术出现之前，这些特殊的骨折一般通过外固定架外固定，并根据情况加或不加克氏针内固定进行治疗。桥接板技术为这类骨折提供了一种新方法。

五、禁忌证

- 第二和第三掌骨骨折会干扰桥接板的远端固定。
- 活动性感染。

六、特殊注意事项

该治疗方案主要适合应用于那些遭受高能量腕部损伤（包括严重关节粉碎或干骺端粉碎）的骨折患者，以及作为进一步加强固定手段的患者。对于全身多发伤需要通过手腕负重活动的患者也可选择该治疗方法。应获得高质量的复位前和复

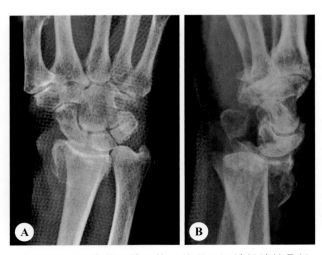

▲ 图 45-5　A. 桡骨远端正位 X 线显示远端粉碎性骨折；B. 桡骨侧位 X 线显示关节面粉碎明显

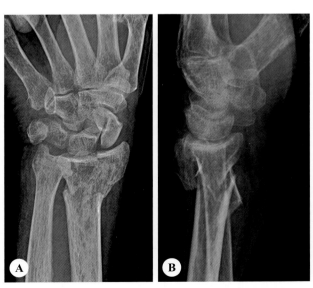

▲ 图 45-6　A. 桡骨远端正侧位 X 线显示干骺端粉碎机骨折；B. 桡骨远端侧位 X 线显示干骺端粉碎

位后 X 线以评估骨折类型，CT 或牵引位 X 线可有助于评估骨折类型和粉碎程度。

七、生物力学稳定性

Behrens 等证明了外固定架的强度与固定架和骨头 / 骨折之间的距离成正比。因此与外部固定装置相比，通过直接将其放置在桡骨和掌骨上，桥接板可提供更加坚固的强度[5]。

八、手术方法

（一）准备、体位和麻醉

患者应仰卧在手术台上，全身麻醉或局部麻醉。将患肢悬垂，并放置在可透射线的手台上。手指套的牵引力为 5～10 磅（2.27～4.54kg）。微型 C 臂或大型 C 臂在手桌上方或下方备好待用。Hanel 等特别推荐了一种不锈钢置入物，这种置入物具有光滑的边缘和锥形尖端，因此可以避免相关肌腱断裂的发生[4]。

（二）闭合复位术

可以采用闭合复位术，包括纵向牵引、掌侧屈曲和尺侧偏斜。复位完成后，可以使用手指套悬吊或由助手保持牵引力（图 45-7）。

（三）手术入路 / 板的置入

借助透视机辅助下将板放置在手腕背侧适当的位置。该板可从第二掌骨延伸至桡骨远端，也可从第三掌骨延伸至桡骨，具体的选择依赖于手术医生的偏好和习惯。一项尸体解剖的研究表明，相对于第三掌骨，使用第二掌骨置板可减少板下肌腱损伤和粘连的概率（图 45-8）[6]。

根据透视图像，在选定的掌骨处向远端做一个 5cm 皮肤切口，沿桡骨向近端做一个 5cm 皮肤切口。建议使用止血带（图 45-9）。

在标记的掌骨处纵向切开一个切口，然后沿着背侧入路将伸肌腱向尺侧牵拉。必要时剥离背侧骨间肌（图 45-10）。在近端切开第二个切口，在 ECRL 和 ECRB 之间进行钝性解剖和分离显露桡骨干。操作中需小心保护桡神经浅支（图 45-11）。

在第二掌骨的基底部，使用止血钳在 ECRL 和 ECRB 肌腱之间分离建立一条通道，沿着将标记的路径在两个肌腱之间向近端延伸，最后将板从远端传递到近端。如果遇到一定阻力，一般进行轻柔的分离扩充操作即可克服。也可借助固定在板远端的缝线沿预定通道将桥接板传递到远端手背中。必要时可以在 Lister 结节的尺侧行第三处切口以帮助钢板顺利通过，术中需同时识别和保护 EPL（图 45-12）。

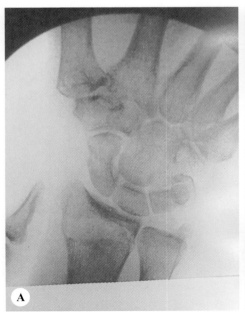
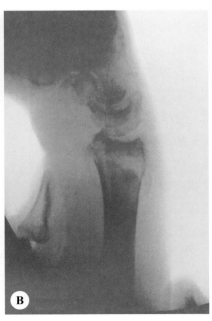

◀ 图 45-7　A. 术中前后位（AP）X 线闭合复位；B. 术中侧位 X 线闭合复位

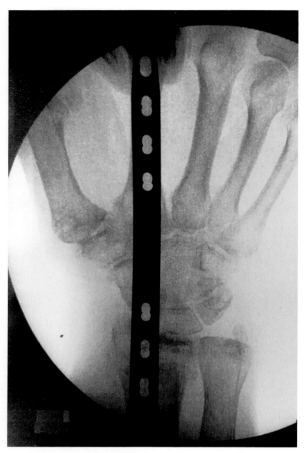

▲ 图 45-8　在第二掌骨上置入板的术中正位 X 线

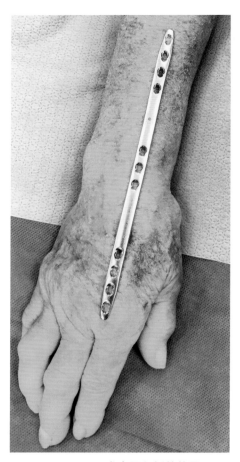

▲ 图 45-9　术中置入板的位置

（四）内固定

首先用皮质螺钉将钢板固定在第二掌骨上。板的近端放置于前臂中。这时如果没有达到满意复位，通过手指套和悬吊重量或助手的手动牵引进一步进行复位操作。一旦复位满意，然后使用皮质螺钉将近端板固定到桡骨上。放置两个非锁定螺钉后，可将板有效地固定在骨骼中。通过术中透视确认恢复合适的桡骨长度、桡骨掌倾角和尺偏角度。剩余的螺孔用全螺纹皮质螺钉和锁定螺钉交替拧紧固定。最后透视确认满意复位和合适的螺钉长度（图 45-13）。如果需要进行关节内复位，可以在关节周围进行局部切口，并可以使用克氏针或骨折块特异性固定的关节周围钢板来增强桥接板固定的强度。

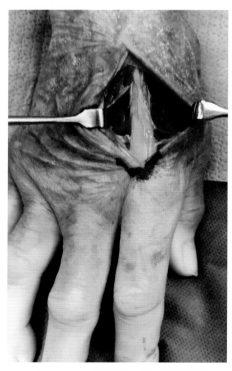

▲ 图 45-10　远端第二掌骨背侧切开

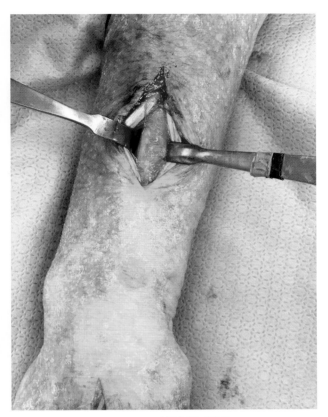

▲ 图 45–11　近端桡骨背侧切口

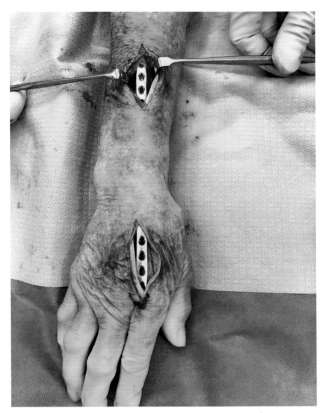

▲ 图 45–12　放置在第二掌骨上的桥接板

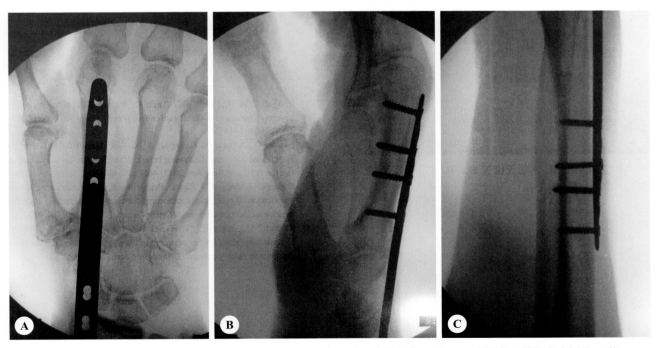

▲ 图 45–13　A. 内固定远端的术中正位 X 线；B. 内固定远端的术中侧位 X 线；C. 内固定近端的术中侧位 X 线

（五）术后护理

止血带放气止血并冲洗伤口。用连续的表皮下单缝线或普通尼龙皮肤缝线缝合切口。可以放置手掌夹板以提高舒适度和固定强度。在 24h 内即可开始数字运动范围内功能锻炼，可立即开始通过前臂和肘部的负重训练。在 2～4 个月或在 X 线上证实骨性愈合后将板取出（图 45-14）。

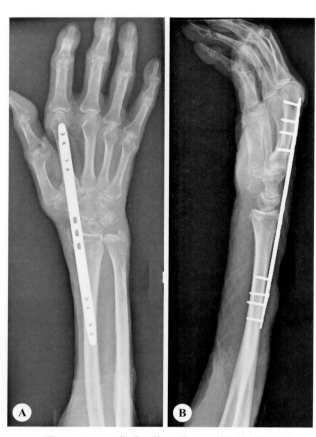

▲ 图 45-14　A. 术后正位 X 线；B. 术后侧位 X 线

九、陷阱

- 必须注意保护近端伤口中的桡神经。
- 内固定板必须准确地放在第二掌骨上。如果偏离中心放置，将导致双皮质螺钉置入困难。
- 应注意保护桡腕关节的完整性和稳定性。
- 请注意不要将伸肌腱约束在钢板下方。

参考文献

[1] Burke EF, Singer RM. Treatment of comminuted distal radius with the use of an internal distraction plate. Tech Hand Up Extrem Surg. 1998; 2(4):248–252

[2] af Ekenstam FW, Palmer AK, Glisson RR. The load on the radius and ulna in different positions of the wrist and forearm: a cadaver study. Acta Orthop Scand. 1984; 55(3):363–365

[3] Melone CP, Jr. Articular fractures of the distal radius. Orthop Clin North Am. 1984; 15(2):217–236

[4] Hanel DP, Lu TS, Weil WM. Bridge plating of distal radius fractures: the Harborview method. Clin Orthop Relat Res. 2006; 445(445):91–99

[5] Behrens F, Johnson WD, Koch TW, Kovacevic N. Bending stiffness of unilateral and bilateral fixator frames. Clin Orthop Relat Res. 1983(178):103–110

[6] Lewis S, Mostofi A, Stevanovic M, Ghiassi A. Risk of tendon entrapment under a dorsal bridge plate in a distal radius fracture model. J Hand Surg Am. 2015; 40(3):500–504

推 荐 阅 读

[1] Brogan DM, Richard MJ, Ruch D, Kakar S. Management of severely comminuted distal radius fractures. J Hand Surg Am. 2015; 40(9):1905–1914

[2] Lauder A, Agnew S, Bakri K, Allan CH, Hanel DP, Huang JI. Functional outcomes following bridge plate fixation for distal radius fractures. J Hand Surg Am. 2015; 40(8):1554–1562

[3] Nourissat G, Mudgal CS, Ring D. Bridge plating of the wrist for temporary stabilization of concomitant radiocarpal, intercarpal, and carpometacarpal injuries: a report of two cases. J Orthop Trauma. 2008; 22(5):368–371

[4] Richard MJ, Katolik LI, Hanel DP, Wartinbee DA, Ruch DS. Distraction plating for the treatment of highly comminuted distal radius fractures in elderly patients. J Hand Surg Am. 2012; 37(5):948–956

第46章 桡骨远端骨折外固定
External Fixation of Distal Radius Fractures

William H. Kirkpatrick 著

于晓飞 于亚东 译

摘 要

伴有严重关节粉碎的桡骨远端骨折难以处理，对外科医生也非常具有挑战性。这类骨折以前往往都使用外固定器进行治疗，但随着桥接板内固定的出现，外固定器的使用也越来越少。

关键词

外固定，粉碎，桡骨远端骨折

外固定是治疗桡骨远端骨折的一种手术选择，包括在骨折远端和近端骨质中分别置入螺钉，并通过连接的外部框架进行固定。

一、主要原则

- 外固定术可以通过韧带牵拉[1]使桡骨远端骨折趋于稳定，其原理是通过跨关节的软组织张力以重新排列骨折组件。
- 当仅靠韧带牵拉不能恢复骨折对位时，则根据骨折具体情况（开放或闭合、粉碎程度和碎片固定的稳定性），可以采用内固定或不采用内固定的方法。
- 可指导治疗的最佳正位和侧位影像学参数包括：尺倾角22°，掌倾角11°，与正常侧手腕相似尺骨变异。
- 分别将2个皮质螺钉中央放置在第二掌骨和桡骨骨干中，从而为外部固定架提供牢固的固定。

二、预期

对于尝试闭合复位后的不稳定骨折，外固定

联合或不联合内固定可有助于维持可接受的骨折力线，其目的主要是防止移位和畸形，减轻疼痛并获得功能性的腕部活动范围。

三、适应证

- 不稳定的骨折［关节外和（或）关节内］，在闭合复位和（或）内固定的情况下无法获得最佳放射学参数。
- 作为内固定的辅助手段，可防止因严重粉碎而导致的骨折塌陷。
- 开放性/污染性骨折。
- 必须通过手腕部承重才能行走的患者。

四、禁忌证

- 稳定的骨折（较小移位或首选内固定）。
- 掌背侧边缘部位骨折需要内固定支撑。
- 存在不能耐受手术的并发症（年龄和基础疾病）的患者。
- 依从性较差的患者。
- 相关的第二和第三掌骨或桡骨干骨折，可能会影响螺钉的正常置入。

五、特殊注意事项

- CT 可以更好地观察分析关节内骨折的形态和粉碎程度，以帮助术者做出使用外固定架的决策。
- 术中透视检查可以为骨折复位和螺钉的置入提供及时满意的指导。

随着改良的内固定技术（包括桥接板的应用），对于桡骨远端骨折使用外固定的情况已变得不那么普遍[2, 3]。

六、手术方法

特殊说明、体位和麻醉

- 可以使用的外部固定器种类较多，外科医生需要熟悉其特定的组件（图 46-1）。
- 上肢手臂平放于手桌上，旁边放置透视机备用。
- 避免放置不透射线的组件，以免影响术中透视，尤其是侧面视图。
- 放置外固定架后应尽快进行术后手指的物理治疗。
- 患者每天可以用乙醇或过氧化氢棉签清洁钉眼部位。也可由外科医生进行观察和监控有无感染情况，无须特殊护理。
- 外部固定器在 4～8 周内被移除。

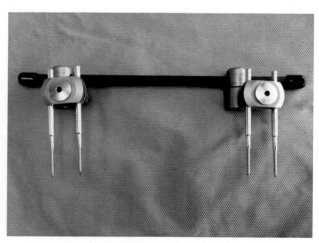

▲ 图 46-1　一个带有固定螺钉的外部固定器的示例
引自 Synthes-DePuy Synthes, Paoli, PA

七、技巧、要点和经验教训

- 术前确定第二掌骨的直径是否足以容纳螺钉，必要时可以使用相邻的第三掌骨代替。避免将插入腕掌关节。
- 避免损伤桡神经浅支。
- 避免过度的牵引张力[4]。放置外部固定器后，检查手指被动运动范围。
- 如果仅靠外固定不能保持满意的复位效果，则应积极考虑进行切开复位内固定。

八、关键手术步骤

在第二掌骨桡背侧行一个 3cm 纵向切口，将螺钉置入第二掌骨近端。应注意识别和保护感觉神经分支，并避免穿入腕掌（carpometacarpal，CMC）关节内。钻头导向器可用于将自攻螺钉平行放置在第二掌骨中，通过 4 个皮质螺钉进行固定（图46-2）。必要时也可以将近端螺钉穿过第二掌骨近端放入第三掌骨基底中以提供额外的固定。

在前臂远端 1/3 距离桡骨茎突 10～12cm 的前臂桡侧行第二个 3cm 切口，避开桡神经浅支和前臂外侧皮神经的分支，分离肱桡肌与腕侧腕长伸肌（extensor carpi radialis longus，ECRL）之间的间隔。也可以使用 ECRL 与桡侧腕短伸肌之间的间隔。桡神经浅支位于肱桡肌下方，当将钻头导向器放置在桡骨干上时应加以保护。自攻螺纹穿过导向器置入，通常平行于第二掌骨的螺钉[5, 6]（图 46-2）。

术中透视检查证实双皮质螺钉位置置入满意。2 个切口进行无张力缝合并预防钉眼处皮肤感染。在透视下通过轻柔的牵引和复位操作可实现闭合复位。外部固定器由预选的夹具和杆组装而成，并通过拧紧进行固定（图 46-3）。

九、陷阱

- 如果由于放置螺钉而导致第二掌骨骨折，可以将相邻的第三掌骨备用。
- 桡骨干螺钉应远离桡神经浅支放置，以免造成神经损伤或引起神经瘤而疼痛。

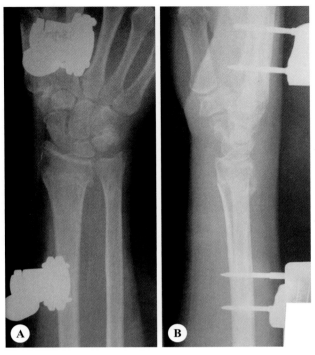

▲ 图 46-3　桡骨远端骨折外固定架放置完成后的正位和侧位 X 线

- 外固定器牵引张力过大会导致骨不连、活动范围受限、正中神经症状和复杂的局部疼痛综合征。

- 应在术后早期通过手部理疗减轻手指僵硬 / 肿胀。

- 钉道感染多发，可能需要局部护理或重新更换螺钉。必要时口服抗生素进行积极治疗，以防止发生深部感染或骨髓炎。

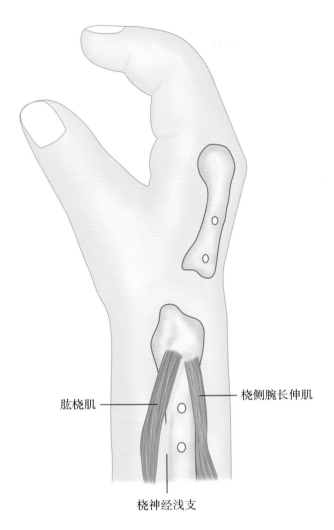

肱桡肌　　　　　　　　桡侧腕长伸肌

桡神经浅支

▲ 图 46-2　在第二掌骨近端和桡骨干桡侧肱桡肌和桡侧腕长伸肌之间分别放置双枚螺钉的外科手术显露。肱桡肌下方可见桡神经浅支，必须仔细识别和保护

参考文献

[1] Agee JM. External fixation. Technical advances based upon multiplanar ligamentotaxis. Orthop Clin North Am. 1993; 24(2):265–274

[2] Henry MH. Distal radius fractures: current concepts. J Hand Surg Am. 2008; 33(7):1215–1227

[3] Margaliot Z, Haase SC, Kotsis SV, Kim HM, Chung KC. A meta-analysis of outcomes of external fixation versus plate osteosynthesis for unstable distal radius fractures. J Hand Surg Am. 2005; 30(6):1185–1199

[4] Lichtman DM, Bindra RR, Boyer MI, et al. Treatment of distal radius fractures. J Am Acad Orthop Surg. 2010; 18(3):180–189

[5] Seitz WH, Jr. External fixation of distal radius fractures. Indications and technical principles. Orthop Clin North Am. 1993; 24(2):255–264

[6] Seitz WH, Jr, Putnam MD, Dick HM. Limited open surgical approach for external fixation of distal radius fractures. J Hand Surg Am. 1990; 15(2):288–293

骨功能重建
Bone Reconstruction

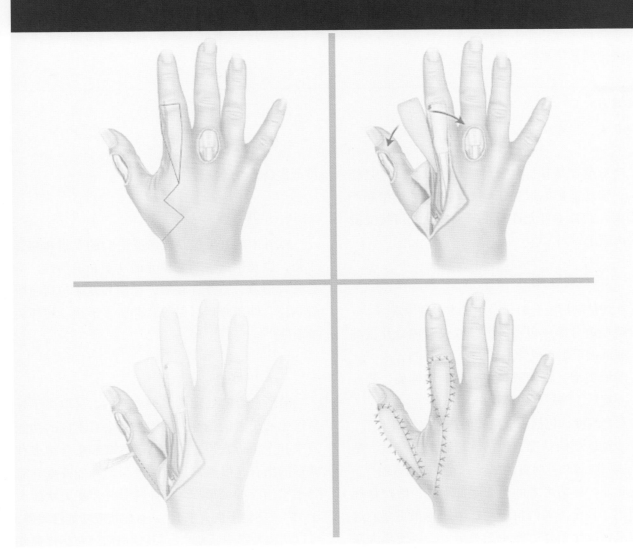

第 47 章　指骨截骨术
Phalangeal Osteotomies

Mark Snoddy　Philip E. Blazar　著

张晓然　王　立　译

摘　要

本章涉及指骨畸形愈合和矫正方法，包括畸形愈合评估、治疗选择和指骨截骨术的技巧。考虑到手术选择的多样性，外科医生必须就截骨的位置、类型和固定方式提前制订术前计划。虽然有各种各样的方法手术矫正，但是各种手术方式并不总是能够达到想要的结果。因此，术前讨论必须包括术前手功能不良和手术预期结果。尽管如此，必要时精心计划的指骨截骨术，可以实现适当的纠正和改善手部整体功能。

关键词

截骨术，指骨，畸形愈合，畸形，僵硬，固定

畸形愈合是骨折愈合后畸形的结果。骨是稳定的，但功能影响取决于畸形的位置、类型和严重程度。截骨术可允许矫正畸形以达到可接受的矫形内固定[1]。

一、主要原则

在评估畸形愈合时，必须考虑多种因素。

- 畸形愈合部位包括关节外或关节内合并近端或远端干骺端或骨干。
- 畸形类型：桡偏或尺斜、屈曲或伸展、旋前或旋后、缩短或融合。
- 愈合程度，包括未成熟和成熟的愈伤组织。
- 涉及软组织情况，包括软组织的完整性、粘连屈肌腱和伸肌腱的状况、关节囊的挛缩[2]。

此外，评估患者的整个手部功能、治疗目标和期望、日常活动的特定功能限制也很重要。这一信息在决定治疗方案中至关重要，以便最大限度地提高患者的预后。

二、预期

截骨术的好处包括改善受影响的手指和相邻手指，以及手这一功能单元的功能和灵活性。当指骨畸形愈合持续存在时，远期并发症包括屈肌腱粘连、伸肌滞后、屈肌和伸肌不平衡、相邻关节挛缩[1]。

三、适应证

畸形愈合的处理是多种多样的，这取决于外科医生和患者的偏好，因为患者会有不同的功能需求和个人诉求[1]。虽然大多数畸形愈合是多种畸形的结合，但通常只有一种引起功能改变并需要手术治疗的畸形[3]。指骨畸形愈合在矢状面大于15°或旋转不良大于10°，有症状或功能性障碍，可以从截骨术中获益[1, 3]。其他适应证包括疼痛或

握力减弱[4]。

四、禁忌证

在功能改善预期不确定的情况下，接受轻度或稍大的畸形愈合和无症状的畸形愈合可能是首选。对于晚期就诊（＞10 周）患者和临床稳定的畸形愈合患者，医生应该有特别的限制，因为接近完美的结果并不常见，关注于改善运动和强化的治疗可能是可接受的替代手术的方法。此外，没有功能受限的单独美容矫形是不可取的[1]。

五、特殊注意事项

详细的术前评估很重要。这应该包括畸形和功能限制评估，包括骨骼和软组织的调查。对畸形愈合部位进行 X 线检查有助于确定可能的矫正部位和是否需要植骨[5]。

手术时机很重要，因为早期截骨术可在肌腱粘连和关节挛缩发生之前更容易恢复软组织平衡和畸形矫正。如果在 10 周之前不能尝试截骨，可以考虑开始一个治疗计划来增大手指运动，并推迟手术直到 3 个月[1]。

当需要手术时，医生必须在手术入路、截骨部位、手术技术、固定装置和康复方案方面做出选择。术前讨论和患者选择都是至关重要的，外科医生和患者应该了解潜在的好处和现实的预期结果[1]。

此外，双方都应该意识到改变手术计划的潜在必要性，如术中出现关节破碎或内固定失败等并发症，需要重建或融合。在这种情况下，外科医生可能需要其他置入物或可用的固定方法。

六、特殊指令、体位和麻醉

这些手术可以在全身或局部麻醉下进行。然而，也有一些人支持完全清醒的麻醉，以便术中动态分析手指位置[4]。

患者应仰卧，手臂放在手桌面上。手术可以在止血带下进行。应该有一台透视机。

除了基本的手部手术工具，其他的器械可能证明有用包括小骨切、各种小克氏针［0.035 英寸（0.889mm）、0.045 英寸（1.143mm）和 0.062 英寸（1.575mm）］、牙科刮匙、异体骨片、钢丝（26 号）、小（2mm）钻头。

手术房间内的置入物可能包括锁定和非锁定手部钢板（尺寸为 2.0mm 或更小的线形、T 形和Y 形钢板）。同样，应该在特殊病例提供置入物，包括用进行关节融合术的工具，以及罕见的掌指关节或近端指间关节硅胶或焦碳假体。

七、技巧、要点和经验教训

（一）术前计划

术前计划可以节省术中决策的时间。使用 X线模板来评估截骨长度、截骨位置和截骨类型可以减轻一些截骨矫形的困难[3]。其他的方法包括打印 X 线和在纸上进行截骨手术，以确定合适的切割位置和角度[6]。CT 最新进展使 CT 的骨骼模型允许术前计划。Ota 等开发了一种连接模拟，使用 3D-CT 模型来确定当前的畸形和需要的矫正类型[7]。

（二）截骨位置和类型

术前规划时，应确定在何处会进行截骨术，以及要做哪种类型的截骨术。畸形愈合部位的畸形矫正要求外科医生处理合并畸形，并进行囊固定术和肌腱松解术。在邻近的地方选择截骨术，骨头会发生锯齿形畸形。此外，干骺端截骨术更优于骨干截骨术，因为具有更快的愈合。如果要矫正近节指骨，靠近掌骨指关节的截骨术比近端指间关节更不易发生僵硬[1,3]。

另一个需要讨论的问题是开放式和闭合式楔形截骨术。闭合楔形截骨术的好处包括更快的愈合，但是由于过度缩短会导致肌腱不平衡和（或）伸肌障碍（图 47-1）。开放楔形截骨术可以保持长度，但需要植骨，会引起肌腱过紧[3]。另一种顶点畸形愈合的选择是梯形截骨术。这样可以矫正骨长度和畸形，防止需要额外的植骨（图 47-2）。

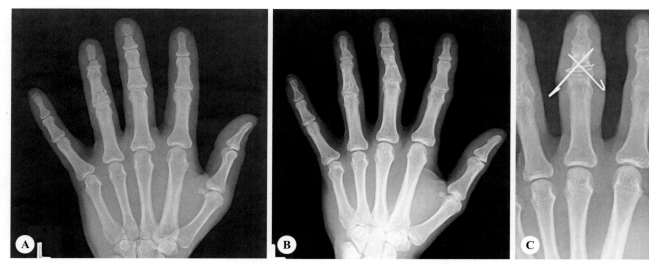

▲ 图 47-1　**A.** 44 岁女性，吹雪机损伤；**B.** 畸形愈合；**C.** 骨干闭合楔形截骨矫正术，用 26 号钢丝、1 枚 0.045 英寸（1.143mm）和 1 枚 0.035 英寸（0.889mm）克氏针固定

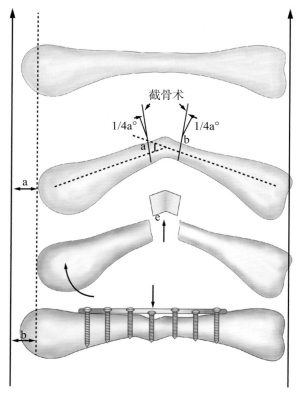

▲ 图 47-2　梯形截骨术

（三）入路

虽然中轴或外侧入路避免伸肌分离，但是稳定固定的操作变得更加困难。指骨侧方放置一个钢板比背侧皮质放置钢板更加困难。然而，侧方放置减少钢板与肌腱的接触。最近，一些笔者提

倡微创侧方切口，以防止软组织破坏。这种小切口可以进行小的钻孔和截骨术，但不能进行钢板固定[4]。大多数笔者倾向于采用背侧入路，这样可以获得更好的显露和更可靠、稳定的固定[3]。

（四）肌腱松解术和关节囊切除术

在开始处理畸形愈合前，通过预做肌腱松解术和关节囊切除术来确保最大关节活动和肌腱滑动。等到手术结束后再执行该步骤，可能导致畸形愈合纠正不当和固定装置断裂[1]。

（五）关节部位畸形愈合

如果骨未完全愈合且骨痂是软的，则应在畸形愈合部位进行矫正。如果骨折完全愈合，可以考虑在不同的位置截骨。然而，如果畸形愈合是关节内的，并且患者有关节病变，则考虑关节置换术或关节融合术[3]。

在关节表面对小碎片进行截骨，如单髁畸形愈合，矫正后很难获得足够的固定（图 47-3）。还有其他技术可以防止潜在的粉碎块和碎片的坏死。Teoh 等描述了一种"髁突前移截骨术"，包括髁突间截骨术和髁突块前移术[9]（图 47-4）。还有一些人认为单侧髁突前移有髁突坏死的风险，建议采用关节外楔形截骨术来纠正单侧髁突畸形愈合。这种截骨术维持髁突块，并使用张力带技术进行

固定（图 47-5）。

术后第 1 周内，患者应放置厚重的敷料或夹板，但应开始活动度练习。活动范围规范和水肿的控制可以帮助正规治疗。当不进行锻炼时，指间关节应该用夹板固定在伸直位。

（六）固定方式

虽然有多种固定选择，但在截骨部位没有足够的稳定性时，患者不应离开手术室。由于应该在手术后 1 周内开始活动，在骨愈合之前，固定应该足够以维持稳定的基础。因此，在可能的情

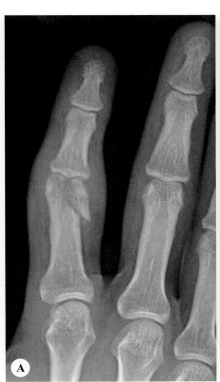
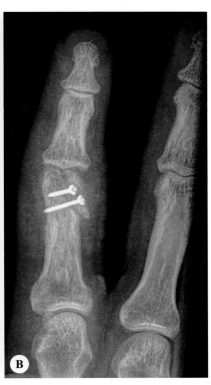

◀ 图 47-3　30 岁男性，髁突畸形愈合。关节内截骨术，用 1.5mm 螺钉固定

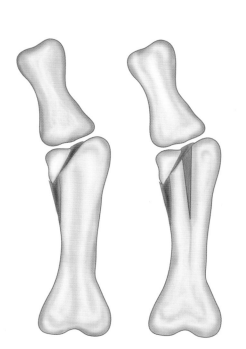
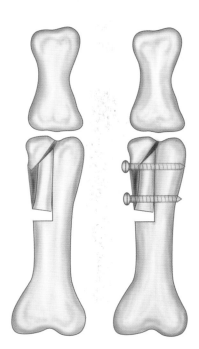

◀ 图 47-4　髁突前突截骨术

况下，钢板和螺钉或单独使用螺钉比单独使用克氏针固定更可取。选择的钢板包括 1.5mm 微型锁定或微型锁定髁钢板，以及各种钢板形状的其他选择（图 47-6）。其他选择包括结合两种固定方式，如 1 枚或多枚克氏针和 25 号线圈。

八、难点

截骨术的风险包括畸形不彻底、骨延迟愈合、骨不连、置入物失败、感染、僵硬和慢性疼痛[3]。

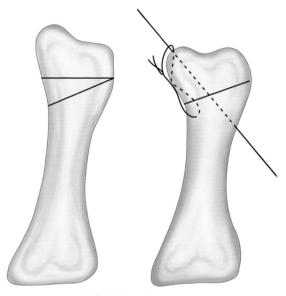

▲ 图 47-5　关节外楔形截骨术治疗单髁畸形愈合

九、关键手术步骤

在开始矫形前，克氏针可以垂直于矢状面和冠状面钢板放置。一旦实施了截骨术并尝试了位置矫正，这些克氏针最终将成为骨块矫正的标志（图 47-7）。

开始时，截骨术可能很困难。在使用骨刀或

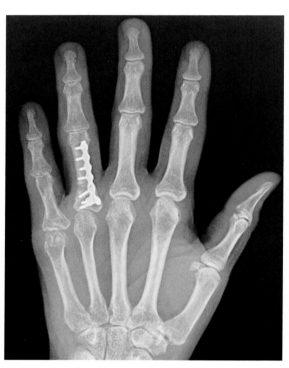

▲ 图 47-6　60 岁女性，P_1 环指畸形愈合。背侧开口楔形截骨术，1.5mm 微型锁定钢板内固定

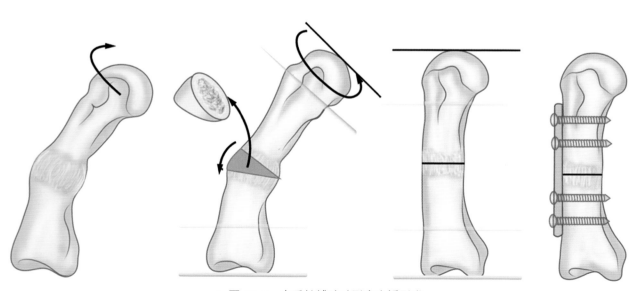

▲ 图 47-7　克氏针辅助畸形愈合矫形术

锯完成截骨术之前，细克氏针可以在多个精确位置穿刺皮质。这使得更好的控制和更精确的截骨术放置[4]。

在允许畸形矫形的情况下，保留远端皮质，远端皮质在畸形矫形过程中起着铰链作用，提供一定的稳定性，并为方便固定。

当使用钢板时，确保在截骨的两端固定 4 个皮质。当钻孔螺钉精确为 1mm 的偏心，可以造成多达 10° 的旋转不良[1]。

十、挽救和补救措施

如果无法进行指骨截骨术，掌骨截骨术可以使示指、中指和环指达到 20° 旋转矫正，小指达到 30° 旋转矫正。在许多旋转畸形中，掌骨位置截骨术是外科医生的首选。

对于术前已知有关节病变或术中可能有并发症的患者，最合适的处理步骤可能是关节置换术或关节融合术。因此，外科医生在进行矫正术时必须知道这些置入物的位置。

十一、陷阱

- 矫形不足。
- 固定不良，妨碍早期活动范围。
- 过度缩短。
- 不愈合或畸形愈合。
- 僵硬。

参考文献

[1] Freeland AE, Lindley SG. Malunions of the finger metacarpals and phalanges. Hand Clin. 2006; 22(3):341–355

[2] Büchler U, Gupta A, Ruf S. Corrective osteotomy for post-traumatic malunion of the phalanges in the hand. J Hand Surg [Br]. 1996; 21(1):33–42

[3] Ring D. Malunion and nonunion of the metacarpals and phalanges. Instr Course Lect. 2006; 55:121–128

[4] Seo BF, Kim DJ, Lee JY, Kwon H, Jung SN. Minimally invasive correction of phalangeal malunion under local anaesthesia. Acta Orthop Belg. 2013; 79(5):592–595

[5] Wolfe SW, et al. Green's Operative Hand. Philadelphia: Elsevier/ Churchill Livingstone; 2011

[6] Harness NG, Chen A, Jupiter JB. Extra-articular osteotomy for malunited unicondylar fractures of the proximal phalanx. J Hand Surg Am. 2005; 30(3):566–572

[7] Ota H, Iwatsuki K, Murakami Y, et al. Corrective osteotomy for malunited small finger proximal phalangeal fracture using linkage simulation: a case report. J Orthop Sci. 2017; 22(3):571–574

[8] Yong FC, Tan SH, Tow BP, Teoh LC. Trapezoid rotational bone graft osteotomy for metacarpal and phalangeal fracture malunion. J Hand Surg Eur Vol. 2007; 32(3):282–288

[9] Teoh LC, Yong FC, Chong KC. Condylar advancement osteotomy for correcting condylar malunion of the finger. J Hand Surg [Br]. 2002; 27(1):31–35

第48章 掌骨畸形愈合截骨矫正术
Corrective Osteotomy of Metacarpal Malunion

Pranay M. Parikh 著

张晓然 王 立 译

摘 要

掌骨畸形骨折的截骨矫正术对手外科医生来说是一项有价值的技术。

除矫正畸形外，恢复正常掌骨解剖结构还可以减轻疼痛、改善抓握、矫正指剪缩、恢复固有肌腱平衡以矫正假爪畸形。多种截骨技术允许外科医生有选择地处理初始骨折愈合不佳后的症状性成角畸形、旋转和长度畸形。明确的目标，周密的术前计划，细致的手术技术，使外科医生和患者都能预期到可预见的改善手部功能及畸形矫正。

关键词

掌骨，截骨矫正术，畸形愈合，旋转不良，成角，剪断，假爪畸形，旋转

截骨矫正术使手外科医生能够处理掌骨骨折畸形愈合后发生的症状性旋转、角状和长度畸形。闭合楔形截骨术、开放楔形截骨术和旋转截骨术等许多技术可用于治疗畸形愈合的特定三维病理解剖。

一、主要原则

（一）治疗患者，而不是 X 线

确定患者的症状和担忧。

- 患者可能会抱怨疼痛、无力、活动范围丧失和畸形。
- 阐明要解决的功能缺陷。
- 术前对预期结果的讨论是获得满意结果的必要条件。
- 外科手术的典型功能目标包括纠正抓握过程中的手指重叠或"剪切"，消除假爪畸形以恢复运动，以及减少掌心掌骨头突出。

（二）最初治疗前的诊断

1. 影像学

- 获得高质量的手部 X 线：三个位置图像（后前位、侧位、斜位）。
- 取对侧手片作为正常解剖的参数模板。
- 尽可能获取初次损伤的照片。

2. 畸形愈合的病理解剖学

- 确定畸形愈合的位置和方向（旋转、成角、缩短）。
- 确认导致掌骨畸形的潜在变形力，以便术中矫正。

（三）测量 2 次，截骨 1 次

- 仔细规划截骨的位置、角度和方向，以达到预期的矫正。
- 实现骨内固定部位的稳固固定，防止畸形复发。

- 预估需要植骨以增加固定部位的稳定性和（或）细胞数量。
- 经常在术中重新评估矫正，以确定患者的目标是否达到。

二、预期

在掌骨的截骨矫正术后，平稳的骨愈合是可以预测的。

外科医生应该期望患者的功能缺陷得到客观的改善。患者应期待主要问题的解决和术前症状的主观改善。

三、适应证

- 有症状的掌骨角畸形。
- 掌骨旋转畸形[1]。
  - <20°：掌骨基底截骨术。
  - >20°：畸形愈合部位截骨术或逐步旋转截骨术。
- 掌骨长度不一致。
- 近端指骨旋转畸形（高达 20°）。

四、禁忌证

- 使用尼古丁。
- 未控制的感染。
- 软组织覆盖不足。

五、特殊注意事项

（一）硬件选择

- 截骨部位稳固固定对于可预测的骨愈合、早期术后活动和最佳结果至关重要。
- 一般采用 2.0mm/2.4mm 金属板和螺钉稳定固定掌骨截骨部位。
- 许多钢板系统包括特制的带有长椭圆形孔的矫正截骨钢板，以促进角度稳定。同时允许旋转调整，这允许外科医生"拨入"所需的矫正程度。
- 锁定螺钉的使用最大限度地减少固定过程中固定部位的不良变形。

（二）骨移植物选择

- 对于大多数预期骨缺损<1cm 的病例，压缩的自体松质骨移植（从髂骨或桡骨远端）提供了满意的材料来填补缺损。
- 对于>1cm 的缺损，结构性的自体髂骨皮质松质骨移植可能是有用的，并且附加拉力螺钉将骨移植物固定到钢板上可以增强稳定性。

六、特殊说明、体位和麻醉

仰卧位，高臂应用气压止血带，高于手掌、手腕和前臂，便于术中透视。

全身麻醉或臂丛阻滞的区域麻醉可以应用。

七、技巧、要点和经验教训

显露时骨膜瓣下剥离有助于在闭合伤口时覆盖内植物。在该层置入内固定可最大限度地减少术后伸肌刺激和粘连。

考虑钢板放置在掌骨侧边，以减少肌腱刺激和钢板可触及带来不便。邻近未受伤掌骨可作为模板，方便快速、准确地弯曲钢板。

锁定装置的使用最大限度减少了固定过程中固定部位的变形。

在整个手术过程中，将手指进行被动屈曲来评估旋转不正。经常重复检查，特别是在最后固定的时候。

避免不必要的骨膜剥离，防止锯切时的热损伤，确保带血管的软组织覆盖有助于可预测的愈合。

八、陷阱

术前规划不充分，掌骨矫正位置 / 方向不正确。

未能识别成角畸形和旋转畸形共存的复杂畸形愈合。

在固定过程中，由于螺钉失败导致截骨部位不必要的变形。

由于术后活动迟缓导致相邻关节或手指僵硬。

九、关键手术步骤

（一）显露

- 背侧纵向切口入路可使大多数掌骨畸形愈合充分显露。
- 第二掌骨可考虑桡骨入路，使桡侧钢板位于第一背侧骨间肌下方。
- 第五掌骨可考虑尺侧入路，使尺侧钢板位于小指展肌下方。
- 对桡侧感觉神经和尺侧感觉神经分支进行识别、标记和保护，最大限度降低术后神经痛的风险。
- 考虑在闭合过程，采用骨膜下／内在肌筋膜瓣下游离以覆盖钢板，并减少术后伸肌腱粘连。

（二）去角度截骨术：开放、闭合楔形截骨术

- 闭合楔形截骨术在仅需要角度矫正时是有用的（图 48-1）。
- 除了角度矫正外，开放楔形截骨术在矫正掌骨长度不足时是有用的（图 48-2）。
- 以相邻正常掌骨为模板预弯曲所选钢板。
- 将钢板放置在骨固定的位置，允许至少 4 个（最好是 6 个）皮质固定在截骨的两侧。
- 预钻近端孔并选择固定近端截骨部位的螺钉。
- 在每个计划的锯断处，插入一枚正交于掌骨长轴的克氏针。这将有助于楔角的精确测量，也可作为切割导向，以定位锯片。
- 操作过程中振荡锯片的盐水冷却有助于最大限度地减少对骨骼的热损伤。
- 根据预钻孔再次放置钢板近端，复位远端碎片。
- 用克氏针或部分螺钉临时固定。
- 验证截骨部位的临床和影像学位置。
- 一旦对截骨部位的位置满意，使用锁定螺钉进行远端固定将有助于减少不必要的分离和继发性畸形。
- 如果采用开放楔形技术，则采用松质骨移植可在固定后置入固定部位。

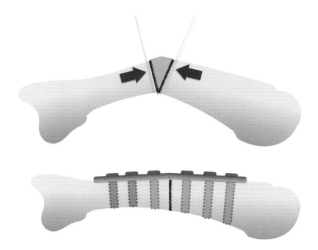

▲ 图 48-1 闭合楔形截骨术治疗典型掌骨背侧畸形愈合

克氏针垂直于掌骨长轴放置于计划截骨部位（红线），作为切割导针去除楔形骨（绿色）。背侧皮质对齐，稳固固定。通常不需要植骨

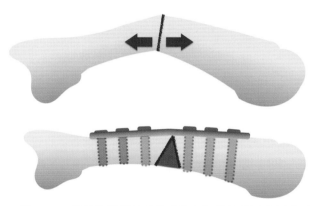

▲ 图 48-2 开放楔形截骨术治疗伴有短缩的掌骨背侧畸形愈合的角度纠正和长度恢复

截骨完成后，分散掌侧皮质，以恢复掌骨长度和矫正成角。骨移植物（红色）填充到缺损处以填补缺损

（三）去旋转截骨术

1. 使用矫正钢板的掌骨截骨术

- 将矫正板放置在计划的截骨部位。长椭圆形水平纠正旋转孔通常放置在截骨部位的远端（图 48-3）。
- 预钻近端孔，选择合适的螺钉。
- 偏心钻椭圆形旋转孔，小心确保螺纹沿孔运动将产生纠正旋转所需的方向。
- 取出钢板，用冷却摆动锯完成横行截骨。
- 更换钢板和初始螺丝，旋转螺丝稍松，便于滑动。

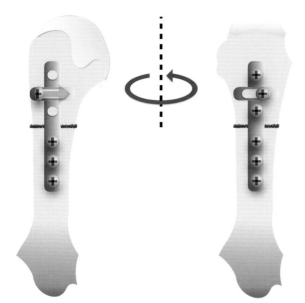

▲ 图 48-3　使用矫形钢板进行掌骨截骨治疗屈曲

水平椭圆形孔可以简化操作，快速纠正旋转畸形。放置钢板，在截骨部位的近端固定部分，将螺钉偏心放置在椭圆形旋转孔中，可以控制螺钉沿着孔的运动，使远端碎片旋转

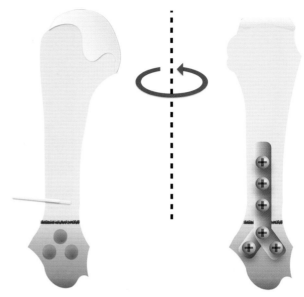

▲ 图 48-4　掌骨基底截骨术治疗掌骨和指骨旋转畸形愈合

在放置钢板和预钻近端孔后，完成截骨（红色），并使用克氏针作为操纵杆来旋转远端碎片以进行最终的稳固固定

- 使可移动的远端骨块旋转以获得所需的矫正程度。
- 实现临时固定，验证满意的临床和影像学对齐，并放置最终固定以确保截骨的稳定。

2. 掌骨基底截骨术用于掌骨或近端指骨旋转 [2]
- 在掌骨基底交界处计划截骨部位（图 48-4）。
- 使用关节周围 T 形或 Y 形钢板是理想的，以最大限度地利用有限的骨长度的近端固定，并确保最少 4 个皮质固定。
- 预钻近端孔并选择固定截骨部位近端的螺钉。
- 在计划的截骨部位远端放置一枚垂直克氏针，作为操纵杆控制旋转。
- 操作过程中矢状锯片的盐水冷却以避免热损伤骨骼。
- 以克氏针为操纵杆使掌骨远端旋转，用横向克氏针暂时固定相邻掌骨。
- 检查截骨术的影像学对位是否令人满意，剪断的部位的临床矫正效果。
- 用预先钻好的孔再次放置钢板。移除临时克氏针，确认远端固定，放置偏心螺钉以促进

截骨部位加压。

3. 掌骨步切式截骨术旋转＞20° [3]
- 仔细的术前计划是必需的，因为这是一个技术要求很高的手术。
- 在掌骨的桡侧和尺侧分别进行 2～3cm 的半横截骨术（图 48-5）。
- 只有远端骨块会旋转，所以阶梯切割的正确方向是最重要的。
- 远端截骨应计划在畸形的同侧（如果中指向桡侧旋转，在屈曲时与示指重叠，远端截骨应在第三掌骨的桡侧）。
- 用平行锯切法切除一条背侧皮质，以达到所需的矫正程度。通常，2mm 的背侧切除可产生 20° 旋转。
- 用锯子切开掌侧皮质，点对点复位钳复位背侧皮质，在保持掌侧骨膜完整性的同时完成掌侧皮质的松开。
- 临时固定可靠，临床证实指骨可旋转。
- 3 枚或更多的骨块间拉力螺钉（通常 1.7～2.0mm）用于最终的固定。

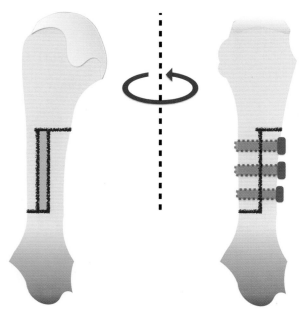

▲ 图 48-5　阶梯型掌骨截骨术治疗畸形愈合
半横截骨术间隔 2.5cm，注意远端切口朝向畸形。切除背侧皮质带（绿色），远端骨块旋转，固定拉力螺钉

（四）手术后护理

- 手术前 48h 用夹板固定患侧手，使其舒适并抬高。
- 从第 2 天开始，当达到稳固固定时，鼓励指掌关节、近端指间关节和远端指间关节的主动活动范围。如果固定强度不太理想，那么在手部治疗师指导下的保护活动范围可能是有益的。开始早期活动很重要，以尽量减少导致继发性功能障碍的伸肌粘连和关节僵硬。
- 随访患者直到畸形的临床矫正和影像学愈合。

十、难点

- 角度纠正不足
- 固定不良，防止早期活动范围。
- 不愈合或畸形愈合。
- 关节。

参 考 文 献

[1] Saito T, Chung KC, Haase SC. Corrective osteotomy of metacarpal fracture malunion. In: Chung KC, ed. Operative Techniques Hand and Wrist Surgery. Philadelphia, PA: Elsevier; 2018

[2] Bindra RR, Burke FD. Metacarpal osteotomy for correction of acquired phalangeal rotational deformity. J Hand Surg Am. 2009; 34(10):1895–1899

[3] Jawa A, Zucchini M, Lauri G, Jupiter J. Modified step-cut osteotomy for metacarpal and phalangeal rotational deformity. J Hand Surg Am. 2009; 34(2):335–340

第 49 章　舟骨不连：股骨内侧髁血管化骨移植

Scaphoid Nonunion: Medial Femoral Condyle Vascularized Bone Graft

Megan R. Miles　James P. Higgins　著

张晓然　王　立　译

摘　要

本章对股骨内侧髁骨瓣治疗舟骨不连的应用进行了全面的概述。它涵盖了管理患者的核心要素，包括其使用的特定适应证、术前评估期间的特殊考虑、手术技术的详细描述、术后护理、手术的潜在发病率。

关键词

股骨内侧髁骨瓣，舟骨不连，腕塌陷，带血管蒂骨移植，外科技术，舟骨腰部骨折不愈合

带血管蒂股骨内侧髁（medial femoral condyle，MFC）移植治疗顽固性舟状腰骨不连已被证明是可行的。MFC 是一种皮质骨、松质骨移植物，利用膝降动脉（descending geniculate artery，DGA）和静脉的纵向分支或膝内侧血管。在治疗近端缺血性坏死（avascular necrosis，AVN）时，除了恢复血液供应外，它还可作为一种结构性介入掌侧楔形移植物，恢复舟骨几何形状。在驼背畸形和AVN 的治疗中，使用带血管蒂的 MFC 骨移植与广泛使用的桡骨背侧第一和第二伸肌支持带上动脉移植相比，愈合率明显更高[1]。

一、主要原则

理想的供骨部位应具有血管蒂较长的非关键性血管，皮质骨薄，解剖可靠，发病率低，慢性疼痛发生率低。MFC 作为供区的优势包括能够获得足够大小的大骨节段来解决大量的骨质流失和重塑以适应其缺陷，强大和一致的血管供应，高质量的松质骨，并提供结构支撑来纠正近排腕骨背伸不稳定（dorsal intercalated segment instability，DISI）或者舟骨短缩[2]。

二、适应证

- 顽固性舟状腰骨不连（图 49-1）。
- 显著骨丢失。
- 驼背畸形（定义为外侧舟骨内角≥45°）。
- 没有桡腕关节炎的改变。
- 可挽救的近端极。
  - 完整的软骨。
  - 近端碎片大小适合固定。
  - 无碎裂或粉碎。

三、禁忌证

- 舟骨关节炎的影像学或术中证据。
- 近端坏死。
  - 软骨脱落。
  - 小的近端碎片，无法获得足够的螺钉固定。
  - 粉碎骨折。

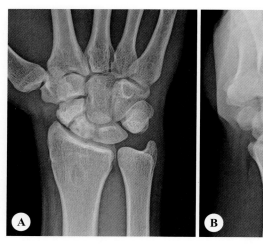

▲ 图 49-1 舟状腰骨不连伴腕关节塌陷
A. 后前位 X 线；B. 侧位 X 线

四、特殊注意事项

（一）缺血性坏死

如果近端出现缺血性坏死，则应使用带血管的移植物。最近的一项 Meta 分析表明，使用不带血管蒂骨移植的愈合率仅为 47%，而使用带血管蒂骨移植的愈合率为 87%[1]。AVN 是否需要使用带血管蒂骨移植是有争议的。研究表明，带血管化骨移植与传统骨移植相比具有优越的生物学行为、愈合速度快、强度大等优点[3]。因此，在笔者的机构，AVN 不被认为是使用带血管蒂 MFC 骨移植的先决条件。

（二）术前影像

当考虑使用带血管蒂的 MFC 骨移植时，术前常规使用 CT 来评估舟骨塌陷的程度、骨丢失、近端极的质量、舟骨骨折面的方向和位置。最有价值的 CT 研究是通过舟骨长轴的 1mm 波层扫描获得的。

MRI 在定义舟骨解剖方面的帮助不大。一些医生可能会通过 MRI 来评估近端极的血管状况。近端 AVN 的存在与否并不影响笔者机构使用 MFC 骨瓣的决定。

五、关键手术步骤

（一）麻醉和体位

手术是在全身麻醉下进行的。患者取仰卧位，

患臂和同侧腿自由悬垂。使用同侧膝关节，因为它便于两组入路，并允许术后从床上或椅子上起身时使用对侧手辅助行走或推动。应在同侧上肢和下肢上放置气压止血带。

（二）腕关节掌侧手术技术

采用了一种扩大的掌侧 Russe 入路（图 49-2）。切口应与桡侧腕屈肌一致，始于腕横纹近端 8cm，止于大多角骨。向下解剖，直到在舟骨水平显露桡腕关节。在舟骨 - 大多角骨关节做掌侧囊膜切开术，以帮助更好地显示舟骨。如果之前有固定装置，移除之前手术的固定装置。从骨不连部位大量清理纤维组织和坏死骨，显露健康的松质骨表面。使用摆动锯将任何不规则的边缘弄平。测量缺损的尺寸以确定修复舟骨长度所需的植骨量。

（三）皮瓣切取手术技术

从内收肌裂孔开始，沿着大腿远端内侧做一个纵向切口，延伸至股骨内侧髁（图 49-3）[4]。向下解剖皮肤、皮下组织和股内侧肌的筋膜。在该平面继续剥离至股骨远端。牵拉股内侧肌，显露股骨骨内侧柱。缝线结扎股内侧肌动脉的分支。抬高紧靠骨膜上方的远端股骨纤维脂肪层，以更好地观察供应股骨内侧髁的血管。向下解剖，发现 DGA 平行于内收肌腱前方。DGA 从股骨内侧髁近端约 12cm 处的股前动脉分出。有 10%~15% 的时间无法识别 DGA[2]。本例中，皮瓣由起源于腘动脉近端约 4cm 处的膝内侧上动脉供血。在 MFC 的顶端勾勒出一个矩形的骨（图 49-4）。选

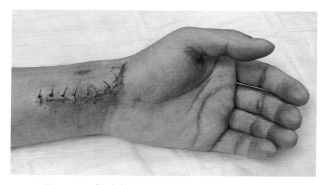

▲ 图 49-2 闭合扩展掌侧入路代表典型的舟骨显露

择足够大小的皮瓣来重建舟骨缺损，通常在三个维度上满足 10～12mm。

准备移植时，从股浅血管直接结扎蒂部血管。这将促进使用矢状锯安全和快速创建骨段的所有四个侧面的骨切割。在皮瓣远端再做一个 45° 切口。这种切割将有助于提升皮质松质段，同时减少骨折和皮质和骨膜从移植骨的松质部分分离的风险。在皮下封闭抽吸引流管上，分层闭合伤口。

（四）移植物固定

修整移植物以适应舟骨缺损的确切尺寸。将

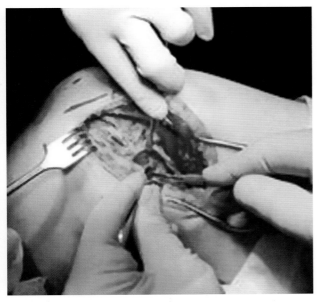

▲ 图 49-3　代表典型大小的股骨内侧髁显露切口入路

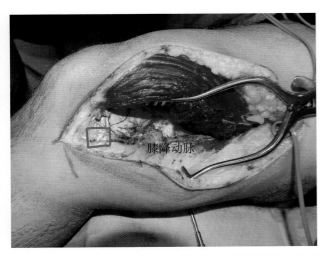

膝降动脉

▲ 图 49-4　在完全显露的膝降动脉蒂上标记出股骨内侧髁的矩形区域

移植物的骨膜置于掌侧。在透视引导下，通过逆行定向放置空心舟骨螺钉进行固定。螺钉应放置在舟骨纵轴的中心 1/3 内。这样的放置导致愈合时间的显著减少和生物力学稳定性的增加[5]。

（五）微血管吻合

采用手术显微镜进行微血管吻合术。DGA 或膝上动脉和桡动脉之间进行端侧吻合。端端吻合可用于掌侧分支的吻合连接。静脉修复是端端进入伴行静脉或头静脉。吻合口修补使用 9-0 尼龙缝线。松开钳夹和止血带，目测确认血管通畅和灌注。闭合掌侧关节囊切口，分层闭合伤口。

六、难点

MFC 移植物是一种插入移植物，皮瓣位于舟骨远近极之间。完成所有三个节段的安全固定是手术中最具挑战性的方面。该螺钉可在近端和远端节段实现牢固的内固定，但仅用于 MFC 皮瓣的松质部分。螺钉放置后，外科医生必须评估皮瓣节段的稳定性。如果认为皮瓣节段固定不够充分，可从 MFC 皮瓣向近端置入第 2 颗螺钉或额外的克氏针。如果使用第 2 颗螺钉，通常是小口径（即 2.0mm）。如果使用了额外的钢丝，则将其埋在皮肤下，待舟骨愈合后向掌侧去除。如果认为近端极骨不连过小或粉碎性过小无法达到足够的固定，可以使用骨 - 软骨股骨内侧滑车（medial femoral trochlea，MFT）皮瓣。在这种情况下，舟骨近端被切除，并使用同样的血管蒂的凸软骨承载骨瓣重新放置。在这些病例中，使用 MFT 皮瓣简化了固定，因为只有 2 个骨段（MFT 和远端极），单颗螺钉固定可以很容易地获得足够的稳定性[6, 7]。

七、并发症

- 持续性骨不连：如果骨不连，一旦患者出现关节炎症状，可进行舟骨切除术、四角骨融合术或近排腕关节切除术等补救性手术[3]。
- 隐神经感觉迟钝。

八、术后护理

（一）膝盖

- 术后第 1 天移除皮下闭式吸引引流管。
- 可承受范围内的负重，冰敷，抬高。
- 无须摄片、夹板或支架。
- 有些人可能会发现使用物理疗法对加强股四头肌和下床活动有帮助。

（二）腕

- 短臂拇指夹板与腕关节在中立位置；术后 2 周更换短臂拇人字石膏，每 3 周更换 1 次，共 12 周。
- 术后每天阿司匹林 325mg 用于血管吻合口血栓预防。
- 每隔 3～6 周拍摄 X 线，术后 12 周复查 CT 确认愈合（图 49-5）。
- CT 确认愈合后，进行手部治疗 2～3 个月。

九、并发症

三项研究为从股骨远端获取大的 MFC 骨段的安全性和潜在的发病率提供了见解。Rao 等通过对术后平均 18 个月接受 MFC 游离皮瓣手术的患者进行 CT 来确定 MFC 供体部位的发病率。未发现隐匿性骨折或关节炎变化；然而，在影像学上看到微小的修复性骨长入。每次手术获得的骨

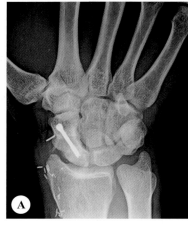
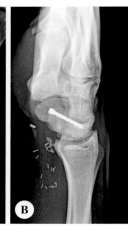

▲ 图 49-5　使用逆行定向空心舟骨螺钉矫正驼背畸形的舟状腰部骨不连愈合良好的术后 2 年 X 线
A. 后前位 X 线；B. 侧位 X 线

平均大小为 16.1cm [3]，明显大于典型的舟骨不连皮瓣的大小。这些发现可能提示在供体部位需要骨移植或骨移植替代品 [8]。Katz 等发现，当去除长达 24cm 的 MFC 节段后，复合股骨模型承受 2 倍于生理力的轴向载荷时，轴向稳定性才能得以保持 [9]。Endara 等发现，在尸体模型中，任何大小的移植物均可降低扭转扭矩，从而导致韧带损伤或医源性骨折的发生。但在日常生活活动中，在施加扭转载荷的情况下，仍能保持扭转稳定性 [10]。这些研究表明，MFC 游离皮瓣的并发症较低。

参考文献

[1] Jones DB, Jr, Bürger H, Bishop AT, Shin AY. Treatment of scaphoid waist nonunions with an avascular proximal pole and carpal collapse: a comparison of two vascularized bone grafts. J Bone Joint Surg Am. 2008; 90(12):2616–2625

[2] Iorio ML, Masden DL, Higgins JP. The limits of medial femoral condyle corticoperiosteal flaps. J Hand Surg Am. 2011; 36(10):1592–1596

[3] Pokorny JJ, Davids H, Moneim MS. Vascularized bone graft for scaphoid nonunion. Tech Hand Up Extrem Surg. 2003; 7(1):32–36

[4] Wong VW, Higgins JP. Medial femoral condyle flap. Plast Reconstr Surg Glob Open. 2016; 4(8):e834

[5] Rhee PC, Jones DB, Jr, Shin AY, Bishop AT. Evaluation and treatment of scaphoid nonunions: a critical analysis review. JBJS Rev. 2014; 2(7):4

[6] Higgins JP, Bürger HK. Proximal scaphoid arthroplasty using the medial femoral trochlea flap. JWrist Surg. 2013; 2(3):228–233

[7] Bürger HK, Windhofer C, Gaggl AJ, Higgins JP. Vascularized medial femoral trochlea osteocartilaginous flap reconstruction of proximal pole scaphoid nonunions. J Hand Surg Am. 2013; 38(4):690–700

[8] Rao SS, Sexton CC, Higgins JP. Medial femoral condyle flap donor-site morbidity: a radiographic assessment. Plast Reconstr Surg. 2013; 131(3):357e–362e

[9] Katz RD, Parks BG, Higgins JP. The axial stability of the femur after harvest of the medial femoral condyle corticocancellous flap: a biomechanical study of composite femur models. Microsurgery. 2012; 32(3):213–218

[10] Endara MR, Brown BJ, Shuck J, Bachabi M, Parks BG, Higgins JP. Torsional stability of the femur after harvest of the medial femoral condyle corticocancellous flap. J Reconstr Microsurg. 2015; 31(5):364–368

第50章 舟骨不连：切开复位内固定结合骨移植治疗驼背畸形

Scaphoid Nonunion: ORIF and Bone Graft for Humpback Deformity

Lee M. Reichel David Ring 著

张晓然 王 立 译

摘 要

舟骨不连的驼背畸形可采用无血管化结构性自体骨移植进行切开复位内固定治疗。如果手术能使关节愈合并改善腕关节的运动学，则可以延迟或减轻腕关节炎。

关键词

舟骨骨折不愈合，座头畸形，无血管蒂结构骨移植，近排腕骨背伸不稳定

一、主要原则

用无血管蒂的移植物矫正骨不连和畸形被认为可以潜在延迟或减轻腕关节炎。如果关节炎已经发生改变，则应考虑进行挽救性手术[1]。

二、预期

手术目的是使舟骨愈合，对齐并改善腕关节的运动学。希望这将减缓或阻止舟骨不连晚期塌陷型关节炎的发展。它也可以限制日常症状。手术和固定有望减少手腕活动。此外，患者暴露于感染、移植部位问题、内固定错误和持久骨不连等风险中。

三、适应证

非移位的舟骨骨折在适当的保护下可以愈合。然而，约半数移位骨折无法愈合。有些舟骨不连是纤维性的，因为它们不能活动，所以畸形并没有增加[1]。目前还没有一种可靠有效的方法来区分稳定纤维连接和不稳定骨不连。有进行性骨丢失和畸形的风险。活动性骨不连往往导致舟骨拱形（背侧成角）畸形和近排腕骨背伸不稳定（月骨背侧位片上可见月骨背侧倾斜的手腕）[2]。骨折面掌侧骨量逐渐消失。伴有畸形的舟骨不连与腕关节运动异常有关，腕关节运动异常可能与症状相关，以及出现进行性桡腕关节和腕骨中关节［通常称为舟骨不连晚期塌陷（scaphoid nonunion advanced collapse，SNAC）][3]。外科手术的目的是实现更正常的腕关节运动学，减缓或阻止 SNAC 的发展。

四、禁忌证

- 除活动性感染外，皮质松质骨移植治疗伴有 SNAC 没有绝对禁忌证。
- 近端骨坏死可能是一个相对禁忌证，但没有可靠的方法诊断骨坏死。此外，MRI 改变与骨坏死共有的患者与无缺血改变的患者相比，无血管皮质松质骨移植患者发生骨不连的风险并不高[4]。

- 已经有人提出，以往因骨不连而失败的手术可以采用不同类型的手术，如带血管蒂的移植。然而，如果在以前的手术中有明显的技术缺陷，另一个皮质松质移植是推荐的。既往螺钉内固定失败可能导致置入物松动，从而导致骨丢失，但克氏针通常可以固定舟骨和骨移植物[5]。

- 一些外科医生指出，从初次骨折到治疗骨不连的时间间隔超过5年，预后很差。然而，最初损伤的确切时间往往是未知的，在这种情况下仍应考虑手术修复[6]。

- 在任何影像学存在舟骨关节炎的情况下，最好是非手术治疗SNAC或用挽救性手术，因为恢复运动学可能不会减缓或不能扭转关节炎。

五、特殊注意事项

在手术治疗前使用MRI诊断近端骨坏死的作用是有争议的。对舟骨长轴平面的CT有助于量化舟骨排列不良、碎片定位、骨丢失、早期关节炎（通常始于桡骨舟骨远端关节）。

先前的手术可能会导致先前螺钉的骨头穿孔，特别是当螺钉松动时。这些可能会使再次使用螺钉变得困难，并且可能需要使用克氏针，而克氏针在原来的技术中已经成功使用。

六、特殊说明、体位和麻醉

- 仰卧，受累的手臂放在手桌上。
- 上臂止血带。
- 如果骨移植物将从髂骨取出，则需要全麻。
- 如果移植物取自桡骨，则需要局部麻醉、臂丛阻滞麻醉。
- 从掌侧入路显露舟骨（图50-1），牵开桡腕屈肌腱并进行掌侧腕关节囊切开术（图50-2）。

七、技巧、要点和经验教训

（一）舟骨矫正前月骨复位

纠正舟骨畸形前，应先复位月骨。通过与舟月骨韧带的连接来定位舟骨的近端部分。复位可

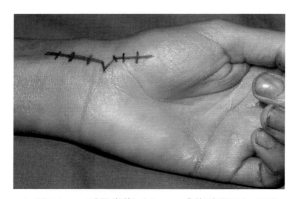

▲ 图50-1　采用掌桡（Henry或桡腕屈肌）显露
皮肤切口斜穿过腕横纹以限制瘢痕挛缩，掌膜与粗大的桡舟头韧带相连（经许可转载，引自 Jupiter JB, Ring DC. AO Manual of Fracture Management. 1st ed. ©2018 Thieme）

通过腕关节过度屈曲来实现。可以通过背侧钢丝将桡骨与月骨连接暂时固定。一些外科医生考虑将这种金属丝放置4～6周，以使月骨形成长期的背侧成角。

（二）移植物的获取和放置

移植物通常从髂骨取材，但也可以从桡骨远端取材（图50-3）。通常建议根据术前影像学（X线，包括另一侧X线和CT）来规划和设计移植物[7]。笔者使用两个原则来确定移植物的大小：①根据完全清除的骨不连的大小；②偏向较大的移植物，因为楔入移植物增加了固有的稳定性，舟骨不太可能被过度延长。移植物与移植物的皮质部分朝向掌面插入，然后用螺钉或克氏针固定在舟骨上（图50-4）。如果有任何缺损或不匹配，可在植入皮质松质移植物前填塞松质移植物。

出于美观的考虑，有将移植物的边缘轮廓与近端和远端舟骨皮质边缘相匹配的倾向。然而，将移植物放置在近端和远端碎片皮质下方有助于将移植物楔入原位并增加稳定性。骨间接触、稳定性（部分通过压迫）和牢固的内固定是主要目标。笔者认为更多的注意力应该放在手术策略上，骨愈合比对位更重要。

（三）术后固定

术后固定的需要取决于术前不稳定的程度、相关腕关节排列不良和内固定的强度。

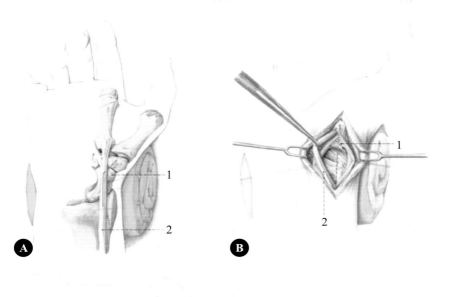

◀ 图 50-2　舟骨手术掌侧入路
A. 切口的解剖标志为舟状结节和桡腕屈肌腱；B. 肌腱鞘和纤维关节囊分离；C. 桡舟头韧带纵切或分离；D. 舟骨显露，在骨中部和远端 2/3 的手术中，桡骨屈肌腱向尺侧牵拉，在近极的手术中向桡侧牵拉。1. 舟骨结节；2. 桡腕屈肌腱；3. 桡舟头韧带；4. 头状骨；5. 桡舟韧带（经许可转载，引自 Pechlaner S, Hussl, H, Kerschbaumer. F. Atlas of Hand Surgery, 1st ed. ©2000 Thieme）

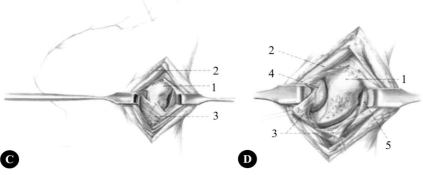

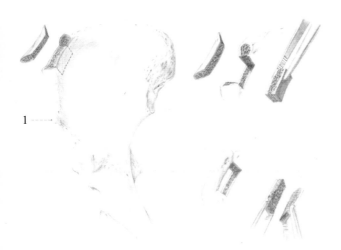

▲ 图 50-3　**Russe** 骨移植物：从髂骨上取骨片和松质移植物
1. 髂前上棘（经许可转载，引自 Pechlaner S, Hussl, H, Kerschbaumer. F. Atlas of Hand Surgery, 1st ed. ©2000 Thieme）

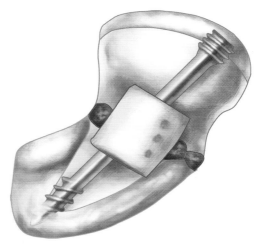

▲ 图 50-4　皮质松质移植物放置于骨不连缺损处，皮质面朝向掌侧。在间隙中也放置额外的松质移植物，用移植物稳定舟骨和移植物

经许可转载，引自 Pechlaner S, Hussl, H, Kerschbaumer. F. Atlas of Hand Surgery, 1st ed. ©2000 Thieme

大多数外科医生倾向于将患者固定 4~6 周，以保护舟骨和移植物的脆弱固定（图 50-5）。

八、难点

一些笔者建议在骨折表面清创后释放止血带，寻找近端点状出血，以评估是否存在和（或）程度骨坏死。目前还不清楚能否区分手腕深层骨折表面的出血和其他部位的出血。此外，缺血的近端极有可能与无血管移植一样愈合。这仍然是一个有争议的领域。防止移植物向掌侧或桡侧挤压是很有挑战性的。限制这种情况的一些技巧包括：在切除骨折表面时不要吝啬，特别是在磨损较少的（背侧）骨折表面，并置入一个大（甚至超大）的移植物。克氏针通过舟骨远端、近端掌侧和移植物（外）上方放置，可在术中临时使用，甚至在数周内使用以限制挤压。用螺钉对移植物进行良好的固定可能比较困难。使用克氏针的最初的技术一样是可行的。

九、关键手术步骤（图 50-6）

- 通过桡腕屈肌鞘显露。
- 腕横纹 Z 字切开。
- 牵开或烧灼桡动脉浅动脉，或准备将其植入骨折部位。
- 切断骨折处的桡腕关节囊。尽量在保护近端骨膜，因为相对入路不太重要。

- 保留桡月韧带可以防止腕骨的尺侧移位。计划修复关节囊。
- 确定骨折部位，用针头做记号，然后在透视机下确认。医生不会希望开始切除后发现自己在做的是舟骨 - 大多角骨关节。采用骨刀或钻快速切除骨折断端。在硬化骨折表面钻孔，促进出血和愈合。
- 使用 0.062 英寸（1.575mm）克氏针作为复位工具，帮助重新复位近端和远端骨块。
- 测量术中所造成的骨缺损。如果医生做了一个术前计划，比较测量值作为复查的方法。
- 获得移植物并修整。清除骨不连后，测量缺损大小。有时可以使用一个小的椎板撑开器来牵开骨折，以帮助确定缺损的大小。如果手术操作空间小，尺子不适合测量，可以使用一个弯曲的克氏针夹住骨缺损处，然后再用尺子测量克氏针的长度，这样做可能会有帮助。如果从髂骨取移植物使移植物的大小增加了约 5mm，允许外形修整。此外，在插入皮质松质移植物之前，可以从移植物中取出一些松质移植物来填充舟骨近端和远端两极。使骨轮廓变大。用 Kocher 钳夹住移植物，用小矢状锯来勾画轮廓。形状通常是楔形的。使用宽而钝的尖端器械可以帮助将过大的移植物推入合适的位置，而不会在向皮质侧推时折断它。将移植物皮质层置于近端和远端

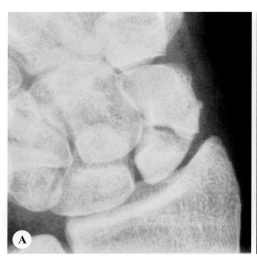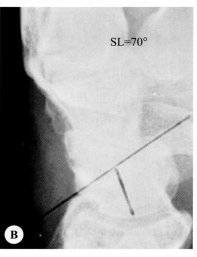

◀ 图 50-5 长期舟骨不连导致腕塌陷，舟月角增大

SL. 舟月角（经许可转载，引自 Jupiter JB, Ring DC. AO Manual of Fracture Management. 1st ed. ©2018 Thieme）

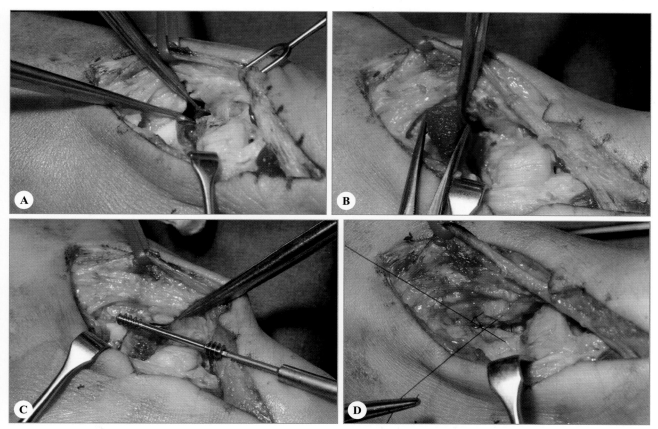

▲ 图 50-6　**A.** 清除骨不连至松质骨表面出血，并复位舟骨远端以纠正舟骨畸形，术中 **X** 线用于监测月骨位置；**B.** 将髂骨或桡骨远端皮质松质骨移植物植入缺损处，以帮助稳定和愈合；**C.** 将一颗无头螺钉从远端穿过定位的骨移植物插入近极的中心；**D.** 用不可吸收缝线修复掌桡腕韧带的开口

经许可转载，引自 Jupiter JB, Ring DC. AO Manual of Fracture Management. 1st ed. ©2018 Thieme

皮质层的下方，可大大改善移植物的稳定性，尤其是移植物右向掌侧挤压的倾向。

- 插入移植物，检查尺寸、大小和力线。
- 用克氏针临时固定。
- 放置空心螺钉。另外一枚临时克氏针可以帮助在螺钉拧入过程中稳定结构（图 50-7）。
- 在伤口和透视机上确认放置的螺钉和克氏针。
- 关闭关节囊。
- 缝合伤口。
- 使用夹板。

十、挽救和补救措施

如果移植物骨折或畸形，可以从桡骨或髂骨的另一个侧面获得第二个移植物。如果患者没有意识到这种可能性，分期手术也没有坏处，医生可以和他们讨论这个问题。

如果医生不确定关节炎的程度，与患者讨论切除舟骨远端极的选择，以防遇到比预期更多的远端腕舟关节炎。

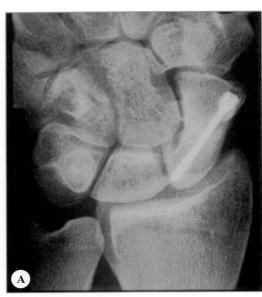
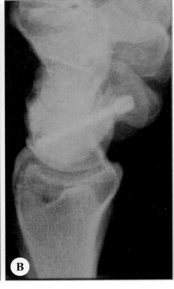

◀ 图 50-7　建议进行 3 ～ 6 周的肘下拇人字石膏固定下主动活动
当影像学上可以看到骨愈合时，就开始抗阻活动，随访 1 年（经许可转载，引自 Jupiter JB, Ring DC. AO Manual of Fracture Management. 1st ed. ©2018 Thieme）

参 考 文 献

[1] Pao VS, Chang J. Scaphoid nonunion: diagnosis and treatment. Plast Reconstr Surg. 2003; 112(6):1666–1676; quiz 1677; discussion 1678–1669

[2] Oka K, Moritomo H, Murase T, Goto A, Sugamoto K, Yoshikawa H. Patterns of carpal deformity in scaphoid nonunion: a 3–dimensional and quantitative analysis. J Hand Surg Am. 2005; 30(6):1136–1144

[3] Berdia S, Wolfe SW. Effects of scaphoid fractures on the biomechanics of the wrist. Hand Clin. 2001; 17(4):533–540, vii–viii

[4] Singh AK, Davis TR, Dawson JS, Oni JA, Downing ND. Gadolinium enhanced MR assessment of proximal fragment vascularity in nonunions after scaphoid fracture: does it predict the outcome of reconstructive surgery? J Hand Surg [Br]. 2004; 29(5):444–448

[5] Merrell GA, Wolfe SW, Slade JF, III. Treatment of scaphoid nonunions: quantitative meta-analysis of the literature. J Hand Surg Am. 2002; 27(4):685–691

[6] Tambe AD, Cutler L, Stilwell J, Murali SR, Trail IA, Stanley JK. Scaphoid nonunion: the role of vascularized grafting in recalcitrant non-unions of the scaphoid. J Hand Surg [Br]. 2006; 31(2):185–190

[7] Aguilella L, Garcia-Elias M. The anterolateral corner of the radial metaphysis as a source of bone graft for the treatment of scaphoid nonunion. J Hand Surg Am. 2012; 37(6):1258–1262

第51章 头状骨缩短截骨术
Capitate Shortening Osteotomy

Matthew B. Cantlon 著

张晓然 王 立 译

摘 要

头状骨缩短截骨术是一种用于去除早期 Kienbock 病患者月骨的手术。这一手术传统上被用于有尺骨正变异的患者，而桡骨缩短截骨术是禁忌。这个过程的目的是减少月骨的负荷，允许血供重建和防止关节塌陷。头状骨缩短截骨术是一种技术上简单的手术，需要从头状骨腰部切除一块 2mm 骨片。报道的结果与早期 Kienbock 病的其他手术方式一致。

关键词

头状骨缩短截骨术，Kienbock 病，月骨切除

头状骨缩短截骨术是在 1986 年由 Almquist[1] 引入，作为一种在早期 Kienbock 病中月骨减压的手术。它最初被描述为当关节平整手术（如桡骨缩短截骨术或尺骨延长术）被禁用时，尺骨中性或正变异的患者的一种治疗选择。然而，头状骨缩短截骨术可以独立于桡骨和尺骨之间的长度关系使用，并且不影响桡尺远侧关节的运动学。头状骨截骨术的目标是减少月骨的机械负荷，促进血供重建和阻止疾病的进展。已经描述了头状骨缩短截骨术的各种辅助手术，包括头状骨关节融合术[1] 和月骨血管化骨移植术[2]。

一、适应证

头状骨缩短截骨术可用于 Kienbock 病的月骨减压术，适用于保守治疗失败、Lichtman Ⅱ期（X线阳性但无关节面塌陷）和ⅢA 期（关节面塌陷但无腕关节塌陷）初级治疗失败的患者。传统上，当桡尺远侧关节水平是禁忌时，它被用于尺骨中变异和

正变异。但是，无论如何都可以使用头状骨缩短截骨术。

二、禁忌证

- 新月状的碎片。
- 桡月关节面关节炎的晚期改变。
- 腕中关节面的关节炎晚期改变。

三、手术方法

手术切口选中指中线平行，从第三掌骨基部开始，向桡腕关节近端延伸。可能需要切开伸肌支持带的远端，以便适当地牵拉第四伸肌间室。此时可进行后骨间神经切除术，作为腕关节囊去神经支配术。纵向切开背侧关节囊显露头状骨和月骨。对月骨的直接观察应特别注意有无碎裂。沿着中指轻轻牵引，检查月骨近端和远端关节面。如果没有禁忌证，手术开始进行。

在头状骨腰部用一个精密的摆动锯进行平行

切割，以去除 2mm 的骨头薄片。在计划切割时，应考虑刀片的切缝，以去除适当的骨厚度。切割面是用插入头月关节的钝器人工压缩的。截骨固定可采用多种方法，包括克氏针、无头加压螺钉或订书钉。笔者倾向于使用无头加压螺钉顺行放置（图 51-1）。腕关节屈曲有助于显露头状骨头部放置螺钉的位置，注意不要转移截骨部位。伤口分层闭合，应用短臂夹板，直到术后第一次就诊。此时，应用短臂石膏，并持续到 X 线确认愈合，通常在 6～8 周。这时开始进行轻微动作范围练习；

然而，手腕仍然由可拆卸的夹板保护，直到有证据表明月骨血供重建。

四、手术方法

Almquist 最初对头状骨缩短截骨术的描述包括同时进行头状骨融合术。随后的临床和生物力学研究表明，与单独进行的头状骨缩短截骨术相比，没有明显优势[3, 4]。

由于担心头状骨缩短截骨术后远端腕行塌陷和随后的舟骨屈曲，部分头状骨缩短被描述为试图保留腕中运动学[5]。对头状骨的月骨面进行"反向 L 形"截骨术，使舟骨头骨关节面完好无损。早期的临床和生物力学数据显示桡月压降低和头状骨缩短截骨术相似[5, 6]。

五、结果

生物力学评价显示，在 9.8N 载荷下，月骨载荷减少 49%，在 19.6N 载荷下减少 56%[3]。

- 在小样本的临床研究中，64% 的患者术前疼痛完全缓解[4]，活动能力与术前水平相比没有明显改善[2, 4]，握力提高到健侧的约 75%[2, 4]。
- 一些系列在最终随访中未出现 Kienbock 病的进展[2]，而另一个系列由于疾病进展显示 18% 的再次手术率[4]。

六、并发症

- 头状骨切开术不愈合。
- 头状骨近端极缺血性坏死。
- 腕关节力学异常。
- Kienbock 病的进展。

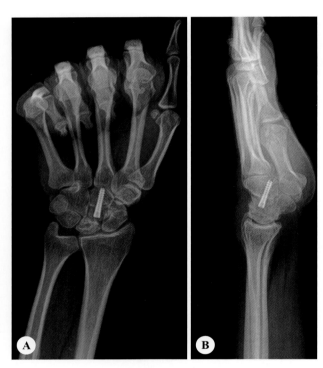

▲ 图 51-1 用无头加压螺钉固定 Lichtman ⅢA 期 Kienbock 病和中性尺骨变异后
A. 头状骨短缩截骨术的前后位 X 线；B. 头状骨缩短截骨术的侧位 X 线

参 考 文 献

[1] Almquist EE. Kienbock's disease. Clin Orthop Relat Res. 1986(202):68–78
[2] Waitayawinyu T, Chin SH, Luria S, Trumble TE. Capitate shortening osteotomy with vascularized bone grafting for the treatment of Kienböck's disease in the ulnar positive wrist. J Hand Surg Am. 2008; 33(8):1267–1273
[3] Werner FW, Palmer AK. Biomechanical evaluation of operative procedures to treat Kienböck's disease. Hand Clin. 1993; 9(3):431–443
[4] Gay AM, Parratte S, Glard Y, Mutaftschiev N, Legre R. Isolated capitate shortening osteotomy for the early stage of Kienböck disease with neutral ulnar variance. Plast Reconstr Surg. 2009; 124(2):560–566
[5] Citlak A, Akgun U, Bulut T, Tahta M, Dirim Mete B, Sener M. Partial capitate shortening for Kienböck's disease. J Hand Surg Eur Vol. 2015; 40(9):957–960
[6] Kataoka T, Moritomo H, Omokawa S, Iida A, Wada T, Aoki M. Decompression effect of partial capitate shortening for Kienbock's disease: a biomechanical study. Hand Surg. 2012; 17(3):299–305

第52章　桡骨远端截骨术治疗畸形愈合：掌侧入路
Distal Radius Osteotomy for Malunion (Volar Approach)

Kevin D. Han　Peter S. Kim　著

张晓然　王　立　译

摘　要

桡骨远端骨折畸形愈合是一种常见但临床上很重要的疾病。桡骨远端截骨术有助于桡骨远端解剖参数的恢复。术前规划和模板是减少手术时间和术中并发症的关键。

在进行截骨矫正术前，患者的指功能应接近正常。有明显创伤后关节病变的患者更适合进行挽救性手术。截骨矫正术后应重新评估桡尺远侧关节，以确保足够的稳定性和一致性。选择合适的患者是导致有意义的改善结果的最重要的因素，而放射学参数不能决定是否手术干预。

关键词

畸形愈合，畸形排列，桡骨远端骨折，截骨矫正术，掌侧入路

桡骨远端畸形愈合是桡骨远端骨折常见的后遗症。并非所有桡骨远端非解剖对齐骨折的结果都不理想，但畸形愈合患者经常伴有腕关节疼痛、腕关节活动受限、力量受限和畸形。

一、解剖

桡骨远端的骨解剖学是容易理解的。放射学平均值桡骨掌倾角为 11°～12°，尺偏角为 23°，桡骨高度为 11～12mm，仅在患者之间存在显著差异时可作为指导（图 52-1）。通过与未受伤的对侧腕关节的比较，可以更好地评估骨骼解剖。

二、主要原则

愈合的桡骨远端骨折与不正确的对齐改变了通过桡腕、桡尺远侧关节和腕中部关节力的传递。桡骨缩短或尺骨正变异的相对增加可引起尺腕侧碰撞和疼痛。桡尺远侧关节运动学的破坏会导致桡骨缩短和掌侧倾斜的丧失，从而导致前臂旋转的丧失。桡侧倾角的改变不是良性的，会导致尺侧偏移和握力的丧失。最后，腕关节排列不正造成的畸形影响美观，可能给患者造成严重的痛苦和残疾。

三、适应证和禁忌证

截骨矫正术的目的是修复几个层面的伤前解剖结构。径向高度、掌侧倾斜、桡侧倾斜应重新建立。桡骨远端骨折愈合的影像学参数只是患者选择截骨的一个因素。患者的生理年龄、功能需求、整体健康状况、局限性和疼痛的严重程度在决策过程中都是同样重要的因素。

（一）适应证

截骨矫正术的常见适应证包括有症状性畸形愈合的患者，表现为≥15° 背侧倾斜和（或）5mm 桡骨缩短，桡尺远侧关节不一致，桡腕步移＞

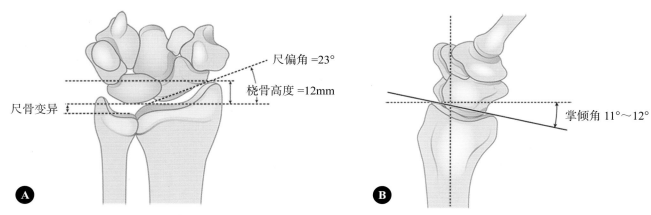

尺偏角 =23°

桡骨高度 =12mm

尺骨变异

掌倾角 11°～12°

▲ 图 52-1　桡骨远端正常影像学参数

2mm，动态腕骨不稳定或尺腕侧融合手术矫正必须针对特定的畸形部位，并考虑到所有潜在的畸形部位。

（二）禁忌证

截骨矫正术的相对禁忌证包括一般健康状况不佳、难以控制的复杂区域疼痛综合征、腕关节固定后排列不良、影像学畸形愈合无症状的低需求患者，或创伤后晚期关节畸形。

（三）手术时机

早期手术干预治疗早期畸形愈合或晚期治疗完全畸形愈合骨折都是可以接受的。笔者发现，在软组织较少的早期骨痂和桡尺远侧关节还未挛缩的情况下，早期畸形愈合的手术干预在技术上更容易实施。一旦患者符合合适的手术指征，笔者倾向于进行早期重建（2 个月），并对风险和益处进行充分的讨论。对于年龄较大、需求较低的患者，延迟截骨术（10 个月）可能是合理的，因为无须手术干预就可以获得可接受的功能结果。

四、麻醉

笔者倾向于对桡骨远端畸形愈合手术进行区域麻醉。因为在进入手术室之前就做了神经阻滞（锁骨下或腋窝神经阻滞），这提高了手术室的效率。它有助于术后疼痛控制，因为患者需要较少的麻醉药物，也较少经历术后恶心和呕吐。根据

麻醉医师的判断，区域阻滞通常在监测麻醉医生控制下同时进行。

五、警告、要点和教训

（一）术前评估

桡骨远端骨折畸形患者可能会因一系列症状而寻求治疗，包括手腕疼痛、无力、手腕/前臂活动受限、畸形、不稳定和（或）手麻木。即使对最有经验的外科医生来说，这也是一个挑战。一个系统和彻底的临床评价是至关重要的，它可以确定症状的病因。

（二）病史

病史涉及损伤时间、损伤机制及治疗方法。疼痛的位置，具体地说，需要分别单独指认桡腕关节、尺腕关节、腕中关节或桡尺远侧关节（要求患者用一根手指去指）。病史还应详细说明症状的性质、持续时间和严重程度，以及任何改善或加剧因素。患者的并发症、活动水平、功能需求和先前存在的上肢损伤对完成临床健康评估至关重要。

（三）体格检查

从皮肤开始，记录以前的手术切口、神经系统状态和可能存在的复杂区域疼痛综合征。客观地测量并记录手指的灵敏度。笔者倾向于单丝测量和两点鉴别。

应记录患者手指/手腕/前臂的运动情况和握

力，并与未受伤的对侧肢体进行比较。

背侧成角的桡骨远端畸形愈合通常腕关节屈曲受限，而掌侧成角的畸形愈合则伴有腕关节伸展丧失。

触诊引起的刺激性疼痛有助于确定引起患者症状的病理。

应力检查可阐明腕间、桡腕、腕中骨或远端桡骨尺关节中伴随的软组织病理。

（四）影像学

双腕的标准后前、侧位和斜位 X 线通常足以评估桡骨远端畸形愈合。

将图像与未受伤的手腕进行比较，可以直接测量关键 X 线参数的相对变化。

此时，术者需要亲自与放射科技师沟通，即前臂后前 90° 至 90° 的中立位，必须以完全相同的方式获得两个手腕的侧位 X 线。CT 与三维重建提供了更多的对畸形愈合形态的了解。笔者建议只有复杂的畸形进行超过一个维度的高级成像。

（五）掌侧入路

掌侧固定角度钢板技术的出现扩大了外科医生从掌侧入路纠正桡骨远端畸形愈合的能力。掌侧固定角钢板结构足够坚硬可以使用非结构性松质骨移植和替代骨，并允许早期活动。重建掌侧和背侧移位畸形愈合已成功地使用掌侧入路。使用掌侧固定角度钢板本身可以通过最初在远端固定钢板，然后在近端撬动钢板以在矢状面获得足够的矫正来促进复位。

（六）关键手术步骤

1. 设备

- 标准的手托盘，有固定骨头的工具。
- 摆锯。
- 骨刀。
- 图像增强器。
- 椎板扩张器。
- 多种规格克氏针。
- 掌侧固定角度板。

2. 关节外畸形愈合

患者仰卧在标准的放射透光手床上，绑住手臂。术前规划针对对侧未受伤的腕关节，允许在所有平面上精确计算必要的矫正。桡骨远端通过标准但通常较长的掌侧入路显露，利用桡动脉和桡腕屈肌腱之间的间隙显露。小心地将旋前方肌从其桡侧缘抬高，以保护桡腕掌侧韧带。肱桡肌骨膜下松解几乎总是用于减少变形力，并允许适当的伸展和旋转。从掌侧至背侧皮质，平行于关节面，在截骨处的干骺端置入克氏针作为参考。通过预钻孔和用远端锁定螺钉将掌侧固定角钢板临时固定到桡骨远端，从而使远端钢板牢固地固定在骨上。将远端螺钉松开，将钢板旋转 180° 远离显露的桡骨。基于钢板和乙状切迹的定位，使用振动锯平行于关节面进行截骨。使用椎板扩张器分散截骨部位，允许直接可见下松解背侧骨膜和粘连。这个动作对于调动远端碎片和克服背侧软组织矢状力量是至关重要的。

将固定角度的钢板与桡骨远端重新对齐，并通过拧紧之前放置的螺钉将其固定在远端骨块上。随着钢板的近端部分从皮质剥离，钢板与近端桡骨碎片之间的角度应适应矢状面矫正。在结合孔远端使用皮质螺钉将钢板近端松散地固定在桡骨上，使用椎板扩展器实现必要的延长。一旦获得足够的长度、倾斜度和桡骨倾斜度，近端螺钉就被紧紧地固定。钢板固定的同时完成旋转校正。一旦恢复足够的矫正，拧入剩余的近端螺钉孔，同种异体或自体松质骨移植可以用来填充截骨缺损（图 52-2）。

对于不常遇到的掌侧移位的桡骨远端畸形愈合，可施行掌侧开口楔形截骨术。截骨术采用与背侧移位畸形愈合类似的技术。然而，在这种情况下，钢板应用需首先插入近端螺钉，以提供支撑功能，恢复长度和过度掌侧倾斜。

3. 关节内的畸形愈合

桡骨远端关节内畸形愈合的精确位置在很大程度上决定了矫形截骨的手术入路。背侧第四和第五伸肌腱鞘间隙有助于进入尺骨背侧和乙状切

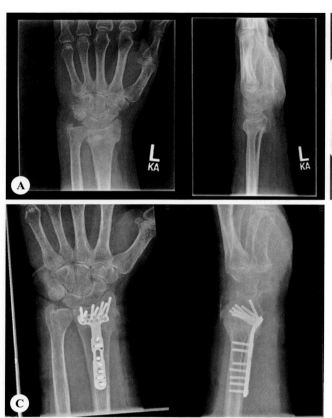

▲ 图 52-2　使用掌侧固定角度钢板矫正关节外畸形愈合
A. 术前 X 线片显示倾斜度和桡骨高度丧失；B. 术中影像显示矫正；C. 随访 X 线显示骨水泥合并维持矫正

迹畸形愈合骨块。与标准掌侧入路相比，扩大腕管切口将提供更好的入路来显露孤立的掌尺侧骨块。关节内截骨术使用截骨器仔细重建初始骨折线。一旦获得适当的关节矫正并暂时固定，可能需要植骨来支持之前压缩的软骨下骨，并使用固定角度钢板或骨块专用钢板进行最终固定。

（七）特殊考虑

1. 桡尺远侧关节

如果纠正桡骨远端畸形愈合不能充分解决桡尺远侧关节的一致性、稳定性或创伤后关节，可能需要额外的尺侧手术。在桡骨远端纠正截骨术后恢复桡尺远侧关节，前臂旋转的丧失可能是桡尺远侧关节长期挛缩的结果，可以通过背侧桡尺远侧关节囊切除术来恢复旋前功能，通过掌侧桡尺远侧关节囊切除术来恢复旋后功能。

2. 骨移植及代用品

从治疗历史上看，治疗桡骨远端畸形愈合的金标准包括使用结构性皮质松质骨移植，但随着

技术和技术的进步，结构性骨移植的必要性成了一个值得思考的问题。在大多数的截骨矫正手术中，笔者使用磷酸钙骨水泥和松质骨片的组合。

3. 尺侧缩短截骨术

如果畸形愈合主要涉及桡骨高度的丧失，那么提供尺侧缩短截骨术来使尺桡关节水平可能是很完美的。笔者发现这更像是一个"创可贴"，并不能有效地解决桡骨联合不良引起的潜在生物力学问题。

（八）难点和并发症

纠正性桡骨远端畸形愈合的潜在并发症包括持续性疼痛、感染、矫正缺失、持续性畸形、内植物刺激症状、骨不连、固定物失效、伸肌腱断裂、掌侧钢板后屈肌腱断裂、复杂区域疼痛综合征（complex regional pain syndrome，CRPS）、腕管综合征、桡尺远侧关节不稳、尺桡关节融合、植骨移植的潜在供区并发症。早期活动可减少手和手腕的水肿和僵硬。

第53章 桡骨远端截骨术治疗畸形愈合：背侧入路
Distal Radius Osteotomy for Malunion: Dorsal Approach

Ludovico Lucenti Claudia de Cristo Pedro K. Beredjiklian 著

张晓然 王 立 译

摘 要

当骨折以不正确的位置愈合时，桡骨远端截骨术有助于恢复桡骨远端解剖参数。各种外科技术已被描述来实施纠正性截骨桡骨远端畸形愈合。在此描述一种背侧入路来矫正骨畸形。

关键词

桡骨远端骨折，截骨矫正术，畸形愈合，背侧入路

桡骨远端骨折是上肢最常见的骨骼损伤之一。骨折畸形愈合是一种常见的并发症，大约5%的桡骨远端骨折发生畸形愈合（图53-1）[1]。在某些情况下，畸形愈合可以是无症状的，不需要治疗。然而，在某些病例中，骨位置可导致疼痛、活动丧失和握力降低，导致较差的功能预后[2, 3, 4]。桡骨长度丧失和关节面断裂是导致症状性畸形愈合的影像学参数[5]。对于保守治疗难以治愈的症状性病例，骨折截骨矫正术通常可以缓解疼痛，改善运动学和功能[6]。各种技术已被描述，包括打开或关闭楔形截骨带或不带植骨[7]。

一、主要原则

桡骨远端骨折畸形愈合可以是关节外、关节内或两者结合。

最常见的畸形如下。

- 矢状面关节面正常掌侧倾斜的丧失。
- 前后位尺偏角度丧失。
- 桡骨高度降低。
- 旋转畸形（罕见）[1]。

二、结果

一些临床研究表明解剖复位与腕关节功能有显著的相关性[8]。畸形愈合的截骨矫正术有许多优点，包括减轻疼痛、增加握力、增加活动范围和整体功能状态[9]。

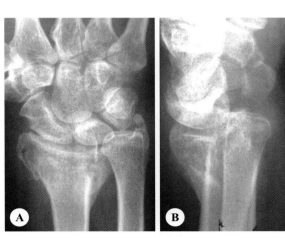

▲ 图53-1 45岁女性，石膏固定后桡骨远端畸形愈合。桡骨远端有明显的缩短和背侧成角

经许可转载，引自 Jupiter JB, Ring DC. AO Manual of Fracture Management—Hand and Wrist. 1st ed. ©2005 Thieme）

三、特殊注意事项

特别是当多平面和关节内畸形存在时，截骨矫正术在技术上具有挑战性。术前规划与对侧正常骨解剖的比较是有帮助的（图 53-2）。CT 可以在术前阶段增加有用的信息，特别是在有关节周围的骨折[10]。

四、适应证和禁忌证

（一）适应证

桡骨远端畸形愈合的患者可出现腕关节疼痛、桡腕关节捻发声、活动度降低、握力降低、桡尺远侧关节不稳定、外观畸形和正中神经病变等症状。在决定是否进行手术之前，了解患者的需求是很重要的。桡骨远端畸形愈合的截骨指征是伴有疼痛和功能限制症状的患者。迫切希望矫形的

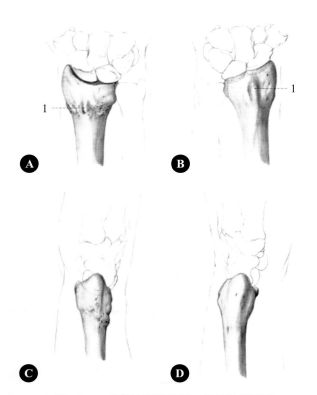

▲ 图 53-2 术前计划截骨矫正桡骨远端畸形

A. 右手腕，背侧观，桡骨干骺端背侧嵌塞；B. 左手腕，背侧观，与对侧比较显示解剖正常；C. 右手腕，桡侧观，桡骨干骺端背侧嵌塞和桡骨背侧关节角为负；D. 左手腕，桡侧观，与对侧比较显示解剖正常。1. Lister 结节（经许可转载，引自 Pechlaner S, Hussl, H, Kerschbaumer F. Atlas of Hand Surgery. 1st ed. ©2000 Thieme）

有严重外观畸形的无症状患者，也可以在非常仔细考虑选择后手术[11]。

桡骨远端畸形愈合最常见的畸形如下。

- 掌倾斜的翻转。
- 桡骨长度短缩。
- 桡骨（腕骨）远端碎片移位。
- 失去正常掌倾角。
- 代偿性腕中关节不稳定。
- 桡尺远侧关节不稳。
- 旋转畸形[12, 13]。

从放射学的角度来看，没有固定参数来确定截骨矫正术的指征。

（二）禁忌证

- 桡腕关节或桡尺远侧关节明显退行性改变。
- 医疗并存病。
- 固定腕关节位置不良。
- 复杂的局部疼痛综合征[14, 15]。

五、特殊说明、体位和麻醉

（一）患者体位

- 患者仰卧于手术台上，手术臂放在手桌上（图 53-3）。
- 在患肢上方放置止血带。
- 应配备透视机。

（二）麻醉

考虑局部臂丛阻滞加止血带或全身麻醉。

六、术前计划

术前规划对术中决策至关重要。校正所需的角度是根据对侧确定的（图 53-4）。使用模板 X 线评估长度、截骨位置和截骨，或者打印 X 线并在纸上构建截骨图，以确定适当的截骨位置、角度和旋转中心，这是非常有用的（图 53-5）。CT 重建的三维骨骼模型可以进行术前规划。

Nagy 和 Fernandez 在 X 线的基础上描述了两种术前计划方法。关节内和旋转畸形很难通过 X

线评估（图 53-6），三维成像和患者特异性指导的使用可以帮助完成这一挑战[16, 17]。

七、手术方法

（一）准备 – 计划 / 特种设备

标准设备：动力设备，钢丝或大头针，摆动锯和刀片，骨刀。

- 动力设备。
- 摆动锯和锯片。
- 骨刀。

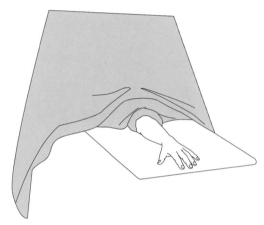

▲ 图 53-3　患者准备和体位

前臂旋前放在手桌上，非消毒充气止血带，预防性选用抗生素（经许可转载，引自 Jupiter JB, Ring DC. AO Manual of Fracture Management—Hand and Wrist. 1st ed. ©2005 Thieme）

- 小牵引器。
- 钢板螺钉系统的选择。
- 螺钉：皮质螺钉、松质螺钉或锁定螺钉。
- 松质骨移植。

（二）步骤

手术步骤如下。

- 开口楔形截骨术（图 53-7）。
- 闭合楔形截骨术。
- 开放性楔形截骨术中需要植骨（图 53-7A 至 C），通常从髂骨植骨。

角稳定钢板或标准 T 型钢板（图 53-7D 至 E）是首选的置入物，使用头锁定螺钉。

严重的桡骨短缩需要尺侧手术。

（三）入路

主要有两种入路。

- 背侧入路（图 53-8）：用于背侧成角的畸形愈合。
- 掌侧法（根据 Henry 或改良 Henry 入路）（图 53-9）：这种方法可以提供更可预测的控制旋转不正和更少的软组织与置入物问题。

文献显示两种入路之间的差异不大，背入路后可出现伸肌腱刺激，掌入路后可出现更好的最终腕屈曲；因此，掌侧入路是首选[17-19]。

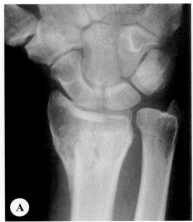
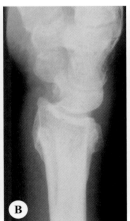
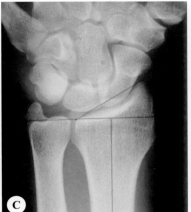
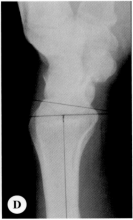

▲ 图 53-4　**35 岁男性患者**

A 和 B. 背侧关节外骨折后的畸形，患者主诉前臂旋转受限，握力弱；C 和 D. 正位 X 线（经许可转载，引自 Jupiter JB, Ring DC. AO Manual of Fracture Management—Hand and Wrist. 1st ed. ©2005 Thieme）

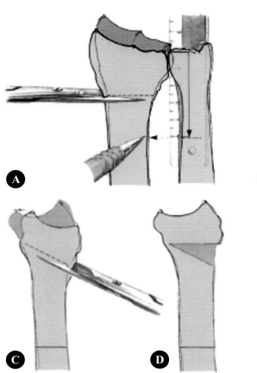

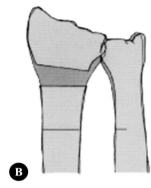

◀ 图 53-5　确定截骨矫正角度以矫正桡骨远端畸形

患侧桡骨的轮廓和标准 X 线上对侧桡骨的影像被描在醋酸板上。将患侧桡骨的图像分割，在计划截骨的水平绘图。需要修正的大小是通过对齐两个桡骨远端的轮廓来确定的（经许可转载，引自 Pechlaner S, Hussl, H, Kerschbaumer F. Atlas of Hand Surgery. 1st ed. ©2000 Thieme）

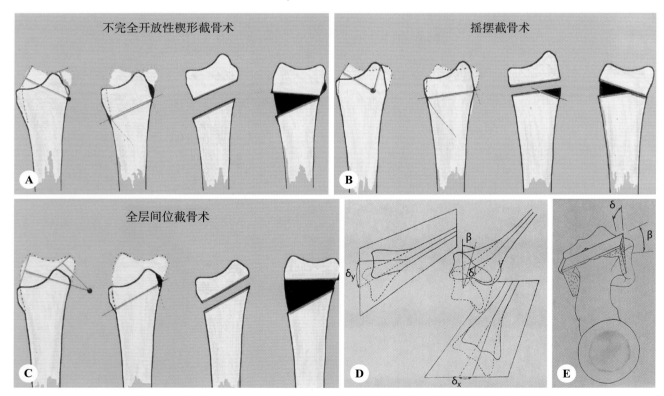

▲ 图 53-6　使用 Ladislav Nagy 描述的方法来确定骨缺损，以及所需移植骨的形状

将畸形描摹于正常 X 线上，在背侧和掌侧皮质远端的两点间做一条直线，两点中点做一垂直线，两线的交叉点将确定在矢状面和额状面上所需的矫形形状。根据矢状面的畸形角度，运用三角等式计算其向量，用此向量作为真正畸形面的定位（经许可转载，引自 Jupiter JB, Ring DC. AO Manual of Fracture Management—Hand and Wrist. 1st ed. ©2005 Thieme）

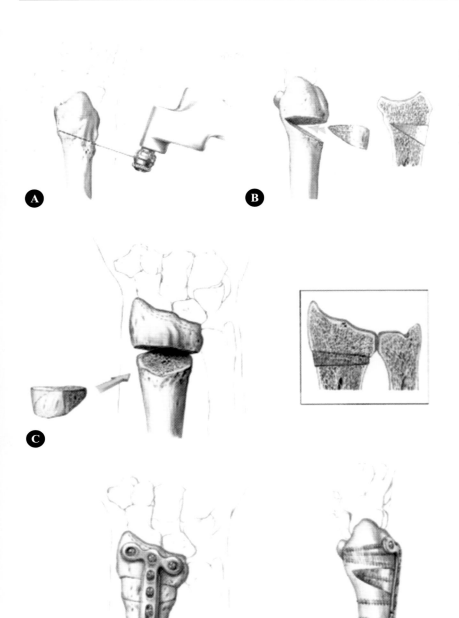

◀ 图 53-7　截骨矫正术桡骨远端背侧缩短

A. 用摆动锯进行斜截骨，切口平面从背侧到掌侧呈远侧角度，掌皮质只是部分分开；B. 桡侧角度，将截骨间隙展开，直到达到所需的矫正程度；C. 从尺桡骨入路矫正桡骨角度，植入预制的皮质松质楔块，矫形后用背侧板固定，1 颗螺钉固定楔形移植物（经许可转载，引自 Pechlaner S, Hussl, H, Kerschbaumer F. Atlas of Hand Surgery. 1st ed. ©2000 Thieme）

（四）关键手术步骤

1. 显露

背侧入路可以在不同的伸肌间室（第一至第六伸肌间室）之间选择，这取决于特定的畸形。最常用的是通过第三伸肌间室的方法。中间柱和桡骨柱可以单独使用这一个背侧皮肤切口。第三间室按照伸肌支持带中的拇长伸肌腱打开。打开腱鞘时，注意不要切断腱鞘。切口沿 EPL 肌腱向近端延伸。在远端，根据需要打开伸肌支持带。另外，建议保留远端部分，这样肌腱仍然向拇指方向滑动。鞘可以远端打开，肌腱可以向桡侧抬高和牵拉。显露拇伸肌长肌腱，保护血管情况下从伸肌支持带抬起（图 53-10 和图 53-11）。为了显露中间柱，在骨膜下剥离抬高第四间室，使间室本身保持完整。如果需要显露远端关节面，在桡骨远端关节面上尽可能多地切开关节囊，以识别和处理关节损伤。

为了显露桡骨柱，一种选择是在第一和第二间室之间进行单独的支持带切口；另一种选择是使用相同的支持带切口并延长到第二个伸肌间室之下。如果采用掌侧入路，沿桡侧腕屈肌腱桡侧

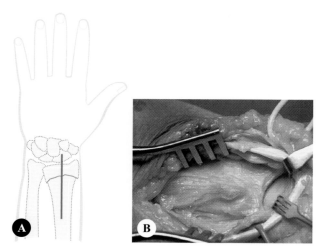

▲ 图 53-8 背侧入路

经许可转载，引自 Jupiter JB, Ring DC. AO Manual of Fracture Management—Hand and Wrist. 1st ed. ©2005 Thieme

缘做皮肤切口。经典的 Henrry 入路是在肱桡肌和桡动脉之间，也就是从桡动脉到桡动脉。改良入路在桡动脉尺侧。

2. 截骨

标出计划截骨的位置。在计划截骨部位的近端和远端分别放置 2 枚克氏针或 2 枚 Schanz 螺钉以控制矫形。用摆动锯和截骨器进行截骨（图 53-12）。

3. 复位

在骨骼牵开器的帮助下进行矫正。应用一个牵开装置来帮助重新调整力线或使用克氏针作为操纵杆（图 53-13）。用光滑的粗克氏针暂时固定于新位置，然后用透视检查。必要时，用一个或两个骨膜起子或骨刀小心地抬高关节面。

4. 固定

固定矫正选用远端钢板（背侧或掌侧），钢板的远端把远端骨块固定到解剖正常的位置，以便进行之后的间接复位（图 53-14）。钢板与桡骨骨干形成的角度应与桡骨关节面的畸形需要矫形的

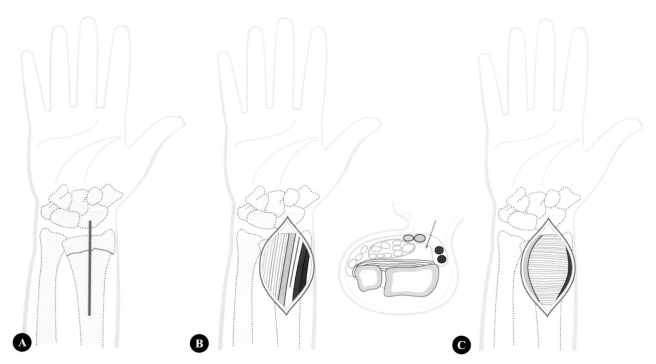

▲ 图 53-9　前臂远端 Henrry 切口远端

A. 纵向切口；B. 桡腕屈肌与桡动脉之间切口；C. 显露旋前方肌（经许可转载，引自 Jupiter JB, Ring DC. AO Manual of Fracture Management—Hand and Wrist. 1st ed. ©2005 Thieme）

角度相一致。

5. 取骨

如有需要，可用环钻活检针从髂骨小切口取少量松质骨移植物，以填补残余间隙。也可以作

为双皮质骨。理想的形状是梯形（图 53-15）。移植物可以用金属丝、螺钉或钢板固定。

6. 关闭切口

缝合钢板上的骨膜和筋膜，为肌腱提供了一

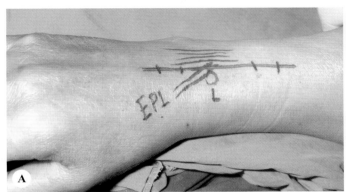
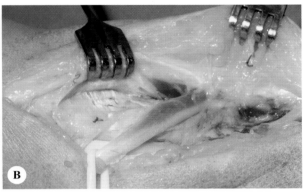

▲ 图 53-10　采用背侧入路

识别拇长伸肌，并从伸肌支持带上抬起（经许可转载，引自 Jupiter JB, Ring DC. AO Manual of Fracture Management—Hand and Wrist. 1st ed. ©2005 Thieme）

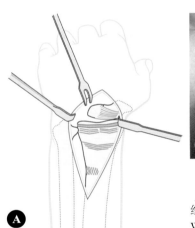
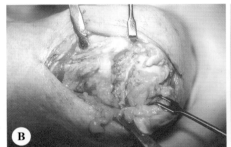
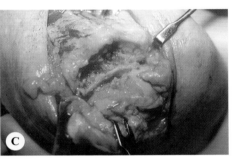

▲ 图 53-11　背侧入路，腕背关节囊切开术

经许可转载，引自 Jupiter JB, Ring DC. AO Manual of Fracture Management—Hand and Wrist. 1st ed. ©2005 Thieme

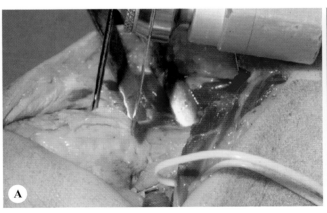
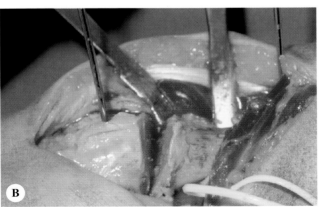

▲ 图 53-12　A. 插入 2 枚克氏针后，用锯进行截骨；B. 使用小的骨膜剥离器来达到矫正

经许可转载，引自 Jupiter JB, Ring DC. AO Manual of Fracture Management—Hand and Wrist. 1st ed. ©2005 Thieme

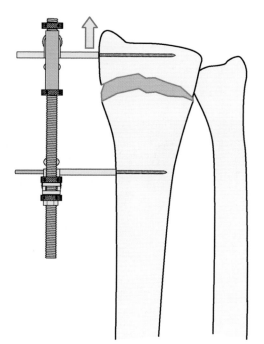

▲ 图 53-13　骨骼牵开器有助于重新对位

经许可转载，引自 Jupiter JB, Ring DC. AO Manual of Fracture Management—Hand and Wrist. 1st ed. ©2005 Thieme

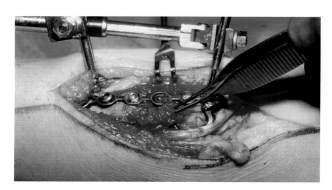

▲ 图 53-14　放置钢板以固定矫正

经许可转载，引自 Jupiter JB, Ring DC. AO Manual of Fracture Management—Hand and Wrist. 1st ed. ©2005 Thieme

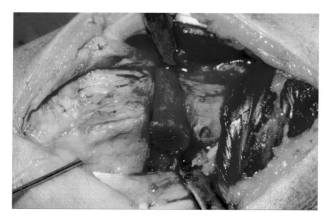

▲ 图 53-15　截骨形成的缺损处楔形植入来自髂骨的梯形双皮质移植骨

经许可转载，引自 Jupiter JB, Ring DC. AO Manual of Fracture Management—Hand and Wrist. 1st ed. ©2005 Thieme

个光滑的滑动表面。掌侧入路后，应尽量缝合旋前方肌。背侧入路后，将第二和第四间室在没有任何张力的情况下缝合回拇长伸肌腱下方。

　　肌腱鞘的远端是完整的，所以肌腱仍然处于它的解剖位置。第一和第二间室没有关闭。如果肱桡肌腱已经被松解，就不需要再缝合。

7. 固定

　　如果骨质疏松，需要 4 周的石膏固定。

（五）风险 / 需要避免的内容

　　掌侧入路时桡动脉和正中神经掌皮支损伤，背侧入路时桡神经的感觉分支损伤。关节面显露不足会导致解剖结构调整不良。截骨术后远端骨块的不稳定会导致矫正困难。软骨下骨在不小心抬高时可能碎裂。

（六）拯救措施

　　关节侧可能发生碎裂。使用 LCP 锁定螺钉稳定关节装置。严重者可有严重的软组织挛缩。可实施肱桡肌松解术或延长术。

（七）技巧 / 优点

- 在背侧入路时，要进行可延长的显露，因为小的显露不允许松解肱桡肌。
- 截骨术可以在原骨折部位进行，也可以在其他部位进行。从技术上讲，截骨手术在原骨折部位的近端更容易，越靠近原骨折部位越好。
- 为了更容易的复位，通过 Z 字延长来松解肱桡肌。这对于延长＞10mm 的情况是很有必要的。
- 采用锁定头螺钉固定角度钢板，固定效果好，稳定性好，避免了植骨（图 53-16）。
- 如果使用钢板时，EPL 在其上方，并且需要

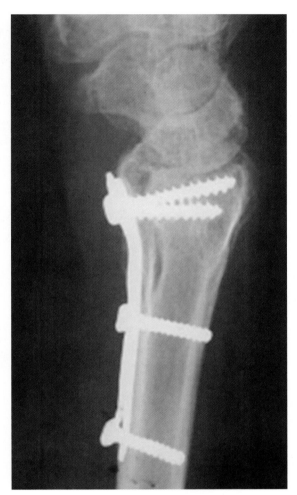

▲ 图 53-16 锁定螺钉角度钢板固定

经许可转载，引自 Jupiter JB, Ring DC. AO Manual of Fracture Management—Hand and Wrist. 1st ed. ©2005 Thieme

支持带做一个 V 形瓣，应牵拉至 EPL 肌腱下方，避免与钢板接触。将 EPL 肌腱留在皮下位置也是可以接受的。

- 垂直于截骨处做纵向标记，以验证旋转。
- 严重的病例尺侧切除需要两个切口。

八、特殊注意事项

外固定架可用于固定截骨矫正术的部位。钢针必须固定远端骨块。如果不满意，可以在术后调整长度或对线[17-19]。

九、术后护理

术后处理取决于畸形的类型、矫正方式、骨质量，但最重要的是固定方法。前 2 周可使用夹板，4 周后使用支具。患者可以开始主动和被动活动度锻炼。

每 4 周进行一次临床和影像学随访，直到骨完全愈合和功能最大程度恢复。

十、并发症

主要并发症如下。

- 血肿。
- 神经损伤。
- 症状没有解决。

参考文献

[1] Prommersberger KJ, Froehner SC, Schmitt RR, Lanz UB. Rotational deformity in malunited fractures of the distal radius. J Hand Surg Am. 2004; 29(1):110–115

[2] Hirahara H, Neale PG, Lin YT, Cooney WP, An KN. Kinematic and torquerelated effects of dorsally angulated distal radius fractures and the distal radial ulnar joint. J Hand Surg Am. 2003; 28(4):614–621

[3] Taleisnik J, Watson HK. Midcarpal instability caused by malunited fractures of the distal radius. J Hand Surg Am. 1984; 9(3):350–357

[4] Jenkins NH, Mintowt-Czyz WJ. Mal-union and dysfunction in Colles' fracture. J Hand Surg [Br]. 1988; 13(3):291–293

[5] Aro HT, Koivunen T. Minor axial shortening of the radius affects outcome of Colles' fracture treatment. J Hand Surg Am. 1991; 16(3):392–398

[6] Fernandez DL. Correction of post-traumatic wrist deformity in adults by osteotomy, bone-grafting, and internal fixation. J Bone Joint Surg Am. 1982; 64(8):1164–1178

[7] Bushnell BD, Bynum DK. Malunion of the distal radius. J Am Acad Orthop Surg. 2007; 15(1):27–40

[8] Villar RN, Marsh D, Rushton N, Greatorex RA. Three years after Colles' fracture: a prospective review. J Bone Joint Surg Br. 1987; 69(4):635–638

[9] Prommersberger KJ, Van Schoonhoven J, Lanz UB. Outcome after corrective osteotomy for malunited fractures of the distal end of the radius. J Hand Surg [Br]. 2002; 27(1):55–60

[10] de Muinck Keizer RJO, Lechner KM, Mulders MAM, Schep NWL, Eygendaal D, Goslings JC. Three-dimensional virtual planning of corrective osteotomies of distal radius malunions: a systematic review and meta-analysis. Strateg Trauma Limb Reconstr. 2017; 12(2):77–89

[11] Buijze GA, Prommersberger KJ, González Del Pino J, Fernandez DL, Jupiter JB. Corrective osteotomy for combined intra- and extra-articular distal radius malunion. J Hand Surg Am. 2012; 37(10):2041–2049

[12] Dunn J, Martin K, Pirela-Cruz MA. Correction of extra-articular distal radius malunions using an anatomic radial plate. Tech Hand Surg.

2013; 17:162–168

[13] Hollevoet N. Effect of patient age on malunion of operatively treated distal radius fractures. Acta Orthop Belg. 2010; 76(6):743–750

[14] Adams BD, Berger RA. An anatomic reconstruction of the distal radioulnar ligaments for posttraumatic distal radioulnar joint instability. J Hand Surg Am. 2002; 27(2):243–251

[15] Jupiter JB, Ring D. A comparison of early and late reconstruction of malunited fractures of the distal end of the radius. J Bone Joint Surg Am. 1996; 78(5):739–748

[16] Michielsen M, Van Haver A, Bertrand V, Vanhees M, Verstreken F. Corrective osteotomy of distal radius malunions using three-dimensional computer simulation and patient-specific guides to achieve anatomic reduction. Eur J Orthop Surg Traumatol. 2018; 28(8):1531–1535

[17] Jupiter JB, Ring DC. AO Manual of Fracture Management: Hand and Wrist

[18] Rothenfluh E, Schweizer A, Nagy L. Opening wedge osteotomy for distal radius malunion: dorsal or palmar approach? Journal of Wrist Surgery. 2013; 2(1):49

[19] Prommersberger K-J, Pillukat T, Mühldorfer M, van Schoonhoven J. Malunion of the distal radius. Arch Orthop Trauma Surg. 2012; 132(5):693–702

关节炎
Arthritis

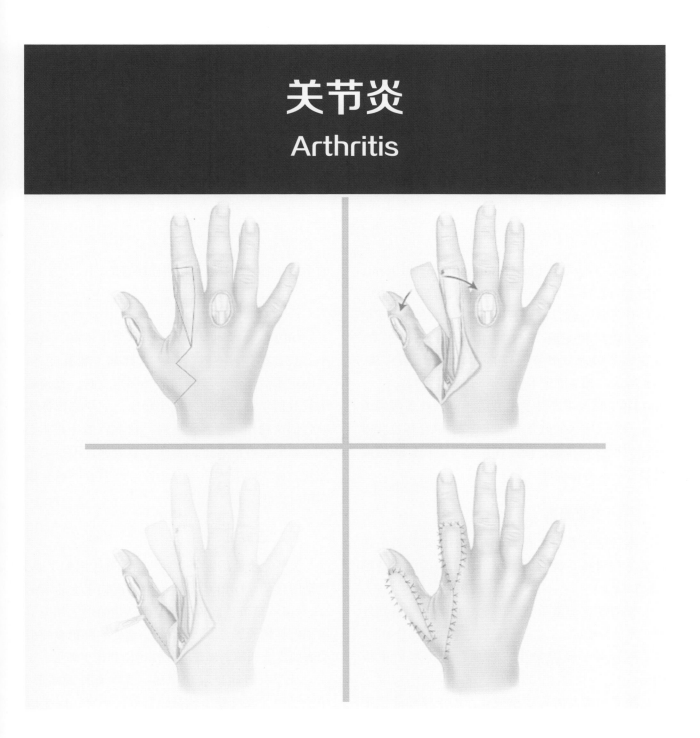

第54章 远位指间关节固定术
Distal Interphalangeal Joint Arthrodesis

Ryan D. Katz 著

许娅莉 于亚东 译

摘 要

本章远位指间关节固定术主要阐述手术技术、适应证、禁忌证、手术技巧和注意事项。

关键词

远位指间关节固定术，关节固定术，远位指间关节炎，手指融合，手指关节炎，DIPJ融合，远位指间关节炎

远位指间关节（distal interphalangeal joint，DIPJ）为铰链关节，平均活动范围约70°。创伤、风湿性疾病、软骨的进行性退化均可使关节变得僵硬、疼痛和变形。在这种情况下，去除关节、重建远节指骨与中节指骨的关系可以缓解疼痛，纠正畸形。关节固定术可以达到上述目的。

DIPJ融合有多种手术方法，包括处理两端关节面（去除残余的软骨和皮质骨），融合部位获得最好的松质骨接触，使用固定物（克氏针螺钉或其他等）获得稳定性。

一、主要原则

维持融合处稳定有多种方法。固定装置的选择要考虑骨量、髓腔的大小、软组织的覆盖情况（表54-1）。

骨的准备非常重要。固定之前必须能看到外观正常的松质骨。

融合时必须保护生发基质，避免术后甲板畸形。

除非患者有特殊要求或职业需求要使此水平的手指屈曲，一般融合在中立伸直位。

二、预期

DIPJ融合术耐受性好，技术要求不高，风险小，获益高，可有效缓解患者疼痛，满意度高。内固定术后需要一段时间的外固定支具，直到临床或放射学影像证实其确实稳定。如果临床证实融合部位稳定，患者无疼痛，则术后拍片并非必要。如果患者没有近位指间关节或邻近手指关节僵硬，极少需要术后康复治疗。此融合不愈合概率相对较低。

三、适应证

关节完整性的破坏会导致活动度受限和（或）活动时疼痛。DIPJ的退变也会出现临床上的畸形（Heberden结节、成角畸形或锤状指畸形）和关节周围的腱鞘囊肿（黏液囊肿）。此处的腱鞘囊肿会使表面皮肤变薄，出现间断性感染和指甲畸形。

对于有活动受限和疼痛，或伴有外观畸形、功能受限，或反复出现腱鞘囊肿的患者，医生应

表 54-1 固定方法		
	优 点	**缺 点**
无头加压螺钉	• 操作容易 • 用时短 • 加压 • 可埋头	• 花费高 • 获取不便 • 需要考虑远节指骨尺寸 / 直径的容纳性 • 骨质硬度较差时，加压易出现骨折 • 本身的体积使融合部位的骨质接触面积变小 • 对于中节指骨髓腔较大的拇指来说，可能无法提供很好的把持力
90×90钢丝	• 操作容易 • 花费较低 • 可埋头	• 可能会永久残留 • 骨质差时，很难在加压时不出现骨折或钢丝抽出 • 骨质较细时在冠状位穿钢丝很困难 • 矢状面穿行的钢丝可能会损伤甲基质
钢丝和钢钉	• 操作容易 • 花费较低 • 可埋头 • 不用正交 • 平面穿行钢丝 • 可加压	• 永久性残留 • 骨质差时，很难在加压时不出现骨折或钢丝抽出
克氏针	• 操作容易 • 花费较低 • 可埋头或使针尾外露 • 术中其他方式失败时是很好的补救方法	• 强度稍差 • 无法加压 • 一枚克氏针无法控制旋转

该考虑消除活动度的骨融合治疗。对于大多数 DIPJ 对位不良，可考虑行消除活动度的治疗，其耐受性好，相比风险而言，手术获益较大。

四、禁忌证

由于一个成功的融合不仅需要正常和足够的骨量，还需要良好的软组织覆盖，因此，融合术的禁忌证包括局部皮肤的急性感染、缺损、瘢痕、弹性差，以及急性骨感染或骨量不足。此外，不切实际的患者期望（如既想解决疼痛，又不想牺牲活动度）或患者术后不能佩戴支具，也应为手术禁忌。

对于有畸形、活动度丧失但没有疼痛的患者，除非伴有功能障碍，一般无须治疗。

五、特殊注意事项

特殊说明、体位和麻醉

任何麻醉下均可进行该手术（局部麻醉、MAC、全身麻醉），必备设施如下。

• 迷你 C 臂，以便多角度术中评估。

• 动力。

• 固定物（克氏针、无头加压螺钉、钢丝）。

患者仰卧位于手术台上，患肢放于侧边的手桌。可使用手指止血带使术野清晰，但并非必需。在 DIPJ 背侧做切口，可呈 H 形或 T 形，中间的横行切口位于中节指骨髁水平（图 54-1）。切开皮肤，在终腱浅面掀起皮瓣。注意不要损伤甲基质。切断终腱，分别向近远端掀起断端。切断侧副韧带，最大程度屈曲 DIPJ，充分显露关节软骨面。咬骨钳咬除中节指骨髁，使其呈锥形，至显露正常外观的松质骨（图 54-2）。用咬骨钳或刮匙将远节指骨基底修成有外观正常松质骨的杯状外形。按照所需要的角度，将杯状远节指骨放置在锥状中节指骨上（图 54-3）。除非特殊的职业或非职业因素需要屈曲位融合，笔者倾向于将 DIPJ 融合在中立伸直位。用任何一种方法（逆行拧入的无头加压螺钉、克氏针、克氏针结合钢丝）固定后即完成融合术。

六、技巧、要点和经验教训

- 建议将指骨修成杯状和锥状，不仅保留了骨量，同时使术者在放置远端时非常方便。
- 打入位于中节和远节指骨中心的纵针（加压螺钉的导针或克氏针）时可采用"先由近端打入远端，再由远端打入近端"的方法（图 54-4）。首先在直视下从杯状远节指骨基底由近向远打入固定针。远端穿出皮肤后则将其从远端回退，直至其近端刚刚突出于远节指骨基底。将其插入已准备好的中节指骨锥。

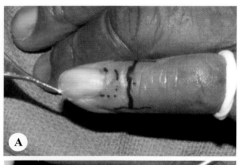

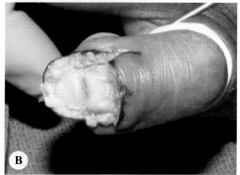

▲ 图 54-1　远位指间关节背侧做一个 H 形切口，切开关节囊和侧副韧带可显露远位指间关节

这样可以保证内固定针插入中节指骨的髓腔。将远节基底和中节远端对合好，加压，由远端向近端穿入中节指骨。

（一）无头加压螺钉

该方法采用 1 枚髓内螺钉提供稳固的固定和融合部位的加压。导针穿过远节指骨，跨过融合部位，直达中节指骨。确认导针位置合适后，在指端做一小切口，测量所需要的螺钉长度（图 54-5）。

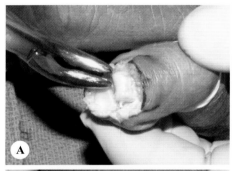

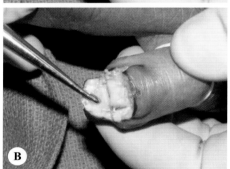

▲ 图 54-2　去除中节指骨远端和远节指骨近端的残存软骨和软骨下骨，至出血的松质骨

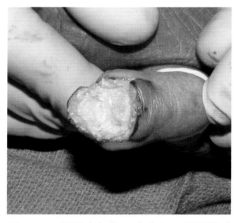

▲ 图 54-3　拟融合部位已准备好，两端均为外观正常的松质骨，可修成杯状和锥状以对合良好

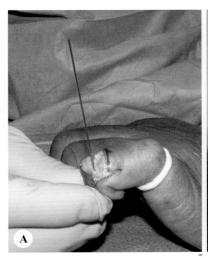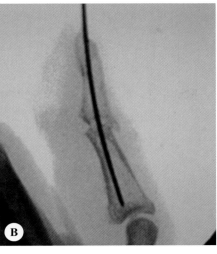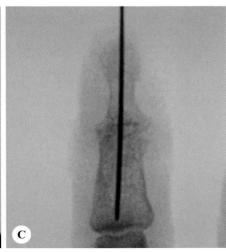

▲ 图 54-4　自近向远钻入 1 枚导针，然后再抽出，确保针位于远节指骨的中央

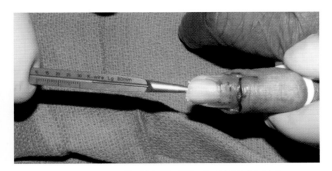

▲ 图 54-5　测深器测量螺钉大约需要的长度

螺钉的长度要合适，前端的倾斜螺纹要达到中节指骨干的狭窄部位（峡部）。这样螺钉的把持力最佳，能最大限度地控制旋转。

- 螺钉的直径要合适，尽量不要破坏背侧皮质。螺钉的直径和长度可在术中通过放在患指旁进行比对、使用术中透视设备来估计（图 54-6）。
- 在拧入螺钉时，术者必须把持好远节指骨，避免在拧入螺钉时发生旋转（图 54-7）。
- 保证螺钉至少与指骨远端平齐，以免突起、刺激软组织（图 54-8）。
- 如果中节指骨远端宽大，螺钉的把持力会不足。此时，可考虑加用 1 枚克氏针、延长制动时间，或选用其他的骨融合方法。

（二）克氏针

做好骨质准备后，可用 1～2 枚纵向克氏针固定。钉尾可埋入皮下或外露。即使埋入皮下，也

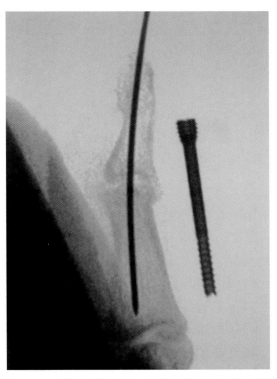

▲ 图 54-6　在拧入螺钉之前，可以在透视下初步判断螺钉的大小是否合适

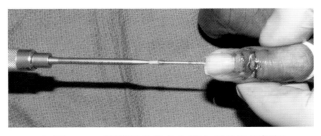

▲ 图 54-7　沿着导针的方向拧入无头加压螺钉

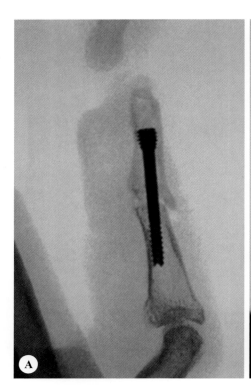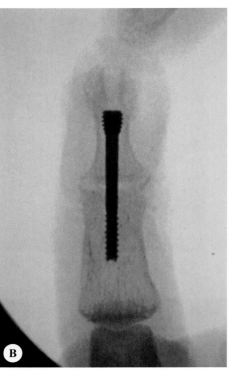

◀ 图 54-8　最后的 X 线显示螺钉的位置和大小合适，可看到骨骨接触良好

多会出现突出物刺激，一旦骨愈合就要将其拔除。

此方法并非稳固固定，不会在融合部位产生加压作用，但操作便捷、迅速并廉价。

（三）90×90 钢丝 / 钢丝结合钢钉

如果没有或不愿意使用加压螺钉，但又想取得加压作用，可应用不锈钢丝进行 90×90 固定或结合钢钉进行张力带样固定。

- 采用 24 号钢丝，它的弹性比细一些的钢丝差，因此无须预拉伸，拧紧后不易松脱。
- 背侧的钢丝尾部可有突起；要将其折弯在手指的非拇指接触侧，尽可能地贴近骨质。
- 由于此方法所需空间很小，如果术中采取其他固定方法失败，可更改为纯钢丝或钢丝结合钢钉的方法进行固定，通常有效。
- 在穿入钢丝时，可先采用 18 号留置针的针头在骨质上穿孔，然后再将钢丝穿入留置针内，便于操作。

（四）骨量丢失

对于有创伤的患者，可能会有骨质的丢失或骨的质量不佳。如果想对此类患者进行 DIPJ 融合，要考虑植骨。

- 如果采用加压固定，可选用桡骨远端带皮质的松质骨进行植骨，防止加压过程中被挤压变形。
- 如果不采用加压固定（如使用克氏针），可选用松质骨植骨。

（五）固定失败

如果术中出现固定失败，要采取补救措施。如果螺钉失效，远节指骨可容纳较大直径的螺钉，可将其取出并更换。或采用其他的固定方法重复操作，必要时更换大号钢丝或钢钉。

（六）骨不愈合

稳定的纤维性骨不愈合无须特殊处理，仅需密切临床随访和放射学观察，确保无内固定物相关并发症（如松动或雨刷器效应引发的骨损伤）。

不稳定的骨不愈合需要翻修手术。可能需要植骨，因为翻修手术时两端骨的质量不如首次手术。

七、难点

严重关节炎的患者，近节指骨基底常有明显的骨侵蚀和空洞。此时很难用咬骨钳对其进行修整。可采用小的、锐利的刮匙或小的（3mm）磨钻。保留远节指骨基底的近端背侧唇可防止在修整骨质时不慎损伤背侧皮质和甲基质。

有时，中节指骨的轻微弧度需要屈曲远节指骨才能纵向穿针固定。此外，也可采用 90×90 钢丝进行固定。

拇指的近节指骨髓腔较大，无头加压螺钉的把持力不足。此时，可增加螺钉直径或改用其他固定方法。

有时，远节指骨不能容纳无头加压螺钉。此时，要选用其他固定方式。

如果存在近位指间关节的关节炎和畸形，在选择 DIPJ 的内固定物时要考虑到将来可能要进行更近端的固定。中节指骨髓腔内的纵向螺钉很难对近位指间关节进行融合或成型。

八、关键手术步骤

- 中节指骨远端和远节指骨基底的软组织要彻底切开，包括终末腱、侧副韧带和关节囊。
- 要去掉残余软骨和皮质骨，将近、远端骨质修整成锥状和杯状，直至显露外观正常的松质骨。
- 要注意两骨端之间不要有软组织填塞。
- 术中使用多角度透视确保良好的骨质对合，以及合适的内固定针位置及长度。

九、挽救和补救措施

术中内固定失败时需要重新固定或更换内固定方法。

骨质不佳时，采用环扎钢丝或加压固定时易导致术中骨折。如果出现骨折，要更换为非加压方式的固定（如纵向克氏针等）。

推荐阅读

[1] Dickson DR, Mehta SS, Nuttall D, Ng CY. A systematic review of distal interphalangeal joint arthrodesis. J Hand Microsurg. 2014; 6(2):74–84

[2] Fowler JR, Baratz ME. Distal interphalangeal joint arthrodesis. J Hand Surg Am. 2014; 39(1):126–128

[3] Katzman SS, Gibeault JD, Dickson K, Thompson JD. Use of a Herbert screw for interphalangeal joint arthrodesis. Clin Orthop Relat Res. 1993(296):127–132

[4] Leibovic SJ. Instructional Course Lecture. Arthrodesis of the interphalangeal joints with headless compression screws. J Hand Surg Am. 2007; 32(7):1113–1119

[5] Owusu A, Isaacs J. Revision of failed distal interphalangeal arthrodesis complicated by retained headless screw. J Hand Surg Am. 2013; 38(7):1408–1413

[6] Pickering GT, Barnes JR, Bhatia R. Accurate screw arthrodesis of the distal interphalangeal joint. Ann R Coll Surg Engl. 2014; 96(3):245–246

[7] Rigot SK, Diaz-Garcia R, Debski RE, Fowler J. Biomechanical analysis of internal fixation methods for distal interphalangeal joint arthrodesis. Hand (N Y). 2016; 11(2):221–226

[8] Villani F, Uribe-Echevarria B, Vaienti L. Distal interphalangeal joint arthrodesis for degenerative osteoarthritis with compression screw: results in 102 digits. J Hand Surg Am. 2012; 37(7):1330–1334

第 55 章　拇指基底关节成形：大多角骨切除术
Thumb Basal Joint Arthroplasty: Trapeziectomy

Jessica Hawken　Kenneth R. Means　著

许娅莉　于亚东　译

摘　要

大多角骨切除术已成为治疗顽固拇指腕掌关节炎最标准的术式。无论单独应用还是配合其他术式，掌握如何成功进行此手术对于所有手外科医生而言都非常重要。本章将阐述笔者常采用的方法，以及相关的注意事项和教训。

关键词

大多角骨切除术，拇指腕掌关节，基底关节，关节炎

治疗不同时期的拇指基底或腕掌（carpometacarpal，CMC）关节炎有很多种手术方法。其中包括但不仅仅限于大多角掌骨间关节囊韧带重建术、掌骨截骨术、CMC 关节融合术、关节置换术、去神经支配术、大多角骨部分或全部切除术。大多角骨切除术可单独进行，也可结合其他术式，最常见的为肌腱填塞（tendon interposition，TI）、韧带重建（ligament reconstruction，LR）或同时进行韧带重建肌腱填塞（ligament reconstruction combined with tendon interposition，LRTI）。本章主要讨论单纯的大多角骨切除术。

一、主要原则

拇指基底退变产生疼痛的主要来源是 CMC 关节，包括拇指的掌骨基底、大多角骨和相应的关节囊韧带和神经。除了 CMC 关节炎之外，还需明确其他可能导致该区域疼痛和功能障碍的原因，如舟大多角骨关节退变、远端桡侧腕屈肌腱炎、拇指掌指关节过伸或退变、第一伸肌腱鞘炎（De Quervain 病）、腕管综合征。

二、预期

单纯行大多角骨切除术与大多角骨切除术结合 LRTI 或其他治疗拇指 CMC 关节炎的术式相比，效果相当，却更廉价，平均手术时间短，技术要求较低，而且某些研究表明，较少出现再手术、复杂区域综合征和感染等并发症。

三、适应证

有症状、影像学证实的拇指 CMC 骨性关节炎，并且非手术治疗效果不佳。

四、相对禁忌证

- Eaton I 期关节炎（炎症期，无影像学的退变征象）。
- 近期曾行拇指 CMC 关节内皮质醇注射：与其他骨科手术所推荐的一致，在局部注射后常规观察 3 个月再进行手术，尽管尚未有任何

研究证实这一点。

五、特殊注意事项

笔者推荐术前对患者的解剖结构常规进行影像学评估，这有助于辨认骨赘、游离体和其他有退变征象的关节。然而，进一步的影像学检查对于常规的术前准备而言并非必要。

六、特殊说明、体位和麻醉

- 患者仰卧位，上肢置于侧台上。
- 应用气压止血带使术野清晰并止血；采用局部麻醉和肾上腺素而不采用止血带，或者采用区域麻醉，可以减少甚至代替镇静或全身麻醉。

七、技巧、要点和经验教训

- 如果可能，尽量完整去除大多角骨。笔者发现，完整切除大多角骨可节约手术时间。大多角骨切除后，进行检查、触摸整个区域，确保没有游离体或掌骨基底骨赘的残留。
- 术前评估舟骨 – 大多角骨 – 小多角骨（scaphotrapeziotrapezoid，STT）关节，大多角骨切除术后评估舟骨 – 小多角骨关节，明确是否残留其他的疼痛原因。术中评估小多角骨和舟骨远端的关节面有助于决定是否需要部分或全部切除小多角骨，或根据需要进行有限的融合。打开退变的 STT 关节会不经意地导致 X 线中出现腕骨背侧插入性不稳定，尽管可能并不引发或加重症状。
- 如果能看到明显退变，在大多角骨切除术后要评估关节基底桡侧腕屈肌（flexor carpi radialis，FCR）肌腱远端的功能。笔者认为这也是术后可能残存疼痛的原因，就像肩关节术后肱二头肌长头腱可能出现断裂一样，虽然据笔者所知，尚没有相应的研究来对此进行证实。

八、关键手术步骤

- 有的医生喜欢在拇指上用一个无菌手指套环

在臂板远端借助重力在术中进行牵引，但笔者并不常用。笔者常采用背侧、以大多角骨为中心的弧形切口。在桡骨茎突尖和拇指 CMC 关节远端、掌骨基底的背侧中线处做两个切口标记点，在两点之间做 S 形切口，由近端掌面弧向远端背侧（图 55-1）。切开皮肤后，保护桡神经浅支和前臂外侧皮神经，沿拇短伸肌腱和拇长伸肌腱之间纵行切开（图 55-2）。

- 辨认、牵开并保护桡动脉背侧支。该血管变异很大，有时纵行行走，有时横向穿过术野，最常见的是与拇指列纵轴呈 45° 纵向走行，与皮肤切口的中心线走行一致（图 55-3）。小心谨慎地将血管游离，向近端无张力地牵拉至 STT 关节近侧。游离血管时，使用双极电凝处理进入拇指 CMC 关节的分支。

- 倒 T 形切口切开关节囊，T 形纵向部分起自拇指掌骨基底背侧，向近端跨过大多角骨，横行部分位于 STT 关节处（图 55-4）。自大多角骨表面分别向桡、尺侧掀起关节囊，注意保留关节囊在拇指掌骨基底的止点。笔者

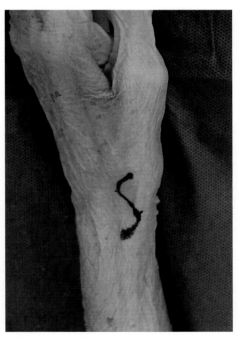

▲ 图 55-1　笔者做大多角骨切除术时常采用的皮肤切口，呈 S 形，从桡骨茎突尖至拇指掌骨基底

采用手术刀在大多角骨周围锐性分离，直至大多角骨的一半深度。

- 用约 1/4 英寸（6.35mm）小骨凿剥离大多角骨基底周围的关节囊。笔者不用骨锤，仅用骨凿进行剥离。小心剥下大多角骨周围的关节囊，避免损伤 FCR、拇长屈肌腱和深面的正中神经。在剥离深面的关节囊时，会感觉到或听到轻微的断裂声。如果大多角骨此时仍不能游离，可再使用骨凿在其深面剥离。一旦血管钳可以很容易地翻转大多角骨，便意味着能用咬骨钳将其完整取出。笔者常用

Leur 咬骨钳，其远端短、粗并略有弧度，可在关键时刻在近端远端两面持住大多角骨。此时再沿着一个方向轻轻旋转而非提拉大多角骨。一旦大多角骨可被旋转很多次，则可彻底从关节内取出（图 55-5）。如果大多角骨基底有明显的骨赘 / 退变，FCR 也会有相应的退变，否则术中应保持 FCR 的完整性（图 55-6）。

- 检查、触摸该间隙内是否有游离体、关节囊附着的残留骨块，尤其是拇指与示指掌骨基底之间。用拉钩将 FCR 牵拉至伤口外，屈腕，仔细检查。如果此处有明显退变，可能会导致术后的持续疼痛，笔者会将其在伤口的最近端切断，使其自行回缩。尽量在远端、示指掌骨的肌腱止点处切断残留的 FCR，将其取出（图 55-7）。

- 探查舟骨小多角骨关节是否有明显退变。可以手法牵引示指或用骨膜剥离器轻柔探查。如果在小多角骨近端或舟骨远端有明显的磨损，笔者会用锐利的骨凿和骨锤凿除小多角骨近端基底的病变部位。再一次确认关节向各个方向活动时有无可能的致痛因素或绞锁。

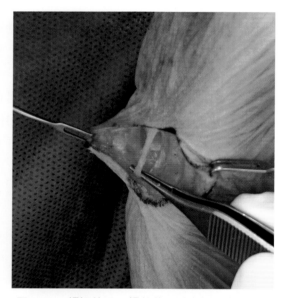

▲ 图 55-2　拇短伸肌 – 拇长伸肌腱之间的皮神经分支

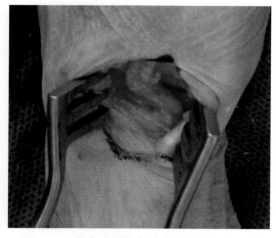

▲ 图 55-3　贯穿术野的桡动脉背侧支，这一走行最常见，与拇指列纵轴成约 45° 夹角

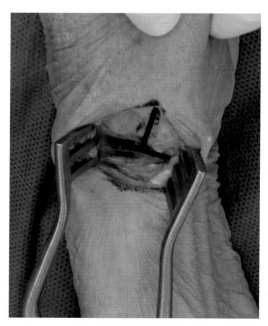

▲ 图 55-4　笔者习惯采用的关节囊切口呈倒 T 形（黑线），纵向部分始于拇指掌骨基底，横向部分位于舟骨 – 大多角骨 – 小多角骨关节

如果有，将其去除，再次检查，直到确定无残留问题为止。沿纵轴推挤示指列，确认没有不稳定（图 55-8）。

- 伤口及关节充分冲洗。先用可吸收 4-0 单晶线闭合关节囊背侧倒 T 切口的纵向部分，再把持拇指掌骨基底，使其伸指时闭合关节囊近端的横向切口部分。修复关节囊后，拇指应呈休息位，掌骨基底略微伸直（图 55-9）。这样就纠正了术前屈曲、掌指（metacarpophalangeal，MCP）过伸（称 Z 字

畸形）。如果想用关节囊固定或融合的方法纠正拇指 MCP 过伸，则在切除大多角骨之后、闭合关节囊之前进行。如果应用了止血带，此时放松，彻底止血，尤其是桡动脉及其伴行静脉。笔者采用 4-0 单晶线进行皮下间断缝合，用可撕下的黏合胶闭合皮肤伤口。无菌敷料包扎，拇指掌骨基底轻度伸直、MCP 关节轻度屈曲位行腕拇指人字石膏固定。

九、挽救和补救措施

- 如果大多角骨切除术失败了，最重要的是找到失败的原因，排除其他可导致症状残留、复发或不稳的因素，进行其他补救措施。然而，虽然多数患者的疼痛症状明显缓解，力量明显增加，但笔者经与所有患者讨论、发放阅读资料结果显示，无论采取拇指 CMC 的哪一种术式，仍有一部分患者残留疼痛和功能障碍。原因令人费解，可能是多因素的。拇指 MCP 代偿性过伸在最初时就需采用手法治疗、支具进行处理。若效果不佳，可根据过伸的程度、屈曲功能的残存情况、关节的状态考虑行掌侧关节囊紧缩或关节融合。

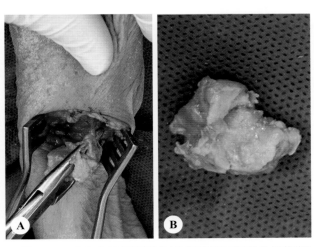

▲ 图 55-5　大多角骨周围剥离（包括推开其深部的关节囊）后，即可整体取出

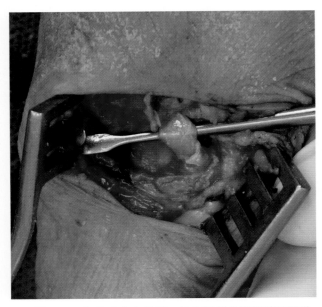

▲ 图 55-6　切除大多角骨后，检查远端的桡侧腕屈肌腱

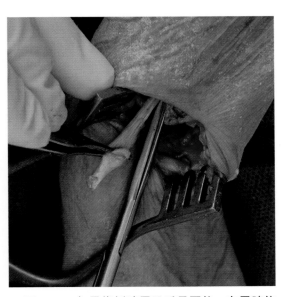

▲ 图 55-7　如果桡侧腕屈肌质量不佳，在屈腕位将其向远端抽出，在切口最近端将其切断并回缩至前臂，在切口最远端尽可能多地切除桡侧腕屈肌的远端部分

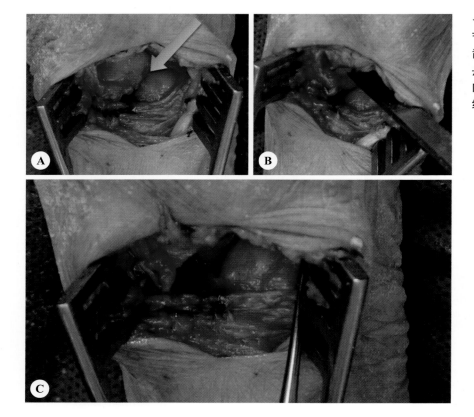

◀ 图 55-8 检查舟骨 - 小多角骨关节（蓝箭）；如果有明显病变，用骨凿凿除小多角骨的近端部分，直至与舟骨间关节正常无病变为止。沿着轴向推挤示指，确认无明显的不稳定和绞锁

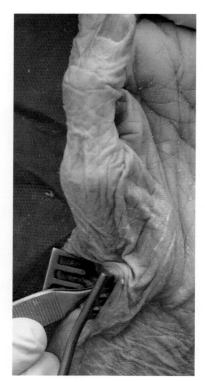

▲ 图 55-9 缝合关节囊倒 T 切口的横行部分时，应使拇指基底位于轻度伸直、掌指关节轻度屈曲的休息位

推荐阅读

[1] Elvebakk K, Johnsen IE, Wold CB, Finsen T, Russwurm H, Finsen V. Simple trapeziectomy for arthrosis of the basal joint of the thumb: 49 thumbs reviewed after two years. Hand Surg. 2015; 20(3):435–439

[2] Gangopadhyay S, McKenna H, Burke FD, Davis TR. Five- to 18-year follow-up for treatment of trapeziometacarpal osteoarthritis: a prospective comparison of excision, tendon interposition, and ligament reconstruction and tendon interposition. J Hand Surg Am. 2012; 37(3):411–417

[3] Li YK, White C, Ignacy TA, Thoma A. Comparison of trapeziectomy and trapeziectomy with ligament reconstruction and tendon interposition: a systematic literature review. Plast Reconstr Surg. 2011; 128(1):199–207

[4] Mckee D, Lalonde D. Wide awake trapeziectomy for thumb basal joint arthritis. Plast Reconstr Surg Glob Open. 2017; 5(8):e1435

[5] Mohan A, Shenouda M, Ismail H, Desai A, Jacob J, Sarkhel T. Patient functional outcomes with trapeziectomy alone versus trapeziectomy with TightRope. J Orthop. 2015; 12 Suppl 2:S161–S165–. eCollection 2015 Dec

[6] Naram A, Lyons K, Rothkopf DM, et al. Increased complications in trapeziectomy with ligament reconstruction and tendon interposition compared with trapeziectomy alone. Hand (N Y). 2016; 11(1):78–82

[7] Vermeulen GM, Slijper H, Feitz R, Hovius SE, Moojen TM, Selles RW. Surgical management of primary thumb carpometacarpal osteoarthritis: a systematic review. J Hand Surg Am. 2011; 36(1):157–169

[8] Wajon A, Carr E, Edmunds I, Ada L. Surgery for thumb (trapeziometacarpal joint) osteoarthritis. Cochrane Database Syst Rev. 2009(4):CD004631

第56章 韧带重建肌腱填塞
Ligament Reconstruction Tendon Interposition (LRTI)

Charles A. Daly　Christopher L. Forthman　著

许娅莉　于亚东　译

摘 要

大多角骨切除术和韧带重建肌腱填塞对某些特殊患者的拇指基底关节炎是一种非常好的术式。完整切除大多角骨是该术式的关键环节。常规采用桡侧腕屈肌悬吊掌骨，尽管尚未阐明其结果如何。用笔者描述的方法可以很容易地整块切除大多角骨。操作可复制且高效的大多角骨完整切除减少了手术时间和对周围软组织的创伤。精确建立骨隧道并穿过 FCR 肌腱后同样可以很方便地悬吊拇指掌骨基底。采用笔者所描述的方法可以减少发生隧道骨折和 FCR 被切断的风险。

关键词

大多角骨切除术，韧带重建肌腱填塞，拇指基底关节炎，CMC 关节炎，拇指基底疼痛

1949 年，Gervis 描述了采用大多角骨切除术治疗拇指基底的关节炎。虽然大多数患者疼痛均能缓解，但仅单纯行大多角骨切除后会导致拇指列的下沉和不同程度的持续疼痛和无力。已有其他替代拇指基底关节成形的术式，旨在进一步改善结果，如用桡侧腕屈肌（flexor carpi radialis，FCR）进行韧带重建肌腱填塞（ligament reconstruction tendon interposition，LRTI）（Burton 和 Pellegrini）、用拇短展肌悬吊成型（Thompson）、血肿牵张关节成型（Meals），以及应用其他内固定如锚钉、纽扣、螺钉和人工关节等。其中，LRTI 最常用。

一、主要原则

手术以大多角骨完全切除为基础，可辅以拇指掌骨的悬吊。

二、预期

将单纯大多角骨切除术与其他任何一种更复杂的术式（如 LRTI）相比较，并没有明确的优劣之分。疼痛缓解和患者满意度均为优良。握力和捏力有改善，其中握力改善更明显[1]。LRTI 后也会出现向近端的移位，但比没有行掌骨悬吊者轻[2]。关节成形的间隙大小和临床结果之间没有明显的相关性[3]。

三、适应证

保守治疗无效，影像学显示病变较重者。对于尚年轻、活动多、要求高的患者，可考虑行拇指腕掌关节融合术。对于更年轻或 X 线上没有明显退变明显的患者，可考虑行关节镜、背面伸侧截骨或 Eaton-Littler 韧带重建。

四、禁忌证

- 年轻。
- 对活动要求高。

五、特殊注意事项

在制订拇指腕掌关节炎的治疗计划时，必须同时评估掌指（metacarpa phalangeal，MCP）关节的过伸情况。捏物时，过伸的 MCP 关节可使第一掌骨基底半脱位，因此强调了韧带重建的重要性。术前检查要仔细评估捏物时关节的动态塌陷，而非静态松弛。治疗包括经皮克氏针固定 MCP 关节于轻度屈曲位，可结合或不结合拇短伸肌腱转位，掌侧关节囊固定 / 籽骨固定，严重时也可行 MCP 关节融合。

六、特殊说明、体位和麻醉

仰卧位，采用手桌，一般采用全麻或区域麻醉，并进行麻醉中监护和使用上肢止血带。一般无须术中透视。用手指牵引套在手桌的一侧做 5～7 磅（2.54～3.18kg）的牵引是有帮助的。同时用卷好的巾单作垫，能使患手维持良好的术中姿势，在多数情况下可省去助手的牵拉（图56-1）。

七、技巧、要点和经验教训

（一）入路

1. 掌侧 / 背侧

显露拇指基底关节可在腕背第一和第三鞘管之间或掌侧红白交界线处做切口。背侧切口更常用，大多角骨就在皮下，并且不会损伤正中神经的掌皮支，也不会激惹腕掌侧横纹处皮肤，但要注意避免损伤桡神经浅支。

笔者采用的背侧切口见图 56-2。神经分支要保护在背侧皮瓣的皮下组织内，避免剥离和显露，防止引起神经瘤和（或）复杂区域疼痛综合征。将第一、第三鞘管之间的薄层筋膜纵行切开，放置 Weitlaner 拉钩。

2. 桡动脉分支

桡动脉走行在第一伸肌鞘管深面至舟骨大多角骨关节囊的浅面，横穿解剖鼻烟壶。有许多小的分支进入关节囊和周围组织，可用双极电凝处理这些分支，便于保护并移位主干（图 56-3）。可调整 Weitlaner 拉钩将桡动脉拉向背侧并保护。

3. 谨慎切开关节囊

为了显露骨膜下的大多角骨，采用纵向和横向切口切开关节囊。不要将其从舟骨或掌骨近端止点处剥下，以便之后能够修复（图 56-4）。再次

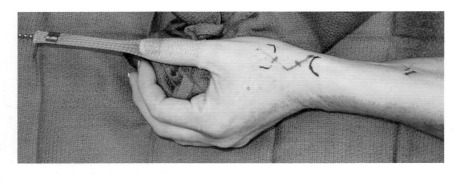

◀ 图 56-1　手术准备
采用拇指指套将其在卷好的蓝色巾单上进行牵引

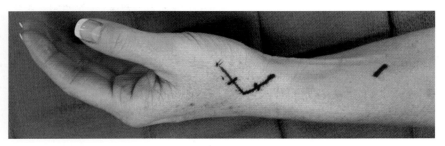

◀ 图 56-2　笔者喜欢的手术切口

调整 Weitlaner 拉钩保护关节囊。将附着在大多角骨的软组织尽可能地锐性剥离。

（二）大多角骨切除

主要有两种方法：将其分块切除，或将其完整切除。

1. 分块切除大多角骨

用 Weitlaner 或 Hohman 拉钩牵开保护周围的结构。用摆锯在大多角骨主体上做 2 个或 3 个纵向切割，再用骨凿插入，进一步扭转。用咬骨钳将分成三部分的大多角骨从软组织上取出。避免损伤深层的关节囊和 FCR。

2. 大多角骨周围附着的解剖结构

系统地剥离大多角骨周围的关节囊附着可将其完整切除。首先，用 Brown 钳持住大多角骨最尺侧的面（包括与第二掌骨的关节面），在第一、第二 CMC 关节之间，以及与小多角骨的关节处剥离关节囊组织。可使用标准的 15 号刀片配合使用锐利的 1/8 骨凿（刀）。FCR 在其插入第二掌骨基底的止点处容易被伤及。通过用骨凿在大多角骨远端鞍状面的深面从尺侧到桡侧来回滑动来剥离其下方附着的关节囊。可用刀片剥离大多角骨桡侧的大鱼际肌止点和关节囊。此时，可用单动式咬骨钳咬住已经活动的大多角骨。术者可进一步剥离深面掌侧的关节囊附着处，注意在肌腱沟周围剥离时勿损伤 FCR。轻柔旋转扭动大多角骨，即可从切口取出（图 56-5）。

（三）STT 关节检查及大多角骨部分切除

要检查舟骨 – 大多角骨 – 小多角骨（scaphotrapeziotrapezioid，STT）关节，如果存在关节炎，则要切除小多角骨的部分关节面（图 56-6）。

（四）建立隧道

用 3mm 电钻在第一掌骨钻一个隧道以穿过 FCR 腱和悬吊掌骨。隧道应位于掌骨背面，与甲板平行，从掌骨的掌尺面、前斜韧带和尺侧副韧带附近穿出（图 56-7）。

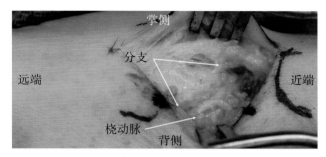

▲ 图 56-3　浅层结构显示桡动脉及其分支，要小心分离、牵拉和保护

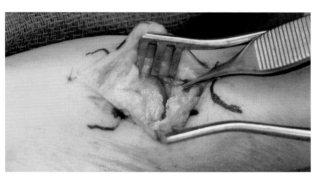

▲ 图 56-4　深层结构显示纵行和横行切开关节囊，保留舟骨和掌骨基底的止点，便于牢固修复

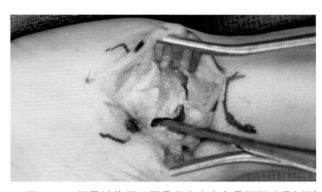

▲ 图 56-5　深层结构显示用骨凿在大多角骨深面从尺侧到桡侧剥离其下方关节囊的附着点

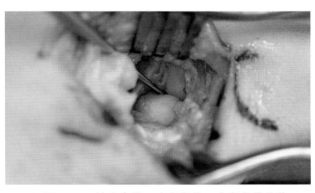

▲ 图 56-6　检查舟骨 – 大多角骨 – 小多角骨关节

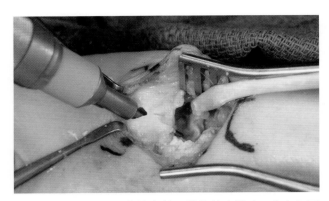

▲ 图 56-7　用 3mm 电钻在第一掌骨基底钻孔，方向与甲板平面一致

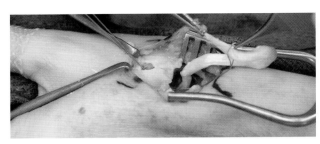

▲ 图 56-8　用 26 号钢丝将桡侧腕屈肌引穿入隧道

（五）FCR 切取

在腕掌侧横纹以近 8～10cm 处触及 FCR 肌腱，以其为中心做一个 1.5cm 斜行切口。切开鞘管显露肌腱。FCR 腱确认无误后，将其切断。在关节成形处用 Ragnell 拉钩拉开，将 FCR 肌腱送至该切口内。必要时游离 FCR 周围，使其顺畅牵拉至第二掌骨基底和第一掌骨基底的隧道之间。

（六）穿过 FCR

用剪刀将 FCR 断端修剪成锥状。将 26 号钢丝自身折叠后由背侧向掌侧穿过隧道。将 1cm 的 FCR 腱穿入钢丝环中，将钢丝小心地从掌骨基底的隧道拉回（图 56-8）。如遇阻，可再修剪 FCR，或适当扩大隧道，但要保留其稳定性，避免发生隧道周围骨折。这样，FCR 即从掌骨背侧穿出。

（七）MC 固定悬吊

将 4-0 不可吸收编织缝线（类似爱惜邦等）缝合在第二掌骨基底 FCR 止点周围的深层关节囊上。放松牵引，使成形的间隙自然回缩。牵拉 FCR 腱，将第一掌骨悬吊在第二掌骨上。在牵拉力下，FCR 退至伤口深面，与之前预置的不可吸收缝线缝合固定（图 56-9）。穿出掌骨背侧的 FCR 同时也缝合在骨膜上，加强悬吊作用。可以用可吸收缝线（4-0 Vicryl 缝线等）将残余的 FCR 肌腱缝合呈球状或"凤尾鱼"状，作为填充物置入 CMC 关节。有必要的话，残留的 FCR 肌

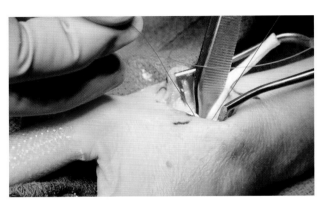

▲ 图 56-9　抽紧桡侧腕屈肌使其退至伤口深面，稍微抬起第一掌骨，将桡侧腕屈肌与预置的不可吸收缝线缝合固定

腱可自身折叠缝合，然后作为填塞物固定在 CMC 关节的深层关节囊上（图 56-10）。笔者通常不采用克氏针贯穿固定 CMC 关节，因为考虑到感染和穿透隧道内 FCR 肌腱的风险要大于其潜在的获益。

（八）缝合关节囊

用不可吸收缝线紧密缝合关节囊，避免损伤桡神经感觉支和桡动脉（图 56-11）。第一和第三鞘管之间的筋膜可用可吸收缝线修复。

八、并发症和补救措施

（一）FCR 切断

1. FCR 部分切断术

如果只切断了部分的 FCR，则可以在 LRTI 重建中采用未伤及的那部分 FCR。

2. FCR 全部切断

如果切断了全部的 FCR，则可采用桡侧腕长伸肌腱的一半进行重建。ECRL 由后向前穿过距离

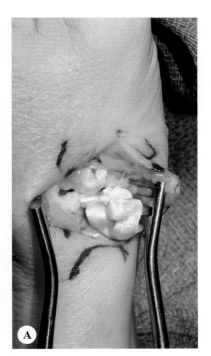

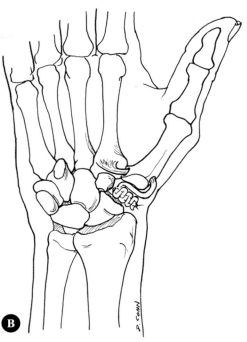

◄ 图 56-10 **A.** 残留的桡侧腕屈肌自身折叠缝合，作为填塞物；**B.** 示意显示填充物占据了大多角骨的空间

经许可转载，引自 Plancher KD. MasterCases Hand and Wrist Surgery. 1st ed. ©2004 Thieme

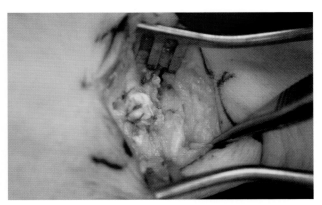

▲ 图 56-11 用不可吸收缝线紧密缝合关节囊，注意避免损伤桡神经感觉支及桡动脉

第二掌骨基底约 1cm 的隧道。如前所述进行第一掌骨基底隧道的操作并缝合肌腱。也可以单独采用第一和第二掌骨基底之间的缝合纽扣固定，或可作为前述方法的补充。

（二）隧道骨折

可能会发生隧道骨折。此时可将肌腱穿过拇长展肌腱，然后再反折与其自身缝合，在没有隧道的情况下对第一掌骨基底进行悬吊。

参 考 文 献

[1] Tomaino MM, Pellegrini VD, Jr, Burton RI. Arthroplasty of the basal joint of the thumb. Long-term follow-up after ligament reconstruction with tendon interposition. J Bone Joint Surg Am. 1995; 77(3):346–355

[2] De Smet L, Sioen W, Spaepen D, van Ransbeeck H. Treatment of basal joint arthritis of the thumb: trapeziectomy with or without tendon interposition/ligament reconstruction. Hand Surg. 2004; 9(1):5–9

[3] Kriegs-Au G, Petje G, Fojtl E, Ganger R, Zachs I. Ligament reconstruction with or without tendon interposition to treat primary thumb carpometacarpal osteoarthritis. A prospective randomized study. J Bone Joint Surg Am. 2004; 86(2):209–218

第57章 全腕关节固定术
Total Wrist Arthrodesis

John C. Dunn　Curt Hanenbaum　Keith A. Segalman　著

许娅莉　于亚东　译

摘 要

对于终末期腕关节炎而言，全腕关节固定术是最好的治疗方法，包括桡腕关节、腕间关节，有时还包括腕掌关节。愈合率高（98%），满意率好（96%），以及良好的握力和功能都展现了该术式的价值。全腕关节固定术传统上适用于创伤后关节炎，包括舟月骨进行性塌陷和舟骨不连晚期塌陷后要求较高的患者，也适用于炎症性关节炎、部分骨缺损、脑瘫和一些挽救式病例。融合术最常采用腕背侧跨越式解剖板。最常见的并发症为肌腱激惹。此外，全腕关节融合为晚期关节炎患者提供了一个稳定并有功能的腕关节。

关键词

全腕关节固定术，全腕关节融合，创伤后关节炎，炎症性关节炎

全腕关节固定术能使腕关节稳定且缓解疼痛，最常用于创伤后关节炎的患者。

一、主要原则

全腕关节固定术，包括桡腕、腕间关节，有时还包括腕掌关节的准备和融合。大多数医生喜欢内固定板固定，此外也可采用髓内装置固定。

二、预期

对于创伤性关节炎，采用加压内固定板进行全腕关节固定术后，98% 的病例可在术后平均 10 周愈合。术后，绝大多数表示满意（91%），会再次选择该手术（96%），认为应该早些进行此手术（91%）[1]。握力达到健侧手的 77%~83%[2]。然而，多数患者会出现部分疼痛残留和工作受限[3]。这些在术前告知时尤为重要。

三、适应证

- 腕间和（或）桡腕关节的创伤性关节炎，包括舟骨骨折不愈合、舟月分离或 Kienböck 病导致的退变性腕骨塌陷。
- 伴有不稳的炎症性腕关节疾病，包括类风湿关节炎。
- 创伤、感染或肿瘤导致的骨质缺损。
- 作为全腕关节融合术、部分腕骨融合术、近排腕骨切除术、桡骨远端固定术或全腕关节成形术失败后的补救手术。
- 脑瘫等瘫痪患者。

四、禁忌证

- 由于对活动要求高或为了增强手指运动而需要保留腕关节活动度的患者。一些笔者认为双腕关节融合是相对禁忌证。

- 感染急性期。

五、特殊注意事项

- 术前可能同时存在腕管综合征，却被创伤或腕关节的关节炎所掩盖。此外，全腕关节融合术后高达 10% 的患者可出现腕管综合征[1]。全腕关节融合后由于术后的水肿会导致症状加重。完善的术前查体应该包括腕管综合征的相关检查，必要时在术中进行腕管的松解。
- 要考虑到术后的尺腕撞击，尤其对于炎症性关节或术前存在尺骨正变异的病例。对于类风湿关节炎的患者，术前应该考虑到要切除尺骨远端。

六、特殊说明、体位和麻醉

- 仰卧位，患肢伸展于手桌上。
- 除全身麻醉外，开始也可单纯采用没有肾上腺素的 0.5% 布比卡因 20ml。多数情况下也可采用区域阻滞麻醉，但常常很难获得良好的术中镇痛。
- 骨间背侧神经切断术可缓解部分术后疼痛。

七、技巧、要点和经验教训

- 阶梯状切开伸肌支持带可便于闭合伤口。
- 尽管极少采用，但必要时可切除三角骨以减少尺侧撞击，同时也可作为骨移植物。
- 不建议采用重建钢板，因为其固定强度欠佳。
- 在融合前先去除舟骨、月骨和三角骨，优点如下[4]。
  - 去除的骨质可在融合时作为骨移植物填充。
  - 理论上，减少需要融合的关节软骨骨块的数量，可减少不愈合的风险。
  - 理论上可以减少腕尺侧偏斜。
  - 此操作简单，特别适用于已行近端腕骨切除术（proximal row carpectomy，PRC）或痉挛性瘫痪的患者。
  - PRC 后，建议采用自体骨移植。
  - 桡腕关节和腕间关节去皮质。

- 如果需要自体骨，可取胫骨近端骨质。
- 对于年轻患者，一些学者倾向于不切除近排腕骨，以免影响融合后的腕高。此时，可以植骨，但并非一定要植骨。
- 其他要点如下。
  - 内固定板远端达第三掌骨，同时固定头状骨。
  - 采用预弯的腕关节融合内固定板。
  - 在桡骨远端做一骨槽以放置内固定板。确保内固定板放置在桡骨远端中央，腕关节轴线无偏斜。

八、难点

- 无论是正位还是侧位投照，都需要将内固定板放置在掌骨的中心。此外，内固定板要足够长，以便能在掌骨上置入 3 枚螺钉。在桡骨上置入加压螺钉之前，先将内固定板与掌骨固定。这样会减少掌骨固定不佳的风险，并能避免内固定板近端固定时出现旋转。
- 内固定板可能无法被放置在腕骨和桡骨远端背侧良好的解剖位置上。此时，可在桡骨背侧做一骨槽以使板与骨更加贴合。
- 内固定板放置后可能导致无法在头状骨上置入螺钉。此时，可放弃在腕骨上置入螺钉。如果仍选择在腕骨上置入螺钉，建议使用单皮质锁定螺钉，因为双皮质螺钉可能会突入腕管内。
- 如果既不行 PRC，也不行尺骨远端切除，那么在融合时就必须将月骨放置在桡骨远端的月骨凹内，否则会导致腕尺侧偏斜。

九、关键手术步骤

- 上臂止血带充气至超过收缩压 13.3kPa。
- 以 Lister 结节为中心做长 15cm 切口（长度要足以放置选择的内固定板）。沿拇长伸肌（extensor pollicis longus，EPL）腱切开伸肌支持带。用自动拉钩将 EPL 牵向桡侧。在手术结束时，要将 EPL 置于伸肌支持带浅面（图 57-1）。

- 自桡骨远端锐性掀起第四和第五鞘管，以便更好地显露尺侧的腕骨。纵向切开腕关节囊，直达第三掌骨（图 57-2）。

- 将桡腕关节（桡舟关节和桡月关节）和腕间关节（舟头、头月、头钩和月钩关节）去除皮质（图 57-3 和图 57-4）。

  - 必要时可以显露第二和第三腕掌关节，并用小磨钻和咬骨钳去除皮质骨达松质骨，但这并非绝对必要。如果有关节炎性改变，常需此项操作。

- 可能需要对 Lister 结节、桡骨干骺端或腕骨背侧进行截骨，以便更好地放置内固定板。可保留截下的骨质，填塞入融合部位。此时，在桡骨的干骺端可以取些松质骨作为移植物。此外，也可能需要在其他部位另取移植骨。

- 内固定板的选择。内固定板可以是直的，也可以做成 5°～15° 的弧度弯向背侧。轻微的

背伸有利于抓握。用折弯器可将 3.5mm 的有限接触动态加压板（limited contact dynamic compression plate，LC-DCP）预弯至合适的背伸角度。在桡骨干上使用 3.5mm 螺钉、在掌骨上使用 2.7mm 螺钉的固定板是最理想的（图 57-5）。大多数预弯的腕关节融合专用板为不锈钢材质，可锁定。笔者常采用此种内固定板。在掌骨和桡骨干上，锁定螺钉并非必要，但在以下方面仍有优势。

- 为腕骨提供单皮质固定。

- 在翻修或有明显骨缺损的病例进行骨移植（髂骨翼的自体骨，或股骨头的同种异体骨）。

- 用 2.0mm 钻在掌骨钻孔后拧入 2.7mm 自攻螺钉，固定钢板。再置入第 2 枚螺钉。钢板良好中置在掌骨上后，置入其他掌骨螺钉和头

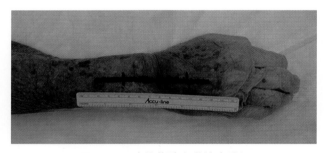

▲ 图 57-1　腕关节融合术的皮肤切口

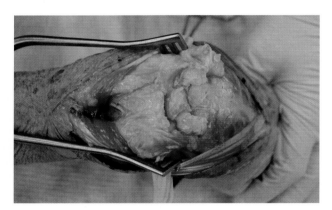

▲ 图 57-3　切开腕背侧关节囊，显露腕骨

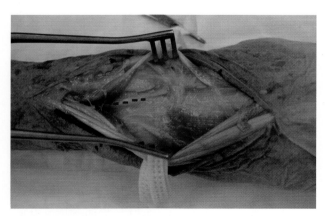

▲ 图 57-2　牵开第二、第三、第四、第五腕背鞘管显露腕背侧关节囊，在切断骨间背侧神经终末支之前对其进行显露

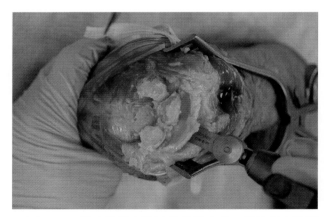

▲ 图 57-4　用咬骨钳去除腕骨的骨皮质，用摆锯去除桡骨的关节面

状骨的螺钉。在桡骨上做一滑槽。用 2.5mm 钻在桡骨干上钻偏心孔后，拧入 3.5mm 螺钉进行加压。通常，掌骨和桡骨干各置入 3 枚螺钉（图 57-5 至图 57-11）。

- 如果需要 PRC，舟骨近端及月骨、三角骨都要去除，残留的表面要去除皮质（图 57-12 和图 57-13）。
- 最后，如果可以，关闭关节囊。将第四鞘管

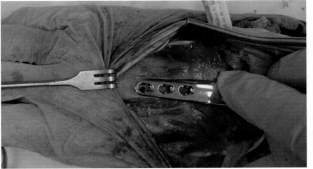

▲ 图 57-5　最远端的螺钉位置标记在第三掌骨上

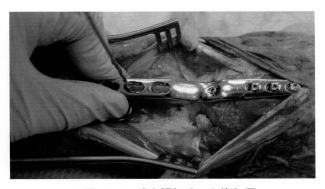

▲ 图 57-8　偏心螺钉孔可允许加压

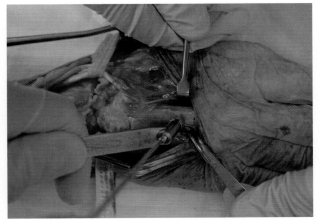

▲ 图 57-6　移开内固定板，在远端的掌骨上钻孔，确保螺钉置于掌骨的中央

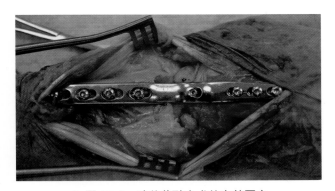

▲ 图 57-9　腕关节融合术的完整固定

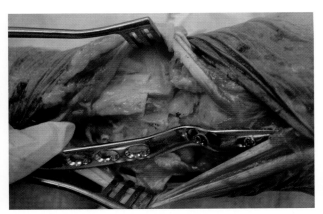

▲ 图 57-7　完成内固定板与掌骨的固定，在头状骨上置入 1 枚锁定螺钉，用摆锯在桡骨远端做一骨槽以放置预弯内固定板的弧形部位

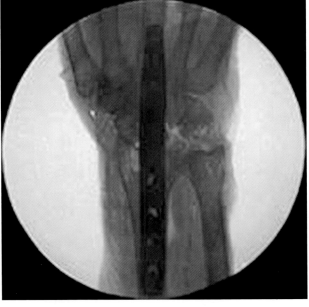

▲ 图 57-10　全腕关节融合术的前后位 X 线

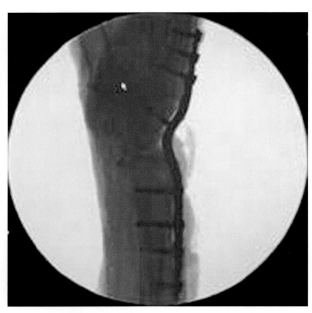

▲ 图 57-11　全腕关节融合的侧位 X 线

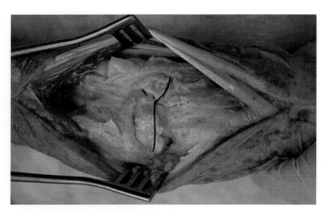

▲ 图 57-12　近排腕骨切除腕关节融合的切除标记线
舟骨腰部切除，头状骨的头部、月骨和三角骨都去除

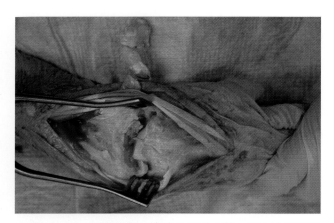

▲ 图 57-13　近排腕骨切除腕关节融合前，要去除残留腕骨的皮质

放回桡骨远端表面，用可吸收缝线修复腕背支持带。EPL 要转位。松止血带后要止血。用 4-0 尼龙线缝合皮肤。放置引流管。在掌侧应用石膏或支具。

- 术后护理：术后次日出院。鼓励患者带着支具主动活动手指。术后 10～14 天拆线，更换短臂支具。一般术后 6 周拆除外固定，患者可逐渐负重。术后 12 周，只要 X 线无松动迹象，即可无限制地正常使用。

十、挽救和补救措施

- 骨量减少或骨折：此时可应用锁定钢板。此外，如果第三掌骨由于骨折质量不佳，或已经有跨越至桡骨远端的钢板，可使用第二掌骨进行固定。如果术中出现桡骨远端骨折，可使用更长的 3.5mm 的 LC-DCP。从髂骨嵴、桡骨远端、尺骨近端或胫骨近端取骨进行自体骨移植有助于融合。笔者喜欢在胫骨近端取骨移植。骨缺损量大（如创伤或全腕关节融合失败）时，可采用股骨头的同种异体骨。
- 对于晚期炎症性病变，可从第三掌骨向桡骨远端打入 1 枚斯氏针来纠正腕骨的尺偏。可切除尺骨小头用作骨移植。此外，也有一些髓内的固定装置同样可以融合腕关节。笔者常喜欢采用传统的背侧加压钢板。

十一、陷阱

- 如果双侧皮质螺钉太长，可激惹掌侧肌腱；掌骨背侧的钢板也可激惹背侧的肌腱（19%[1]）。早期主动活动手指，小心剥离第四鞘管，可以减少肌腱激惹或断裂的风险。如果术后首次复诊时在腕关节仍有外固定的情况下手指的活动范围仍没有恢复，就需要进行正规的治疗。
- 术后持续疼痛可能与反射性交感神经营养不良有关，也可能无明显原因。切口和钢板避开桡神经，将螺钉良好地陷入钢板，可减少对桡神经和其他皮神经的激惹。也可以在术中对骨间后神经进行去神经处理。

- 邻近某个关节的关节炎可能会出现疼痛，导致钢板松动，尤其是腕掌关节。因此，如果术前有症状，可以考虑术中将第二和第三腕掌关节一起融合。

- 如果钢板合适，一般不需要取出钢板。如果需要取出，至少要等到手术 12 个月之后。

参考文献

[1] Hastings H, II, Weiss AP, Quenzer D, Wiedeman GP, Hanington KR, Strickland JW. Arthrodesis of the wrist for post-traumatic disorders. J Bone Joint Surg Am. 1996; 78(6):897–902

[2] Bolano LE, Green DP. Wrist arthrodesis in post-traumatic arthritis: a comparison of two methods. J Hand Surg Am. 1993; 18(5):786–791

[3] Adey L, Ring D, Jupiter JB. Health status after total wrist arthrodesis for post-traumatic arthritis. J Hand Surg Am. 2005; 30(5):932–936

[4] Louis DS, Hankin FM, Bowers WH. Capitate-radius arthrodesis: an alternative method of radiocarpal arthrodesis. J Hand Surg Am. 1984; 9(3):365–369

第 58 章 近排腕骨切除
Proximal Row Carpectomy

Laura Lewallen　Dawn M. LaPorte　著

许娅莉　于亚东　译

摘 要

近排腕骨切除是治疗晚期腕关节炎的术式之一。它效果可靠并能保留一定的活动度。此处阐述了手术操作和技巧。不建议对有腕中关节炎的患者采用近排腕骨切除，尤其是累及头状骨，或月骨窝有退行性病变时。

关键词

近排腕骨切除，舟骨不愈合性进行性塌陷，舟月骨进行性塌陷，腕关节炎，Kienböck 病

治疗晚期腕关节炎有很多种术式，包括腕去神经支配术、近排腕骨切除、舟骨切除和四角融合术、全腕关节置换术、腕关节融合术。

一、主要原则

治疗方式的选择要基于患者的年龄、功能需求、关节炎的部位和病变类型、预期疗效。近排腕骨切除（proximal row carpectomy，PRC）是一种可靠并可以保留一定活动度的手术，因此常用于较年轻的患者（范围 35—40 岁）[1-3]。

二、适应证

- 晚期舟月骨进行性塌陷（Ⅱ期）（图 58-1）或舟骨不连进行性塌陷（Ⅱ期，或不累及头月关节的Ⅲ期）。
- Kienböck 病（Ⅲ期或Ⅳ期）。
- 类风湿关节炎。

三、禁忌证

近排腕骨切除不适用于存在腕中关节炎的患者，尤其是累及头状骨，或在月骨窝有退行性变的情况。桡舟头韧带损伤的患者也不适宜做该手术。

四、特殊注意事项

术前需要拍摄腕关节 X 线（后前位、侧位和斜位），评估关节病变的部位和严重程度。CT 有助于进一步评估，尤其是在评估腕中关节时更为有用。其表现与患者的病史和物理检查所见相一致。

五、特殊说明、体位和麻醉

患者采取仰卧位，患肢置于手桌上。采用全麻或静脉麻醉，也可辅助采用区域组滞麻醉。

六、技巧、要点和经验教训

成功进行腕骨切除术需要各种各样的器械。带有螺纹的针可作为操纵杆。用骨凿或骨膜剥离

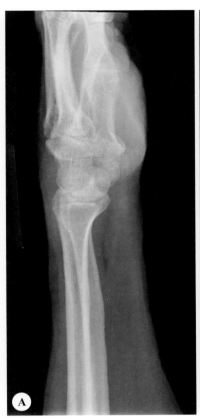

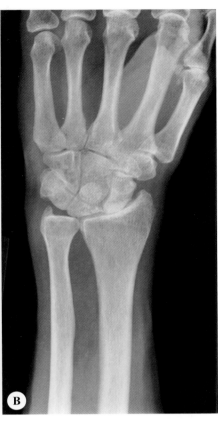

◀ 图 58-1 术前 X 线（后前位和侧位）显示舟月骨进行性塌陷型关节炎

器撬开骨质，咬骨钳咬除月骨和（或）舟骨骨质。骨膜剥离器可保护头状骨近端的关节软骨面不被伤及。牵引远端或在掌侧放置卷好的巾单会显露得更好。注意保留桡舟头韧带的连续性，这非常重要。根据情况决定是否切除桡骨茎突以防撞击。

七、关键手术步骤

在桡腕关节背侧中心做纵向切口，恰在 Lister 结节的尺侧（图 58–2）。此切口可允许进一步延长，如果以后需要做其他手术（如腕关节融合术）也可采用，比横向切口有优势。注意保护桡神经和尺神经背侧的感觉支。

掀起皮瓣，显露背侧支持带。在 Lister 结节尺侧、拇长伸肌腱上方切开支持带，向远端追踪 EPL，沿其鞘管切开（图 58–3）。向尺侧掀起第四鞘管的底部，并在其桡侧辨认骨间背神经，将其切除少许以缓解疼痛。从 Lister 结节向桡侧掀起第二鞘管。

此时一定要看到腕关节囊的纤维，并与其浅

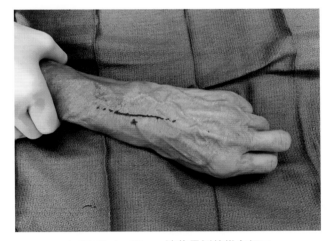

▲ 图 58–2 Lister 结节尺侧的纵向切口

层支持带相区别。关节囊切开有很多种方式。

- 保留背侧韧带的切口 [4]（图 58–4）。
- 纵切口。
- H 形或 T 形瓣。
- 远端为蒂的 U 形瓣。

笔者常采用 T 形切口。不论采取何种切口，一定不要伤及桡动脉的背侧支。

切开关节囊后，便可看到头状骨和月骨窝的关节面。如果各个面都有关节炎，PRC 并不适宜。如果头状骨近端有关节炎，舟骨切除、四角融合可能更好。如果月骨窝有退变，建议行腕关节融合（或关节成形术）。

如果可能，目标是将三角骨、月骨和舟骨整体切除，但操作起来非常困难，可能需要将其咬碎再取出。远端牵引和掌侧放置一个卷好的巾单有助于术野的显露。在切除的过程中，可用有螺纹的斯氏针或克氏针［0.062 英寸（1.575mm）］作为操纵杆，持住腕骨（图 58-5）。要注意保护掌侧的韧带，尤其是桡舟头韧带，它在腕骨切除后能维持稳定。

通过摄 X 线片确认所有的骨质均已去除，头状骨要坐落在月骨窝上（图 58-6A）。将腕关节尺偏，确认无脱位（图 58-6B），说明桡头韧带完好无损。如果担心大多角骨与桡骨茎突撞击，可将茎突切除（图 58-6C）。此时，可用骨凿凿除约 5mm 的桡骨茎突，注意勿伤及桡舟头韧带。

闭合关节囊。有人可能会将伸肌支持带在伸肌腱深面缝合，这样可以保护伸肌腱，对类风湿关节炎患者尤为重要。

八、挽救和补救措施

- 如果腕骨切除后出现尺侧移位，说明桡舟头韧带有损伤，此时需要对桡骨远端和头状骨间进行固定。
- 如果术中发现头状骨近端有微小的磨损，可将关节囊填塞入间隙。
- 如果有腕中关节炎，建议行舟骨切除和四角融合。
- 如果月骨窝有退变，建议行腕关节融合。

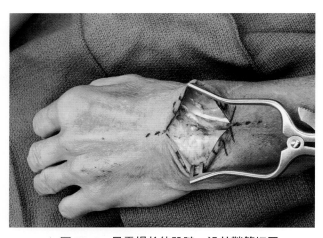

▲ 图 58-3　显露拇长伸肌腱，沿其鞘管切开

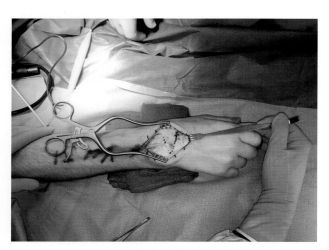

▲ 图 58-4　保留韧带的背侧关节囊切口

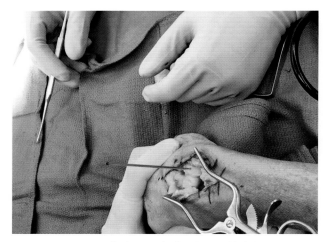

▲ 图 58-5　在腕骨切除时用克氏针作为操纵杆

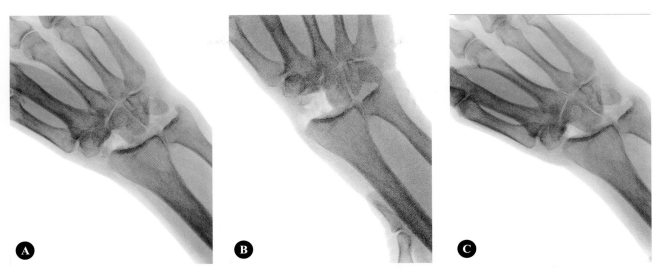

▲ 图 58-6　**A.** 术中切除腕骨后进行透视，后前位片评估头状骨是否位于月骨窝内；**B.** 尺偏位用于确认有无腕骨移位 / 半脱位；**C.** 桡偏位评估大多角骨与桡骨茎突是否有撞击

参 考 文 献

[1] Brinkhorst ME, Singh HP, Dias JJ, Feitz R, Hovius SER. Comparison of activities of daily living after proximal row carpectomy or wrist four-corner fusion. J Hand Surg Eur Vol. 2017; 42(1):57–62

[2] Chim H, Moran SL. Long-term outcomes of proximal row carpectomy: a systematic review of the literature. JWrist Surg. 2012; 1(2):141–148

[3] Wall LB, Didonna ML, Kiefhaber TR, Stern PJ. Proximal row carpectomy: minimum 20–year follow-up. J Hand Surg Am. 2013; 38(8):1498–1504

[4] Berger RA. A method of defining palpable landmarks for the ligamentsplitting dorsal wrist capsulotomy. J Hand Surg Am. 2007; 32(8):1291–1295

第 59 章　舟骨切除和四角融合
Scaphoidectomy and Four-Corner Fusion

David R. Steinberg　Oded Ben-Amotz　著

许娅莉　于亚东　译

摘　要

若患者需要保留活动度的手术来治疗某种创伤后的腕关节炎，舟骨切除结合腕骨融合是个不错的选择，主观和客观效果都很好。本章叙述了该术式的适应证和禁忌证，并详细描述了手术步骤，包括三种最流行的固定手术。

关键词

腕关节炎，SLAC，腕骨融合，四角融合，舟骨切除

当患者需要行保留关节活动度的手术来治疗某种创伤后腕关节炎时，舟骨切除和四角融合是非常常用的术式，主客观结果都很好。

一、主要原则

当存在头 – 月骨的关节炎，或患者比较年轻（小于 40 岁），采用舟骨切除和四角融合更优于近排腕骨切除。融合时可用克氏针、融合钉、无头加压螺钉或腕间融合钢板[1]。

二、期望

患者要有保留 50%～60% 正常腕关节活动度的愿望。握力一般会改善至健侧的 80%。完全恢复时间较长，需要 6～12 个月[2-5]。

三、适应证

适应证为 2 期或 3 期舟月骨进行性塌陷和舟骨不连进行性塌陷。此外，其他不常见的适应证还包括桡腕关节炎、某些形式的腕关节不稳、软

组织重建失败。前提是桡月关节尚好。

四、禁忌证

禁忌证为桡月关节炎、Kienböck 病、患者要求一次手术完成治疗、晚期关节炎伴活动度严重受限。

五、特殊注意事项

X 线片：后前位、侧位、尺偏位和握拳位一般足以做出诊断，能发现舟骨的过度屈曲，舟月间隙增宽和桡腕和（或）腕中关节炎（图 59-1）。笔者经常会拍摄健侧腕关节用以对比。如果舟月关节显示不清，可进行 MRI、CT 或腕关节镜检查。

六、特殊说明、体位和麻醉

最好采用区域麻醉结合镇静药物。患者仰卧位，患肢置于手桌上，近侧应用止血带。术者坐于患肢的一侧，便于由近及远在前臂和腕关节背侧进行操作。

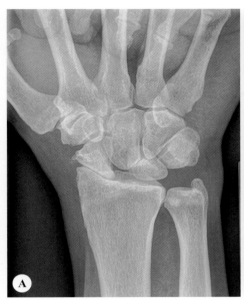
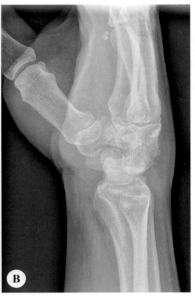

◀ 图 59-1　舟月骨进行性塌陷腕关节炎

A. 后前片显示舟月间隙增大，桡舟关节及头月关节间隙变窄、硬化；B. 侧位可见明显的背侧嵌体不稳定畸形，舟月角 90°，头骨背侧半脱位

七、技巧、要点和经验教训

（一）入路

皮肤切口位于第三伸肌鞘管处，保留第四鞘管处的伸肌支持带，这样会最大程度减少术后的手指僵硬。切断骨间后神经，可减少术后疼痛。

（二）关节切开

腕背侧关节囊包括背侧桡腕（dorsal radiocarpal ligament，DRC）韧带和共同止于三角骨的背侧腕间（dorsal inter-carpal ligament，DIC）韧带。做一近端为基底的 T 形切口或保留韧带的切口切开关节[6]。助手纵向牵引，使腕骨间间隙增宽，可最大程度显露月骨和三角骨。

（三）舟骨切除

应尽量试行将舟骨整体切除。在舟骨上采用带螺纹的克氏针或针对腕骨的开瓶器样螺旋杆作为操纵杆会方便操作。操作完成后，要确保掌侧桡腕韧带完好。必要时也可将舟骨分块咬除。

（四）桡骨茎突切除术

如果有明显的退变，或在桡偏时与大多角骨有撞击，应行桡骨茎突切除术。

（五）骨移植

腕间关节融合需要的移植骨可取自切除的舟骨（如果正常）、桡骨茎突或桡骨远端的松质骨。

（六）对位

头状骨、月骨对位不良或腕间关节融合板在背侧突出，都会限制腕关节的背伸。背侧的桡骨 – 头状骨撞击可发生在术后 1 年[7]。可因此需要取出钢板或切除桡骨的背侧唇。

八、难点

（一）入路

在第四鞘管深层切开关节，显露三角骨和钩骨。

（二）舟骨切除

可保留舟骨结节的薄层皮质在掌侧关节囊上，只要它在被动活动时不与其他腕骨咬合或撞击。强行将其取出会损伤桡舟头或长桡月韧带，导致不稳[4]。

（三）确保融合

在晚期病例，要处理退变的硬化骨以提高腕骨间的融合率，尤其是月骨和头状骨。如果无法取出所有的硬化骨，术者需要利用微骨折技术，用钻或克氏针在骨上钻孔。

九、关键手术步骤

切口位于桡腕关节背侧中线、Lister 结节尺侧。掀起软组织瓣，辨认并保护桡神经皮支。在第三背侧鞘管处打开伸肌支持带，转位拇长伸肌腱（图 59-2），并向桡侧和尺侧掀起。保留第二、第四和第五鞘管。牵开伸肌腱，在第四鞘管基底寻及 PIN，将其远端切除 1～2cm（图 59-3）。依术者习惯切开关节（图 59-4），检查桡月关节并确定无退行性改变。舟骨切除时，保留掌侧关节囊和桡腕韧带。必要时切除桡骨茎突。在月骨背侧置入 1 枚 0.062 英寸（1.575mm）克氏针作为操纵杆。显露腕中关节，去除月骨远端和头骨近端的软骨（图 59-5）。去除月三角（lunotriquetral，LT）和三角钩（triquetral-hamate，TH）关节的软骨做准备。软骨去除不足可导致延迟愈合或不愈合。在植骨前要充分冲洗关节。将自体骨或同种异体骨置入间隙后再固定。头钩（capitohamate，CH）关节相对而言无明显活动，一些术者在此间隙选择

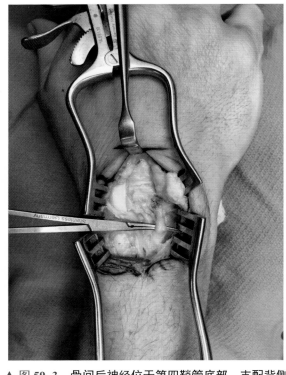

▲ 图 59-3 骨间后神经位于第四鞘管底部，支配背侧关节囊。骨间后神经神经切断术可减轻术后疼痛

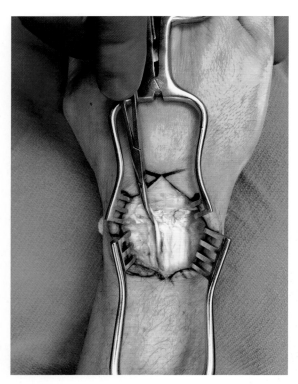

▲ 图 59-2 腕关节背侧经第三伸肌鞘管的切口，保留了第二和第四背侧伸肌支持带（弯钳处为切开鞘管的拇长伸肌腱）

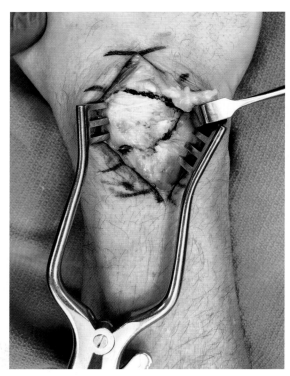

▲ 图 59-4 桡侧为基底，切开关节囊，保留腕背韧带远端切口平分背侧腕间韧带，尺侧斜切口平分背侧桡头韧带，第三部分切口沿着桡舟关节切开

不植骨。完成关节准备后，应用月骨的操纵杆纠正腕背伸不稳定畸形；屈曲月骨，使其纵轴与头骨的轴线一致（月骨常容纳 2/3 的头状骨），透视验证。此时，如果最终采用克氏针固定，则需将多枚 0.045 英寸（1.143mm）克氏针贯穿所有需要融合的关节（经皮或经背侧切口）（图 59-6A）。常常将其针尾剪断埋于皮下。如果术者选择螺钉

或钢板进行固定，则先用克氏针对月骨、头骨和三角骨进行临时固定。一些术者还从桡骨远端至月骨另打入 1 枚斜行的克氏针，以维持复位。如果采用无头加压螺钉，则要求 1 枚跨越头月关节，另外 1 枚跨越月三角或三角头关节（图 59-6B）。有些术者会在头钩关节再拧入 1 枚螺钉。如果选用腕间关节融合板进行固定（图 59-7），必须要做好腕骨的准备，使钢板与背侧皮质平齐，否则会因为钢板与桡骨远端撞击而导致腕关节背伸受限。一旦术中证实固定牢固，则去除之前的临时固定克氏针（图 59-8）。用不可吸收缝线闭合背侧关节囊和支持带（如有必要），拇长伸肌转位至皮下，然后缝合皮下组织和皮肤。使用掌侧腕关节支具。推荐的术后处理见框 59-1。

十、挽救和补救措施

极少情况下，术者可能会遇到仅凭术前影像片无法预测的桡月关节炎。因此，在术前，术者需要告知患者，如果存在更广泛的关节炎，可能需要全腕关节融合，并准备好合适的固定物。如果患者坚持保留腕关节活动度，术者可考虑在桡骨和月骨间关节填塞关节囊，或进行全腕关节成形术，尽管该术式的长期效果尚未知。

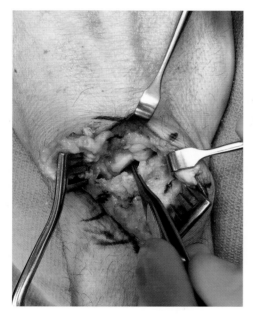

▲ 图 59-5 掀起关节囊瓣，显露腕骨，见头状骨近端的关节软骨几近完全缺失（如镊子所示）

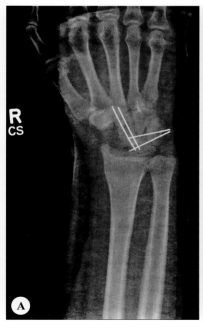
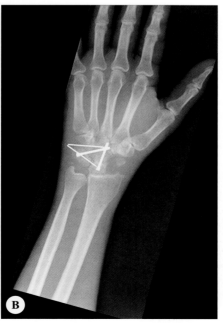

◀ 图 59-6 可选择的固定技术
A. 多枚 0.045 英寸（1.143mm）克氏针固定月骨、头状骨、三角骨和钩骨；B. 中空无头螺钉主要固定月骨、头状骨、三角骨（本章的笔者 DRS 不再增加图中的克氏针固定）

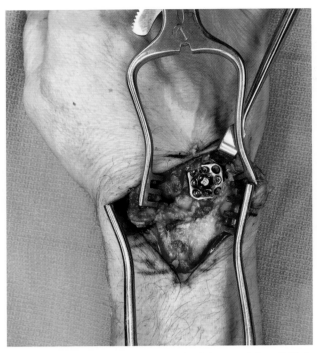

▲ 图 59-7 进行四角融合的腕骨间融合板，锁定和非锁定螺钉相结合

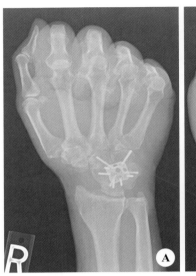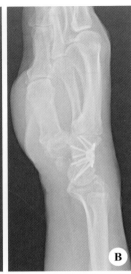

▲ 图 59-8 舟骨切除、四角融合术后 6 个月的后前位（A）和侧位（B）X 线

A. 月骨窝和通过月骨的融合部分之间的关节对应关系；B. 钢板要陷进去，以防腕背侧撞击。尽管此例患者的背侧嵌合体不稳定畸形尚未完全纠正，但患者已获得了有功能且无痛的背伸活动

框 59-1　术后建议

- 支具固定至术后 7~10 天，更换短臂石膏，再根据融合方式的不同，固定 3~8 周。
- 石膏固定时，鼓励手指和 MCP 关节自由活动。
- 过早的腕关节活动度训练可导致固定物失效；钢板或螺钉固定非常牢固，可允许早期活动，但克氏针固定需要彻底的制动直至将其拔除。
- 系列 X 线可使术者跟踪腕间融合的进程。当仅用克氏针固定时，要在 X 线显示有融合迹象时将其去除，一般需要 8 周左右。
- 术后 12 周开始进行力量训练。
- 最佳的恢复要等到术后 1 年，要在术前告知患者。

MCP. 掌指

参考文献

[1] Vance MC, Hernandez JD, Didonna ML, Stern PJ. Complications and outcome of four-corner arthrodesis: circular plate fixation versus traditional techniques. J Hand Surg Am. 2005; 30(6):1122–1127

[2] Cohen MS, Kozin SH. Degenerative arthritis of the wrist: proximal row carpectomy versus scaphoid excision and four-corner arthrodesis. J Hand Surg Am. 2001; 26(1):94–104

[3] Dacho AK, Baumeister S, Germann G, Sauerbier M. Comparison of proximal row carpectomy and midcarpal arthrodesis for the treatment of scaphoid nonunion advanced collapse (SNAC-wrist) and scapholunate advanced collapse (SLAC-wrist) in stage II. J Plast Reconstr Aesthet Surg. 2008; 61(10):1210–1218

[4] El-Mowafi H, El-Hadidi M, Boghdady GW, Hasanein EY. Functional outcome of four-corner arthrodesis for treatment of grade IV scaphoid non-union. Acta Orthop Belg. 2007; 73(5):604–611

[5] Ben Amotz O, Sammer DM. Salvage operations for wrist ligament injuries with secondary arthrosis. Hand Clin. 2015; 31(3):495–504

[6] Berger RA, Bishop AT, Bettinger PC. New dorsal capsulotomy for the surgical exposure of the wrist. Ann Plast Surg. 1995; 35(1):54–59

[7] Ashmead D, IV, Watson HK, Damon C, Herber S, Paly W. Scapholunate advanced collapse wrist salvage. J Hand Surg Am. 1994; 19(5):741–750

第60章 尺骨远端部分切除：Wafer 手术和半切手术
Partial Distal Ulna Resection (Wafer, Hemiresection)

Jason D. Wink   Ines C. Lin   著

许娅莉 于亚东 译

摘　要

尺骨远端部分切除可以用来治疗尺侧撞击综合征和桡尺远侧关节炎。Wafer 手术包括去除尺骨远端的一小部分，以减少在尺侧撞击综合征时尺腕关节间的负荷。尺骨半切术包括去除 DRUJ 的尺骨部分，保留尺骨茎突和三角纤维软骨复合体，用来治疗 DRUJ 炎或对应不良。两种手术均不需要截骨愈合，都能保持 DRUJ 和尺腕关节的稳定结构。对符合手术适应证的患者，都能减轻疼痛并改善活动度。

关键词

Wafer 手术，尺骨半切术，尺侧撞击综合征，桡尺远侧关节炎

一、Wafer 手术

（一）概述

尺骨远端的 Wafer 手术为治疗尺侧撞击或腕尺侧偏斜综合征的一种方法。临床上如果出现尺腕关节负荷过大即可诊断该病。其常常由尺骨正变异导致，但也可发生于尺骨负变异或尺骨长度正常的腕关节[1]。患者可表现为腕尺侧痛、活动度减小和抓握无力。尺骨正变异可出现在正常患者、创伤后桡骨远端畸形愈合桡骨短缩患者、先天畸形（如 Madelung 畸形）或多发内生软骨瘤的患者。此术式包括切除尺骨最远端部分，同时保留三角纤维软骨复合体的隐窝附着部。可通过开放手术、关节镜或两者结合来进行。

（二）主要原则

Wafer 手术可在不需要截骨愈合或内置物固定的情况下减少尺腕关节负荷[2]。已有研究证实，尺骨长度无变异时，腕关节应力的 18% 集中在尺腕关节，尺骨长度长 2.5mm，通过尺腕关节的应力增加至 41.9%[3]。三角纤维软骨复合体（triangular fibrocartilage complex，TFCC）损伤常伴有由于尺骨和月骨、三角骨之间的长期负荷而出现的尺侧撞击，在术中可以一并解决。Wafer 手术并不能处理桡尺远侧关节的病变，如关节炎。

（三）期望

已证实 Wafer 手术可减轻轻度腕尺侧撞击综合征患者的疼痛，改善腕关节活动度和握力[4]。与尺骨短缩截骨术相比，两种术式均可获得有功能的腕关节活动并缓解疼痛，但尺骨短缩截骨术常常需要去除内固定[5]。Wafer 手术术后要回复正常活动至少需要 6 个月，并且无法保证术后能恢复重体力劳动。

（四）适应证

Wafer 手术适用于由于尺侧撞击综合征而出现腕尺侧疼痛的患者。该疼痛常因用力握拳、前臂旋前和尺偏而加重。临床查体发现腕背侧肿胀、尺腕关节和三角骨触痛、活动度降低。必须排除其他导致腕尺侧疼痛的因素，如月三角病变、桡尺远侧关节（distal radioulnar joint，DRUJ）炎、DRUJ 不稳、钩骨钩损伤、尺侧腕伸肌腱半脱位、豆三角关节损伤或关节炎。影像学首先要有腕关节三个角度的 X 线，明确是否有尺骨正变异（图 60-1）和可能存在的月骨和（或）三角骨的囊性变。尺侧撞击常伴有 TFCC 的撕裂[6]可以进行 MRI 或关节镜检查。一个成功的 Wafer 手术中，远端尺骨去除的部分不要超过 4mm，否则会损失与乙状切迹相接触的尺骨小头大部分关节软骨面，牺牲 DRUJ 面。

（五）禁忌证

Wafer 手术不适用于有 DRUJ 或月三角（luno-

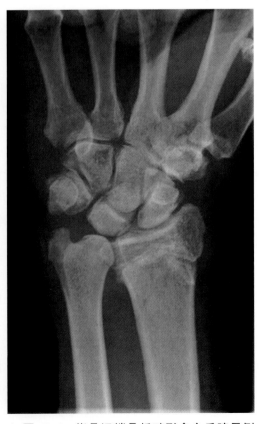

▲ 图 60-1　桡骨远端骨折畸形愈合后腕尺侧痛，腕关节前后位 X 线显示尺骨正变异

triquetral，LT）不稳或 DRUJ 炎的患者，因为该术式并不处理此类病变。如需要切除超过 4mm 的尺骨远端来纠正尺骨的正变异，则也不适于行尺骨远端的 Wafer 手术。

（六）特殊注意事项

拍摄腕关节三个角度的 X 线，前臂中立位时可在腕关节的前后位 X 线上评价尺骨的变异情况。拍摄时需要肩关节外展 90°，肘关节屈曲 90°，前臂和手掌平放在 X 线盒上。真正的前后位 X 线可以辨认出尺侧腕伸肌（extensor carpi ulnaris，ECU）沟的位置恰好在尺骨茎突长轴的桡侧。测量方法：在桡骨远端掌侧缘画一条垂直于其纵轴的线，此线与尺骨小头隆起部的皮质缘之间的距离即为尺骨的变异。患者用力握拳或前臂旋前时可表现为 X 线的尺骨正变异增大。前臂旋前时，尺骨的高度会比中立位时增加平均 0.4mm，无临床意义[7]，但在旋前位、用力握拳时尺骨的高度可平均增加 2mm[8]。可拍摄对侧腕关节片以对比。后前位片上常看到的月骨、三角骨和尺骨远端的囊性变、骨赘是长期尺侧撞击的继发性改变。也可看到 DRUJ 和 LT 的间隙。增宽或对应关系不良或掌侧嵌合体不稳定（volar intercalated segmental instability，VISI）畸形与不稳定有关，会导致其他的腕关节疼痛，此时，不能单纯行 Wafer 手术。

MRI 有助于在手术干预前明确 TFCC 的状态。尺骨和腕骨 T₂ 信号增强显示有水肿，与关节的负荷和应力增加有关。如果怀疑有 TCC 损伤，但常规 MRI 并未明确，可以行磁共振关节造影，对 TFCC 损伤更为敏感[9]。

（七）特殊说明、体位和麻醉

Wafer 手术可在全身麻醉或上肢区域性神经阻滞麻醉结合麻醉监测下进行。患者在手术台上，上肢外展 90°，前臂旋前，腕关节背侧切口。切口前上臂止血带充气，减少出血，使视野清晰。可使用迷你 C 臂透视机确认切口位置和 Wafer 截骨的程度。可使用精良的摆锯、磨钻或手持式骨凿进行截骨。

也可使用腕关节镜器械、牵引塔来进行关节镜诊断，从尺侧撞击综合征常见的 TFCC 中央缺损区用磨钻去除尺骨远端。如果 TFCC 未穿孔，是否可以进行 Wafer 手术，目前尚有争议。

（八）技巧、要点和经验教训

尺骨远端切口一定要找到尺神经背侧感觉支。它位于皮下组织内，在贵要静脉深面。将其轻柔地从术野牵开保护。透视有助于辨认去除骨质的宽度，以确保不累及 DRUJ，同时又要足够。勿伤及 TFCC 的隐窝止点和 ECU 的腱鞘基底，以保留 DRUJ 和尺侧腕骨的稳定性。

（九）难点

Wafer 手术要通过开放或关节镜入路达到尺骨远端。必须要辨认尺神经背侧支，并将其从术野牵开以防误伤。

在开放切口显露远端尺骨时，一定要保留 TFCC 在隐窝的止点和 DRUJ 韧带，以维持 DRUJ 的稳定性。如果发现损伤了这些结构，就一定要修复，否则 Wafer 手术并不成功。闭合关节囊时要使 TFCC 张力合适。

一旦显露了所有重要结构，就可以通过透视来验证 Wafer 手术。既要切除足够的骨质，又不能牺牲 DRUJ，这点非常重要。如果截骨时出现了尺骨茎突骨折和 DRUJ 的不稳定，要用针或其他装置进

行固定，术后方案要随之改变，以利骨折的愈合。

（十）关键手术步骤

在尺腕关节水平，以 DRUJ 为中心做纵向切口，或做一基底在尺侧的 V 形切口。向深层剥离伸肌支持带，小心辨认并保护位于尺骨茎突远端的尺神经背侧感觉支。为了更好地显露术野，必要时可结扎浅静脉。纵行切开第五伸肌鞘管，向桡侧牵开小指伸肌。

以尺侧或桡侧为基底 U 形切开 DRUJ 囊，显露关节和远端尺骨小头。要注意保留 ECU 腱鞘，因为它对 DRUJ 有稳定作用。此时进行透视，做截骨计划。可以使用矢状位的锯、刨刀或骨凿。建议从靠近或平行于尺骨茎突的最尺侧开始截骨，以避免出现茎突骨折。如果发生骨折，必须用克氏针或穿骨孔的钢丝进行固定。截骨开始后，在尺骨远端向其桡侧缘小心截除扁平的部分骨质，注意保留 TFCC 的止点。截骨的厚度为 2～4mm，以达到轻度的尺骨负变异的水平（图 60-2 至图 60-4）。截骨完成后，一次缝合 DRUJ 囊和皮肤。注意张力一定要合适。可以通过透视确认截骨是否足够，将前臂进行完全的旋前、旋后来判断尺骨的高度是否合适，以及 DRUJ 是否稳定。也可在关节镜下进行 TFCC 清理的同时，通过 TFCC 的穿孔进行该手术[10]。

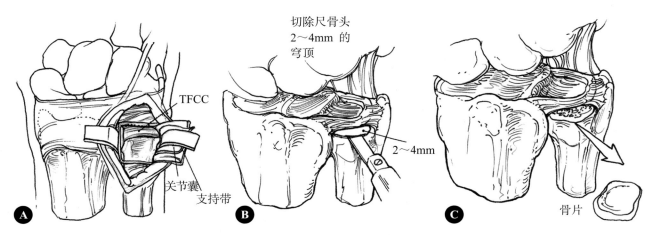

▲ 图 60-2　术中显露 TFCC 和桡尺远侧关节（A）、截骨部位（B）和切除骨片（C）的示意
TFCC. 三角纤维软骨复合体（经许可转载，引自 Baratz M et al. Wrist Surgery Tricks of the Trade. 1st ed. New York, NY: Thieme 2016）

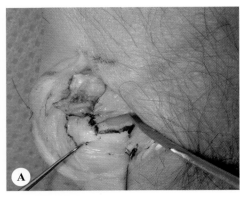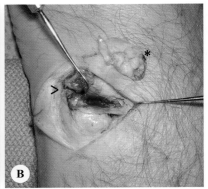

◀ 图 60-3　**Wafer** 手术的术中照片
A. 显露远端尺骨；B. 切除约 4mm 的尺骨。TFCC（＞）已经从尺骨远端牵开，以便切除骨质（＊）。TFCC. 三角纤维软骨复合体（经许可转载，引自 Benjamin Chang, MD）

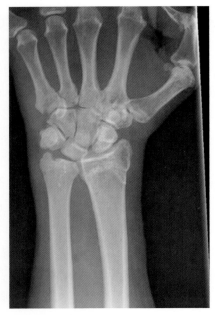

▲ 图 60-4　尺侧撞击综合征 **Wafer** 手术后前后位片，注意尺骨达到了中性变异

术后用支具夹固定 2 周，之后更换为可移除的支具。当旋前、旋后均可达到 45° 时，再改为腕关节掌侧支具。如果固定了尺骨茎突，可能需要更长时间的支具固定使骨折愈合。6 周后不再有特殊的活动限制，但要告知患者完全恢复至少要等到术后 3~6 个月。

（十一）挽救和补救措施

根据 Wafer 手术后可能仍然存在的腕关节病变和症状决定进行相应的处理。如果仍然有尺侧撞击，可以尺骨短缩截骨术来代替 Wafer 手术。最好在术前评估尺骨变异和其他影响骨质愈合的因素，充分权衡后决定。尺骨短缩截骨术的优点

在于操作都在关节外进行，保留了尺骨穹顶部的软骨，可以纠正超过 4mm 的尺骨正变异。缺点在于需要使用内固定物，需要骨质愈合，同一切口内无法处理任何 TFCC 病变，而这些恰恰是 Wafer 手术的优点。

有 DRUJ 炎和（或）不稳时，Wafer 切除术可能会失败，采取其他手术会更好。如果关节镜下截骨不充分，视野不佳，也可以更改为开放 Wafer 手术。

二、尺骨半切关节成形术

（一）概述

DRUJ 的慢性病变可导致创伤后关节炎、感染性关节炎或骨关节炎[11]。如果由于 DRUJ 不匹配或关节病变导致疼痛，可有许多种手术治疗方式。尺骨半切关节成形术是一小类手术，包括切除尺骨的桡侧部分，保留尺骨茎突和隐窝止点，维持 DRUJ 稳定性。若切除的同时填塞肌腱，则在文献中常被称为尺骨半切（hemiresection interposition, HIT）关节成形术。

（二）主要原则

尺骨半切关节成形术是用来治疗 DRUJ 炎并保留 TFCC 附着点的一种术式[12]。去除 DRUJ 尺侧骨赘，使桡骨围绕尺骨转动时无阻挡。可以填塞关节囊或肌腱移植物，维持桡骨和尺骨的解剖关系。

（三）预期

通过去除 DRUJ 的异常病变，同时保留 TFCC

的支持结构，与前臂旋转相关的疼痛会减轻。如果仍存在其他的腕尺侧痛的原因，如 TFCC、LT 韧带损伤，尺骨茎突与腕骨的撞击，则疼痛还会存在。患者力量会有所减小，但期望患者疼痛缓解后会在 3～6 个月恢复正常的活动度。术后制动是必要的，并要在监督下谨慎地进行手、腕和前臂的手法治疗。

（四）适应证

尺骨半切关节成形术可治疗创伤性、退变性或类风湿 / 炎症性 DRUJ 病变[11]。在类风湿病变的早期，尚未累及韧带时效果最佳。桡骨远端骨折畸形愈合，导致乙状切迹变形，继而影响前臂旋转时，也可采用该术式。此时，也可行桡骨远端截骨矫形，由于需要骨质愈合，因此会延长术后病程。尺骨半切成为另一个无须骨质愈合、处理 DRUJ 病变的可供选择的术式。

一定要进行完整、详细的腕关节查体，明确疼痛的部位，排除其他病变。要触诊 TFCC 和 DRUJ，判断是否有与关节病变一致的 TFCC 疼痛。要评估旋前、旋后的活动度。检查者一定要注意有无可触及的弹响或由于 DRUJ 引起的前臂旋转障碍的机械性阻挡。临床上，TFCC 的完整性可通过 TFCC 加压实验来判定，即嘱腕关节尺偏、前臂中立，看是否引发尺骨隐窝处疼痛。琴键征，即通过在尺骨远端背侧向掌侧方向施加压力，就像按下钢琴键一样，用来评估 DRUJ 的稳定性。可以通过在前臂中立、旋前和旋后时对尺骨远端施加掌侧或背侧的应力来判断 DRUJ 是否松弛。

（五）禁忌证

尺骨半切关节成形术不适用于 DRUJ 不稳的患者。例如，晚期的类风湿关节炎由于韧带不稳定，并不适于此手术。有明显尺骨正变异的患者一定要同时进行截骨或肌腱填塞，防止尺骨茎突与腕骨之间出现撞击。

（六）特殊注意事项

拍摄三个角度的腕关节 X 线来判断尺腕关节

和 DRUJ 的对应关系，以及是否存在退行性改变。同时要拍摄健侧以对比。关节炎患者腕关节 AP 位片可显示关节间隙狭窄和（或）骨赘。DRUJ 可不稳定，AP 位关节间隙增宽，或纯侧位片显示尺骨小头相对于桡骨远端而移位。然而，若侧位片不标准，尺骨小头看起来会呈半脱位状，此时需要临床查体来帮助确诊。对于潜在的尺侧撞击，可拍摄尺骨更长的应力或握拳位的腕关节旋前位 AP 片[8]。半切术后，尺骨相对于桡骨的最大位移约为 0.75cm。因此，术前必须仔细评估尺骨的高度，要使残留的尺骨茎突和腕骨之间至少留有 2mm 间隙，以免出现撞击。

当物理检查提示 TFCC 或尺腕韧带损伤时，可进行 MRI 检查明确诊断。这对于术前制定手术计划非常有帮助。

（七）特殊说明、体位和麻醉

此手术可采取全身麻醉或监测下的上肢区域神经阻滞麻醉。患肢置于手桌上，上臂置止血带，肩关节外展 90°，前臂旋前以便于做腕背侧切口。迷你 C 臂有助于确定准确的截骨位置，截骨时可用锯或骨凿。可在截骨术后应用骨锉锉平残留尺骨的骨质。

（八）技巧、要点和经验教训

手术入路时，要辨认和保护皮下组织内的尺神经背侧感觉支。切除桡侧的尺骨小头后，尺骨的宽和长要顺畅，在 AP 位片上呈榫状。在闭合伤口之前，要确保能够完全旋后和旋前。结合术中透视，要确保骨质去除足够。如果考虑仍有可能尺侧撞击，可行尺骨茎突截骨或尺骨缩短截骨术。可采用关节囊或肌腱移植物（如掌长肌或异体肌腱）在残留的尺骨和桡骨之间进行填塞。

（九）难点

尺骨切除要在透视下直视进行，以切除适量的骨质。尺骨需逐渐变小，术中要保证可以顺畅地旋前和旋后。在完全旋后时，尺骨背侧角很容易与乙状切迹相摩擦，在闭合伤口前一定要再次确认。

TFCC 包括隐窝处的附着点和 ECU 腱鞘基底，在剥离和切除时一定要小心保护，最大限度地减少损伤风险。同时还要注意尺腕关节。在透视下将腕关节尺偏、旋前，保证尺骨茎突和腕骨没有接触。如果有接触，要将尺骨茎突短缩或填塞肌腱。

（十）关键手术步骤

在尺腕关节水平、以 DRUJ 为中心做纵向切口。分离至伸肌支持带平面，小心辨认和保护尺神经背侧感觉支。纵向切开第五伸肌鞘管，向桡侧牵开小指伸肌腱。

以尺侧瓣为基底，L 形切开 DRUJ 囊。用小扁平的骨凿、锯或咬骨钳去除尺骨头（图 60-5）。小心不要损伤 TFCC 的隐窝止点。可在尺骨和桡骨之间插入小薄板撑开器以更好地显露术野，便于操作。此时，可将 DRUJ 囊瓣与掌侧关节囊缝合，或植入肌腱移植物，作为软组织瓣进行填塞。之后缝合支持带和皮肤。

术后 2 周用长臂石膏或夹板固定，之后更换为矫形器。术后 4 周开始练习主动的旋转。一旦获得了 45° 的旋转，可更换为掌侧的腕关节支具。术后 8 周开始用力或承重，12～16 周无特殊限制。多数患者在 3～6 个月完全恢复活动。

（十一）挽救和补救措施

如果出现尺骨撞击导致半切手术失败，可以在桡骨和尺骨的间隙内填塞肌腱，限制残留尺骨的桡侧移位[12]。出现尺骨茎突和腕骨撞击时，可进行尺骨干截骨短缩，纠正尺骨正变异。如果

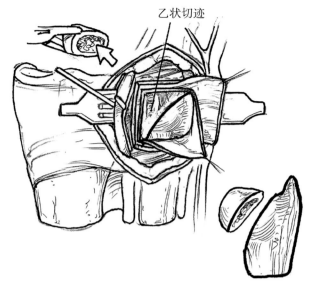

乙状切迹

▲ 图 60-5　尺骨半切关节成形术的手术显露和截骨部位示意

经许可转载，引自 Baratz M et al. Wrist Surgery Tricks of the Trade. 1st ed. New York, NY: Thieme 2016

仍残留腕尺侧疼痛，DRUJ 炎的补救措施包括 Darrach 或 Sauve-Kapandji 手术。它们都去除了 DRUJ，同时也会出现尺骨的汇聚，即尺骨向桡骨靠拢。这会导致前臂用力时疼痛。另一个补救术式为 DRUJ 置换，根据支持 DRUJ 韧带的完整情况可以选用非限制性或半限制性假体[13]。对于有 DRUJ 不稳定或考虑有腕尺侧移位时，可采用 Sauve-Kapandji 手术。

致谢

特别感谢 David Bozentka MD 和 Benjamin Chang MD 在书写本章时给予的帮助。

参 考 文 献

[1] Tomaino MM. Ulnar impaction syndrome in the ulnar negative and neutral wrist. Diagnosis and pathoanatomy. J Hand Surg [Br]. 1998; 23(6):754–757

[2] Griska A, Feldon P. Wafer resection of the distal ulna. J Hand Surg Am. 2015; 40(11):2283–2288

[3] Palmer AK, Werner FW. Biomechanics of the distal radioulnar joint. Clin Orthop Relat Res. 1984(187):26–35

[4] Feldon P, Terrono AL, Belsky MR. Wafer distal ulna resection for triangular fibrocartilage tears and/or ulna impaction syndrome. J Hand

Surg Am. 1992; 17(4):731–737

[5] Constantine KJ, Tomaino MM, Herndon JH, Sotereanos DG. Comparison of ulnar shortening osteotomy and the wafer resection procedure as treatment for ulnar impaction syndrome. J Hand Surg Am. 2000; 25(1):55–60

[6] Feldon P, Terrono AL, Belsky MR. The "wafer" procedure. Partial distal ulnar resection. Clin Orthop Relat Res. 1992(275):124–129

[7] Yeh GL, Beredjiklian PK, Katz MA, Steinberg DR, Bozentka DJ. Effects of forearm rotation on the clinical evaluation of ulnar variance. J Hand

J Hand Surg Am. 2001; 26(6):1042–1046

[8]　Tomaino MM. The importance of the pronated grip x-ray view in evaluating ulnar variance. J Hand Surg Am. 2000; 25(2):352–357

[9]　Pahwa S, Srivastava DN, Sharma R, Gamanagatti S, Kotwal PP, Sharma V. Comparison of conventional MRI and MR arthrography in the evaluation wrist ligament tears: A preliminary experience. Indian J Radiol Imaging. 2014; 24(3):259–267

[10]　Colantoni J, Chadderdon C, Gaston RG. Arthroscopic wafer procedure for ulnar impaction syndrome. Arthrosc Tech. 2014; 3(1):e123–e125

[11]　Ahmed SK, Cheung JP, Fung BK, Ip WY. Long term results of matched hemiresection interposition arthroplasty for DRUJ arthritis in rheumatoid patients. Hand Surg. 2011; 16(2):119–125

[12]　Bowers WH. Distal radioulnar joint arthroplasty: the hemiresectioninterposition technique. J Hand Surg Am. 1985; 10(2):169–178

[13]　Bizimungu RS, Dodds SD. Objective outcomes following semi-constrained total distal radioulnar joint arthroplasty. J Wrist Surg. 2013; 2(4):319–323

第61章 尺骨远端完全切除：Darrach 手术
Complete Distal Ulna Excision (Darrach)

Dominic J. Mintalucci 著

许娅莉 于亚东 译

摘 要

尺骨远端的 Darrach 手术治疗关节炎和桡尺远侧关节不稳已有 150 年历史。对于那些要求不高、老年久坐的患者，可有效缓解疼痛，远期功能良好。虽然有报道术后出现桡尺汇聚和有症状的、因尺骨残端不稳定引起的撞击，但通过操作的改善，可最大限度减少这些并发症。选择好合适的患者，Darrach 手术仍旧是一种可靠而可行的术式。

关键词

Darrach，尺骨远端切除，尺骨头，桡尺远侧关节，创伤后关节炎，类风湿关节炎，骨关节炎，DRUJ 不稳定，桡尺汇聚

治疗有症状的桡尺远侧关节炎有多种术式。Bernard 和 Huette[1]、Malgaigne[2] 在 19 世纪 50 年代首次提出尺骨远端完全切除，之后被效仿，主要用于急性创伤患者。Darrach 在 1912 年报道用该术式治疗桡尺远侧关节（distal radioulnar joint，DRUJ）不稳，因此得以冠名。传统意义上讲，该术式指有限切除尺骨远端（1.5～3cm）（图 61–1）。

一、适应证

- 高龄和要求不高的 DRUJ 炎患者。
- DRUJ 的风湿性关节炎，伴有症状的滑膜炎。
- 桡骨或尺骨畸形愈合，创伤后 DRUJ 对应不良。
- 慢性 DRUJ 不稳。
- 尺侧撞击综合征，尺腕综合征。

二、禁忌证

- 年轻、活动多、要求高的患者。

- 腕骨尺侧脱位。

三、解剖

DRUJ 为尺骨头远端关节面与桡骨远端乙状切迹形成的关节。它相对较松弛，允许前臂旋转、一定程度的近远端移位、前臂旋转时的掌侧和背侧移动。在旋前和旋后时，尺骨小头不仅作为一个支点，同时也支撑着尺侧腕骨。隐窝处有重要的三角纤维软骨复合体（triangular fibrocartilage complex，TFCC）深层的附着点和尺侧腕伸肌（extensor carpi ulnaris，ECU）腱腱鞘的底部，同时，掌侧和背侧桡尺韧带也发挥着重要的稳定 DRUJ 的作用。DRUJ 的稳定 70% 依靠软组织结构，仅 30% 与骨关节本身相关[3]。然而，尺骨头可提供软组织张力，使其维持合适的长度，以提供稳定性。此外，旋前方肌起自桡骨远端，止于尺骨远端，是尺骨远端的动态稳定结构。

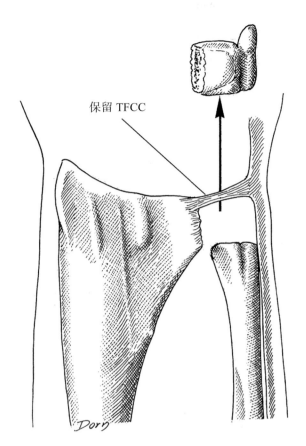

保留 TFCC

▲ 图 61-1　尺骨远端切除，保留三角韧带的软组织附着点示意

TFCC. 三角纤维软骨复合体（经许可转载，引自 Beasley RW. Beasley's Surgery of the Hand. 1st ed. ©2003 Thieme）

尺神经背侧感觉支位于皮下组织内，在手术时容易误伤。该神经从掌侧走向背侧，一般在尺骨头远端 1～2cm 分为两支。

四、病史和查体

引起 DRUJ 退变的原因有炎症性关节炎、骨关节炎及创伤。主动握拳时疼痛，转动、抬举和旋转门把手的动作会诱发 DRUJ 疼痛。伴有炎症性关节炎的患者，由于滑膜反应，尺骨远端通常会明显突出，DRUJ 饱满。可能同时伴有伸肌腱的断裂，术前均要有评估。ECU 半脱位不同于 DRUJ 炎，在旋后、腕关节尺偏时可查到是否有 ECU 半脱位。

患者前臂旋转受限及疼痛，DRUJ 压痛。DRUJ 不光滑会出现疼痛和不稳。Shuck 试验应在中立位、旋前位和旋后位时进行，并与健侧对比。检查者在 DRUJ 主动加压的加压挤压试验也可以诱发前臂旋转时的疼痛。

五、影像学

标准的放射影像是诊断关节炎和 DRUJ 不稳的重要依据。握拳位应力片可以显示汇聚。创伤后的患者，如果 X 线没有显示，可行 CT 显示 DRUJ 不匹配。一般不需要 MRI，但 MRI 可用于鉴别尺侧撞击、TFCC 损伤等病变。对于炎症性关节炎患者，评估桡腕关节和腕骨的尺侧移位非常重要，因为尺骨远端切除术会使腕关节更加不稳定。

六、非手术治疗

行 Muenster 管型或夹式支具固定，改变活动方式，限制扭转和前臂旋转，可以消除症状。抗炎性药物可能有效，关节内注射可的松可缓解症状。

七、特殊说明、体位和麻醉

患者取仰卧位，患肢外展置于手桌上，并置止血带。手术可在区域阻滞或全麻下进行。

八、关键手术步骤

（一）入路

根据在行尺骨远端切除时是否需要做其他手术来选择手术切口（图 61-2）。如果单纯显露远端尺骨，可采用顶端朝向掌侧的 V 形切口，常在尺侧腕屈肌和尺侧腕伸肌之间进入。笔者更喜欢背侧入路，认为其更方便。尺神经的背侧感觉支常常位于拟截骨部位的掌侧，要避免伤及。

通过第五伸肌鞘管进入尺腕关节，在其侧方沿纵轴切开，形成以尺侧为基底的伸肌支持带瓣。在手术结束时可将其与桡掌侧的关节囊缝合，加强软组织的稳定作用。在背侧桡尺韧带近端切开关节囊。

（二）截骨

在骨膜下截骨，并保留骨膜以缝合。定位乙

状切迹的近侧缘，将其作为截骨的近端。用摆锯截断远端的尺骨干骺端（图61-3）。截骨线可呈横行或由远端中央略斜向近端侧方，但要止于乙状切迹近侧缘。将尺骨头从周围组织中锐性切除，保留尺骨茎突并无益处。截骨时尽量靠远端，有助于尽量多的保留软组织，包括骨间膜和旋前方肌，从而减少不稳定因素。

（三）缝合与固定

1. 尺侧残端的固定

尺骨远端切除后最大的顾虑为残端的不稳定

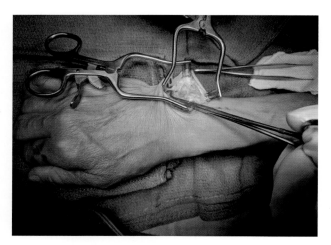

▲ 图 61-2　远端尺骨的尺背侧入路

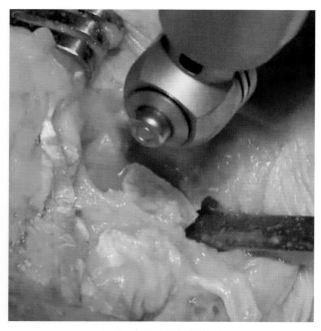

▲ 图 61-3　用摆锯截骨

和桡尺骨的汇聚。笔者固定尺骨残端常使用的术式为 ECU 肌腱固定（图61-4）。将 ECU 肌腱纵向劈开，肌腱的桡侧半在近端腱腹结合部切断，形成以远端为蒂的肌腱条。用 3.5mm 钻头在尺骨背侧皮质钻孔，将肌腱穿过该孔由髓腔穿出，与自身交错编织缝合。另一种方法是用背侧关节囊稳定 DRUJ 和 ECU 肌腱（图61-5）。

2. 闭合伤口

闭合伤口时有一些注意事项。首先缝合骨膜。在桡掌侧关节囊用 3-0 不可吸收缝线缝合一针，然后压下尺骨，将第五伸肌鞘管的支持带和关节囊一起缝合在桡掌侧关节囊上，由前至后加强软组织的稳定结构。小指伸肌腱转位置于支持带的背侧。尼龙线缝合伤口。

九、术后

患者术后用支具夹固定 6 周，早期鼓励桡腕关节和肱尺关节的屈伸活动。6 周开始练习前臂旋转和逐渐的负重，在 8~10 周恢复随意活动。

十、结果

该术式可有效缓解疼痛，但也有一些缺点，最典型的就是握力减退。Hernekamp[4] 观察了27 例腕关节，发现视觉模拟量表（visual analog scale，VAS）中，疼痛的恢复为 8.8~2.3，旋转能达到对侧的 89.7%，握力能达到对侧的 57%。Stein[5] 也随访了 27 例腕关节 13 年，患者的 VAS 疼痛 0.1（1~4 级），活动时疼痛 0.6（1~4 级），总体满意度评分 3.7（1~4 级）。活动范围恢复很好，旋前 85°，旋后 70°，屈曲 41°，背伸 45°。半数患者在动态摄影时有桡尺撞击[6]；然而，尺骨的撞击与临床疼痛和功能障碍无关。

十一、桡尺汇聚 / 残端不稳定和补救措施

Darrach 式式本身会导致桡尺汇聚（图61-6）。去除尺骨远端后，桡骨和腕骨的重量"下沉"，在握拳和腕扭转时更明显。Zimmerman[7] 观察了多种切除的术式，发现 Darrach 术后 74% 有影像学

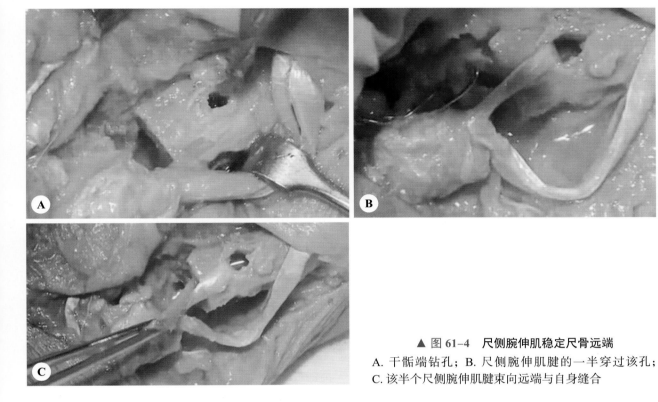

▲ 图 61-4　尺侧腕伸肌稳定尺骨远端
A. 干骺端钻孔；B. 尺侧腕伸肌腱的一半穿过该孔；
C. 该半个尺侧腕伸肌腱束向远端与自身缝合

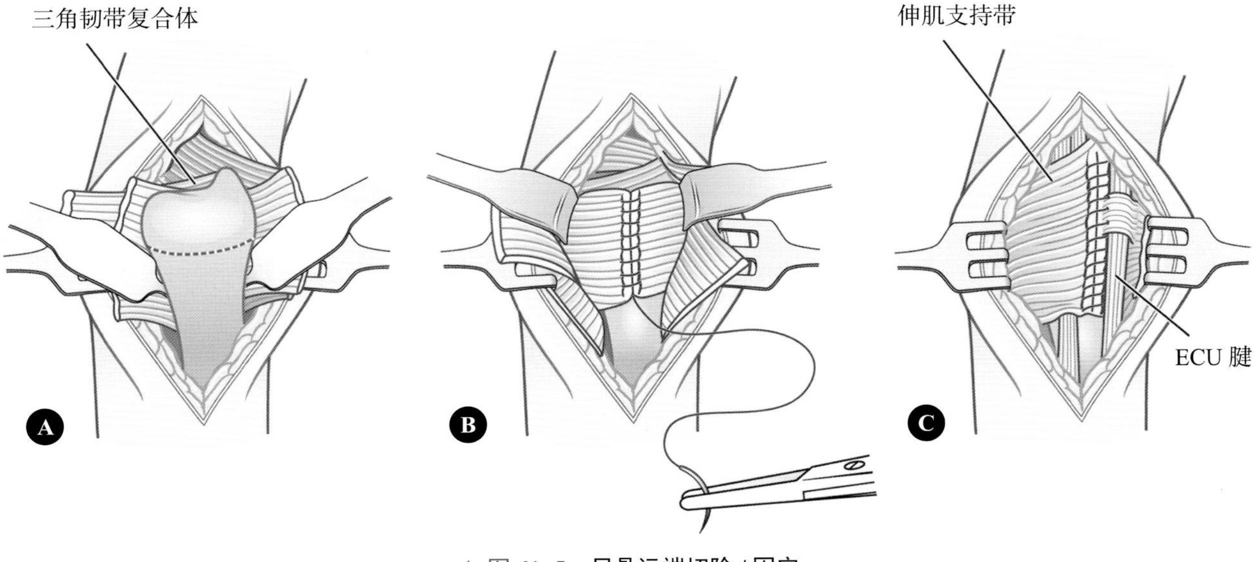

三角韧带复合体　　　　　　　　　　　伸肌支持带

ECU 腱

▲ 图 61-5　尺骨远端切除 / 固定
A. 切除尺骨远端；B. 闭合背侧关节囊；C. 缝合伸肌支持带，固定 ECU。ECU. 尺侧腕伸肌

上的汇聚现象，同时也最稳定。Minami 等 [8] 报道 20 例 Darrach 术后的腕关节中有 12 例存在疼痛和不稳，但无一例行腱固定或其他固定手术。Bell 等回顾性分析了 10 例尺骨远端切除术后因桡尺骨汇聚出现疼痛和功能障碍的假性关节炎。Darrach 手术失败后，有多种方式可以稳定尺骨残端，包括肌腱固定术或更广泛的切除远端尺骨 [9-11]。试图采用生物介质和植入物行关节成形来恢复桡尺骨间间隙已取得了令人鼓舞的效果。Sotereanos [12] 大量采用了生物介质 Achilles 异体移植物，结果显示握

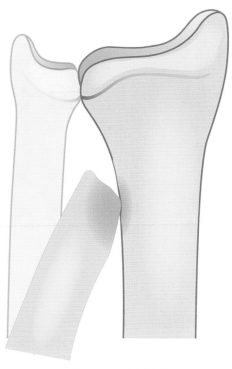

▲ 图 61-6 桡尺汇聚

力改善了 72%，患者的平均疼痛评分从 8.1 提高到了 1.3。近年来，Luis Scheker 对 40 岁以下[14]患者使用限制性双极全 DRUJ 假体，显示在 VAS 评分、旋前旋后、DASH 和 PRWE 评分方面均有所改善，患者满意度很高[13]。最后，可行桡尺融合、前臂单骨化作为最终的补救措施[15]。

十二、陷阱

选择合适的患者对手术成功而言很重要，该手术适用于年长、要求低的患者。

尽可能少地切除尺骨远端，截骨部位止于乙状切迹近端。

软组织重建和稳定非常重要；将关节囊和伸肌支持带加强缝合，能进一步增强稳固性。

ECU 肌腱固定可作为一个简单的补充术式，手术时间仅略微延长，但可以防止有症状的桡尺骨撞击。

参 考 文 献

[1] Bernard CH, Huette CH. In: Buren WHV, Isaacs CE, eds. Illustrated Manual of Operative Surgery And Surgical Anatomy. New York: H. Bailliere; 1857

[2] Malgaigne JF, Baillière JB. Traité des fractures et des luxations. Paris: chez J.-B. Baillière; 1855

[3] Stuart PR, Berger RA, Linscheid RL, An KN. The dorsopalmar stability of the distal radioulnar joint. J Hand Surg Am. 2000; 25(4):689–699

[4] Hernekamp JF, Yary P, Bigdeli AK, et al. Corrigendum to "long-term functional outcome and patient satisfaction after ulnar head resection" [J Plast Reconstr Aesthet Surg 69 (2016), 1417–1423]. J Plast Reconstr Aesthet Surg. 2016; 69(12):1719

[5] Grawe B, Heincelman C, Stern P. Functional results of the Darrach procedure: a long-term outcome study. J Hand Surg Am. 2012; 37(12):2475–80.e1, 2

[6] Lees VC, Scheker LR. The radiological demonstration of dynamic ulnar impingement. J Hand Surg. 1997; 22:448–450

[7] Zimmermann R, Gschwentner M, Arora R, Harpf C, Gabl M, Pechlaner S. Treatment of distal radioulnar joint disorders with a modified Sauvé-Kapandji procedure: long-term outcome with special attention to the DASH Questionnaire. Arch Orthop Trauma Surg. 2003; 123(6):293–298

[8] Minami A, Iwasaki N, Ishikawa J, Suenaga N, Yasuda K, Kato H. Treatments of osteoarthritis of the distal radioulnar joint: long-term results of three procedures. Hand Surg. 2005; 10(2–3):243–248

[9] Breen TF, Jupiter JB. Extensor carpi ulnaris and flexor carpi ulnaris tenodesis of the unstable distal ulna. J Hand Surg Am. 1989; 14(4):612–617

[10] Allende C. Allograft tendon interposition and brachioradialis tendon stability augmentation in revision surgery for failed Darrach distal ulna resections. Tech Hand Up Extrem Surg. 2010; 14(4):237–240

[11] Wolfe SW, Mih AD, Hotchkiss RN, Culp RW, Keifhaber TR, Nagle DJ. Wide excision of the distal ulna: a multicenter case study. J Hand Surg Am. 1998; 23(2):222–228

[12] Sotereanos DG, Göbel F, Vardakas DG, Sarris I. An allograft salvage technique for failure of the Darrach procedure: a report of four cases. J Hand Surg [Br]. 2002; 27(4):317–321

[13] Laurentin-Pérez LA, Goodwin AN, Babb BA, Scheker LR. A study of functional outcomes following implantation of a total distal radioulnar joint prosthesis. J Hand Surg Eur Vol. 2008; 33(1):18–28

[14] Rampazzo A, Gharb BB, Brock G, Scheker LR. Functional outcomes of the aptis-scheker distal radioulnar joint replacement in patients under 40 years old. J Hand Surg Am. 2015; 40(7):1397–1403.e3

[15] Peterson CA, II, Maki S, Wood MB. Clinical results of the one-bone forearm. J Hand Surg Am. 1995; 20(4):609–618

第十篇

不稳定性
Instability

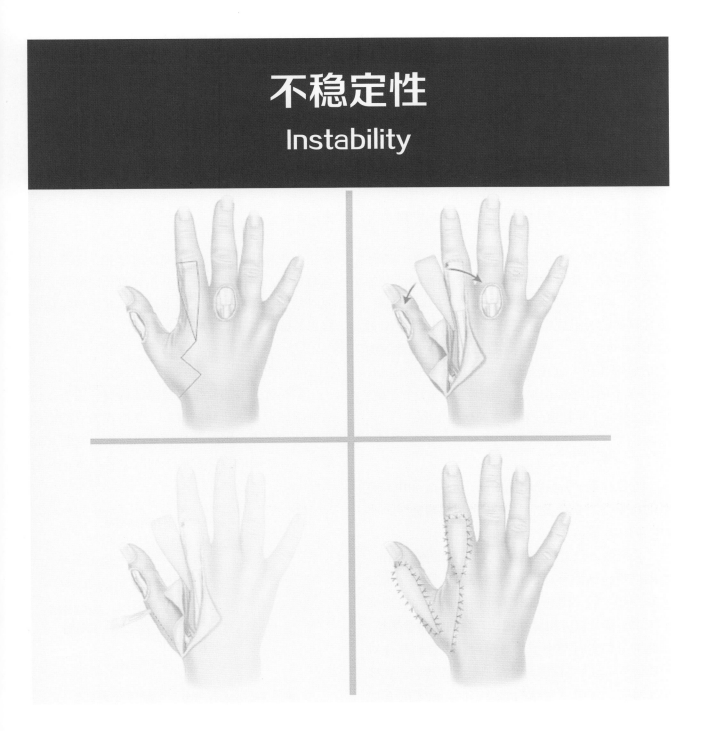

第62章 手指（PIP/DIP）侧副韧带修复
Finger (PIP/DIP) Collateral Ligament Repair

Meredith N. Osterman 著

许娅莉 于亚东 译

摘 要

手外科医生常会遇到手指侧副韧带损伤。该损伤非常常见，多数病例可以保守治疗。保守治疗失败，出现关节不稳和对位不良，则需要手术治疗。

关键词

侧副韧带，关节不稳，关节对位不良，PIP 关节，保护下活动

手指的侧副韧带是手最常损伤的结构，常伴有关节脱位。常需要检查关节主动和被动活动的稳定性，同时一定要拍 X 线明确关节的对位关系。最常损伤的为近位指间关节，美国的年发生率为 37.3/100 000 例[1]。由于指深屈肌腱和伸肌终腱的强化稳定作用，远位指间（distal interphalangeal，DIP）关节的韧带损伤少见。漏诊会导致关节僵硬、疼痛、肿胀、早期退变和最终的功能丧失。

一、解剖

近位指间（proximal interphalangeal，PIP）关节的稳定性来自骨关节、关节囊和侧副韧带，有 110° 的活动度。

关节侧方稳定性依靠桡侧和尺侧的侧副韧带。侧副韧带包括固有纤维和附属纤维，它们互相交叉在一起，但又因止点的不同而不同。固有韧带止于中节指骨侧方粗隆掌侧，有背侧缘和掌侧缘。背侧部分的走行与中节指骨平行，而掌侧部分斜行放射至止点[2]。附属纤维呈斜行，较薄弱，直接止于掌板，加强掌侧结构的稳定性。由于固有韧

带止点更偏于背侧，它在屈曲时紧张，在关节伸直时松弛。而附属纤维部分在伸直位时紧张，屈曲时松弛。掌板可防止关节过伸，其中缰绳韧带起主要稳定作用（图 62-1）。

二、评估

需要对关节的软组织稳定结构逐一检查，包括侧副韧带、掌板和侧腱束。要检查关节的主动和被动活动度，同时牵拉软组织结构以判断其完整性。对健侧的检查有助于判断患者关节正常的

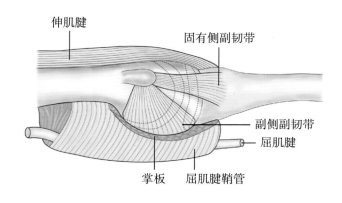

▲ 图 62-1 近位指间关节解剖和侧副韧带

活动范围和紧张度。如果关节不能复位，可能存在关节内软组织填塞，常见的有侧束、侧副韧带或掌板。

侧方应力试验仅检查侧副韧带，要在完全伸直和屈曲 30°～40° 屈曲位检查，后者可单纯检查侧副韧带，排除其他稳定结构的作用。由于韧带与关节的其他软组织稳定结构距离较近，可用笔尖或橡皮擦确定具体的疼痛位置。确定疼痛位置有助于确定损伤的结构。如果疼痛导致无法详细检查关节，可行手指神经阻滞。

影像照片可明确关节的对应关系，注意一定要拍摄标准的关节侧位片。仅拍摄手的 X 线还不够，MRI 和超声有助于评估韧带情况，但是往往单纯通过好的临床查体即可确诊，无须 MRI 和超声。用 1.5mm 或更小的镜头对 PIP 关节进行关节镜检查，该项技术正在兴起，可以更好地评估关节和髁的损伤情况。

最常见的损伤形式为近端撕脱，桡侧更多见 [3, 4]。韧带损伤可分为 Ⅰ、Ⅱ、Ⅲ级。Ⅰ级损伤为扭伤，主被动活动尚稳定。Ⅱ级损伤为一侧的侧副韧带完全断裂，主动活动稳定，被动活动不稳，表现为 >20° 的侧方偏斜 [3]。Ⅲ级损伤包括一侧侧副韧带和其他稳定结构（掌板、中央腱等）的完全断裂，主被动活动均不稳定。

三、主要原则

根据关节的稳定情况来处理 PIP 关节和 DIP 关节的其他伴随损伤。关节若稳定，可采用保守治疗，给予短期制动，再继以保护性活动（图 62-2）。对于不稳定、对位不良的关节，若可以复位、矫正，可先试行保守治疗。如果闭合复位和固定失败，则需要手术干预，目的在于重建正常的解剖结构，恢复活动。

手术时要评估韧带的完整性。急性损伤的韧带纤维质量尚好，可以直接修复。修复方式有很多种，包括骨隧道和抽出式缝合，或采用骨锚。骨锚操作简便省时，力量较强，也避免了指骨对侧线结的激惹（图 62-3 和图 62-4）。

对于慢性患者，韧带常不完整，需要重建。供体包括拇长展肌的部分腱束、桡侧腕短伸肌的部分腱束、掌长肌或异体移植物。也有报道将指浅屈肌（flexor digitorum superficialis，FDS）作为重建的供体 [5, 6]。重建时需要将其与骨固定，用骨隧道和抽出式缝合，或采用骨锚 [7]。

另一种方法是用内镜对 PIP 进行关节和韧带完整性的评估。Ⅰ级损伤可清创，必要时可进行热皱缩。手术时，可同时评估软骨损伤的情况，有助于明确该患者的预期和可能的再次手术。有充分证据表明富血小板血浆（platelet-rich plasma，PRP）可通过提高生长因子和细胞因子、促进软组织再生来治疗较大关节的侧副韧带损伤 [8]。若将 PRP 注射入手指关节，可能也会有相似作用，但目前数据尚较少。

PIP 侧副韧带的手术入路包括侧中线和背侧入路。背侧切口可在中央，或呈弧形；更推荐后者，以避免出现伸肌装置表面的瘢痕。一定要保留中

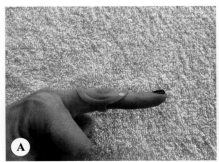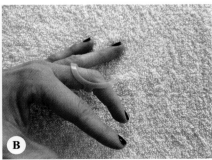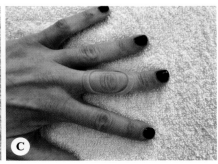

▲ 图 62-2　保守治疗近位指间侧副韧带损伤的椭圆形 8 字支具

支具可允许保护性活动，并维持侧副韧带稳定

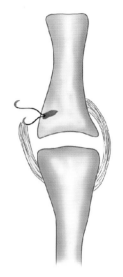

用带线锚钉直接修复

▲ 图 62-3　骨锚固定直接修复韧带撕脱

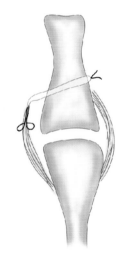

用向远端抽紧的缝线直接修复

▲ 图 62-4　缝线固定韧带撕脱

央腱止在 P_2 的止点，在中央腱和侧腱束之间显露关节。此外，可采取在伸肌腱中线切开，保留中央腱的止点。

四、预期

PIP 关节损伤常遗留一定程度的关节僵硬，即使急性侧副韧带损伤修复后，也常出现关节僵硬和挛缩。愈合的韧带和瘢痕组织使关节粗大，导致屈伸活动受限。常需要告知患者，即使完全愈合，受伤的关节也会环形增粗。这一点非常重要，因为即使恢复了无痛的功能，患者也常常会质疑增粗的关节。如果用 FDS 作为供体重建韧带，则可能会出现握力减退或鹅颈畸形。

五、适应证

韧带修复的适应证为保守治疗失败的关节不稳定。示中指的桡侧副韧带对侧捏非常重要，保守治疗后，韧带会少许松弛，张力不够。如果影响侧捏，可能需要手术。韧带重建的适应证包括慢性、有症状的关节不稳，其韧带无条件修复，并且没有关节面的损伤。患者要有接近正常的被动活动度，曾行保守治疗并失败。

（一）禁忌证

韧带修复或重建的禁忌证包括强直的关节挛缩、关节面的退行性改变、炎症或患者无法遵从术后的处理。

（二）术后处理

患者佩戴支具，直至第一次随访即术后 12～14 天时摘除。拆除缝线，手指佩戴由手外科治疗师为患者量身定做的槽型矫正支具。保护性活动于 2 周时开始，不活动时仍要佩戴支具。莫能菌素有助于控制水肿。术后 6 周，改为夜间佩戴支具，白天进行更广泛的活动。在此转换期可佩戴椭圆形 8 字支具。力量训练始于术后 6 周。要让患者明白，在术后 3 个月才可以进行完全活动。

六、精髓

笔者更喜欢采取 Wide-awake 方式。这样，修复后可让患者进行主动活动，观察关节的稳定性。患者在术前准备区先用利多卡因和肾上腺素、碳酸氢盐进行手指阻滞。对于关节镜手术，患者必须采用区域阻滞或全身麻醉。

PIP 关节侧副韧带损伤的关键在于不要漏诊，尽早修复，常采取保守治疗。需要手术者较少见。

参 考 文 献

[1] Ootes D, Lambers KT, Ring DC. The epidemiology of upper extremity injuries presenting to the emergency department in the United States. Hand (N Y). 2012; 7(1):18–22

[2] Allison DM. Anatomy of the collateral ligaments of the proximal interphalangeal joint. J Hand Surg Am. 2005; 30(5):1026–1031

[3] Kiefhaber TR, Stern PJ, Grood ES. Lateral stability of the proximal interphalangeal joint. J Hand Surg Am. 1986; 11(5):661–669

[4] Wray RC, Young VL, Holtman B. Proximal interphalangeal joint sprains. Plast Reconstr Surg. 1984; 74(1):101–107

[5] Lane CS. Reconstruction of the unstable proximal interphalangeal joint: The double superficialis tenodesis. J Hand Surg Am. 1978; 3(4):368–369

[6] Carlo J, Dell PC, Matthias R,Wright TW. Collateral Ligament Reconstruction of the Proximal Interphalangeal Joint. J Hand Surg Am. 2016; 41(1):129–132

[7] Lee JI, Jeon WJ, Suh DH, Park JH, Lee JM, Park JW. Anatomical collateral ligament reconstruction in the hand using intraosseous suture anchors and a free tendon graft. J Hand Surg Eur Vol. 2012; 37(9):832–838

[8] Saucedo JM, Yaffe MA, Berschback JC, Hsu WK, Kalainov DM. Platelet-rich plasma. J Hand Surg Am. 2012; 37(3):587–589, quiz 590

第63章　手指掌指关节侧副韧带修复
Finger Metacarpophalangeal Joint Collateral Ligament Repair

Gregory G. Gallant　著

许娅莉　于亚东　译

摘　要

掌指的侧副韧带损伤较拇指少。如果没有及时诊断和良好治疗，可造成功能障碍。X 线和 MRI 对诊断病情有帮助。部分（1 级和 2 级）损伤和无移位的骨折采用保守治疗。完全（3 级）损伤和移位的骨折采取手术治疗。对于慢性损伤，如果韧带质量尚可，推荐直接修复。如果韧带质量不佳，最好行肌腱移植重建。急性损伤修复后的临床效果一般优于慢性损伤或重建，因此早期诊断和治疗尤为重要。

关键词

侧副韧带，掌指，手指，固有，附属，分级，修复

- 示指、中指、环指和小指的掌指（metacarpophalangeal，MCP）关节侧副韧带损伤少于拇指。
- 1000 例手外伤中，1 例为侧副韧带损伤，39% 累及手指，61% 累及拇指[1]。
- 此种损伤可致功能障碍，常被患者忽视或漏诊。

一、解剖 / 生理

- 手指 MCP 关节桡侧和尺侧副韧带包括固有韧带和副韧带（图 63-1）。
- 固有侧副韧带是最重要、最强大的 MCP 关节稳定结构，但损伤严重时副侧副韧带也常撕脱。
- 固有侧副韧带很厚，起自掌骨头侧面粗隆后方，略偏背侧，斜向掌侧走行，止于近节指骨基底侧面掌侧。
- 固有侧副韧带是 MCP 关节最大屈曲时主要的静态稳定结构。
- 副侧副韧带呈扇形，起自掌骨头侧方的粗隆前方隆突处，向掌侧分散，止于掌板的侧缘。
- 副侧副韧带和掌板是 MCP 关节完全伸直时主要的静态稳定结构。
- 手指 MCP 关节在伸直时最松弛，随着屈曲逐渐紧张。这主要是因为掌骨头呈凸轮状，随着关节屈曲，固有侧副韧带逐渐被拉长、紧张[2]。

二、查体

- 侧副韧带的稳定性，要在 MCP 关节完全屈曲时检查。
- 同时检查对侧未受伤的同根手指，可以明确正常的稳定程度，以资对照[3]。

三、临床

- 手指侧副韧带损伤常见于 40 多岁人群，男性略多于女性。
- 损伤常发生于 MCP 关节在不同程度屈曲时遭遇外展或内收的暴力。

- 中指最易伤及，桡侧和尺侧副韧带累及率相似。
- 环指和小指的桡侧副韧带较尺侧更易损伤。
- 示指尺侧副韧带常易损伤。由于示指桡侧副韧带在拇指和示指对捏时发挥重要作用，故该韧带损伤后常易遗留功能障碍。
- 侧副韧带可从骨质上撕脱，可伴有或大或小的骨块。

四、韧带损伤分级 / 分类

（一）1 级

- 韧带少许纤维牵拉伤。
- 物理检查无不稳定。

（二）2 级

- 较多纤维撕裂。
- 临床上出现较 1 级更加明显的疼痛和肿胀。
- 临床查体时在某点有明显的松弛。

（三）3 级

- 韧带完全撕裂。
- 明显松弛。

（四）骨折

- 小撕脱骨折片。
- 大撕脱骨折片。

五、韧带损伤的部位

- 从近节指骨撕脱（最常见）。

- 韧带中部撕裂。
- 从掌骨撕脱（最少见）。
- 可见矢状纤维束断裂，嵌顿在韧带撕裂部位，类似拇指的 Stener 损伤[4]（图 63-2）。

六、影像学

- 拍摄 X 线判断有无骨折和半脱位。
- Brewerton X 线有助于发现可能存在的掌骨头撕脱骨折。
- 如果损伤隐匿，临床难以判断，X 线结果阴性，则可行 MRI 检查进一步评估。

七、保守治疗

- 1 级和 2 级损伤推荐保守治疗。
- 同样可用于无移位的骨折。
- 1 级损伤可将患指与邻近手指固定在一起，3 周内仅允许做屈伸活动。

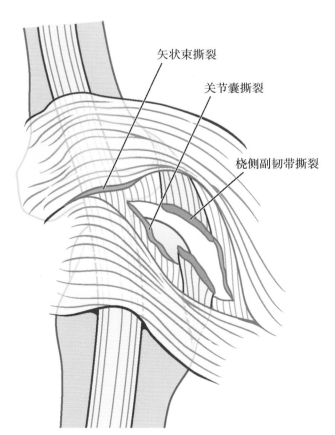

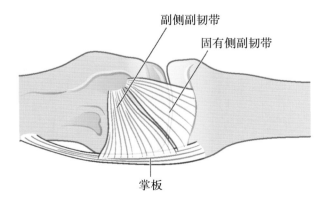

▲ 图 63-1　手指掌指关节侧位显示正常的固有侧副韧带、副侧副韧带和掌板

▲ 图 63-2　更严重的暴力可导致侧副韧带撕裂的同时伴有矢状束撕裂，侧副韧带在中部断裂

- 对于多数 2 级损伤，推荐使用正式的支具，即在桡侧（适于示指、中指）或尺侧（适于环指和小指）的沟槽形支具。
- 无移位骨折的患者，建议使用正式的管型固定 3～4 周。

八、适应证

- 所有的 3 级损伤[1]。
- 保守治疗失败的 2 级损伤。
- 骨折移位超过 2mm。
- 慢性损伤（伤后病程超过 6 周）有明显的疼痛和（或）功能障碍。

九、禁忌证

- 存在手术风险很高的内科疾病。
- 存在局部或全身的活动性感染。
- 存在更适于关节镜手术的 MCP 关节炎。

十、特殊说明、体位和麻醉

- 标准的手术床、牵引装置
- 常采取局部注射 1%～2% 利多卡因加静脉镇静药的麻醉方式。利多卡因要注射在患指近端，以麻醉指神经。这样麻醉药用量较少，否

则过多的液体会引起局部肿胀变形，外观更难分辨。
- 也可以应用更近端的阻滞麻醉或全身麻醉。
- 采用标准的上臂止血带。
- 止血带充气之前，给予静脉注射抗生素。

十一、手术方法

（一）急性损伤

- 采用标准的背侧切口，长 2～3cm。纵向切开损伤韧带侧方的矢状束，显露损伤部位。如果矢状束也因损伤而撕裂，则可通过该损伤部位进入，显露侧副韧带，之后要修复矢状束。如果断裂的矢状束嵌顿在韧带损伤处（类似于拇指 Stener 损伤），此时可将嵌顿解除[4]，便可显露韧带损伤的部位。
- 如果韧带从近节指骨（最常见）撕脱，采用带线锚钉进行修复（图 63-3）。笔者常采用 Mini-Mitek（Depuy Synthes，USA）金属或生物可吸收带线锚钉。
- 如果韧带从掌骨撕脱，也采用同法（图 63-4）。
- 如果韧带在中部损伤，建议用 2-0 不可吸收缝线直接修复。笔者常用 2-0 Fiber 缝线（Arthrex，USA）（图 63-5）。

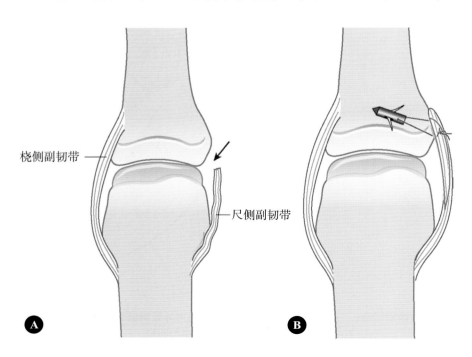

桡侧副韧带

尺侧副韧带

◀ 图 63-3　A. 显示尺侧副韧带从近节指骨止点处撕脱；B. 显示用带线骨锚直接修复韧带，纵行切开矢状束显露侧副韧带

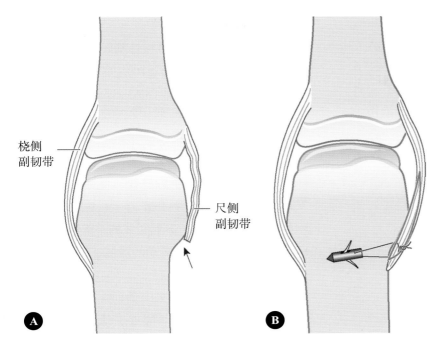

◀ 图 63-4　**A.** 显示尺侧副韧带从其掌骨起点撕脱；**B.** 显示应用带线骨锚直接修复韧带

桡侧
副韧带

尺侧
副韧带

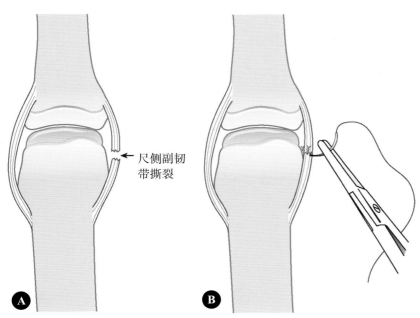

◀ 图 63-5　**A.** 显示韧带中部撕裂；**B.** 显示直接缝线修复

尺侧副韧带撕裂

- 韧带修复时保持拇指的 MCP 关节屈曲约 30° 位置。
- 分层缝合，用 3-0 Vicryl 缝线修复矢状束，用 4-0 尼龙线缝合皮肤。
- 无菌敷料覆盖，用支具将患指和一个邻近手指一同固定，长度从前臂一直到指尖。

（二）慢性损伤

- 切口入路同急性损伤。

- 检查韧带损伤情况，评估韧带的质量和能否直接修复。
- 如果韧带质量尚可，能够直接修复，则处理同急性损伤。
- 如果韧带质量不佳和（或）不能一期修复，则行重建术。
- 用肌腱移植重建韧带，常采用同侧掌长肌腱。
- 移植的肌腱可用穿骨隧道（图 63-6）或用界

面螺钉（图 63-7）固定。笔者常采用 Arthrex 3mm×8mm 腱固定螺钉固定（Arthrex，USA），操作较简便，能达到与钻骨隧道类似的效果[5]。

- 在 MCP 关节屈曲约 30° 时拉紧移植肌腱。
- 慢性损伤重建术后，敷料的应用同急性损伤。

（三）小且移位的撕脱骨折

- 推荐骨片切除，直接修复韧带。
- 修复方法同急性损伤。

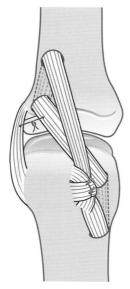

▲ 图 63-6　显示用移植肌腱穿隧道的方式重建韧带

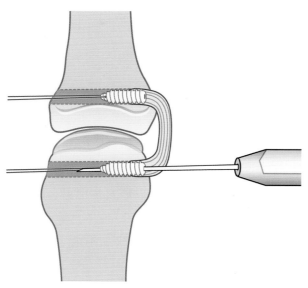

▲ 图 63-7　显示用界面螺钉固定的方式固定肌腱，重建韧带

（四）大而移位的骨折片

- 此种骨折片常见于近节指骨基底。
- 移位超过 2mm 和累及 ≥10% 关节面的骨块需要切开复位内固定[6]（图 63-8）。

十二、术后

- 所有手术均门诊处理。
- 约术后 1 周来诊，拆除缝线，佩戴短臂支具，固定患指和邻近一个手指。
- 术后 4 周去除支具，开始正式的手部康复治疗。
- 4～10 周，行主动和被动的锻炼，不能举、推或拉超过 2 磅（907g）。
- 10 周后，逐渐开始加大力量训练。
- 3 个月后可以将患指与邻近手指固定在一起，从事运动或其他活动，直至 6 个月。
- 6 个月时，无须其他特殊保护，可随意进行活动。

十三、结果

- Delaere 及其同事报道了 10 例患者共修复了 12 处侧副韧带。多数手术的手指在 10.7 周时恢复了完全的活动度，没有残留不稳和疼痛。在术后 2 年随访时，无其他不适[1]。

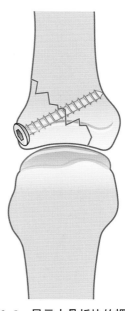

▲ 图 63-8　显示大骨折块的螺钉固定

- Schubiner 和 Mass 报道，在修复 MCP 关节侧副韧带完全撕裂的 10 例患者中，获得了满意的效果[7]。
- 慢性损伤修复的预后较差。
- Riederer 及其同事报道，采用肌腱移植重建手指 MCP 关节桡侧副韧带，在疼痛缓解方面，16 例效果良好，4 例差。14 例患者获得了稳定的关节，4 例残留少许不稳，2 例有明显不稳[8]。
- 然而，Lutsky 及其同事发现，侧副韧带亚急性 – 慢性 3 级损伤的 23 例患者，直接缝合后效果不佳。因此，他们推荐对于急性损伤、完全撕裂的患者采用手术修复[9]。

十四、陷阱

- 常会出现 MCP 关节僵硬。术后合适的支具固定很关键，可以避免出现此问题。
- 在置入锚钉之前钻孔时要慎重确认其位置，以免位置不佳。

参考文献

[1] Delaere OP, Suttor PM, Degolla R, Leach R, Pieret PJ. Early surgical treatment for collateral ligament rupture of metacarpophalangeal joints of the fingers. J Hand Surg Am. 2003; 28(2):309–315

[2] Rozmaryn LM. The collateral ligament of the digits of the hand: anatomy, physiology, biomechanics, injury, and treatment. J Hand Surg Am. 2017; 42(11):904–915

[3] Lutsky K, Matzon J, Walinchus L, Ross DA, Beredjiklian P. Collateral ligament laxity of the finger metacarpophalangeal joints: an in vivo study. J Hand Surg Am. 2014; 39(6):1088–1093

[4] Lourie GM, Gaston RG, Freeland AE. Collateral ligament injuries of the metacarpophalangeal joints of the fingers. Hand Clin. 2006; 22(3):357–364, viii

[5] Dy CJ, Tucker SM, Hearns KA, Carlson MG. Comparison of in vitro motion and stability between techniques for index metacarpophalangeal joint radial collateral ligament reconstruction. J Hand Surg Am. 2013; 38(7):1324–1330

[6] Green DP. Dislocations and ligamentous injuries of the hand. In: Evarts CM, ed. Surgery of the Musculoskeletal System, Vol. 1. New York: Churchill Livingston; 1983:119–183

[7] Schubiner JM, Mass DP. Operation for collateral ligament ruptures of the metacarpophalangeal joints of the fingers. J Bone Joint Surg Br. 1989; 71(3):388–389

[8] Riederer S, Nagy L, Büchler U. Chronic post-traumatic radial instability of the metacarpophalangeal joint of the finger. Long-term results of ligament reconstruction. J Hand Surg [Br]. 1998; 23(4):503–506

[9] Wong JC, Lutsky KF, Beredjiklian PK. Outcomes after repair of subacute-tochronic grade III metacarpophalangeal joint collateral ligament injuries in the lesser digits are poor. J Hand Surg [Am]. 2013; 38(10):supplement, e23–4

第 64 章　拇指掌指关节侧副韧带修复
Thumb Metacarpophalangeal Joint Collateral Ligament Repair

Megan L. Jimenez　Bruce A. Monaghan　著

许娅莉　于亚东　译

摘　要

拇指掌指关节侧副韧带修复用于治疗急性完全韧带撕裂、伴有 Stener 损伤或 MCPJ 半脱位者。尺侧副韧带撕裂较桡侧常见。尽管物理查体对于诊断完全撕裂已足够，但在临床不确定时，可应用影像学手段明确韧带损伤情况。拇指侧副韧带的修复可以用带线锚钉。关键是重建止点。

关键词

拇指掌指关节，尺侧副韧带撕裂，急性尺侧副韧带撕裂，拇指尺侧副韧带修复，桡侧副韧带撕裂，桡侧副韧带修复

拇指掌指关节（metacarpophalangeal joint，MCPJ）尺侧副韧带损伤的治疗主要根据损伤的程度、部分、部位或完全断裂、是否存在 Stener 损伤。急性（病程 < 4 周）损伤常被称为"滑雪者拇指"，行一期直接修复，然而慢性损伤被称为"猎场看守人拇指"，常常需要韧带重建[1, 2]。

桡侧副韧带（radial collateral ligament，RCL）损伤较少见。尽管可能发生 Stener 损伤(外展腱膜，而非内收肌)，但很少出现 RCL 撕裂。由于 RCL 撕裂后出现旋转畸形，物理查体时可在掌骨头触及明显的背侧突起。出现关节半脱位同样提示除了 RCL 撕裂外，还有背侧关节囊损伤[1, 2]。

解剖 / 生理

拇指 MCPJ、RCL 和尺侧副韧带（ulnar collateral ligament，UCL）包括固有韧带和副韧带（图 64-1）。固有侧副韧带在力学中很重要，是稳定 MCPJ 的首要结构，起自掌骨侧面，止于近节指骨基底侧面偏掌侧。由于掌骨头呈凸轮形，它在伸直时松弛，屈曲时紧张。副侧副韧带起自掌骨头，止于掌板。当撕脱的韧带被卡在内收肌腱膜的近侧缘时，会出现 Stener 损伤，由于止点远离附着部位，故不可能愈合（图 64-2）。

一、主要原则

急性拇指 UCL 撕裂的具体治疗取决于损伤的部位。中部撕裂可以直接缝合，远端撕脱则需要用带线锚钉将其止点重新固定在骨质上[1, 2]。修复 UCL 和 RCL 撕裂最重要的一点是恢复韧带的正常解剖结构，使其重新附着于骨质上。

二、预期

术后，拇指需要制动 3～4 周，指间关节可允许自由活动。之后开始康复治疗。在去除术后佩戴的支具或管型后，患者转为继续佩戴热塑支具 2～4 周（图 64-3）。术后会出现数周至数月的拇指

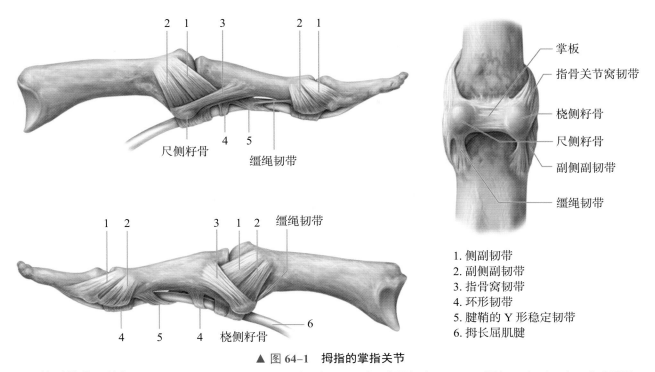

1. 侧副韧带
2. 副侧副韧带
3. 指骨窝韧带
4. 环形韧带
5. 腱鞘的 Y 形稳定韧带
6. 拇长屈肌腱

▲ 图 64-1　拇指的掌指关节

经许可转载，引自 Hirt B, Seyhan H, Wagner M, Zumhasch R. Hand and Wrist Anatomy and Biomechanics. 1st ed. ©2017 Thieme

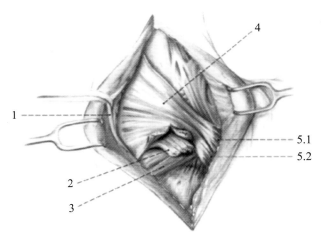

▲ 图 64-2　当撕脱的韧带折向近端、被卡在内收肌腱膜的近侧缘，阻止了愈合，则为 Stener 损伤。1. 感觉神经；2. 尺侧副韧带；4. 内收肌腱膜

经许可转载，引自 Pechlaner S, Hussl, H, Kerschbaumer. F, eds. Atlas of Hand Surgery. New York, NY: Thieme; 2000

僵硬。术后 3～4 个月后允许重新开始不受任何限制的随意活动。术后 1 年内有可能出现些许不适[2]。

三、适应证

部分 UCL 断裂可行非手术治疗，持续制动

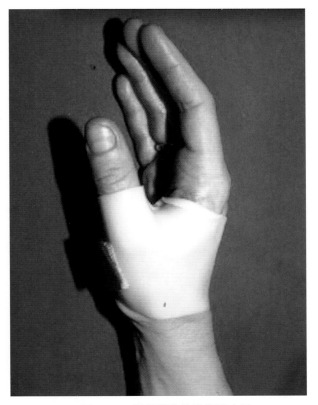

▲ 图 64-3　拇指基底骨科塑形支具

获许可转载，引自 Plancher KD. Master Cases Hand and Wrist Surgery. New York, NY. Thieme; 2004

3～4 周。要考虑多项检查的结果并综合考虑，但当出现如下情况时需要手术固定。

- 桡侧应力下超过 30° 的松弛（图 64-4）。
- 桡侧应力下出现较健侧拇指超过 15° 的松弛。
- 在关节屈曲 30° 给予应力时，缺少固定的止点[3]。
- MRI 显示 UCL 出现≥3mm 的移位间隙[4]。
- 超声或 MRI 提示有拇内收肌腱膜内嵌顿（Stener 损伤）。此种情况偶尔也可在物理查体中触及[5, 6]。
- 完全的 RCL 撕裂，由于拇内收肌的对向牵拉作用，逐渐出现 MCPJ 向掌侧和尺侧的半脱位。

部分 RCL 撕裂处理同部分 UCL 撕裂。完全 RCL 撕裂的诊断类似于 UCL 撕裂，桡侧常无类似的 Stener 损伤。RCL 撕裂独特的表现为在标准 X 线上有掌侧半脱位。RCL 撕裂比完全的 UCL 撕裂更易出现此种半脱位。完全的急性撕裂需要早期手术修复[2, 7, 8]。

四、禁忌证

手术患者常规的禁忌证也适用于侧副韧带的手术处理。局部感染、患者有不适宜手术的内科疾病则需要延期手术或尝试非手术治疗。对于 3～6 周的慢性撕裂，组织纤维化使得难以辨认韧带撕裂的残端，修复起来有困难。这些情况常需要重建。当存在 MCPJ 改变时，不适宜行韧带修复或重建，常需进行关节融合[1, 2, 9]。

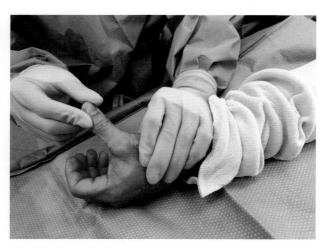

▲ 图 64-4　桡侧应力下超过 30° 的松弛

五、特殊注意事项

尽管临床物理查体发现明确的完全撕裂时不需要进一步的影像学检查，但在做出手术修复 UCL 的决定前，需要综合分析物理查体、X 线和其他的影像检查结果。超声可以在动态下进行评估，MRI 在诊断 Stener 损伤时敏感性和特异性可达到 100%（表 64-1）[4-6]。根据 MRI 的不同表现，可以对 UCL 撕裂进行分型。3 型和 4 型撕裂需要手术（图 64-5）[4]。

表 64-1　UCL 损伤的 MRI 分类[4]

分　组	MRI 中 UCL 外观	治　疗
1	部分 / 无移位的撕裂	制动
2	3mm 以内的完全撕裂	制动
3	超过 3mm 的完全撕裂	手术修复
4	Stener 损伤	手术修复

六、特殊说明、体位和麻醉

- 门诊手术。
- 麻醉可采取全身麻醉、区域阻滞麻醉、清醒状

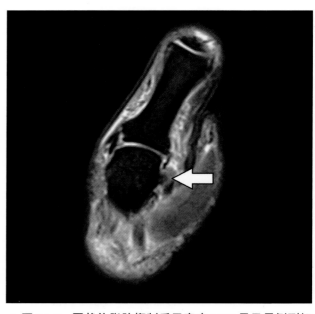

▲ 图 64-5　冠状位脂肪抑制质子密度 MRI 显示尺侧副韧带（白箭）完全撕裂，桡侧副韧带正常。韧带近端反折，提示 Stener 损伤

态下无止血带的局部麻醉或监测下的局部麻醉。

- 清醒状态下麻醉，推荐使用 1% 利多卡因 15ml，结合 1∶100 000 肾上腺素和 8.4% 碳酸氢盐（以 10∶1 比例混合）。注射时，分别将 2ml 注射进近节指骨的掌侧和背侧，剩余的注射在掌骨头周围。这样可以评估拇内收肌腱膜在麻醉下已修复的尺侧副韧带表面的滑动[10]。

● 患者仰卧位，术侧放置可移动的手桌。

● 如果使用止血带，可将非无菌的止血带置于上臂近端。如果条件不允许在上臂使用止血带（如有动静脉分流或同时存在近端肢体损伤），则可在前臂使用无菌止血带。

● 根据做手 / 腕手术的术者习惯进行术前准备和铺巾。

七、技巧、要点和经验教训

要告知患者可能因术中牵拉切口内桡神经背侧感觉支导致术后出现拇指尺背侧麻木和感觉异常。应力片（必要时要有健侧对比）有助于诊断侧副韧带撕裂（图 64-6）。此外，一定要仔细阅读放射影像，排除轻微或真实存在的掌侧关节半脱位，如果有此种情况，则需要修复背侧关节囊和（或）临时穿针固定 MCPJ。如果韧带修复的止点没有在近节指骨基底掌侧合适的位置，可能会出现关节僵硬。此种情况可通过在适当的解剖附着点置入骨锚来避免，该附着点在近节指骨掌侧缘背侧 25% 处[1]。一定要查看关节面，确保没有退行性改变，否则会影响韧带修复或重建后的效果。存在关节退变并有症状的患者，最后行 MCPJ 融合术[11]。

八、难点

如果侧副韧带辨认有困难，可从其在掌骨头的起点开始，小心地向远端剥离。韧带很可能发生自身折叠和粘连，导致看上去过短，无法到达附着点。如果经过足够的游离后，韧带的长度仍然无法恢复解剖结构，则需要用肌腱移植物加强

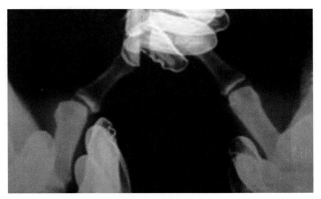

▲ 图 64-6　应力位片对比，左侧为阳性，尺侧副韧带撕裂，右侧拇指正常
经许可转载，引自 Boyer MI, Chang J. 100 Hand Cases. New York, NY. Thieme; 2016

或替代。尽管最常见的自体移植物为掌长肌腱，但拇短伸肌腱也可用作供体，可在同一切口内切取。此移植物可用于加强修复，但对于韧带重建，长度有所欠缺[1]。

九、关键手术步骤（UCL 修复）

从掌骨头尺侧向远端跨掌指关节做 3cm 直行或弧形（从近端背侧向远端掌侧）切口，直达近节指骨中部（图 64-7）。注意辨认和保护桡神经浅支（图 64-8）。将其标记并在全程保护。接下来看到的结构即为内收肌腱膜，将其从关节囊上分离开来，纵向劈开便可以看到深面的关节囊和韧带的残端（图 64-9）。此时要检查关节表面。

必要时在近节指骨的尺侧基底置入 1 枚 0.062 英寸（1.575mm）克氏针，穿至掌骨头。克氏针并非常规穿入，仅在需要纠正并维持 MCPJ 对应关系时采用，并要密切随访。

搔刮韧带远端附着处的近节指骨尺侧基底，准备骨床，可能会在其止点处发现 UCL 残端。在近节指骨止点处置入小的带线锚钉（图 64-10C）。用锚钉的尾线将韧带缝合固定在其止点（图 64-11）。在 MCPJ 屈曲 30° 固定远端的 UCL，然后无张力修复拇内收肌腱膜（图 64-11）。此外，也要辨认是否有掌板和关节囊的撕裂并予以修复。用 4-0 不可吸收单丝缝线缝合皮肤。如果放置克氏针，

则要将其间断、弯曲，钉尾露于皮肤外。敷料包裹拇指，并将其置于拇人字支具中。术后，支具继续佩戴，10 天后复诊[1, 12]。

十、挽救和补救措施

慢性撕裂或组织不足以修复时，术者必须要用局部组织进行加强，或行重建手术[11, 13]。在术前，必须向患者交代，如果无条件修复，可能会选用游离肌腱移植物进行重建。若存在晚期关节炎或不稳，也可能会行 MCPJ 融合。

十一、陷阱

- 桡神经感觉终末支损伤 / 神经失用。
- 侧副韧带无法恢复解剖结构。
- 组织质量不佳导致韧带修复强度不够。
- 残留 MCPJ 的半脱位。
- 没有认识到关节有改变。

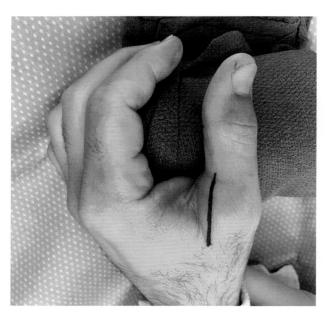

▲ 图 64-7 背侧切口

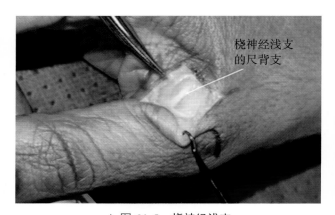

桡神经浅支的尺背支

▲ 图 64-8 桡神经浅支

经许可转载，引自 Nikkhah D. Hand Trauma: Illustrated Surgical Guide of Core Procedures. New York, NY. Thieme; 2018

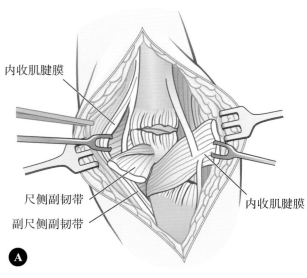

内收肌腱膜

尺侧副韧带
副尺侧副韧带

内收肌腱膜

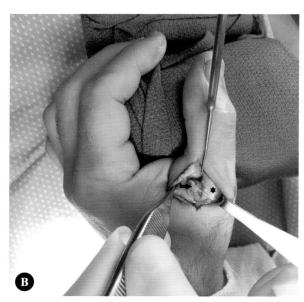

▲ 图 64-9　A. 顺着切口方向切开内收肌腱膜，显露断裂的韧带。B. 分离拇收肌腱膜（黑星）后即可看到尺侧副韧带（黑箭）

经许可转载，引自 Pechlaner S, Hussl, H, Kerschbaumer. F. Atlas of Hand Surgery, 1st ed. ©2000 Thieme

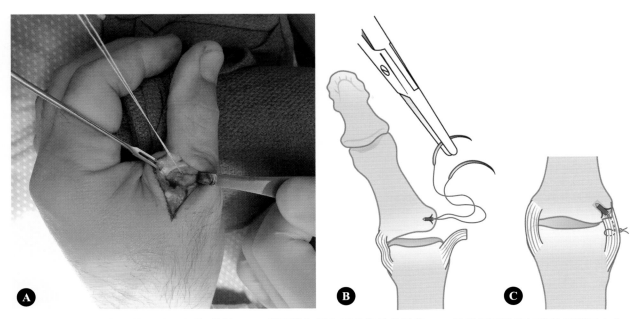

▲ 图 64-10　**A.** 在近节指骨置入微型锚钉；**B.** 微型锚钉置入近节指骨的示意；**C.** 用锚钉尾线将韧带拉回并固定在近节指骨的止点处

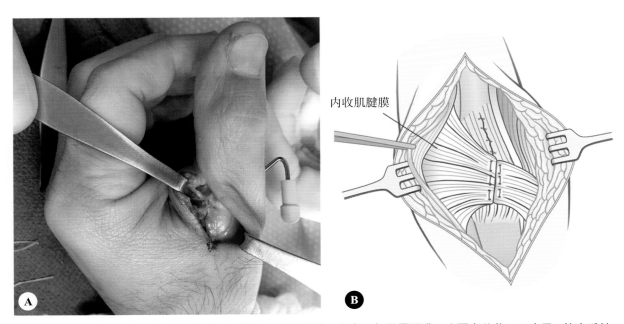

内收肌腱膜

▲ 图 64-11　**A.** 修复尺侧副韧带后在其表面缝合内收肌腱膜，注意，如果需要进一步固定关节，可应用 **1** 枚克氏针；**B.** 腱膜修复示意，修复拇内收肌腱膜

经许可转载，引自 Pechlaner S, Hussl, H, Kerschbaumer. F. Atlas of Hand Surgery, 1st ed. ©2000 Thieme

参 考 文 献

[1] Merrell G, Hastings H. Dislocations and Ligament Injuries of the Digits. Wolfe SW, Hotchkiss RN, Pederson WC, Kozin SH, Cohen MS. Green's Operative Hand Surgery. Philadelphia: Elsevier; 2016: 302–310

[2] Calandruccio, JH. Fractures, Dislocations, and Ligamentous Injuries. Azar FM, Beaty JH, Canale ST. Campbell's Operative Orthopedics.

Philadelphia: Elsevier; 2017: 3417–3422

[3] Malik AK, Morris T, Chou D, Sorene E, Taylor E. Clinical testing of ulnar collateral ligament injuries of the thumb. J Hand Surg Eur Vol. 2009; 34(3):363–366

[4] Milner CS, Manon-Matos Y, Thirkannad SM. Gamekeeper's thumb–a treatment-oriented magnetic resonance imaging classification. J Hand Surg Am. 2015; 40(1):90–95

[5] Papandrea RF, Fowler T. Injury at the thumb UCL: is there a Stener lesion? J Hand Surg Am. 2008; 33(10):1882–1884

[6] Resonance M, Tresley J, Singer AD, Ouellette EA, Blaichman J, Clifford PD. Multimodality approach to a Stener lesion: radiographic, ultrasound, magnetic resonance imaging, and surgical correlation. AmJ Orthop. 2017; 46(3):195–199

[7] Coyle MP, Jr. Grade III radial collateral ligament injuries of the thumb metacarpophalangeal joint: treatment by soft tissue advancement and bony reattachment. J Hand Surg Am. 2003; 28(1):14–20

[8] Edelstein DM, Kardashian G, Lee SK. Radial collateral ligament injuries of the thumb. J Hand Surg Am. 2008; 33(5):760–770

[9] Gluck JS, Balutis EC, Glickel SZ. Thumb ligament injuries. J Hand Surg Am. 2015; 40(4):835–842

[10] Lalonde D, Eaton C, Amadio P, Jupiter J. Wide-awake Hand and Wrist Surgery: A New Horizon in Outpatient Surgery. Instr Course Lect. 2015; 64:249–259

[11] Carlson MG, Warner KK, Meyers KN, Hearns KA, Kok PL. Mechanics of an anatomical reconstruction for the thumb metacarpophalangeal collateral ligaments. J Hand Surg Am. 2013; 38(1):117–123

[12] Moharram AN. Repair of thumb metacarpophalangeal joint ulnar collateral ligament injuries with microanchors. Ann Plast Surg. 2013; 71(5):500–502

[13] Glickel SZ. Thumb metacarpophalangeal joint ulnar collateral ligament reconstruction using a tendon graft. Tech Hand Up Extrem Surg. 2002; 6(3):133–139

第65章　拇指掌指关节侧副韧带重建
Thumb Metacarpophalangeal Joint Collateral Ligament Reconstruction

Armin Badre　Ruby Grewal　著

许娅莉　于亚东　译

摘　要

拇指掌指关节尺侧副韧带重建适于有症状的慢性不稳定而无退变或半脱位的患者。慢性不稳行手术干预的患者 UCL 的原始起点和止点可能不易辨认。最近的解剖研究提供了一些有价值的信息可以用来进行拇指 UCL 解剖重建。笔者相信解剖重建对于恢复 MCPJ 的稳定性至关重要，之前的生物力学研究显示，原始的起止点即使发生微小的偏移都会明显增加 MCPJ 的不稳定。

关键词

猎场看守者拇指，滑雪者拇指，拇指尺侧副韧带不稳，拇指 UCL 不稳定，拇指尺侧副韧带重建，拇指 UCL 重建，慢性

拇指掌指关节（metacarpophalangealjoint，MCPJ）尺侧副韧带（ulnar collasteral ligament，UCL）的急性损伤在滑雪者中非常常见，常被称为"滑雪者拇指"。"猎场看守者拇指"指的是由于拇指尺侧的反复创伤导致 UCL 出现的慢性磨损性损伤。苏格兰猎场看守者在拇指和示指之间拧断兔子的颈部。拇指近节指骨在 MCPJ 反复桡偏导致 UCL 被逐渐牵拉、变弱。除了磨损性变弱以外，未经治疗的急性撕裂也可导致慢性不稳。

一、解剖

静态和动态的结构同时为拇指 MCPJ 提供稳定性。静态稳定结构包括骨质的对应关系、背侧关节囊、掌板、固有和副 UCL、桡侧副韧带[1]。内在肌和外在肌则作为拇指 MCPJ 的动态稳定结构。外在肌包括拇长伸肌、拇短伸肌和拇长屈肌。内在肌包括拇短展肌、拇短屈肌和拇内收肌[2]。

尽管急性损伤时侧副韧带的起止点很容易辨认，但对于慢性不稳定患者，附着点在术中不甚清晰。因此，熟知 UCL 的解剖对于重建尤为重要。Carlson 等报道掌骨起点的平均中心为 4.2mm（±0.8mm）或掌骨头背侧缘的 38%（±8%），距离关节面 5.3mm[3]。指骨止点平均中心在 2.8mm（±0.7mm）或近节指骨掌侧面的 24%（±7%），距离关节面 3.4mm[3]。

Stener 损伤为撕裂的 UCL 近端向近端折返至内收肌腱膜的浅面。嵌入的内收肌腱膜阻止了断端靠近，继而阻止了撕脱 UCL 与解剖附着点的愈合。

二、临床表现

（一）病史

慢性 UCL 不稳患者常有疼痛、无力和功能障碍。疼痛位于 MCPJ，患者称难以做到拿铅笔、拧钥匙和旋开瓶盖等需要用力捏或握的动作。

（二）物理检查

慢性 UCL 不稳患者的临床评估始于查体。可通过拇指休息位状态来判断是否存在 MCPJ 桡偏或掌侧半脱位。触诊看 MCPJ 有无压痛。掌骨颈尺侧增厚提示 Stener 损伤。最后通过在伸直位和屈曲 30° 的韧带应力试验来检查 MCPJ 的稳定性。固有侧副韧带在屈曲时紧张，而副侧副韧带在伸直时紧张。两者完全断裂时会导致在伸直和屈曲时都松弛。

不稳患者常表现为 MCPJ 在应力试验中明显不稳。在急性损伤，在文献中没有关于应力试验异常标准的共识。多数认为 MCPJ 桡偏 30°～45° 或较健侧松弛 10°～20° 即为异常[4]。然而，Malik 及其同事发现，正常人群拇指间 MCPJ 的松弛程度变异很大，34% 至少有 10° 变异，12% 至少有 15° 变异[4]。

（三）影像学评估

拍摄拇指片来判断 MCPJ 是否有桡侧和（或）掌侧半脱位，以及退行性改变。

三、适应证

拇指 MCPJ 的 UCL 重建适用于伴有明显疼痛或功能障碍的慢性 UCL 不稳患者。

UCL 重建有多种方式。笔者喜欢基于重建拇指 UCL 的改良 Glickel 方法来对 UCL 进行解剖重建[5,6]。在一项体外尸体研究中，Bean 及其同事发现，UCL 掌骨起点掌侧移位 2mm 或指骨止点背侧移位 2mm 都会明显增加 MCPJ 的桡侧偏斜[7]。因此，笔者支持基于拇指 UCL 原始起点、止点的解剖重建。

四、禁忌证

拇指 MCPJ 的 UCL 重建不适于有 MCPJ 退变或严重软骨软化、多方向不稳或 MCPJ 慢性固定性半脱位的患者[6]。此时要考虑行 MCPJ 融合术。

五、关键手术步骤

（一）开始

患者仰卧于手术台上，患肢置于手桌上。应用止血带。可采用局部麻醉结合静脉镇静或区域阻滞麻醉。

（二）显露

以拇指 MCPJ 为中心，在尺侧做 S 形切口。在皮下组织中分离，掀起掌背侧皮瓣。显露内收肌腱膜（图 65-1A）。如果存在 Stener 损伤，此时可以看到断裂的 UCL 近端残端位于内收肌腱膜以浅。在慢性损伤患者，韧带与瘢痕粘连，很难从周围邻近组织中分离出来。

平行于 EPL 肌腱在掌侧 2～3mm 纵行切开内收肌腱膜，以显露关节囊（图 65-1B）。打开关节囊，桡偏近节指骨可更好地看到掌骨头和近节指骨基底的关节软骨，对其进行评估。如果有明显的退变或软骨软化，放弃重建，改行关节融合。要仔细辨认任何存在的 UCL 残端，以作为重建拇指 UCL 解剖起点和止点的标志（图 65-1C 和 D）。

（三）骨隧道准备

用小钻头在近节指骨基底的皮质上开两个小窗。Carlson 及其同事认为[3]，为了重建解剖的附着点，要使这两个皮质窗间的骨桥中点位于原始的 UCL 近节指骨止点位置。因此，第一个骨窗沿着近节指骨掌侧面，距离关节软骨表面约 5mm，以免不慎穿入关节或造成骨折（图 65-2A）。第二个骨窗在第一个骨窗背侧，两者距离约为指骨高度的 50%，同样距离关节面 5mm（图 65-2A）。这两个骨窗要在髓腔内聚拢，用手持式磨钻扩孔以便肌腱顺利穿过。此时，将 28 号钢丝环状穿过两骨孔，以便引渡移植的肌腱（图 65-2B）。每一操作都要谨慎，确保骨桥不发生断裂。

用小钻头在掌骨颈做一骨隧道，始于尺侧，距离掌骨头背侧缘约 4mm（或 40% 掌骨高度），距离关节面 5mm（图 65-2A）。当隧道钻向桡侧时，要稍微偏向近端。

（四）切取肌腱

掌长肌腱或一小束桡侧腕屈肌腱可用作游离肌腱移植物进行重建。长度一般需要 10～15cm。

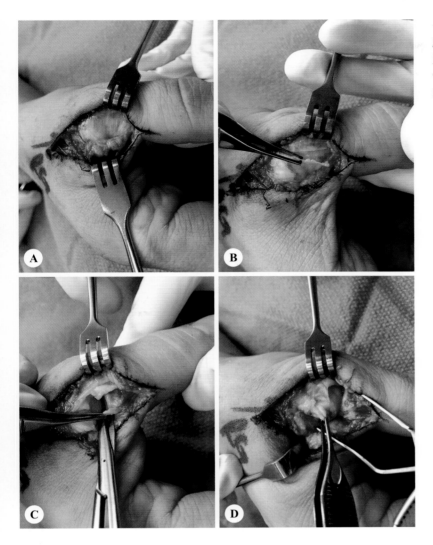

◀ 图 65-1　**A.** 拇指掌指关节尺侧显露内收肌腱膜；**B.** 纵行切开内收肌腱膜，显露关节囊；**C.** 显露尺侧副韧带残端，沿其找到其指骨止点；**D.** 沿着尺侧副韧带的近端残端找到掌骨起点

（五）移植肌腱通道和张力

游离肌腱的两端用一根不可吸收的编织缝线缝成管状，便于牵引入骨孔。用预置的 28 号钢丝套环将一端的牵引线引入近节指骨的骨孔内。轻轻牵拉牵引线，将移植肌腱穿过骨隧道（图 65-2C）。一旦移植的肌腱穿过隧道，将两端拉齐，再穿过掌骨隧道。

于掌骨隧道水平，在掌骨颈桡侧做一小切口。小心分离，显露桡侧的掌骨隧道孔。保护软组织，用一根针头将肌腱端的牵引线由尺侧向桡侧穿过掌骨隧道。通过轻柔地牵拉牵引线，将肌腱的两端均从此隧道穿出（图 65-3A）。

维持 MCPJ 良好对应关系后，将肌腱的两端拉紧，系结（图 65-3B）。肌腱两端系紧，以防退

回掌骨隧道，导致重建的韧带松弛（图 65-3C）。所示为尺侧切口内重建的韧带。此时，轻微桡偏拇指 MCPJ，验证重建的张力，确保足够稳定。被动活动 MCPJ，避免过紧。必要时解开结，重新调整张力并系紧。一旦重建的张力合适，则切断多余的移植肌腱。用 3-0 爱惜康缝线（Ethicon, USA）将肌腱结与周围骨膜缝合。可以用带线锚钉以确保肌腱结附着于掌骨隧道，避免缩回隧道内（图 65-4）。

（六）其他固定方式

带线锚钉可代替骨隧道方式。此时，用 2 枚带线锚钉分别置于掌骨和指骨原始 UCL 的附着部位，如前所述。用锚钉的尾线将移植肌腱固定在 MCPJ 尺侧。

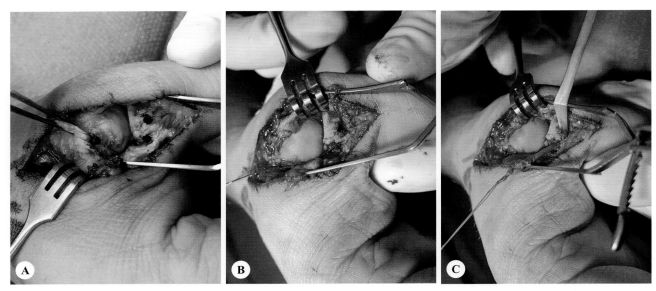

▲ 图 65-2　**A.** 基于附着点的解剖位置在掌骨和指骨上标记骨隧道的位置；**B.** 28 号钢丝环状穿过指骨两骨孔之间的隧道；**C.** 用前面的引渡套环将游离的移植肌腱穿过指骨隧道

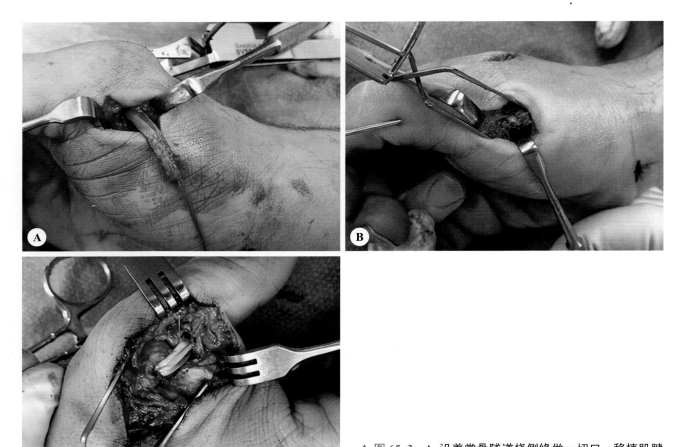

▲ 图 65-3　**A.** 沿着掌骨隧道桡侧缘做一切口，移植肌腱的两端一同穿过掌骨隧道至桡侧；**B.** 移植肌腱的两端抽紧，打结；**C.** 掌指关节尺侧重建的尺侧副韧带

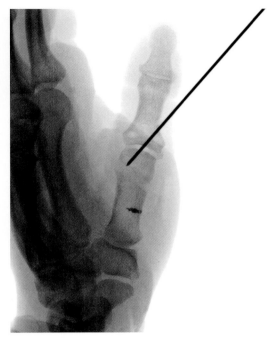

▲ 图 65-4　术中透视显示掌骨隧道的方向，克氏针穿过掌指关节，同时置入 1 枚带线锚钉进一步固定肌腱结

（七）闭合伤口

用 3-0 爱惜康缝线缝合关节囊和内收肌腱膜。松止血带，止血。闭合伤口。

六、陷阱

桡神经背侧感觉支可能会出现在术野，整个操作中要避免损伤。

在将肌腱移植物穿过指骨隧道时，避免使用暴力牵拉，以免骨桥断裂，出现骨折。

移植肌腱的张力要合适，避免过松或过紧。如果重建的韧带松弛，不能稳定 MCPJ。如果重建太紧，拇指 MCPJ 的活动度会受到限制，导致日后僵硬。只有当肌腱重建后，检查了 MCPJ 活动度，确保张力合适时，才用克氏针固定 MCPJ。

七、康复

（一）第一阶段：0～6 周

术后给予患者拇人字支具固定。在术后第一次复查时更换为前臂拇人字管型。不固定拇指的指间关节，可允许其活动。

（二）第二阶段：6～12 周

术后 6 周，去除管型和克氏针，推荐患者去找手部治疗师。用方便移除的、手作的热塑支具固定拇指 MCPJ 直至术后 8～10 周，同样允许 IP 关节自由活动。当手部治疗师进行活动度训练时，可移除支具。

此阶段中，继续进行控制疼痛和肿胀的物理疗法。患者每天大约进行 3 次主动和主动辅助的 MCPJ 活动度练习。避免任何使 MCPJ 桡偏的外力。

（三）第三阶段：>12 周

此阶段去除支具，可能仅在有风险的活动中佩戴支具。除了活动度训练之外，可开始力量练习。患者逐渐恢复正常活动。是否能恢复体育运动，要评估愈合、肿胀、活动度，以及是否能进行某些特殊的体育项目。

要告知患者，肿胀和疼痛在完全消失之前，可能会持续数月。

参 考 文 献

[1] Ritting AW, Baldwin PC, Rodner CM. Ulnar collateral ligament injury of the thumb metacarpophalangeal joint. Clin J Sport Med. 2010; 20(2):106–112

[2] Tang P. Collateral ligament injuries of the thumb metacarpophalangeal joint. J Am Acad Orthop Surg. 2011; 19(5):287–296

[3] Carlson MG, Warner KK, Meyers KN, Hearns KA, Kok PL. Anatomy of the thumb metacarpophalangeal ulnar and radial collateral ligaments. J Hand Surg Am. 2012; 37(10):2021–2026

[4] Malik AK, Morris T, Chou D, Sorene E, Taylor E. Clinical testing of ulnar collateral ligament injuries of the thumb. J Hand Surg Eur Vol. 2009; 34(3):363–366

[5] Glickel SZ, Malerich M, Pearce SM, Littler JW. Ligament replacement for chronic instability of the ulnar collateral ligament of the metacarpophalangeal joint of the thumb. J Hand Surg Am. 1993; 18(5):930–941

[6] Glickel SZ. Thumb metacarpophalangeal joint ulnar collateral ligament reconstruction using a tendon graft. Tech Hand Up Extrem Surg. 2002; 6(3):133–139

[7] Bean CH, Tencer AF, Trumble TE. The effect of thumb metacarpophalangeal ulnar collateral ligament attachment site on joint range of motion: an in vitro study. J Hand Surg Am. 1999; 24(2):283–287

第66章　舟月韧带修复
Scapholunate Ligament Repair

Daniel A. Seigerman　Michael J. Pensak　著

许娅莉　于亚东　译

摘　要

舟月韧带的完全断裂导致舟骨和月骨分离、不稳，出现关节改变（舟月骨进行性塌陷腕）。急性损伤要尽早手术修复。不同手术方式有些细微差别，但最重要的是恢复 SL 解剖间隙。可用带线锚钉修复韧带，再固定关节囊以加强。用克氏针固定 SL 间隙以维持复位，利于软组织愈合。术后腕关节制动6～10周，之后拔除固定针，开始在指导下进行手法治疗。长期随访常可见到腕关节活动度减低，舟月关节间隙增宽。

关键词

舟月韧带断裂，舟月韧带修复，SL 增宽，SL 修复，腕关节不稳。

一、概述和诊断

舟月（scapholunate，SL）韧带是腕关节的重要力学结构之一（图 66-1）。该韧带损伤会影响腕关节的生物力学，最终导致关节炎。SL 间隙外伤后疼痛，常伴有肿胀，提示有 SL 韧带损伤[1]。临床和影像学的一些特征有助于诊断。物理检查中，SL 韧带处压痛，Watson 舟骨漂移试验[2] 阳性提示存在舟月骨间韧带（scapholunate interosseous ligament，SLIL）损伤。

影像学中有多种征象，包括 PA 位片中舟骨和月骨分离，间隙＞3mm（图 66-2A）。此外，握拳/握笔会使 SL 间隙增大，此位置拍片异常会更加明显。也会出现皮质环形征（图 66-2C）和舟月角增大（图 66-2D）。常会行 MRI 检查（图66-3），但敏感性和特异性有较大差异[3]。诊断 SL 韧带损伤的金标准仍然是诊断性关节镜检查。可以用 Geissler 分类法对其损伤程度进行分类[4]。

二、适应证

有急性腕关节痛和急性 SL 韧带损伤（＜6周）的患者应直接手术修复。慢性损伤（＞6周）的患者治疗尚有争议，方法包括通过关节囊固定术直接修复、肌腱重建、切开复位螺钉固定等。

三、结果

（一）预期

SL 韧带损伤对所有的手外科医生来说都很棘手。一定要降低患者的预期。手术修复的目的是延缓或阻止后续的关节改变，即舟月骨进行性塌陷，但此观点近来有些争议[5]。术后晚期出现再次分离并不少见。尽管如此，对于急性舟月韧带损伤而言，仍有必要手术修复。

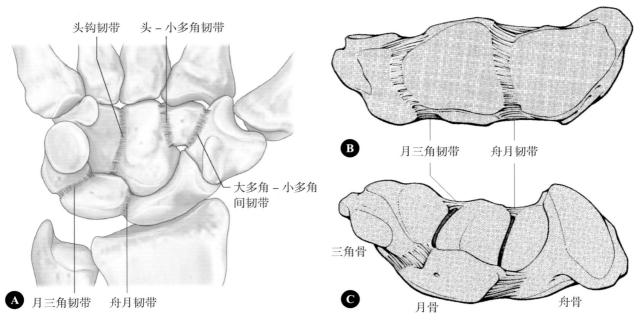

▲ 图 66-1　**A.** 腕关节的深层韧带；**B** 和 **C.** 近排腕骨的骨间韧带

A. 经许可转载，引自 Hirt B, Seyhan H, Wagner M, Zumhasch R. Hand and Wrist Anatomy and Biomechanics. 1st ed. ©2017 Thieme; B 和 C. 经许可转载，引自 Schmidt HM, Lanz U. Surgical Anatomy of the Hand. New York, Thieme 2004

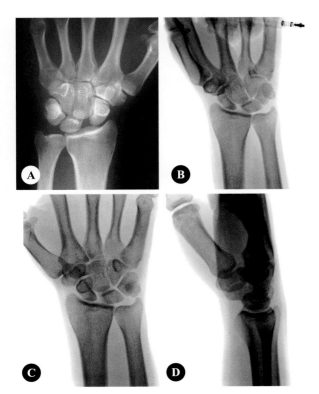

▲ 图 66-2　**A.** 腕关节 **PA** 位片显示舟月间隙分离 **＞ 3mm**；**B.** 握笔位片显示舟月间隙增宽；**C.** 皮质环形征；**D.** 舟月角增大

A. 经许可转载，引自 Martin I. Boyer and James Chang. 100 Hand Cases, 1st ed. ©2016 Thieme

（二）特殊注意事项

修复后有较高的不稳定复发率，因此，修复后常用各种关节囊固定术以加强，方法较多，包括 Blatt（以近侧为基底）关节囊固定术[6] 和用背侧腕间韧带加强固定舟骨的 Mayo 关节囊固定术[7] 等，各有利弊。

四、舟月韧带修复、关节囊固定术

（一）特殊说明、体位和麻醉

手术常在有牵引装置的诊断性关节镜下进行。使用牵引塔，在由腕关节镜转为必要的开放手术时便于去除。牵引塔放置在手桌上，患者仰卧位。采用全身结合区域阻滞麻醉。

（二）诊断性关节镜

除了有禁忌证以外，此类患者都首先要用关节镜评估 SL 间隙，明确损伤程度，决定治疗方式。桡腕和腕中关节也要一同查看。先经标准的 3～4 入路向腕关节注入 10ml 无菌盐水，建立 3～4 观察入路，置入 2.3mm 关节镜。18 号针头插入 6U 入路以出水。也要建立腕中入路。探查舟骨和

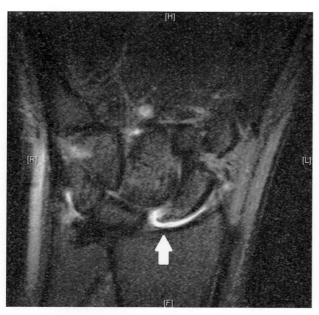

▲ 图 66-3　冠状位 MRI 显示舟月骨间韧带的急性完全撕裂（白箭）

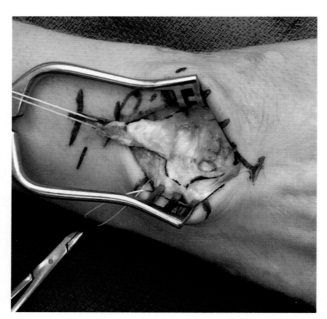

▲ 图 66-4　以近侧为蒂掀起关节囊，准备做 Blatt 关节囊固定术

月骨，评估 SL 间隙，按照 Geissler 分类法对其进行分级[4]。在此处可发现其他损伤，如三角纤维软骨复合体撕裂，可根据其分型对其进行修复或清理。

（三）显露

在 Lister 结节尺侧做腕背侧纵向切口。钝性分离至伸肌支持带，小心切开显露拇长伸肌腱，将其从原位置移出，牵向桡侧。辨认第四腕背鞘管，将其保护在尺侧。骨间后神经位于第四腕背鞘管底部，可将其切断以缓解慢性腕关节疼痛。可用双极电凝切除一段神经，避免其再生。

辨认腕背关节囊，以近侧为基底掀起关节囊瓣（Blatt 关节囊固定术）（图 66-4）。辨认舟骨和月骨，显露损伤的韧带。

（四）复位 SL 间隙

关键步骤是复位 SL 间隙。韧带撕裂后，舟骨呈屈曲位，月骨呈过伸位。可用克氏针协助翘拨复位。要用 0.062 英寸（1.575mm）克氏针，确保其置入骨质，避免在复位时不慎拔出。由于舟骨屈曲，翘拨针置入时要呈斜行，从远端背侧至近端掌侧。由于月骨呈背伸位，月骨的翘拨针要从近端背侧至远端掌侧的方向置入（图 66-5A）。将翘拨针合拢，即复位舟月骨。维持翘拨针。为了复位分离，翘拨针需要固定在一起（图 66-5B）。多角度透视证实复位后，在桡骨茎突远端做切口，钝性分离显露舟骨，注意保护桡神经浅支。在 SL 间隙横穿 2 枚平行的 0.062 英寸（1.575mm）克氏针，另一枚克氏针从舟骨穿入头骨（图 66-5C）。

（五）韧带修复

一旦 SL 间隙复位，一期修复韧带。在撕脱的部位置入一枚小的带线锚钉，褥式缝合撕脱的韧带（图 66-6）。韧带多从舟骨附着处撕脱，但并非全部。

（六）关节囊固定术

韧带修复后即行关节囊固定术。将之前掀起的近端为蒂的关节囊组织牵向舟骨远端极点，与带线锚钉缝合在一起（Blatt 关节囊固定术）。闭合伤口，支具固定。

五、术后护理

患肢术后佩戴短臂支具，坚强固定至术后 8～10 周。鼓励进行掌指关节和指间关节活动。术

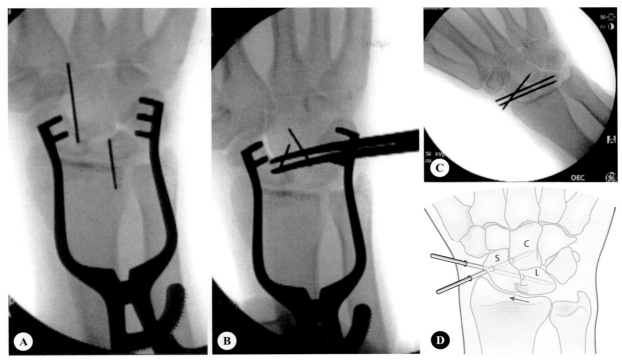

▲ 图 66-5　**A.** 用合适的克氏针翘拨；**B.** 应用翘拨针复位舟月间隙；**C.** 复位舟月关节并用克氏针固定；**D.** 示意显示修复和固定舟月间隙

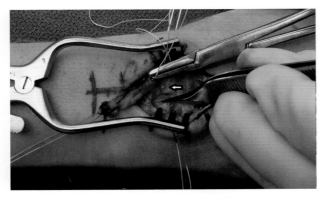

▲ 图 66-6　克氏针固定后修复舟月间隙
白箭表示舟骨上的锚钉，镊子处为韧带

后 8~10 周时，拔除内固定针，开始康复。

六、陷阱

　　舟月间隙复位后穿针可出现困难。笔者建议在置入带线锚钉之前先打入克氏针，以免出现锚钉断裂。在固定之前，一定要确保舟月关节对位良好。一旦置入克氏针，要在术中进行 PA 位和侧位透视，以确保 SL 角在允许的范围内，并且分离已矫正。如果复位不满意，要再次调整。

参考文献

[1] Buijze GA, Lozano-Calderon SA, Strackee SD, Blankevoort L, Jupiter JB. Osseous and ligamentous scaphoid anatomy: part I. A systematic literature review highlighting controversies. J Hand Surg Am. 2011; 36(12):1926–1935

[2] Watson HK, Ashmead D, IV, Makhlouf MV. Examination of the scaphoid. J Hand Surg Am. 1988; 13(5):657–660

[3] Zanetti M, Saupe N, Nagy L. Role of MR imaging in chronic wrist pain. Eur Radiol. 2007; 17(4):927–938

[4] Geissler WB, Freeland AE, Savoie FH, McIntyre LW, Whipple TL. Intracarpal soft-tissue lesions associated with an intra-articular fracture of the distal end of the radius. J Bone Joint Surg Am. 1996; 78(3):357–365

[5] O'Meeghan CJ, Stuart W, Mamo V, Stanley JK, Trail IA. The natural history of an untreated isolated scapholunate interosseus ligament injury. J Hand Surg [Br]. 2003; 28(4):307–310

[6] Blatt G. Capsulodesis in reconstructive hand surgery. Dorsal capsulodesis for the unstable scaphoid and volar capsulodesis following excision of the distal ulna. Hand Clin. 1987; 3(1):81–102

[7] Slater RR, Jr, Szabo RM, Bay BK, Laubach J. Dorsal intercarpal ligament capsulodesis for scapholunate dissociation: biomechanical analysis in a cadaver model. J Hand Surg Am. 1999; 24(2):232–239

第67章　舟月关节囊固定术
Scapholunate Capsulodesis

Moody Kwok　著

许娅莉　于亚东　译

摘要

舟月骨间韧带对腕关节的生物力学有很重要的稳定作用。损伤会导致不稳和最终的退变。无条件修复的患者可通过重建来恢复稳定性，减少退变发生。舟月关节囊固定术旨在用外在的韧带结构重建舟骨和月骨间的韧带，以恢复稳定性。

关键词

舟月关节囊固定术，舟月关节囊缝合术，SLIOL

单纯舟月骨间韧带（scapholunate interosseous ligament，SLIOL）损伤可单独发生，也可作为一组更复杂腕关节韧带损伤的一部分。大多数此类损伤为创伤性的。舟月关节囊固定术（或称关节囊缝合术）是一种旨在重建舟骨和月骨之间韧带连接的术式。虽然也可用在更复杂、更广泛的损伤中，为了便于描述，也会在本章有所讨论，但主要限于单纯 SLIOL 损伤。

一、解剖

腕部有 8 块腕骨，之间有复杂的内在韧带。它与上肢其他部位依靠外在韧带连接。没有腱性止点位于近排腕骨，即舟骨、月骨和三角骨。因此，只有跨越它的外在力学结构，如近排腕骨近远端的韧带止点。近排腕骨稳定结构（如 SLIOL）的损伤导致腕骨间解剖关系紊乱，出现动力学改变，继而出现最终的关节退变。

二、病理生理、非手术治疗和自然病程

手指到腕骨的力学传导主要通过头状骨，继而通过舟月联合。根据局部解剖，该力会使舟骨屈曲，使月骨背伸，导致舟月骨间分离。完整的 SLIOL 可抵抗该分离的力量（图 67-1）。

SLIOL 撕裂的自然转归为舟月骨进行性塌陷（scapholunate advanced collapse，SLAC）腕。分离后的腕骨不能作为一个坚固的整体，导致腕骨运动异常，继而增加了桡腕和腕间关节之间的压力。接下来会出现关节面的磨损，最终出现创伤后骨关节炎[1]。

三、临床和影像学评估

详细的病史和体格检查可发现舟月分离。舟月联合疼痛，Watson 试验阳性可提示该诊断。

PA 位、侧位和斜位平片可揭示舟月之间的分离。间隙 3～4mm 可出现 Terry Thomas 征。SL 角是指舟骨和月骨的轴线在 X 线侧位片中的夹角。正常情况下为 30°～60°。由于 SLIOL 损伤后舟骨会出现屈曲，侧位片中 SL 角则会＞60°。这被称为背侧嵌合体不稳定（dorsal intercalated segment instability，DISI）（图 67-2）。特殊位置的 X 线（如

握拳 PA 位片或舟骨位片）可以更好地在影像学上显示结构异常。

CT 可提供腕骨间的三维影像，有助于诊断复杂的腕骨骨折和脱位。MRI 在显示 SLIOL、内在和外在韧带及相关的软组织损伤中更有优势。

四、手术方法

（一）一般概念

手术治疗（如关节囊固定术）的目的在于尽可能维持腕骨的解剖结构。在 SLIOL 分离时，主要是复位屈曲的舟骨和背伸的月骨，使其恢复正常的中立位，减少腕关节内的异常应力。此外，需要重建冠状位的舟月骨（scapholunate，SL）间隙连接，进一步稳定腕骨的力学结构。关节囊缝合术是指直接修复韧带。

（二）Blatt 关节囊固定术（历史沿袭）

1987 年，Blatt 描述了一种手术方法，通过将近端为蒂的外在腕背侧关节囊组织经骨隧道固定在舟骨背侧远端，将舟骨固定在其原始的位置（图 67-3）。

结果不尽人意，由于关节囊起点在桡骨远端，术后出现了腕关节僵硬（尤其是屈曲受限）。此外，也无法稳定舟月间隙[2]。然而，Blatt 关节囊固定术开启了用其他软组织固定技术处理 SL 分离的先河。

（三）术式

SLIOL 关节囊缝合术和关节囊固定术

对于急性损伤，残留足够韧带的情况下，可以直接修复。损伤 6~8 周后，由于韧带出现瘢痕和短缩，无条件直接修复。需要在冠状和矢状平面复位 SLIOL 间隙（用克氏针当作翘拨针），继而在舟月骨之间用克氏针固定。舟骨和头状骨之间也可用针固定，确保舟骨保持理想位置（图 67-4）。重建韧带附着点，常可使用骨锚。

无论是单纯采用，还是结合 SLIOL 直接修复术一起使用，用局部关节囊和韧带结构进行的关节囊固定术可以提供和（或）加强 SLIOL 的连接（图 67-5）。背侧腕间韧带和背侧桡腕韧带均可作为 SLIOL 关节囊固定术的供体。它们终将重新定向至 SLIOL 间隙，继而用骨锚固定附着点。

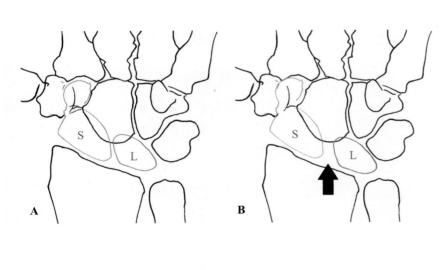

◀ 图 67-1　A. AP 位片中舟骨（S）和月骨（L）的正常关系；B. 舟月骨损伤导致舟月分离（黑箭）.

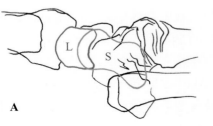
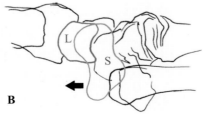

◀ 图 67-2　A. 侧位片中舟骨（S）和月骨（L）的正常关系；B. 舟月韧带损伤导致舟骨屈曲（黑箭）和月骨背伸，出现舟月角增大和背侧嵌合体不稳定畸形

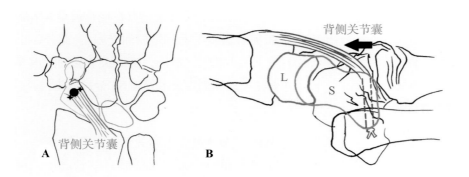

▲ 图 67-3 **Blatt** 关节囊固定术

正位（A）和侧位（B）示意，将近端为蒂的腕背外在关节囊组织经骨隧道固定在舟骨背侧远端。通过关节囊组织的牵拉，使屈曲的舟骨背伸（黑箭）

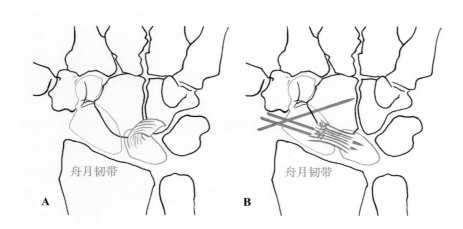

◀ 图 67-4 舟月骨间韧带一期修复，正位和侧位示意显示一期修复舟月骨间韧带

A. 舟月骨间韧带从舟骨附着点处撕脱；B. 修复时常用带线锚钉固定在舟骨，克氏针固定舟月和舟头间隙，进一步加强修复

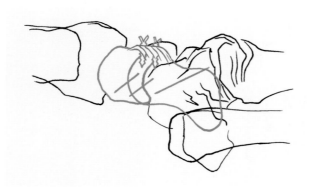

▲ 图 67-5 腕关节背侧关节囊组织的正常解剖
图片由 Moody Kwok MD 提供

五、适应证

舟月亚急性或慢性分离，无 SLAC 改变的患者均可进行关节囊固定术。

六、禁忌证

- SLAC 腕关节炎改变。
- 腕关节感染。

七、特殊注意事项

关节镜检查可以评估任何可能存在的关节炎。

八、特殊说明、体位和麻醉

患者仰卧位，上臂置止血带。可采用全身或区域麻醉方式。可用带线锚钉或 3.0 或 4.0 腱固定螺钉进行固定。

九、技巧、要点和经验教训

如前所述，关节囊固定术首先被 Blatt 描述，是用关节囊组织将舟骨固定在桡骨。这种固定一定会导致腕关节活动度受限。根据腕关节背侧关节囊组织的解剖，利用背侧桡腕（dorsal radiocarpal，DRC）韧带和背侧腕间（dorsal intercarpal，DIC）韧带可以不牺牲腕关节活动度，对原始 Blatt 术式进行了改良（图 67-5）。第一个改良是将 DIC 的近侧半从腕关节桡背侧附着处游离下来，将其附着在已纠正屈曲畸形的舟骨远端背侧（图 67-6A）。

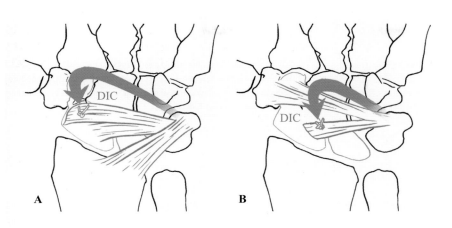

这样可以将舟骨维持在背伸状态，而不跨越桡腕关节。

第二个改良是将 DIC 的近侧半从腕尺背侧的三角骨起点上游离下来，将其附着在月骨背侧。复位舟骨后，DIC 腱束向近端旋转，附着在月骨背侧（图 67-6B）。这也能在不跨越桡腕关节的情况下使舟骨背伸。

十、关键手术步骤

采取标准的腕背第三、第四鞘管间切口，保留韧带，切开关节囊，进入关节，显露关节面。辨认 DRC 和 DIC。采取任何一种改良 Blatt 术式，切取 DIC 的近半，锐性分离至其止点或起点。将舟骨复位后，用带线骨锚固定韧带。由术者判断是否采用克氏针固定。

术后

如果用克氏针，可针尾外露或埋于皮下。腕关节制动 6 周，之后取出克氏针，在指导下开始康复。

十一、挽救和补救措施

除了用克氏针以外，有人倡导舟骨月骨复位并联合（reduction and association of the scaphoid and lunate，RASL）的术式，被称为重建手术，

包括修复 SLIOL 间隙，以及用螺钉强化防止分离（图 67-7）。有些研究效果良好，有些则显示舟月间螺钉固定（尤其是与其他重建方式相比）有骨质和腕部塌陷，以及其他并发症的风险。

如果重建失败，可根据退变的情况采用标准的 SLAC 挽救手术，包括近排腕骨切除、腕骨间融合或全腕关节融合。

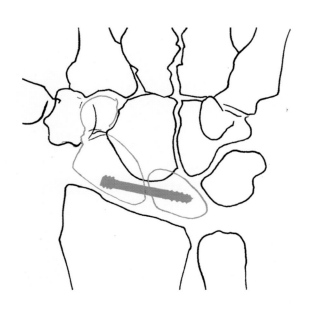

▲ 图 67-7　舟骨月骨复位并联合术式

参考文献

[1] Linscheid RL. Scapholunate ligamentous instabilities (dissociations, subdislocations, dislocations). Ann Chir Main. 1984; 3(4):323–330

[2] Blatt G. Capsulodesis in reconstructive hand surgery. Dorsal capsulodesis for the unstable scaphoid and volar capsulodesis following excision of the distal ulna. Hand Clin. 1987; 3(1):81–102

[3] Rosenwasser MP, Miyasajsa KC, Strauch RJ. The RASL procedure: reduction and association of the scaphoid and lunate using the Herbert screw. Tech Hand Up Extrem Surg. 1997; 1(4):263–272

推荐阅读

[1] Brunelli GA, Brunelli GR. A new technique to correct carpal instability with scaphoid rotary subluxation: a preliminary report. J Hand Surg Am. 1995; 20(3 Pt 2):S82–S85

第 68 章　舟月韧带重建（Brunelli 方法）
Scapholunate Ligament Reconstruction (Brunelli Types)

Bryan A. Hozack　Asif M. Ilyas　著

许娅莉　于亚东　译

摘　要

舟月韧带是腕关节的重要结构，在关节力学中起着关键的稳定作用。该韧带损伤会导致不稳和最终的退行性改变。韧带无条件修复时，重建可恢复稳定性，理论上减少退变发生的概率。韧带重建的方式有多种。在此介绍一种肌腱移植的方法。

关键词

舟月韧带，慢性，重建，Brunelli，肌腱移植

Brunelli 首先描述了一种方法来固定舟月韧带（scapholunate ligament，SLL）损伤后屈曲、不稳定的舟骨，它将桡侧屈腕肌（flexor carpi radialis，FCR）腱的一半从近端掀起，穿过舟骨轴线，锚定在远端，并将其缝合在桡骨远端背侧，防止舟骨屈曲和舟月骨进行性塌陷（scapholunate advanced collapse，SLAC）[1]（图 68-1）。之后又出现了多个改良 Brunelli 方法重建 SLL 以稳定舟骨，并同时保留舟骨的生理活动度（图 68-2）。

一、主要原则

恢复 SLL 损伤后舟月（scapholunate，SL）的稳定性有多种方法。可将 FCR 腱束当作移植肌腱，从远（掌）侧到近（背）侧稳定舟骨。可通过将其固定在桡骨远端背侧（原始 Brunelli 方法）、月骨或其他的腕骨上（各种改良 Brunelli 方法）来稳定其旋转。

二、预期

如果存在舟月不稳定，要防止进展成为 SLAC

手腕[2, 3]。此术式通过解剖重建 SLL 恢复了解剖结构和稳定性，同时保留了腕关节的活动度。而在进行其他重建术式（如关节囊固定术）时，会牺牲腕关节的活动。

三、适应证

如果有急性或亚急性 SL 不稳，尚可复位固定，未出现 SLAC 改变，可以进行 Brunelli 重建。如果出现舟月间隙增大（图 68-3），侧位片上舟骨屈曲或月骨背伸，可以诊断 SL 对位不佳或分离[4]。

四、禁忌证

- 慢性和（或）无法纠正的舟月分离。
- SLAC 腕关节改变。
- 感染性腕关节炎。

五、特殊说明

在开始重建之前可以进行关节镜检查，以更好地评估和分类舟月韧带撕裂，并评估任何关节

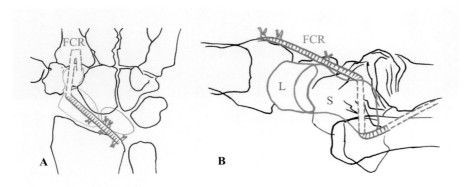

◀ 图 68-1 采用一半的 FCR 穿过舟骨隧道，跨越桡腕关节，进行 Brunelli 重建的示意

FCR. 桡侧腕屈肌（图片由 Moody Kwok, MD 提供）

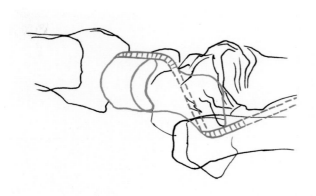

▲ 图 68-2 采用一半的桡侧腕屈肌穿过舟骨，不跨越桡腕关节，保留其活动度的 Brunelli 重建术示意

图片由 Moody Kwok, MD 提供

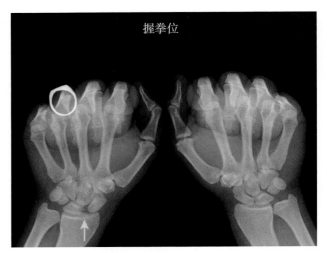

▲ 图 68-3 握拳位片显示左腕舟月分离（黄箭）

炎的程度（如果存在）[5]。

六、特殊说明、体位和麻醉

患者仰卧位，上臂置止血带。可采用全身或区域麻醉。需要可透视的手桌和迷你 C 臂机。建议采用 2.5 或 3.0 空心钻头。最后固定时，可采用带线锚钉，或采用 3.0 或 4.0 腱固定螺钉。

七、技巧、要点和经验教训

自从 Brunelli 方法首次被提出之后，采用部分 FCR 重建 SLL 的术式层出不穷。最受欢迎的可能是被称为"三韧带腱固定"的术式，它由 Garcia-Elias 改良，FCR 穿过舟骨轴线，缝合在背侧桡腕韧带上，不仅纠正了舟骨的屈曲，同时纠正了舟月分离[4]。此处介绍的是 Ross 改良的 Brunelli 术，不仅将两术式融合，还提供了更接近解剖和生物力学的 SLL 重建，并用腱固定螺钉牢固固定腱移植物。此术式包括将 FCR 从舟骨背侧穿向掌侧，跨越舟月和月三角韧带，以及用界面螺钉将腱移植物固定在三角骨上（图 68-4）[6]。

重建术后，穿针固定舟头关节，建议腕关节固定至术后 8~12 周。术后由于肌腱本身的变化，残留少许分离较常见。

八、难点

为了舟骨能获得最佳复位，需要切除 SL 和舟–大多角骨–小多角骨关节间的瘢痕组织，然后再进一步固定舟骨。

九、关键手术步骤

（一）掌侧切口和切取肌腱

以舟骨远极为中心做腕部斜切口，显露舟骨

远极和 FCR 肌腱的远端。通过一纵行或另外一个小横切口切断近端的 FCR 肌腱。切取长度至少10cm、直径 2～3mm 的 FCR 腱束。保留其远端附着点，将其近端游离。

（二）背侧切口

在第三鞘管（伸拇长肌）、第四鞘管（伸指总肌）间做一标准的腕背侧切口，以纵向或保留韧带的关节囊切口进入关节，显露腕骨。

（三）隧道

平行于舟骨中轴线置入 1 枚导针，避免进入舟大多角骨和桡舟关节（图 68-5A 和 B）。3.0mm 空心钻沿着导针钻孔。置入另一枚导针，穿过月骨和三角骨的轴线，指向舟月关节（图 68-5C 和 D）。空心钻钻孔。

（四）置入肌腱

用穿线或穿腱器，将 FCR 穿向舟骨背侧（图 68-6A）。接下来，再将 FCR 穿过舟骨和三角骨，在尺侧穿出（图 68-6B）。

（五）复位与固定

肌腱绕圈并拉紧，不仅复位了舟骨和月骨，还纠正了舟骨屈曲。在将肌腱拉紧，恢复腕骨对应关系后，用 2 枚克氏针穿过舟头关节，以维持腕骨复位（图 68-7A）。最后，同样在拉紧肌腱的情况下，在三角骨上置入一枚 3.5 或 4.0 腱固定螺

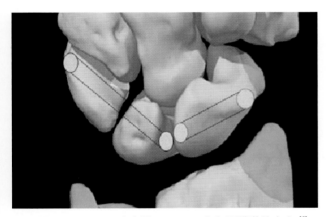

▲ 图 68-4　**Ross** 改良的 **Brunelli** 术中骨隧道的方向 [6]

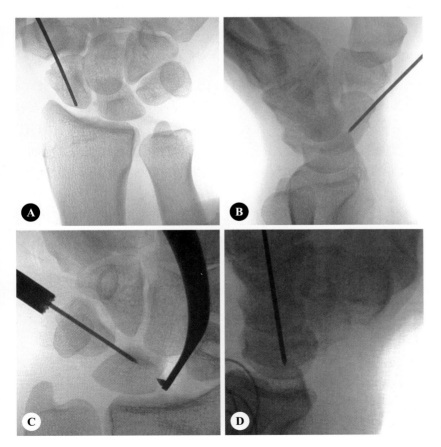

◀ 图 68-5　**A 和 B. AP**（**A**）和侧位（**B**）显示导针平行于舟骨的中轴线，避免穿透舟大多角骨和桡舟关节面；**C 和 D. AP**（**C**）和侧位（**D**）显示第 **2** 枚导针跨过月骨和三角骨的轴线，指向舟月关节

钉，固定肌腱（图 68-7B 和 C）。

（六）术后

克氏针可外露或埋于皮下。固定腕关节固定 12 周，之后去除克氏针，在指导下进行康复。

十、挽救和补救措施

术中，如果不能将肌腱穿过月骨和三角骨，可将其固定在桡腕韧带背侧，参考三韧带腱固定术。如果重建失败，可行标准的 SLAC 挽救手术，包括近排腕骨切除、腕间关节融合和全腕关节融合。

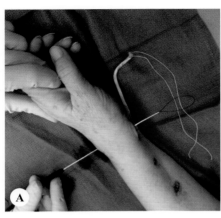
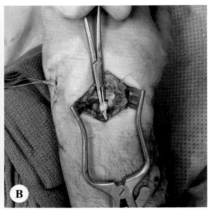

◀ 图 68-6　**A.** 用导线器将桡侧腕屈肌牵拉向背侧穿过舟骨；**B.** 将肌腱穿过舟骨和三角骨，尺侧穿出

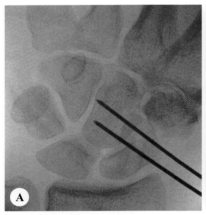
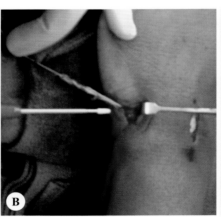
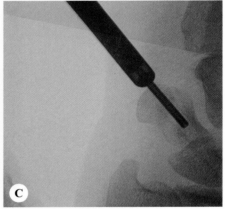

▲ 图 68-7　**A. AP** 位片显示 **2** 枚克氏针固定舟头关节以维持腕骨的对应关系；**B.** 显示在三角骨置入腱固定螺钉之前拉紧肌腱，以确保肌腱固定位置良好（**C**）

参考文献

[1] Brunelli GA, Brunelli GR. A new technique to correct carpal instability with scaphoid rotary subluxation: a preliminary report. J Hand Surg Am. 1995; 20(3 Pt 2):S82–S85

[2] Watson HK, Weinzweig J, Zeppieri J. The natural progression of scaphoid instability. Hand Clin. 1997; 13(1):39–49

[3] Berdia S, Wolfe SW. Effects of scaphoid fractures on the biomechanics of the wrist. Hand Clin. 2001; 17(4):533–540, vii–viii

[4] Garcia-Elias M, Lluch AL, Stanley JK. Three-ligament tenodesis for the treatment of scapholunate dissociation: indications and surgical technique. J Hand Surg Am. 2006; 31(1):125–134

[5] Messina JC, Van Overstraeten L, Luchetti R, Fairplay T, Mathoulin CL. The EWAS classification of scapholunate tears: an anatomical arthroscopic study. J Wrist Surg. 2013; 2(2):105–109

[6] Ross M, Loveridge J, Cutbush K, Couzens G. Scapholunate ligament reconstruction. J Wrist Surg. 2013; 2(2):110–115

第69章　远桡尺韧带修复/重建
Distal Radioulnar Ligament Repair/Reconstruction

A. Samandar Dowlatshahi　Tamara D. Rozental　著

许娅莉　于亚东　译

摘　要

桡尺远侧关节不稳可以是急性、亚急性或慢性的，修复还是重建要考虑多个因素。桡尺韧带（掌侧和背侧）是 DRUJ 首要的稳定结构。急性或亚急性患者可行韧带修复，而亚急性或慢性不稳定、关节对应不良情况下适宜重建。韧带重建常采用肌腱腱束或游离移植。

关键词

桡尺远侧关节，不稳定，重建，肌腱移植

桡尺远侧关节（distal radioulnar joint，DRUJ）不稳可分为急性、亚急性和慢性，要综合考虑多个因素来决定进行修复还是重建。DRUJ 的复杂解剖是关键。桡骨和尺骨关节面的曲率半径不同，因此需要周围的软组织来稳定 DRUJ。跨越和支持桡尺远侧关节和尺腕关节的软组织结构称为三角纤维软骨复合体（triangular fibrocartilage complex，TFCC）。桡尺韧带（掌侧和背侧）为 DRUJ 的首要稳定结构。

一、主要原则

DRUJ 不稳可合并软组织损伤，如 TFCC 撕裂或骨质变化，尤其是尺骨变异。不稳的病理机制决定治疗方式的选择，如软组织修复术、重建术、截骨术或融合术。

二、预期

必须恢复 DRUJ 的关节对应关系。掌侧和背侧桡尺韧带的完整性很重要。目的在于恢复稳定性，活动范围内无痛。

如果 TFCC 和骨间韧带损伤，会有明显不稳。仅一小部分 TFCC 损伤一般不会导致不稳。伴有 DRUJ 不稳的桡骨远端骨折等急性病例常无须一期修复。可复位 DRUJ，在稳定的位置穿针固定，使软组织愈合。

三、适应证

DRUJ 韧带修复适用于急性或亚急性患者，也适用于可修复的 TFCC 损伤患者。

DRUJ 韧带重建适用于有不稳定、TFCC 无条件修复、关节面对应尚可的患者。

四、禁忌证

- DRUJ 炎。
- DRUJ 不匹配。
- 结缔组织疾病。

五、特殊注意事项

要拍摄 X 线片，作为术前详细评估的一部分，评估尺骨变异的情况。CT 有助于明确 DRUJ 的解剖和不稳。应用动态扫描，可在前臂完全旋前、旋后和中立位时评估双侧腕关节。MRI 有助于明确韧带结构（如 TFCC）的情况，以及 DRUJ 是否有退变。晚期患者单纯评估静态不稳是不够的，一定要与健侧对比。

如果有明显的关节对应不良，要避免进行软组织重建，很容易失败。同时，要注意双侧 DRUJ 过度松弛和乙状切迹扁平的患者，因为对于有症状的过度松弛病例，效果不可预计。

六、特殊说明、体位和麻醉

- 要评估对侧 DRUJ 以对比。
- 手术常在臂丛阻滞麻醉下进行。
  - 上臂采用止血带
  - 迷你 C 臂有助于定位
  - 如果打算重建，术者要在术前确定是否存在肌腱可供自体移植。

七、技巧、要点和经验教训

慢性 DRUJ 不稳会导致前臂旋转时出现异响。相比旋前、旋后位而言，中立位时松弛更明显。尺侧腕伸肌半脱位、月三角和腕中关节不稳也会出现类似症状，要注意鉴别。

（一）TFCC 修复

TFCC 边缘撕裂可以用开放或关节镜的方法进行修复。若 DRUJ 明显不稳定，开放手术修复效果更好。

（二）韧带重建

韧带重建可采用部分尺侧腕屈肌腱固定尺腕关节，正如 Boyes-Bunnell（图 69-1）或 Hui-Linscheid（图 69-2）所述。这些术式开始是用来治疗尺腕不稳而非 DRUJ 不稳。也可用移植肌腱重建桡尺韧带。Adams 术式采用掌长肌腱移植、

穿过桡骨和尺骨骨隧道来重建背侧和掌侧桡尺韧带。该法重建了相应韧带的解剖起点和止点。正确调整重建的张力具有一定的挑战性，学习曲线较陡峭。注意不要破坏或不必要地剥离 ECU 鞘管和其基底。

八、难点

如果没有发现桡骨和（或）尺骨的畸形愈合，软组织重建将会失败。扁平的乙状切迹同样要进行加深的手术。如果关节固定过紧，会出现 DRUJ 炎症状加重。

九、关键手术步骤

- 通过腕背第五鞘管显露（图 69-3）。
- L 形切开 DRUJ 囊。
- 如果 TFCC 可以修复，可行开放或关节镜修复（图 69-4）。
- 如果有慢性不稳，DRUJ 明显松弛，软组织菲薄，则行重建术。

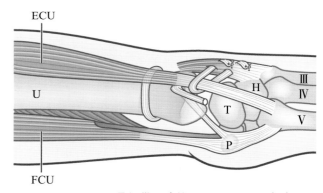

▲ 图 69-1 尺骨韧带重建的 Boyes-Bunnell 方法

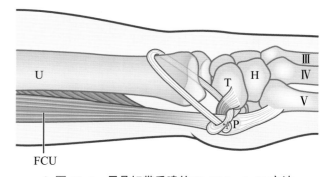

▲ 图 69-2 尺骨韧带重建的 Hui-Linscheid 方法

- DRUJ 肌腱重建时，在尺神经血管束和屈肌群之间做掌侧切口。
- 用 3.5mm 空心钻头在月骨窝近端和桡侧做深约数毫米的第一个骨隧道。在钻之前要在透视下确定导针位置（图 69-5）。
- 同样用 3.5mm 钻头在隐窝和尺骨颈之间的尺骨远端做第二个骨隧道。

- 用导线器将移植肌腱穿过桡骨的隧道，再将肌腱的两个游离端穿过尺骨隐窝处的隧道。
- 前臂中立位时将肌腱抽紧，将两端围绕尺骨颈系紧。
- 在前臂中立位挤压桡骨和尺骨，将移植肌腱两端系紧，完成张力调整。
- 用长臂石膏管型固定上肢 4 周，前臂处于中

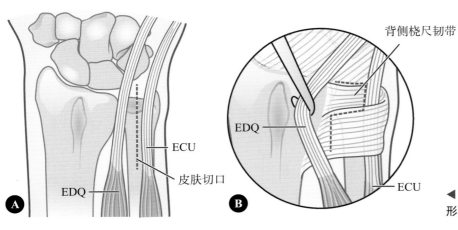

▲ 图 69-3　通过第五伸肌隔室的 L 形囊切口显露

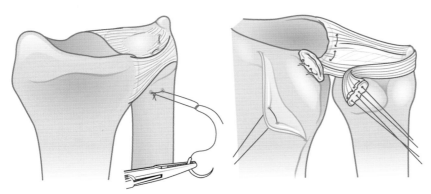

▲ 图 69-4　直接修复的可能性
左侧开放性 TFCC 修复，右侧开放性桡尺远侧背侧韧带修复。TFCC. 三角纤维软骨复合体

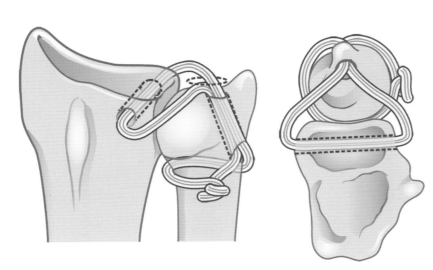

▲ 图 69-5　使用 Adams-Berger 手术重建桡尺远端韧带

立位。之后再更换短臂管型固定 2 周。3～4 个月后再恢复全部的活动。

十、挽救和补救措施

如果关节镜修复不能获得足够的稳定性，要转为开放手术修复。

常用的挽救手术包括 DRUJ 的骨性重建。可采用 Sauve-Kapandji DRUJ 融合，要求不高的患者可行 Darrach 切除或 DRUJ 成形术。

十一、结果

有报道称，采用关节囊折叠或皱缩治疗慢性不稳术后评分有所改善，直至术后 7 年仍能维持稳定性。一些研究报道了 DRUJ 韧带重建的效果。Adams 等报道，他们的术式使 12/14 患者改善了症状并恢复了稳定。

十二、陷阱

- 要进行详细全面的查体，判断在前臂中立位、旋前位、旋后位时是否稳定。不稳常出现在旋前位或中立位。
- 修复或重建之后常出现旋后困难。对于 DRUJ，旋后位也是最稳定的体位。如果可能，术后固定前臂于旋后位。
- 在进行修复或重建手术前，要确保 DRUJ 可以闭合复位。

推荐阅读

[1] Adams BD, Berger RA. An anatomic reconstruction of the distal radioulnar ligaments for posttraumatic distal radioulnar joint instability. J Hand Surg Am. 2002; 27(2):243–251

[2] Bain GI, McGuire D. lee YC, Eng K, Zumstein M. Anatomic foveal reconstruction of the TFCC with a tendon graft. Tech Hand Up Extrem Surg. 2014; 18:92–97

[3] Kouwenhoven ST, de Jong T, Koch AR. Dorsal capsuloplasty for dorsal instability of the distal ulna. J Wrist Surg. 2013; 2(2):168–175

[4] Lawler E, Adams BD. Reconstruction for DRUJ instability. Hand (N Y). 2007; 2(3):123–126

[5] Manz S, Wolf MB, Leclère FM, Hahn P, Bruckner T, Unglaub F. Capsular imbrication for posttraumatic instability of the distal radioulnar joint. J Hand Surg Am. 2011;36(7):1170–1175

皮　肤
Skin

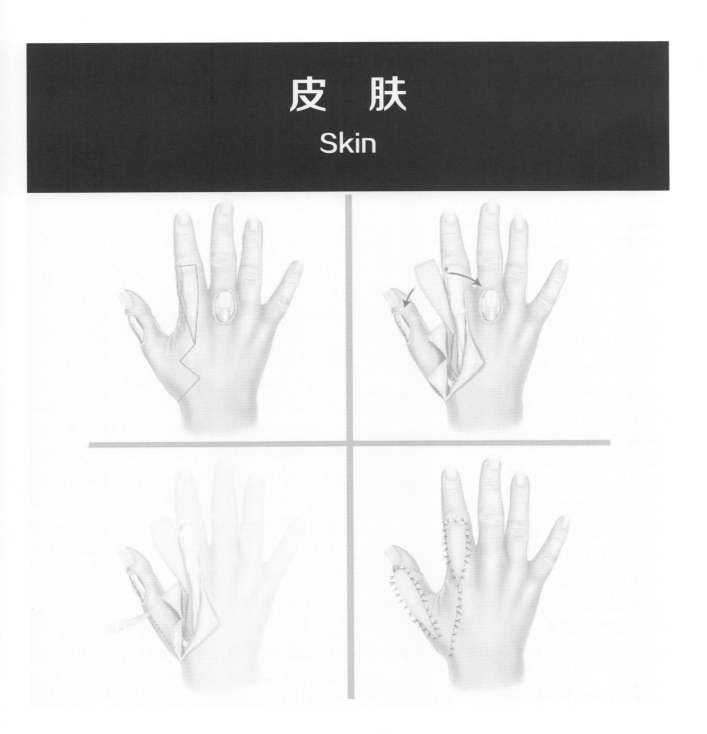

第70章 中厚皮片移植
Split Thickness Skin Graft

Rosemary Yi　Virak Tan　著
吕　莉　王　立　译

摘　要

中厚皮片移植适用于不能一期闭合且有可能继发皮肤挛缩的创面。植皮需要健康的创面。愈合是通过血浆吸收进行的，为毛细血管的生长（吻合）和成纤维细胞的成熟提供必要的营养。封闭式负压引流设备敷料有助于植皮成活。本章介绍提高植皮成活和应用的技术，以及抢救和处理并发症的技术。

关键词

中厚皮片移植，皮肤替换，创面覆盖，皮肤缺损

一、背景

（一）适应证

当一期伤口不能闭合，二次创面闭合也欠妥时，可以进行中厚皮片移植（split-thickness skin graft，STSG）。植皮成活，需要一个适宜的创面软组织床。创面应清除坏死组织，细菌负荷应降至最低，以防止植皮因感染而失败[1]。此外，植皮软组织床必须有良好的血供，以允许血浆吸收，移植皮肤可获得扩散的营养物质。软组织床不应包含任何裸露的骨头、裸露的肌腱或关节，因为这些组织不能与移植皮肤融合，因为植皮成活是凭借毛细血管从创面基底长入移植皮肤的过程。一条简单的经验法则就是避免在任何白色的结构上进行皮肤移植：骨头、肌腱、关节、韧带或神经。健康的脂肪、肌肉、腱周组织或骨膜组织适合于皮肤移植。

皮肤移植可以分为中厚皮片移植或全厚皮肤移植。STSG 包括上皮和不同部分的真皮层。全层皮肤移植包括上皮和整个真皮层。STSG 会继发回缩，因此不适合关节上的伤口。此外，STSG 的弹性和耐磨性较差，在经常受到剪切力的受区应考虑这一点。STSG 的一个优点是它们更容易附着在创面上，因此更有可能在不太理想的创面成活。由于全厚皮片继发性挛缩程度较低，在关节周围或手掌的创面首选全厚皮片移植。然而，由于需要营养支持的真皮组织厚度增加，全层皮肤在移植后会经历更高水平的高代谢状态。因此，在难以愈合的创面中，全厚皮肤移植比 STSG 更不易成活。

（二）替代品

皮肤移植替代品提供了皮肤移植的另一种选择。皮肤替代品有几类。两种常用的皮肤替代品是：① AlloDerm（LifeCell Corp，Branchburg，NJ），一种身体脱细胞真皮基质；② Integra 真皮再生模

板（Integra LifeSciences Corp，Plainsborough，NJ），一种带有硅胶膜的双层牛胶原真皮基质。皮肤移植替代物为细胞侵入和毛细血管生长提供了支架，这有利于大面积创面的软组织覆盖[2, 3]，以及皮肤移植前期增加创面或真皮下层的厚度[4]。

另一种治疗方案是允许创面二期闭合。然而，较大的伤口通常通过外科手术进行更好的处理，以最大限度地缩短伤口愈合时间，并防止伤口或关节继发性挛缩。

二、手术方法

（一）手术准备、设计和特殊设备

创面适当清创，直至创面肉芽健康、血液循环良好、无细菌污染，即可以进行皮肤移植。真空辅助闭合（KCI，Inc，San Antonio，TX）设备是在植皮前有助于促进健康肉芽组织[5]（图 70-1）。此外，它还可以用作皮片上的敷料，通过限制皮片下面的渗出液收集，通过负压效应促进上皮有丝分裂和血管生长，从而提高植皮的成活率[6]。

外科医生应该在交代知情同意时，与患者讨论供皮区的选择部位，以及植皮失败的可能性。对于 STSG，由于容易切取和术后护理，最首选的切取部位是大腿前部或外侧。如果可能，应避免内侧和后侧大腿，以尽量减少由于卧床或与对侧大腿摩擦造成的术后疼痛。手术需要用取皮刀，并且需要制成网状。STSG 制成网状不是必需的，但确实有助于防止渗出液在植皮和创面之间积存，并且可以覆盖比供皮区面积更大的创面区域。可选择不同的网格化比例，推荐 1 : 1.5，用于改善美容和加快再上皮化的时间[7]。网格化的另一种选择是"馅饼皮"，即在移植皮肤连续打孔（1~2mm），以引流渗出液。

（二）手术技术

如果供皮区是大腿前侧或外侧，患者应该仰卧，同时手术臂伸展放在手桌上。通常选用同侧腿，可以更容易地设置手术间。测量创面，并在大腿上标记供皮部位（图 70-2）。供皮区应

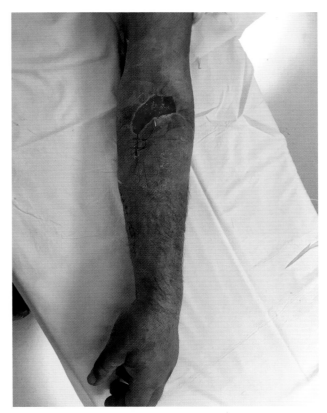

▲ 图 70-1　该患者左前臂掌侧挤压伤至肘横纹附近创面在清创和 VAC 治疗之后，创面可以进行植皮。VAC. 封闭式负压引流

预先注射含有肾上腺素的局部麻醉药，以止血和控制术后疼痛。取皮刀应该设置为适当的厚度，对于上肢创面，通常为 0.0012~0.0015 英寸（0.03~0.04mm）。矿物油或氯己定肥皂作为润滑剂应用于供皮区。助手将压舌器紧贴在供皮区近端和远端的皮肤上，以便保持皮肤紧张。取皮刀在整个切取过程中保持在与皮肤表面成 45°，在润滑的皮肤上施加稳定、均匀的压力，向前推进，以防止刀片跳动。当达到取皮范围时，皮肤刀被从皮肤上取下，切取的皮片剩余的与供区相连的部分锐性分离。皮片放置在合适的托板上，使表皮面面向托板，以备制成网状。滴几滴生理盐水，不仅能保持皮肤湿润，还能帮助移植皮肤在托板上保持平整。托板被装载到网状轧皮机上，皮片通过曲柄机械打孔制成网状（图 70-3）。如果不使用网状轧皮机，移植皮肤可用手术刀打孔（"馅饼皮"），引流渗出物。

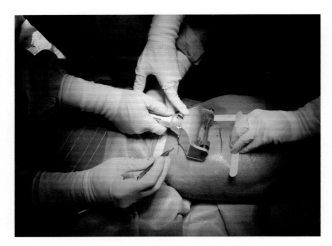

▲ 图 70-2　测量创面，标记供区

皮下组织用 0.25% 布比卡因和肾上腺素浸润麻醉，润滑皮肤。一名助手压平皮肤，外科医生将取皮刀保持在 45°，给予稳定的压力，向前推进

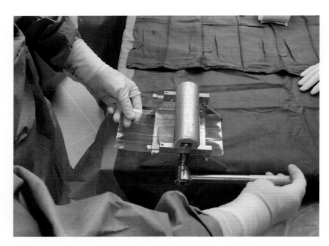

▲ 图 70-3　切取的皮片放置在托板上，表皮面面向托板

助手注意皮片离开网状轧皮机时，确保皮片不会缠绕在轧皮机上

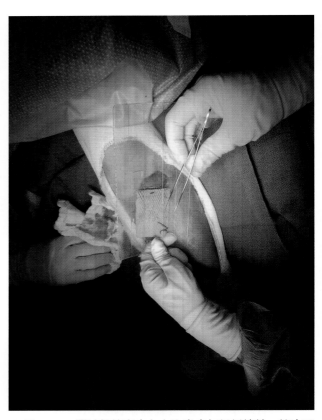

▲ 图 70-4　通过保持真皮向上和表皮与托板接触，植皮可以很容易地将移植皮肤覆盖并黏合在潮湿的创面上。用钳子把移植皮肤放在合适的位置

将移植皮肤放在创面上移植。通过保持表皮与托板的接触，移植皮肤可以转移到创面，而不必从托板上取下（图 70-4）。如果创面边缘不规则，移植皮肤可根据创面修剪，任何剩余的小缺损都可以进行额外的皮肤移植。植皮的边缘可以用 5-0 铬缝线与创缘缝合，不需要拆线，也可以用外科缝合器固定（图 70-5）。绗缝缝合有助于确保移植皮肤固定于任何不规则创面，方法是将铬缝线穿过相邻的网状孔，并穿透下面的创面。将缝线捆绑在一起，将中间的移植皮肤固定到下面的创面上。

目的是使 STSG 的真皮一侧与创面很好地贴合。

Xeroform（Kendall，Mansfield，MA）或 Adaptic（Systagenix，London，UK）等非粘连敷料可覆盖移植皮肤。应该放置可吸收的应用宽泛的环状敷料、长枕或 VAC 敷料，以对移植皮肤施加压力[8]。供体部位可以通过多种方式进行覆盖，但笔者首选的方法是使用非黏附层的闭塞胶带[9]。

（三）抢救

如果移植皮肤在植皮时破裂或穿孔，仍可使用。将移植皮肤放在载体上，使切割的边缘彼此相邻，并小心网眼，以确保移植皮肤在穿过网眼时不会缠绕在网眼周围。移植皮肤可以放置在创面上，并用 5-0 铬缝线固定创缘与移植皮肤的切割边缘之间。如果没有足够的移植皮肤，可以将可用的皮片制成更大的比例网状，以覆盖更大的创面。最后，可以放置皮肤替代物来代替 STSG。

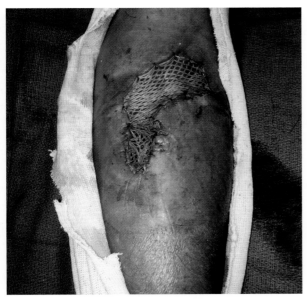

▲ 图 70-5　移植皮肤的边缘用 5-0 铬缝线缝合到创缘

三、术后护理

如果在会受到剪切力的创面上植皮，即深层的肌肉、肌腱或关节附近，就应该用夹板固定肢体。敷料应至少包扎 5 天，以便有足够的时间使移植皮肤接合和粘连。应非常小心地取下敷料，以防止移植皮肤从创面上脱落。如果移植皮肤接合成活，观察到移植皮肤呈粉红色，附着在创面上（图 70-6 和图 70-7）。在取下最初的手术敷料后，可以用一块不粘连的纱布和可吸收纱布放在上面，用松散的环状绷带包扎，直到创面不再渗出。供皮区的手术敷料只要保持完好，就可以保留，直到下面的皮肤重新上皮化。

四、并发症

如果移植皮肤没有成活或有大面积坏死，则必须检查伤口是否有感染或其他失败的原因，如血肿形成或创面肉芽不新鲜。一旦创面肉芽健康，血液循环良好，并且没有细菌感染，只要有足够可用的 STSG 供皮区，则可考虑重新移植。如果患者不再有可用的供皮区，可考虑皮肤替代物。最后，如果没有可选择的覆盖物，或者如果坏死的面积很小，创面可能不得不二期愈合，注意尽量减少挛缩。

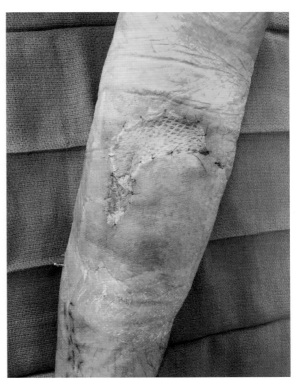

▲ 图 70-6　去除最初的封闭式负压引流敷料后，移植皮肤几乎 100% 成活，呈淡粉色结合并附着在创面上

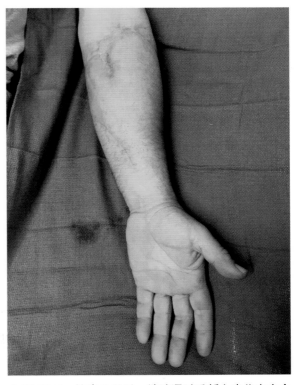

▲ 图 70-7　植皮几周后，缝隙通过重新上皮化完全愈合，中厚皮片成熟

参考文献

[1] Perry AW, Sutkin HS, Gottlieb LJ, Stadelmann WK, Krizek TJ. Skin graft survival–the bacterial answer. Ann Plast Surg. 1989; 22(6):479–483

[2] Askari M, Cohen MJ, Grossman PH, Kulber DA. The use of acellular dermal matrix in release of burn contracture scars in the hand. Plast Reconstr Surg. 2011; 127(4):1593–1599

[3] Frame JD, Still J, Lakhel-LeCoadou A, et al. Use of dermal regeneration template in contracture release procedures: a multicenter evaluation. Plast Reconstr Surg. 2004; 113(5):1330–1338

[4] Held M, Medved F, Stahl S, Bösch C, Rahmanian-Schwarz A, Schaller HE. Improvement of split skin graft quality using a newly developed collagen scaffold as an underlayment in full thickness wounds in a rat model. Ann Plast Surg. 2015; 75(5):508–512

[5] Scherer SS, Pietramaggiori G, Mathews JC, Prsa MJ, Huang S, Orgill DP. The mechanism of action of the vacuum-assisted closure device. Plast Reconstr Surg. 2008; 122(3):786–797

[6] Azzopardi EA, Boyce DE, Dickson WA, et al. Application of topical negative pressure (vacuum-assisted closure) to split-thickness skin grafts: a structured evidence-based review. Ann Plast Surg. 2013; 70(1):23–29

[7] Davison PM, Batchelor AG, Lewis-Smith PA. The properties and uses of non-expanded machine-meshed skin grafts. Br J Plast Surg. 1986; 39(4):462–468

[8] Kim EK, Hong JP. Efficacy of negative pressure therapy to enhance take of 1–stage allodermis and a split-thickness graft. Ann Plast Surg. 2007; 58(5):536–540

[9] Voineskos SH, Ayeni OA, McKnight L, Thoma A. Systematic review of skin graft donor-site dressings. Plast Reconstr Surg. 2009; 124(1):298–306

推荐阅读

[1] Hallock GG, Morris SF. Skin grafts and local flaps. Plast Reconstr Surg. 2011; 127(1):5e–22e

第71章 全厚皮片移植
Full Thickness Skin Graft

Aaron Rubinstein　Jonathan Keith　著

吕　莉　王　立　译

摘　要

全厚皮片移植是治疗某些软组织缺损的常用外科手术。人手具有独特的作用，需要耐磨和敏感的皮肤表面去适应日常生活中必不可少的各种位置和精细运动任务。最常见的是，全厚皮片移植用于手掌表面，因为它们已经被证明可以限制挛缩和保持运动。由于缺乏内在的血液供应，全层皮肤移植仅限于有足够血管床的表面，没有完整的腱周组织就不能用于骨骼或肌腱。全层皮肤移植过程中面临的独特挑战包括充分选择供体组织，准备适用的创面，避免术后血肿和限制剪切力。

关键词

全厚皮片移植，创面管理，手外伤

皮肤移植是一种常见的外科手术，它是重建阶梯上的一步，旨在解决无法二次愈合或直接闭合的伤口。皮肤是一种具有多种不同功能的器官，具有动态平衡、感官输入和选择性渗透屏障的作用。一般来说，皮肤的整体结构是保守的，较薄的表皮覆盖在下面较厚的真皮上，但具体的亚成分因解剖区域和预期功能的不同而不同。

皮肤移植主要分为两种主要类型：中厚皮片和全厚皮片。中厚皮片包括表皮和一部分真皮。这些移植皮肤传统上是用取皮刀采集，因此，供体部位可以二期愈合，但移植皮肤会继发较大程度的挛缩。全层皮肤移植包括表皮和整个真皮，传统上是用手术刀切取，需要一期缝合，继发性挛缩较轻。

人手在执行重要生命功能方面的作用是不可低估的。关于手部皮肤，有几个独特的功能必须适应，将手分为手掌和手背有助于识别这些不同的作用。掌部皮肤由较厚的表皮组成，没有毛发和皮脂腺，这是为了加强抓力和适应挤压而设计的特征。更深的真皮乳头和增强的表皮角质化有助于完成这些任务。此外，手掌的皮肤必须有独特的感觉，能允许与环境的互动和运动任务中精细的触觉反馈。这是由高密度的特殊感官附属物完成的，如 Pacinian 和 Meissner，它们排列在真皮乳头上，提供有价值的感觉反馈。

手背上的皮肤没有手掌表面那么特殊，但仍必须能够适应人手每天执行的多种不同的定位和动作。因此，它比掌部皮肤更有弹性，含有毛囊，但仍然需要足够耐用，以保护运动中的肌腱和肌肉，特别是在屈曲活动时。

一、主要原则

在评估是否需要进行全厚皮片移植时，有几个独特的原则需要遵循。作为指导方针，全层皮肤移植只适用需要耐磨、感觉及有限挛缩的皮肤。一般来说，与中厚皮片移植（split-thickness skin graft，STSG）相比，不太容易获得充足的用于全层皮肤移植的皮肤。从技术上讲，全层皮肤移植需要更健壮的血管床，这使得移植变得更加困难。此外，它们比中厚皮片移植更容易感染。

对于手部，传统上将全厚皮片移植保留在手掌表面。无毛的供体部位含有高密度的机械感受器，并且没有毛发，这为获得耐磨、有感觉和功能性的掌侧表面提供了最好的机会。毛囊移植是移植无毛皮肤的不良后果，可能会导致较差的美观效果。

选择和准备合适的创面是决定全厚皮片移植成功的关键。由于移植皮肤没有自身的血液供应，它们的存活依赖于受体部位。最初，移植皮肤在一种被称为浆细胞循环的过程中由创面的渗出液滋养。几天内，随着血管化的开始，毛细血管的生长将开始滋养移植皮肤。这一过程依赖于保持一个健康的伤口基础，因为血肿或移植皮肤和创面之间的任何屏障都会导致无法吸收。出于类似的原因，禁忌直接将全层皮肤移植到没有腱周组织的骨或肌腱上[1]。

手部软组织缺损的处理中，尤为重要的是伤口挛缩的处理。一般来说，任何对真皮的破坏都有可能在肌成纤维细胞浸润的过程中发生伤口挛缩。随后胶原纤维的产生会导致伤口边缘挛缩，这可能会导致掌侧表面损伤的潜在破坏性功能丧失。Rudolph 的一项研究在动物模型中评估了肌成纤维细胞和伤口挛缩。显微镜和组织学结果表明，全层皮肤移植通过加快肌成纤维细胞的生命周期发挥作用，因此导致的伤口挛缩比 STSG 更少[2]。总体而言，这可以转化为功能更好的预后，而不需要随后的重建手术。

皮肤移植的时机是在建立健康、适合的创面以最大限度地提高移植成功的可能性和及时限制挛缩之间进行微妙平衡。传统上，创面的早期清创和移植在 2～3 天内进行，以最大限度地提高疗效。

二、预期

在进行全厚皮片移植时，受体部位的预期结果是植皮耐用，质地正常，继发性挛缩最小，并保持一定程度的感觉。有时，供体和受体部位的肤色不匹配，这种情况在深色皮肤的个体中更为突出。为了最大限度地提高移植皮肤的存活能力，建议在除去敷料前进行 7～10 天的固定，并配上多层的敷料或支具。此外，直接的力量会破坏移植皮肤 – 受体的界面，需要在术后 2 周内加以限制。

与 STSG 相比，全厚皮片移植的一个独特优势是供体部位的美容。供体部位主要用缝线缝合，留下线形的、有利于美观的瘢痕，与 STSG 留下的部分厚度伤口相比，更容易护理，并发症少。

三、适应证

全厚皮片移植的适应证是尽可能的耐磨、覆盖皮肤有感觉和有限的挛缩。这通常仅限于手掌皮肤，它必须能够通过各种特殊的任务和动作（如抓握和捏物）来承受日常压力。最大限度地减少挛缩对于保留功能和减少未来手术的需要是至关重要的。

四、禁忌证

受体血管床不足是进行全厚皮片移植的主要禁忌证。没有足够血液供应的组织，如肌腱、骨骼和神经，或者那些没有被彻底清创至健康的基底的组织，将减低移植皮肤的存活机会，这些都需要解决。此外，严重污染或潜在感染的创面也应接受进一步清创，直到被认为可以安全移植为止。

五、特殊说明、体位和麻醉

一般说来，患者应该定位、准备和覆盖，以便容易接近供体和受体部位。全身麻醉是全层皮肤移植的标准。在术前，选择合适的供体部位应特别考虑色素沉着、厚度和无毛。手经常使用的部位包括小鱼际隆起、上臂内侧、肘部折痕和腹股沟折痕。

外科医生然后应在皮肤上划出一个适当大小的椭圆形，因为这个形状将有助于以后的线性闭合。将局部麻醉药和 1∶100 000 肾上腺素溶液的混合物注射到供体部位，以提起皮肤，促进在技术上更容易的移植成功。切除皮肤，然后用手术刀或弯曲的虹膜剪刀脱脂，以提高移植皮肤的接合率。通常，通过在移植皮肤上穿几个小孔来防止潜在的液体积聚。供体部位的闭合主要通过游离相邻皮肤并以线性方式逐层闭合，从而避免过度紧张。

受体部位通过温和的清创和冲洗，以获得健康的出血基底创面（图 71-1 和图 71-2）。凝血酶溶液可以用来最大限度地减少血肿的形成。移植皮肤根据创面适当修剪，真皮面朝下。可以用一种可吸收缝线，如铬缝线（图 71-3）。重要的是要尽可能引流潜在的血液和液体，有效加大移植皮肤和创面床之间的接触。

凸出的表面通常可维持移植皮肤的定位；然而，凹陷的表面可能会导致移植皮肤在创面上形成隆起，并需要纱包加压，可能还需要与下面的组织床缝合。在使用非黏附性敷料后，使用潮湿的棉花或软泡沫制作纱包，并将其绑在敷料上；

通常还会使用支具来保护和限制挛缩[3]。

六、术后护理

术后，除非高度怀疑有血肿或并发症，否则一般支具和敷料放置约 7 天。由于移植皮肤最有可能在张力作用下失效，因此必须严格限制剪切力。支具和敷料应在 7 天内拆除，并进行移植皮肤评估。应该建议患者继续制动，以限制直接外力，用石油软膏保持移植皮肤的水化，并保持加压敷料几周以上。

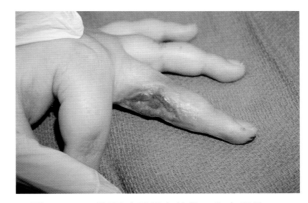

▲ 图 71-1 10 岁男孩手部电灼伤，左中指约 3cm× 1.2cm 全层皮肤缺损

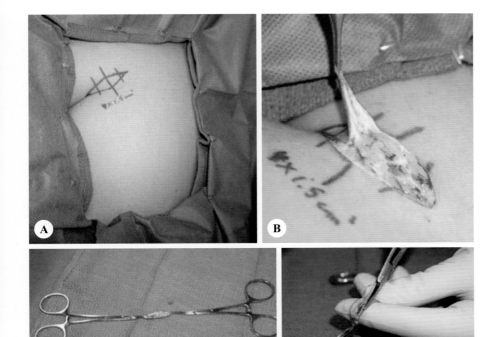

◀ 图 71-2 A. 在同侧腹股沟折痕处标记 4cm×1.5cm 椭圆形；B. 用肾上腺素浸润局部麻醉后，用 15 号手术刀片在真皮和皮下脂肪连接处切取移植皮肤；C. 将止血钳夹住两端真皮以产生张力；D. 外科医生用非惯用手牵引止血钳，虹膜弯剪修剪脂肪，修薄皮肤

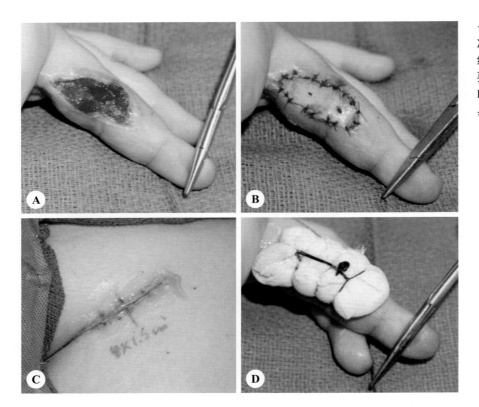

▲ 图 71-3　**A.** 创面进行温和清创，准备移植全层皮片；**B.** 用可吸收缝线缝合移植皮片；**C.** 腹股沟供区主要用可吸收缝线和皮肤胶直接闭合；**D.** 移植皮肤缝合纱包加压，并用支具固定

七、技巧、要点和经验教训

在切取全厚皮片移植时，使用放大镜和手术刀，精确地在真皮和皮下脂肪交界处切取，将有助于限制移植皮肤修剪脂肪的需要。

当削薄移植皮肤时，在真皮的两端应用止血钳或其他夹子，使较厚的移植皮肤覆盖在外科医生非优势手的示指和中指上，使外科医生更好地抓住小块皮片，并施加足够的张力，用弯曲的虹膜剪刀将移植皮肤缩小并变薄。

全厚皮片移植的愈合阶段看起来与STSG截然不同，还可能涉及一定程度的皮肤表皮脱屑。持续给移植皮肤水化，并留出比STSG还要长的愈合时间。

重要的是告知患者全厚移植皮肤可能导致过多或过少色素沉着。经过一段时间的色素减退后，移植皮肤可能会恢复到原来的颜色，或者随着时间的推移变得更深。这一点在深色皮肤的人中尤为明显。

八、并发症

术后植皮失败是全厚皮片移植最常见的并发症。通过术中皮片打洞和术后使用纱包，以及通过相对固定最大限度地减少外力，可以预防移植皮肤和血管床之间的血肿形成，有助于解决致使移植皮肤失败的主要潜在原因。此外，感染显著损害移植皮肤的接合率高达80%，充分的术前清创可帮助将此类问题的可能性降至最低[1]。

参 考 文 献

[1] Pederson WC. Nonmicrosurgical coverage of the upper extremity. In: Wolfe SW, Hotchkiss RN, Pederson WC, Kozin SH, Cohen MS, eds. Green's Operative Hand Surgery. 7th ed

[2] Rudolph R. Inhibition of myofibroblasts by skin grafts. Plast Reconstr Surg. 1979; 63(4):473–480

[3] Golpanian S, Kassira W. Full-thickness skin graft. In: Anh Tran T, Panthaki Z, Hoballah J, Thaller S, eds. Operative Dictations in Plastic and Reconstructive Surgery. Cham: Springer; 2017

第72章　V-Y 推进皮瓣
V-Y Advancement Flap

Michael J. Pensak　Daniel A. Seigerman　著

吕　莉　王　立　译

摘　要

指尖截指造成的软组织空洞并保留掌侧皮肤，这种情况适用于 V-Y 推进皮瓣。该皮瓣容易切取，允许 1cm 的组织推进，可以在全身或局部麻醉下进行。在解剖骨膜和屈肌鞘的皮下附着物以便推进皮瓣时，要注意保留皮瓣的血供。如果操作正确，可以在一定情况下实现有感觉的软组织移植，从而为指尖的背侧和远端软组织缺失提供足够的覆盖。

关键词

V-Y 皮瓣，V-Y 推进皮瓣，指尖截指，完成截指

一、预期

V-Y 皮瓣对于指尖（包括部分末节指骨的截指）能够提供感觉良好的全层皮肤。由于潜在的损伤和（或）手术，患者可能会经历指尖敏感、感觉减退、畏寒、指甲变形和疼痛。

二、适应证

V-Y 皮瓣适用于背侧和掌侧软组织损失量相等或背侧软组织损失量大于掌侧的指尖损伤（图 72-1）。这种皮瓣的同名改良是 Kutler 皮瓣，将尺侧和桡侧皮瓣推进到位于手指两侧的缺损中[1]。要推进的组织应该完好无损，并且完全厚实。

三、禁忌证

广泛的掌侧软组织丢失或损伤使该皮瓣无法切取。大于 1.0cm×1.5cm 的缺损不能用该皮瓣充分覆盖。沿皮瓣不能推进超过 1.0cm。

四、特殊说明、体位和麻醉

患者仰卧在带有手桌的手术台上。麻醉可以是全身麻醉、区域麻醉或局部麻醉。可以使用多种止血带，包括上臂或前臂充气止血带或非充气止血带。也可以使用手指止血带。

五、技巧、要点和经验教训

画在患者皮肤的 V 形的两个斜行分支应该是弯曲的，而不是直行的（图 72-2）。对于掌侧单一中线 V-Y 推进皮瓣，V 的顶点应位于远位指间关节的屈曲横纹处。皮瓣的远端横向边缘应与甲板的宽度一致[2]。从技术角度看，皮瓣应该容易地向前推进到其受区。任何妨碍皮瓣移动的系带都可能导致皮瓣出现嵌入和存活的问题。指髓间隙内的皮下组织和脂肪应充分解剖至指骨的掌侧[2]。在手指中线，屈肌腱鞘掌侧表面的纤维附着物需要松开[2]。在屈肌腱的边缘，纤维骨膜附着物也需要分离（图 72-3）。只要在远端皮瓣上保持足够的牵

引力，锋利的手术刀或精细的切腱剪就可以很容易地做到这一点。精细的单叉或双叉皮肤钩通过保持皮肤张力来促进皮瓣解剖。唯一需要保存的结构是疏松的、可移动的神经和血管。由于这些结构具有弹性，它们既不会系住皮瓣，也不会阻止其推进到受区。在其由皮下组织到皮瓣的过程中，辨识单独的神经血管束不需被辨识或分离[2]。试图对这些精细组织进行细化处理，只会对精细脆弱的静脉造成损害，导致血管充血、回流障碍，以及可能导致皮瓣失效。如果在尝试推进皮瓣时遇到阻力，外科医生应该重新评估是否有任何可能遗漏的致密纤维间隔。如果皮瓣可以自由移动，那么它就可以容易推进至受区，并且紧靠甲板的尖端（图 72-4）。如果皮肤缺损太大而不能很容易地将皮瓣移入受区，建议留下一个间隙，让由此产生的缺损二期愈合[2]。可以使用中厚皮片移植[2]。如果皮瓣向远端推进太远，可能会影响血流灌注，导致移植皮瓣失败。

当皮肤开始闭合时，皮瓣的实际推进就开始了。先闭合皮瓣顶端，这样就形成了 Y 形的垂直部分。继续向远端进行缝合，直到皮瓣移入受区。放松止血带，确认皮瓣颜色红润，毛细血管充盈良好（图 72-5）。如果放松止血带后皮瓣出现颜色苍白，术者应用温盐水纱布包裹指尖，等待恢复

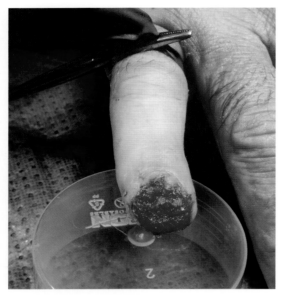

▲ 图 72-1 指尖背侧斜行截指，创面指骨外露
经许可转载，引自 Dariush Nikkhah. Hand Trauma: Illustrated Surgical Guide of Core Procedures, 1st ed. ©2017 Thieme

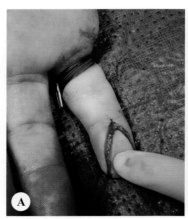
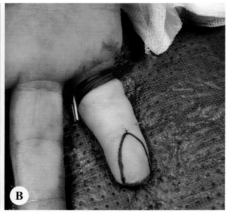

◀ 图 72-2 A. 手指扎止血带，设计皮肤切口；B.V 形的两个斜行分支是弯曲的，皮瓣的宽度与甲板的宽度一致
经许可转载，引自 Dariush Nikkhah. Hand Trauma: Illustrated Surgical Guide of Core Procedures, 1st ed. ©2017 Thieme

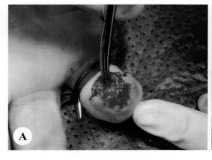
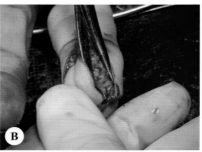

◀ 图 72-3 A. 分离屈肌腱鞘；B. 分离纤维间隔，以便推进皮瓣，血管比纤维隔更有弹性
经许可转载，引自 Dariush Nikkhah. Hand Trauma: Illustrated Surgical Guide of Core Procedures, 1st ed. ©2017 Thieme

血流灌注。等待 20min 后，血运仍没有恢复，可拆除 Y 形垂直部分的部分缝线[2]。手术示意见图图 72-6。

　　侧方推进皮瓣仅由神经血管束供血，有时可以基于皮下组织中包含的随机血管。侧方推进皮瓣沿其对应的中线提起，可用来覆盖更偏向侧方的指尖缺损[2]。

六、难点

　　不能充分松解肌腱鞘上的纤维隔膜和骨膜附着物将限制皮瓣向缺损创面的推移。在这种情况下，皮瓣移入受区可能有张力，当放松止血带时，表现为皮瓣灌注不良。术者可以通过松解任何系带纤维连接和（或）拆除部分绷紧的缝线，来解决这种情况。

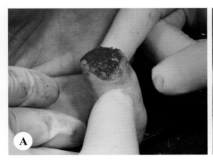 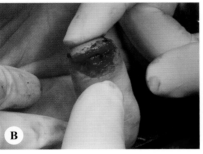

◀ 图 72-4　充分向远端推进，为指尖提供良好的填充
经许可转载，引自 Dariush Nikkhah. Hand Trauma: Illustrated Surgical Guide of Core Procedures, 1st ed. ©2017 Thieme

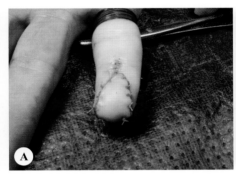 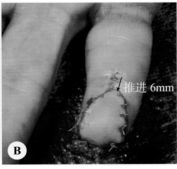

推进 6mm

◀ 图 72-5　皮瓣推进并在适当的位置缝合
经许可转载，引自 Dariush Nikkhah. Hand Trauma: Illustrated Surgical Guide of Core Procedures, 1st ed. ©2017 Thieme

参考文献

[1] Kutler W. A new method for finger tip amputation. J Am Med Assoc. 1947;133(1):29
[2] Wolfe SW, Hotchkiss RN, Pederson WC, Kozin SH. Green's Operative Hand Surgery. 6th ed. Philadelphia, PA: Elsevier; 2011

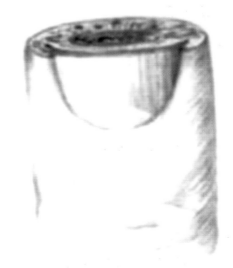

▲ 图 72-6　手指截指残端
经许可转载，引自 Pechlaner S, Hussl, H, Kerschbaumer. F. Atlas of Hand Surgery, 1st ed. ©2000 Thieme

第73章　掌侧推进皮瓣（Moberg 皮瓣）
Volar Advancement Flaps—Moberg

John E. Nolan Ⅲ　　Nathan T. Morrell　　Adam B. Shafritz　著

吕　莉　王　立　译

摘　要

掌侧推进皮瓣在处理指尖截指时很有用。本章介绍了 Moberg 和 V-Y 推进皮瓣的适应证、禁忌证和结果，强调了成功的关键技术考虑因素。

关键词

掌侧推进皮瓣，Moberg 皮瓣，V-Y 推进皮瓣

掌侧推进皮瓣可为指尖截指提供全层皮肤软组织覆盖。掌侧推进皮瓣主要有两种类型：① Moberg 皮瓣；② Atasoy 设计的 V-Y 推进皮瓣[1, 2]。Moberg 皮瓣解决了拇指掌侧斜向软组织缺损[3]。Moberg 皮瓣历史上曾被用于其他手指上的手术；然而，当在拇指之外的手指上进行手术时，可能会出现不理想的结果，导致大多数外科医生将其使用限制在拇指远端的软组织缺损上。V-Y 推进皮瓣则可以处理所有手指的横向和背侧斜行软组织缺损[3]。

一、主要原则

Moberg 皮瓣和 V-Y 推进皮瓣均可为指尖远端缺损区域提供软组织覆盖。皮瓣的选择是基于软组织缺损的模式，V-Y 推进皮瓣最适合于横向和背侧斜行方向的缺损，而 Moberg 皮瓣适合掌侧斜向组织缺损。皮瓣的成功基于全层皮肤软组织覆盖、限制全层覆盖的模式或较大缺损创面可能需要选择另一种皮瓣类型（如同指岛状皮瓣）相对于异指皮瓣。此外，必须保留神经血管供应以维持皮瓣的存活。

二、预期

由此表明，掌侧推进皮瓣可为手指远端截指提供全层皮肤软组织覆盖。保留皮瓣的神经血管供应可以保留移位组织的两点辨别觉，尽管感觉改变是常见的结果。畏寒也被常提起。

三、适应证

（一）Moberg 推进皮瓣适应证

● 拇指掌侧斜行软组织缺损。

● 皮肤软组织缺损最大 1～1.5cm（尽管改良后可以推进提高到 3cm）。

（二）V-Y 推进皮瓣适应证

● 任何手指的背侧斜行或横行皮肤软组织缺损。

● 月骨远端组织缺失。

四、禁忌证

（一）Moberg 推进皮瓣禁忌证

● 示指、中指、环指、小指的皮肤软组织缺损。

● 拇指横向或背侧斜行皮肤软组织缺损。

- 拇指软组织缺损需要远端组织推进＞1.5cm。

（二）V-Y 推进皮瓣禁忌证

- 掌侧斜行皮肤软组织缺损。
- 扩大到甲半月近端的皮肤软组织缺损。
- 需要皮瓣的范围近端在远位指间关节（示指、中指、环指、小指）或拇指指间关节以近端。

五、特殊注意事项

了解 Moberg 皮瓣和 V-Y 推进皮瓣的血管解剖有助于合理选择皮瓣。拇指的背侧和掌侧都有良好的血液供应。拇指的背侧血供来自腕背动脉弓的第一掌背动脉发出的成对拇指背侧动脉。这些成对的动脉给拇指末节指骨供血，而拇指背侧的血供不会延伸到示指、中指、环指、小指远端[4]。此外，拇指的主要掌侧血供来自拇指主要动脉（桡动脉的一个分支）发出的成对动脉，该动脉位于拇指背侧。对于其他手指，指动脉作为手指掌侧和末节指骨背侧的主要血管供应。由于 Moberg 皮瓣可能损伤指神经血管束，示指、中指、环指、小指在手术后发生皮瓣和指尖坏死的风险增加。拇指健壮的背侧血管系统及其位于背侧的掌侧血供（来自拇指主要动脉）保护拇指避免发生这种并发症[4]。

六、特殊说明、体位和麻醉

- 可以在局部麻醉、区域麻醉或全身麻醉下进行。
- 前臂止血带可用于 Moberg 皮瓣或 V-Y 推进皮瓣，手指止血带可用于 V-Y 推进皮瓣手术。
- 患者应仰卧位，患肢置于手桌。
- 使用放大镜可有助于解剖神经血管束。

七、关键手术步骤

（一）Moberg 推进皮瓣方法

切口应沿拇指桡侧、尺侧正中，位于神经血管束的背侧切开。保留背侧，允许整个移植组织的蒂部向前推进。游离屈肌腱鞘，解剖皮瓣，

然后沿其长轴由向近端和远端方向推进。前移1.5～2cm 可能需要拇指指间关节屈曲才能覆盖远端。闭合切口（图 73-1）。

（二）V-Y 推进皮瓣方法

掌侧 V-Y 推进皮瓣形成一个可向远端和背侧推进以覆盖软组织的三角形皮瓣。远端边缘原本是横向的，紧邻软组织缺损创面。三角形皮瓣的两个斜边是由皮肤切口形成的，这些切口汇聚到远位指间关节横纹或其远端的一个公共点。不要切开皮下组织，以确保皮瓣的血液供应。通过切开远端横缘，松解皮下组织深层间隔，从而在不损害血管的情况下实现浅表软组织推进。近端主要是边边闭合，形成 Y 形垂直分支。两侧斜形分支主要与周围组织闭合，远端横支缝合到剩余的甲床上（图 73-2）。

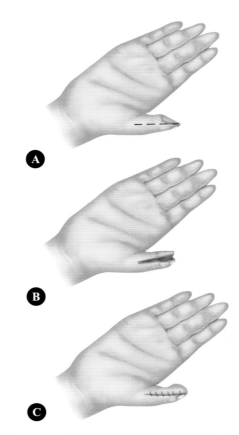

▲ 图 73-1　**A.** 右侧拇指掌侧斜行组织缺损，设计 **Moberg** 皮瓣标记侧中线切口；**B.** 沿设计标记切口，掌侧推进皮瓣；**C.** 拇指指间关节轻度屈曲，缝合 **Moberg** 皮瓣闭合创面

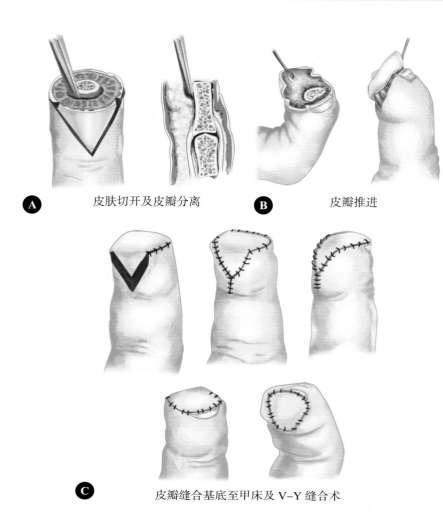

A. 皮肤切开及皮瓣分离　　B. 皮瓣推进

C. 皮瓣缝合基底至甲床及 V–Y 缝合术

◀ 图 73–2　Atasoy V-Y 推进皮瓣
A. 做 V 形切口，皮下组织与指骨分离；B. 切取全层皮瓣，向前推移；C. 缝合皮肤（经许可转载，改编自 Wolters Kluwer Health, Inc.：Atasoy E, Ioakimidis E, Kasdan M, Kutz JE et al, Reconstruction of the amputated finger tip with a triangular volar flap: a new surgical procedure. Journal of Bone & Joint Surgery, 1970；52：5：922）

八、难点

掌侧推进皮瓣相关的技术方面的困难包括组织的移动、为指垫提供足够空间、保持指尖轮廓外形。外科医生在对血液供应施加适当张力而不致引起坏死的情况下，推进皮瓣的能力有限。因此，获得接近正常外观和功能的组织很困难。

九、改良手术

（一）Moberg 皮瓣的改良手术

Moberg 皮瓣是对于拇指长达 1.5～2cm 的掌侧斜行软组织缺损创面重建的可行选择。超过此范围的缺陷可能需要在手术过程中指间关节屈曲。这可能导致术后屈曲挛缩（图 73–3D）。有人已经提出对该手术改良，以允许皮瓣向远端移动，而不需要关节屈曲，从而旨在预防上述提到的畸形。提出的技术包括：① O'Brien 改良术（图 73–4）；②在 Moberg 皮瓣基底部创建 V-Y 皮瓣（图 73–5）；③在 Moberg 皮瓣基底部作 Z 字成形术（图 73–6）[5–7]。Jindal 等进行的一项尸体研究发现，O'Brien 改良术比标准 Moberg 皮瓣多出 104% 的推进距离，而 Z 字成形术则多出 55% 的推进距离[6]。

O'Brien 改良术涉及皮瓣基底部的横向切口，会在那里造成软组织缺损。这可以用全厚皮片植皮覆盖或留下二期愈合（图 73–3 和图 73–4）[5]。

对于皮肤移植，会造成额外的瘢痕、移植皮肤继发挛缩和供区并发症。其他研究发现，在 Moberg 皮瓣基底部 V-Y 推进皮瓣和 Z 字成形转位皮瓣可以增加皮瓣向远端推进达 2cm，而不需要额外的移植（图 73–5 和图 73–6）。然而，Moberg 皮瓣底部的额外皮瓣增加了皮瓣延伸到大鱼际隆起的风险，可能会导致有症状的瘢痕和挛缩。

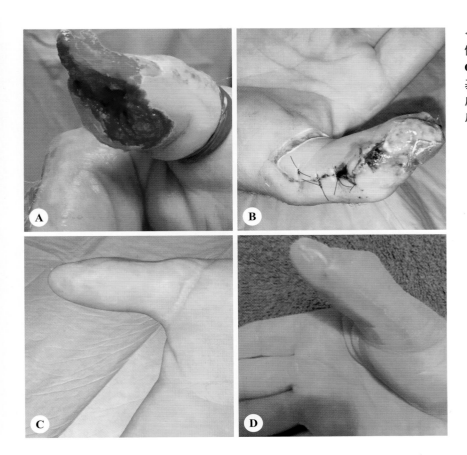

◀ 图 73-3　**A.** 术前照片显示拇指掌侧斜行组织缺损；**B.** 术中照片显示 **O'Brien** 改良 Moberg 皮瓣，未在皮瓣基底部植皮；**C.** 术后照片显示 Moberg 皮瓣成活，以及近端供区愈合；**D.** 术后出现屈曲挛缩

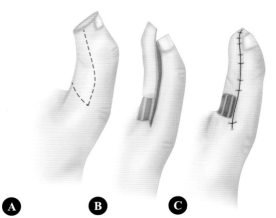

▲ 图 73-4　**A.** 右拇指掌侧斜行组织缺损，标记 O'Brien 改良 Moberg 皮瓣切口；**B.** 神经血管束的骨骼化游离，皮瓣掌侧推进；**C.** 缝合皮瓣，改良部位残留软组织缺损创面，需要植皮覆盖

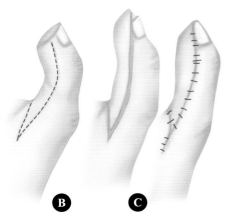

▲ 图 73-5　**A.** 右拇指掌侧斜行组织缺损，标记以近端 V-Y 改良的 Moberg 皮瓣切口；**B.** 皮瓣掌侧推进；**C.** 缝合 Moberg 皮瓣，近端 V-Y 改良后与侧中线相连，避免了近端覆盖的需要

（二）V-Y 皮瓣的改良手术

V-Y 推进皮瓣的改良术式有两个主要目的：更远推进软组织，改善手指轮廓。Diaz 等描述了一种双 V-Y 皮瓣技术，可将组织的推进增加 0.5cm（图 73-7）[8]。这项技术不仅提供了更大的软组织

覆盖到指尖，而且还有助于防止掌侧组织对背侧组织的牵拉。该技术可放松甲床相关组织，有助于预防钩甲畸形。此外，通过减少皮瓣上的张力，也降低了坏死的风险。存在另一种减少组织张力并改善指垫厚度和指尖轮廓的技术，包含将三角

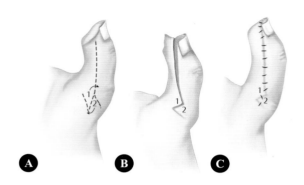

▲ 图 73-6　A. 右拇指掌侧斜行组织缺损，标记 Moberg 皮瓣切口，近端皮瓣基底部侧中线做 Z 字形切口；B. 皮瓣掌侧推进，Z 字形切口基底部的两个三角形皮瓣，交错位置以延长 Moberg 皮瓣；C. 缝合 Moberg 和 Z 字联合皮瓣

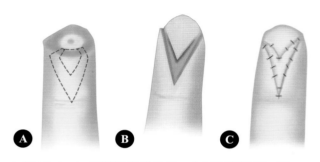

▲ 图 73-7　A. 横行指尖截指肢，全层组织缺损，双 V-Y 皮瓣切口，初始皮瓣在标准位置，第二个皮瓣在其远端；B. 切开，皮瓣推进；C. 缝合皮瓣，比标准 V-Y 皮瓣推进更远

形皮瓣的近端与修剪边缘缝合在一起[9]。

　　最后聚焦的点是包括甲床和甲基质移植治疗背侧斜行和横断行的缺损。最近的一项研究报道，在 V-Y 皮瓣修复的同时行骨和甲床移植，14 例

患者中的 78.6% 获得了良好的指甲生长，保留了 7.5mm 的两点辨别觉，＜10% 的患者握力较对侧差，掌指关节和指间关节伸直损失＜10°[10]。

十、预期

　　这两种推进皮瓣都为患指的远端提供了全层的、以掌侧为蒂的软组织覆盖。假设采用无张力修复，患者的两点辨别觉可能会在 5mm 以内[6]。然而，感觉减退和畏冷常被报道。

　　尽管文献上说在无残留畸形的 Moberg 皮瓣推进时，可允许指间关节屈曲最大 45°，常会发生轻微屈曲挛缩，应向患者说明这一预期结果。

十一、并发症

　　掌侧推进皮瓣的主要并发症包括感染、感觉改变和皮瓣死亡 / 坏死。虽然感染通常会导致皮瓣存活率下降，但在推进过程中过度拉紧神经血管束会减少血液流入和流出，可能导致皮瓣死亡。其他常见的患者不满包括指腹欠饱满，可能会导致捏物或挤压时疼痛及外观不佳[4]。

　　如果皮瓣移植失败，补救的方法很少。如果拇指掌侧斜行缺损，Moberg 皮瓣失败，很可能需要异指岛状皮瓣或游离皮瓣。如果横行或背侧斜行缺损，V-Y 推进皮瓣失败，很可能缺乏足够的软组织行同指神经血管岛状皮瓣修复，反而需要行残端修整短缩术。

参考文献

[1] Moberg E. Aspects of sensation in reconstructive surgery of the upper extremity. J Bone Joint Surg Am. 1964; 46(4):817–825

[2] Atasoy E, Ioakimidis E, Kasdan ML, Kutz JE, Kleinert HE. Reconstruction of the amputated finger tip with a triangular volar flap. a new surgical procedure. J Bone Joint Surg Am. 1970; 52(5):921–926

[3] Lemmon JA, Janis JE, Rohrich RJ. Soft-tissue injuries of the fingertip: methods of evaluation and treatment. An algorithmic approach. Plast Reconstr Surg. 2008; 122(3):105e–117e

[4] Macht SD, Watson HK. The Moberg volar advancement flap for digital reconstruction. J Hand Surg Am. 1980; 5(4):372–376

[5] O'Brien B. Neurovascular island pedicle flaps for terminal amputations and digital scars. Br J Plast Surg. 1968; 21(3):258–261

[6] Jindal R, Schultz BE, Ruane EJ, Spiess AM. Cadaveric study of a Z-plasty modification to the Moberg flap for increased advancement and decreased morbidity. Plast Reconstr Surg. 2016; 137(3):897–904

[7] Kojima T, Kinoshita Y, Hirase Y, Endo T, Hayashi H. Extended palmar advancement flap with V-Y closure for finger injuries. Br J Plast Surg. 1994; 47(4):275–279

[8] Díaz LC, Vergara-Amador E, Fuentes Losada LM. Double V-Y flap to cover the fingertip injury: new technique and cases. Tech Hand Up Extrem Surg. 2016; 20(4):133–136

[9] Tezel E, Numanoğlu A. A new swing of the atasoy volar V-Y flap. Ann Plast Surg. 2001; 47(4):470–471

[10] Zhou X, Wang L, Mi J, et al. Thumb fingertip reconstruction with palmar V-Y flaps combined with bone and nail bed grafts following amputation. Arch Orthop Trauma Surg. 2015; 135(4):589–594

第74章 邻指（翻转）皮瓣
Cross Finger (and Reverse) Flap

Justin M. Miller　John M. Yingling　John T. Capo　著
吕　莉　王　立　译

摘　要

邻指皮瓣和邻指翻转皮瓣是覆盖指骨软组织缺损的实用技术。两者都有特定的适应证和局限性，但都有经过验证的成果。关键的手术步骤、特殊注意事项和技术经验将在本章中介绍。

关键词

邻指皮瓣，邻指翻转皮瓣，手掌，掌侧，背侧，指骨覆盖范围，缺损

　　邻指皮瓣和邻指翻转皮瓣是覆盖指骨软组织缺损的实用技术。两者都有特定的适应证和局限性，但都有经过验证的成果。

一、主要原则

　　在手指遭受创伤性损伤后，需要合适的软组织覆盖，以适当地恢复充足的手部功能和日常生活能力。创面修补、解剖和细致的手术技术是获得满意预后的关键。

二、预期

　　邻指皮瓣是一种可靠且简单的手指组织覆盖方法，可在指腹重建、疼痛缓解、感觉恢复和患者满意度方面取得良好的临床效果[1]。预期的手术时间相对较快，无须住院或抗凝治疗，皮瓣存活率较高。

三、适应证

（一）邻指皮瓣

　　指骨掌侧皮肤和皮下组织的缺损，包括远位指间关节横纹和末节整个指腹的 75% 以上，或者中节指骨掌侧缺损。当创面显露出骨、肌腱、腱鞘和（或）神经血管束时，这种皮瓣尤其有效。如果只显露皮下脂肪，那么仅全层皮片移植就足够了[2]。

（二）邻指翻转皮瓣

　　指骨背侧缺损的重建可能包括指甲上皮褶，较大无菌甲床缺损，以及中节和近位指间关节背侧缺损创面伸肌腱外露、损伤[3]。

　　根据 Martin 及其同事所说，整个手指掌侧或背侧表面软组织破坏小于 $1cm^2$ 可以保守处理[4]。

四、禁忌证

邻指皮瓣和邻指翻转皮瓣

　　禁忌证包括大面积软组织损伤、邻近手指截指、供区缺乏足够和可移植的健康组织。此外，由供区覆盖的缺损的大小不能过大（$>5cm^2$）[2, 3]。

五、特殊注意事项

　　指尖的皮肤是包含人体感觉末梢器官最密集

的区域之一。因此，用充足的全层皮瓣重建适当的触觉功能是获得良好效果所必需的。如果患者的职业和日常活动需要精确的手工劳动，如外科医生所要求的，这一点尤为重要。相反，恢复时间和失去工作可能会阻碍体力劳动者维持有报酬的工作的能力，近端截指会更有利。然而，许多重体力劳动要求有完整的指尖能力，能够进行很强的抓握和灵活[2]。此外，无论是同侧前臂、大腿外侧还是小鱼际区，全层皮肤移植的供区选择也是一个重要的考虑因素。这些决定是基于外科医生的偏好，以及患者特定的肤色和需求。

六、特殊说明、体位和麻醉

- 仰卧在一个带有手桌的手术台上。
- 准备好合适的供区。
- 止血带。
- 首选区域阻滞麻醉。

七、技巧、要点和经验教训

邻指皮瓣的优点在于它的通用性。皮瓣的转折点可以更近、更侧方或更远，长宽比可高达 2∶1。例如，可以在远端创建转折点，以便覆盖更远端的截指创面。皮瓣也可以与其预期的传送方向成相反的角度。例如，如果皮瓣的角度更近，则产生的转移覆盖范围可以更远。此外，邻指皮瓣还可以用作假的"旗状皮瓣"，形成一个跟随指动脉背侧支的狭窄蒂皮瓣，从而增加灵活性[5]。

为了最大限度地提高长宽比和独特的缺损覆盖范围，可以控制近端或远端横行切口。例如，远端切口可以比近端切口更向掌侧地延伸，从而形成面向更远端的旗状皮瓣。如果在伸展皮瓣以覆盖缺损时，皮瓣一侧扭曲，也可以采用这一策略[6]。

在皮瓣移动不充分的情况下，Cleland 韧带可能是阻止皮瓣移动的结构。为了保护韧带深层的皮瓣供血的血管，应该切开紧挨着骨头的韧带[6]。

解剖平面不仅对皮瓣成活至关重要，而且对

供区是否适合植皮也是至关重要的。薄弱的腱周组织层有细小的动脉和静脉，必须保留，以使柔韧的全厚皮片能够更好地相结合。

保持皮瓣的血管供应对其生存至关重要。接受皮瓣的手指伸展可能会牵拉皮瓣的蒂部，切断其血液循环。手指应轻微弯曲以确保足够的血流量。应释放止血带以检查血管供应，并可相应调整手指位置。在不寻常的情况下，如在好动或不服从的患者中，可以用穿克氏针固定或多种缝合，形成更牢固地固定[6]。

最后，Vidal 设计了一种技术来估计邻指皮瓣的实际所需大小。它包括使用从无菌手套上切下的手指，先在手套上创建一个预期皮瓣的模型，以便检查剪下手套的形状与缺损创面的精准匹配。这避免了切取皮瓣尺寸或形状不合适[7]。

八、难点和并发症

在考虑到掌侧软组织覆盖的同时，邻指皮瓣造成了背侧供区缺损，这可能会出问题。这种缺损通常用全厚植皮覆盖。然而，对于一些患者来说，手指背侧的瘢痕外观会被认为是不美观的。此外，与指腹相比，背部皮肤的皮下脂肪要少得多，而且可能含有毛囊。由此导致的指尖毛发生长可能会让患者感到烦恼。另一个常见的并发症是畏寒，尽管这种手术被认为是成功的创面覆盖方式，以及同时继发的损伤模式[8]。

最后，患者通常会抱怨受区感觉减弱。虽然证明并没有非常迟钝，但确实造成了精细运动功能的降低。Lee 及其同事研究了一种修复效果较好的邻指皮瓣，这种皮瓣在精细运动功能方面增强了感觉功能，减少了整体的不足[9]。

如果较瘦的患者需要邻指翻转皮瓣，移植皮肤皮瓣所需的皮下组织可能不足以覆盖。在这种情况下，应该放弃这种皮瓣选择其他方法。

九、关键手术步骤

（一）邻指皮瓣

标准的邻指皮瓣是于相邻的手指中节背侧设

计，用来覆盖指腹或手指掌侧的缺损（图 74-1）。
应选择长度匹配最接近、损伤程度最小的相邻手
指。可以是桡侧的手指或者尺侧的手指。在手指
背侧表面，切开设计的矩形皮瓣的三边，掀起形
成一个门，转折点与受伤的手指相邻（图 74-2）。
为了完全覆盖缺损部位，皮瓣设计形状与创面大
小和形状相似。供区皮瓣的最大桡侧和尺侧边缘
不应超过掌侧神经血管束所对应的侧中线。切口
的远端和近端可分别标记为远位指间关节和近位
指间关节。为了到达更远端的缺损创面，皮瓣应
在肢体近端和远端有角度，以使皮瓣尽可能到达
远端。

　　首先，切开皮瓣的三个边缘。小心掀起皮瓣，
可以看到纵向静脉，应尽可能保留。理想的解剖
平面在这些静脉深层，伸肌腱的浅层。在疏松的
间隙组织解剖分离，并且需要保存在肌腱上，作
为腱周组织。腱周组织血供良好，对于确保供区
皮肤移植良好生长至关重要。将皮瓣在转折点翻
转 180°，然后向远端移动以覆盖缺损创面。

　　然后，从合适的供区切取全层皮肤移植。手
术前与患者讨论确切的位置，可以选择同侧前臂

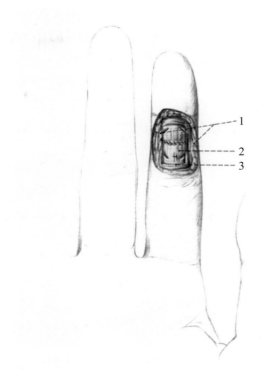

▲ 图 74-1　手指中节指骨的掌侧深层皮肤缺损，重建的指
深屈肌腱显露

1. 指掌侧固有动脉和神经；2. 重建指深屈肌腱；3. 肌
腱腱鞘缺陷（经许可转载，引自 Pechlaner S, Hussl, H,
Kerschbaumer. F, eds. Atlas of Hand Surgery. New York, NY:
Thieme; 2000）

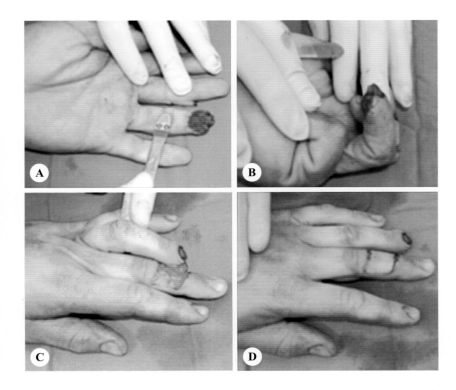

◀ 图 74-2　A 和 B. 展示损伤创面的两
个角度；C 和 D. 显示移植部位的设计，
确保计划切取的皮瓣覆盖缺损，桡侧 /
尺侧边缘不能超过掌侧神经血管束

内侧（图 74-3）、小鱼际区、手腕掌侧或腹股沟区。在切取移植皮肤之前，需根据相应的供区缺损进行适当的测量。

最后，用小尼龙缝线将皮瓣供区和全厚移植皮片缝合到位。在切取和贴附移植皮片之前，应先植入和缝合带血断蒂的皮瓣，并且评估由此产

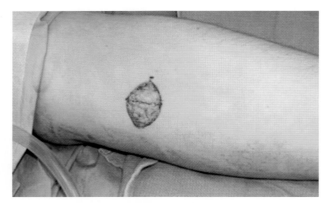

▲ 图 74-3　同侧前臂全层移植皮肤切取部位

生的供区缺损，这样会更为容易。进行最终检查，确保适当的无张力缝合，修剪多余的皮肤边缘，并确认皮瓣血运充足。使用非粘连敷料和填充良好的夹板来保护重建。患者在 1 周内进行随访，然后安排在皮瓣形成术后 2～3 周进行皮瓣断蒂（图 74-4）。断蒂时，皮瓣可能有些干燥和充血，但通常在术后 6 周有良好的愈合和完全吸收[2, 6, 10]（图 74-5）。该过程的示意见图 74-6。

（二）邻指翻转皮瓣

邻指翻转皮瓣适用于指背缺损创面，必须用不同的技术方法处理（图 74-7）。该皮瓣需要从手指背侧切取另一种替代的移植组织，可以移位至邻近手指的背侧缺损（图 74-8）。皮瓣的蒂部与标准的邻指皮瓣相反，但仍在相邻手指的中节背侧切取。该皮瓣的转折点在远离受伤手指的对侧。首先，皮肤远离受伤的手指掀起，用手术刀在皮

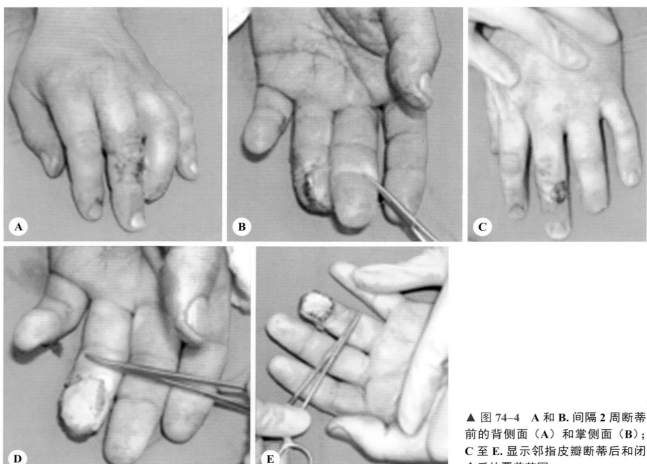

▲ 图 74-4　A 和 B. 间隔 2 周断蒂前的背侧面（A）和掌侧面（B）；C 至 E. 显示邻指皮瓣断蒂后和闭合后的覆盖范围

下静脉丛和脂肪浅层形成一个全厚的皮肤皮瓣。剩下的是一层带血管蒂的皮下组织，其本身就可以作为皮瓣使用，就像标准的邻指皮瓣一样。锐利分离组织瓣，结扎小静脉或小动脉，面向缺损创面为转折点，于肌腱浅层提起，然后翻转 180° 覆盖创面。之前的浅层组织现在就躺在缺损创面的上方。最后，从供区手指上掀起的皮片可以在

伸肌腱及其腱周组织上缝合回到原来的位置。术后的计划、敷料包扎和皮瓣断蒂的时间与标准的邻指皮瓣相似[3,6]。

十、挽救和补救措施

邻指皮瓣的替代方法包括有大鱼际皮瓣、同指或异指岛状皮瓣或局部 V-Y 推进皮瓣。大鱼际

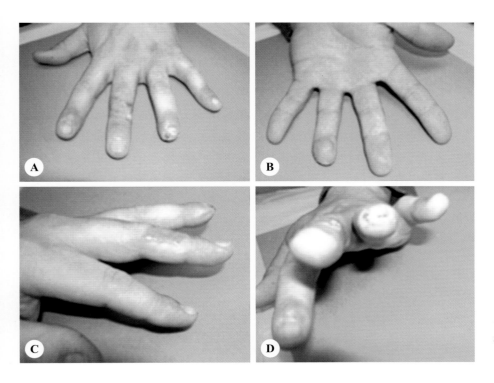

◀ 图 74-5 术后 6 周的多角度视图，显示完全愈合，外观效果良好

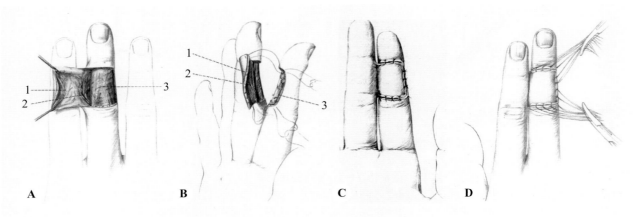

▲ 图 74-6 邻指皮瓣

A. 相邻手指的背侧面带蒂皮瓣掀起。1. 皮瓣；2. 指掌侧固有动脉分支；3. 背侧腱周腱膜组织。B. 侧面蒂部的皮瓣翻转放置在相邻手指的掌侧缺损创面。1. 皮瓣；2. 指掌侧固有动脉分支；3. 重建指深屈肌腱。C. 邻指皮瓣覆盖掌侧皮肤缺损，皮瓣用保留缝线固定。D. 手指背侧的供区覆盖全层皮肤移植，保留缝线保留长线尾，固定泡沫橡胶加压包扎（经许可转载，引自 Pechlaner S, Hussl, H, Kerschbaumer. F, eds. Atlas of Hand Surgery. New York, NY: Thieme; 2000）

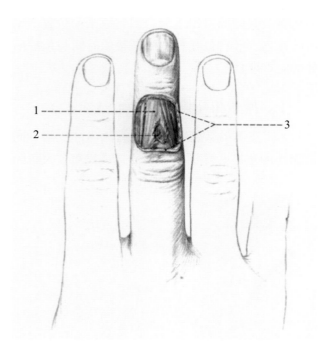

皮瓣可以可靠地覆盖示指、中指和环指创面，但只能用于年轻患者（＜30 岁）和关节柔软的患者。如果在老年患者中使用这种皮瓣，可能会导致近位指间关节有问题的屈曲挛缩。如果邻近的手指受损，那么同指岛状皮瓣可能是更适用。该皮瓣以指动脉逆行灌注为基础，涉及切取近端侧中线组织。这种皮瓣的优点是手术仅限于受伤的手指，但缺点是牺牲了一条指动脉。如果手指缺损较小（小于指腹面积的 50%），那么局部 V-Y 推进皮瓣更理想。

▲ 图 74-7　中节指骨背侧缺损创面，深至指骨外露
1. 背侧腱膜；2. 骨质缺损；3. 皮肤缺损的边缘（经许可转载，引自 Pechlaner S, Hussl, H, Kerschbaumer. F, eds. Atlas of Hand Surgery. New York, NY: Thieme; 2000）

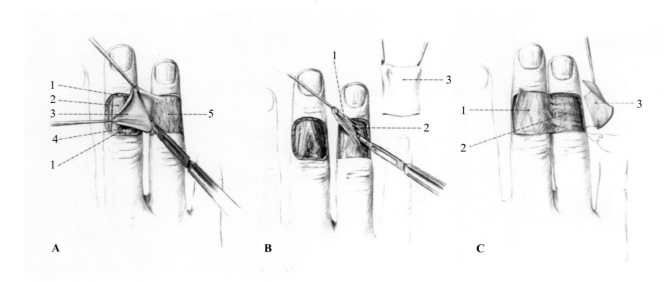

▲ 图 74-8　邻指翻转皮瓣
A. 设计的手指皮瓣于真皮下，翻转以覆盖相邻手指的缺损创面。切取中厚皮片后用来覆盖造成的供区缺损创面。这个过程需要在放大镜的帮助下进行非常仔细的解剖分离。1. 皮肤缺损的边缘；2. 背侧腱膜；3. 中厚皮片移植；4. 骨质缺损；5. 皮下组织。B. 解剖分离由部分真皮和皮下组织组成的真皮皮瓣。1. 背侧腱膜；2. 背侧腱周腱膜；3. 中厚皮片移植。C. 真皮皮瓣翻转覆盖相邻手指的缺损。1. 真皮皮瓣；2. 背侧腱周腱膜；3. 中厚皮片移植

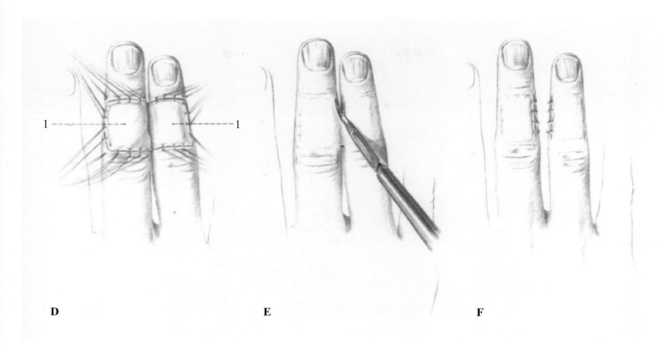

▲ 图 74-8（续）　邻指翻转皮瓣

D. 翻转皮瓣和供区覆盖之前切除的中厚皮片移植。1. 中厚皮片移植；E. 3 周后皮瓣断蒂；F. 用保留缝线缝合伤口（经许可转载，引自 Pechlaner S, Hussl, H, Kerschbaumer. F, eds. Atlas of Hand Surgery. New York, NY: Thieme; 2000）

参 考 文 献

[1] Rabarin F, Saint Cast Y, Jeudy J, et al. Cross-finger flap for reconstruction of fingertip amputions: Long-term results. Orthop Traumatol Surg Res. 2016; 102(4) Suppl:S225–S228

[2] Tempest MN. Cross-finger flaps in the treatment of injuries to the finger tip. Plast Reconstr Surg. 1952; 9(3):205–222

[3] Atasoy E. The reverse cross finger flap. J Hand Surg Am. 2016; 41(1):122–128

[4] Martin C, González del Pino J. Controversies in the treatment of fingertip amputations. Conservative versus surgical reconstruction. Clin Orthop Relat Res. 1998(353):63–73

[5] Beasley RW. Soft tissue replacements. In: Beasley's Surgery of the Hand. Thieme; 2011:95–100

[6] Pederson WC, Lister G. Local and regional flap coverage of the hand. In:Wolfe SW, ed. Green's Operative Hand Surgery. Churchill Livingstone; 2011

[7] Vidal P. Cross-finger flap: how to design its shape accurately. Ann Plast Surg. 1994; 33(1):100–101

[8] van den Berg WB, Vergeer RA, van der Sluis CK, Ten Duis HJ, Werker PM. Comparison of three types of treatment modalities on the outcome of fingertip injuries. J Trauma Acute Care Surg. 2012; 72(6):1681–1687

[9] Lee NH, Pae WS, Roh SG, Oh KJ, Bae CS, Yang KM. Innervated cross-finger pulp flap for reconstruction of the fingertip. Arch Plast Surg. 2012; 39(6):637–642

[10] Curtis RM. Cross-finger pedicle flap in hand surgery. Ann Surg. 1957; 145(5):650–655

第75章 大鱼际皮瓣
Thenar Flap

Stephen Ros James Monica 著

吕 莉 王 立 译

摘 要

大鱼际皮瓣是一种随机型皮瓣，最适合修复指尖远端掌侧斜形截指，伴有接近全部或全部指腹丢失，但无严重骨质或指甲受累。由于有大量的皮下组织可供利用，该皮瓣提供了良好的三维重建、指腹轮廓和指尖突出，降低了出现假爪畸形的风险。这种手术分两阶段完成，操作简单，组织颜色和质地匹配良好，感觉功能恢复良好，由于其隐蔽的皮瓣设计，供区并发症发病率较低。大鱼际皮瓣优于邻指皮瓣，因为它提供了更合适的软组织块，并避免了邻近手指受累和随之而来的供体缺损的外形毁损。大鱼际皮瓣没有严格的年龄限制，对于示指、中指和环指的损伤，可以很容易地进行手术。长期结果显示，在那些没有关节损伤、很少出现供区压痛、没有畏寒或过敏的患者中，近位指间关节没有明显的挛缩或手指僵硬。尽管如此，大鱼际皮瓣通常被认为会导致成人PIP关节屈曲挛缩，因此这一手术在儿科患者群体中普遍受到青睐。选择合适的患者是至关重要的，因为手术需要细致的术后护理和夹板固定，直到皮瓣断蒂。

关键词

大鱼际皮瓣，掌侧斜行指尖截指，蒂部移植

Gatewood[6]于1926年首次描述了大鱼际皮瓣，1957年Flatt将其改良为一种从大鱼际隆起内侧切取近端为蒂的皮瓣的两阶段手术[5]（图75-1）。根据临床情况，有几种改良方法，包括皮瓣的蒂部来源、大鱼际隆起的位置和皮瓣根部的定位，均获得了良好的效果[5,7-9]。大鱼际皮瓣非常适合大部分指甲和指骨完整的示指、中指和环指末节的掌侧皮肤和指腹撕脱[1]。对于掌侧斜面软组织损伤太广泛以至于不能通过二次愈合、一期闭合或V-Y推进皮瓣愈合的情况，大鱼际皮瓣可给予指腹轮廓和体积的恢复，软组织颜色和质地的匹配，以及感觉功能的恢复[7]。

一、主要原则

大鱼际皮瓣可极好地恢复末节体积、轮廓和指尖凸起，从而有可能改善甲板支撑（表75-1）。大鱼际隆起上的无毛皮肤提供了完美的组织匹配和来自隐蔽供区的丰富的皮下组织。这与邻指皮瓣形成鲜明对比，后者不能提供足够的软组织重建指腹，造成供区并发症、关节僵硬、畏寒。

二、预期

在指尖掌侧斜行指，指骨和指甲完整的情况下，通过保留功能长度，重建指腹的体积和轮廓，恢复感觉功能，可以使大鱼际皮瓣有望获得

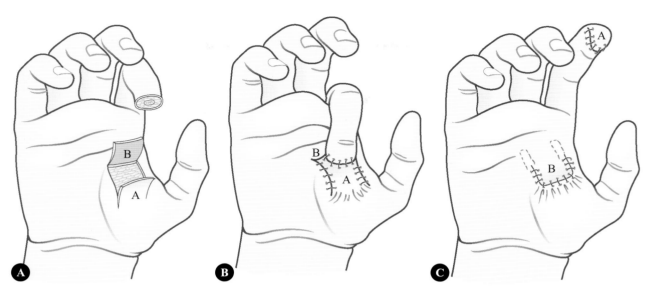

▲ 图 75-1　大鱼际皮瓣示意

表 75-1　大鱼际皮瓣

皮瓣	
组织	掌侧皮肤
血管来源	无重要动脉的皮肤血液循环
面积	1.5cm×（2～3）cm
解剖	带蒂皮瓣于创面融合
手术技术	皮瓣在皮下平面掀起，蒂部不超过皮瓣基底部长度的 2 倍。面向受伤手指指腹缺损处
患者体位	仰卧位，患肢置于手桌，扎止血带
分离	于皮下平面保留穿支血管
优点	皮肤颜色和质地匹配良好，解剖速度快
缺点	带蒂皮瓣需要手指屈曲，并将手指与大鱼际隆起处连接 2 周
教训和错误	老年患者可能会发生 PIP 关节屈曲挛缩

PIP. 近位指间

美观的满意的效果。预期的结果包括可接受的供区病变、关节活动不足的最小范围、无畏寒和迅速恢复职业功能。疼痛的缓解和灵活性的提高通常发生在术后 2～3 个月。历史上，大鱼际皮瓣被认为会导致老年人的近位指间（proximal

interphalangeal，PIP）关节屈曲挛缩，因此这一手术非常适合儿科和青壮年患者群体。

三、适应证

- 指尖掌侧斜行截指，示指、中指和环指的末节皮肤和指腹缺失，大部分指甲和指骨完好无损。
- 示指[7] 和小指可能会比较困难在最小张力的情况下实现可接受的皮瓣设计。
- 损伤范围太广，不能通过二期愈合、一期闭合或 V-Y 推进皮瓣愈合。
- 儿童指尖截指需要软组织重建[2, 4]。

四、禁忌证

- 严重的骨质缺损、肌腱受累或神经血管受损。
- 既往有大鱼际隆起处的外伤。
- 近位指间关节和远位指间（distal interphalangeal，DIP）关节术前关节活动度缺陷。
- 没有严格的年龄限制；然而，成年人更有可能出现关节僵硬[7]。

五、特殊注意事项

患者的选择是成功的关键。手术的阶段性及术后皮肤衔接处和夹板的护理需要可靠的患者。

六、特殊说明、体位和麻醉

- 患者仰卧于手术台，患肢外展于手桌。
- 区域麻醉是手术第一阶段的理想选择。
- 可以在局部麻醉下进行皮瓣断蒂。
- 考虑对儿童患者两个阶段手术给予全身麻醉。

七、技巧、要点和经验教训

- 请记住以下几点，以避免 PIP 关节屈曲挛缩[3]。
  - 于拇指掌指（metacarpophalangeal，MCP）关节近端设计皮瓣近端基底，避开掌中区域。
  - 桡侧缘应落在掌指关节关节屈曲横纹。
  - 获得 MCP 和 DIP 关节的完全屈曲，允许 PIP 关节屈曲小于 40°～50°。
  - 在第一阶段后 12～14 天皮瓣断蒂，开始主动关节活动、伸展和内在肌锻炼，以获得完全的指间关节伸展。一旦活动度和触觉恢复，就应该开始感觉再训练。
  - 如果发生关节挛缩，可能需要手部治疗和伸展夹板。
- 避免手指过度屈曲，因为这会导致供区过近，导致皮瓣张力过大。
- 在大鱼际隆起的高处切取皮瓣，以避开手掌中部和拇指桡侧指神经[4]。
- 设计皮瓣远端过长，导致皮瓣血运不佳。
- 远端皮瓣应松弛，靠近指尖边缘，以避免出现异常的球状轮廓。
- 为了获得美观的掌侧轮廓，需要选择性修薄约 1.5cm 的带蒂皮瓣。

八、难点

- 通过背侧夹板，保持手指屈曲，使皮瓣部位的张力降至最低，这是具有挑战性的。建议用 2-0 尼龙缝线缝合受累手指和手掌。

九、关键手术步骤

（一）第一阶段

- 提供局部、区域或全身麻醉，以及预防抗生素。

- 使用止血带，肢体以通常的无菌方式准备和铺单覆盖。
- 受伤手指（图 75-2A）冲洗和清创，皮肤边缘清洁和修剪。
- 供区由损伤手指屈曲向大鱼际隆起处确定，MCP 关节屈曲最大，PIP 关节屈曲最小。皮瓣的设计应围绕残留的血印。皮瓣应位于 MCP 关节近侧的大鱼际隆起的高处。
  - 将皮瓣设计为长方形，末端为三角形，避免挛缩。
  - 皮瓣的尺寸大约是 1.5cm 宽，2～3cm 长。由于指尖的球面是半圆形，因此皮瓣的宽度必须是缺损创面宽度的 1.5～2 倍[7]。
- 掀起包含皮下组织和筋膜的全厚皮瓣，以保留皮瓣的血运。解剖以远端到近端的方式进行，要小心识别拇指的桡侧指神经。
- 供区三角形尖端用 5-0 条尼龙缝线缝合。供区可以是开放旷置的，一期闭合，也可以是全厚皮片移植覆盖的。
- 供体皮瓣通过 5-0 尼龙缝线将远端缝合连接到甲床边缘覆盖缺损创面。可能需要移除指甲板以便缝合。如有必要，可将缝线穿过指甲。
  - 为防止组织缺血，缺损的两侧不应闭合。
- 皮瓣应该是完全无张力的。这可以通过在手掌的两侧应用 3-0 尼龙固定缝线来实现。
- 松开止血带，检查皮瓣活力，获得止血效果。
- 使用 Xeroform 干仿和蓬松纱布敷料。应用背侧阻挡夹板和拇指绷带维持设计的手指屈曲和皮瓣无张力。敷料需要每周更换 2 次。

（二）第二阶段

- 第二阶段最理想是在术后 12～14 天。
- 提供局部、区域或全身麻醉。
- 肢体用通常无菌的方式准备和覆盖。
- 皮瓣断蒂，评估血流量。用 5-0 尼龙缝线松弛地嵌入皮瓣。供区冲洗和清创，可以用 3-0 尼龙简缝线一期缝合（图 75-2B）。

- 应用 Xeroform 干仿和蓬松的纱布敷料包扎。
- 术后 10～14 天拆线（图 75-3）。

十、挽救和补救措施

- 定期评估毛细血管再充盈情况，因为肿胀可能损害血液循环，因此可能需要部分拆线。
- 长出的指甲可能不会附着在皮瓣上。使用大脚趾甲床移植重建甲床可能是必要的。

十一、陷阱

- 过度的指尖修剪可能会导致指尖坏死。
- 供区的压痛并不常见；然而，家庭按摩是有用的。
- 避免伤及拇指桡侧指神经，其位于拇指中轴线的浅层。
- 正中神经的运动支位于供区的深层尺侧，很少显露。

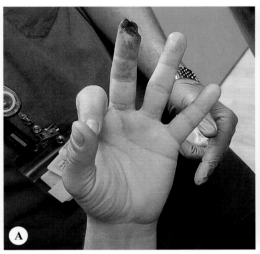
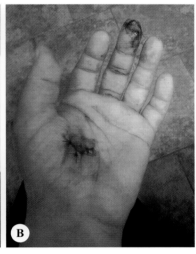

◀ 图 75-2　**A.** 中指斜行掌侧截指术前及大鱼际皮瓣断蒂后；**B.** 显示皮瓣宽松覆盖缺损，供区一期闭合

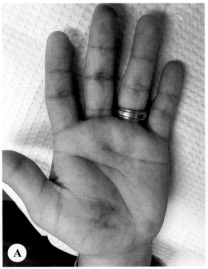
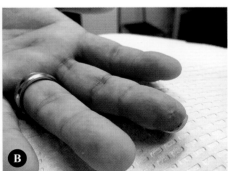
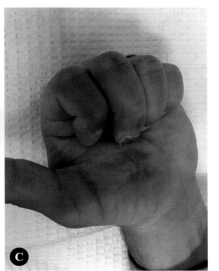

▲ 图 75-3　皮瓣断蒂后的随访图像显示缺损和供区良好，无屈曲挛缩

参考文献

[1] Barbato BD, Guelmi K, Romano SJ, Mitz V, Lemerle JP. Thenar flap rehabilitated: a review of 20 cases. Ann Plast Surg. 1996; 37(2):135–139

[2] Barr JS, Chu MW, Thanik V, Sharma S. Pediatric thenar flaps: a modified design, case series and review of the literature. J Pediatr Surg. 2014; 49(9):1433–1438

[3] Beasley RW. Reconstruction of amputated fingertips. Plast Reconstr Surg. 1969; 44(4):349–352

[4] Fitoussi F, Ghorbani A, Jehanno P, Frajman JM, Penneçot GF. Thenar flap for severe finger tip injuries in children. J Hand Surg [Br]. 2004; 29(2):108–112

[5] Flatt AE. The thenar flap. J Bone Joint Surg Br. 1957; 39–B(1):80–85

[6] Gatewood MD. A plastic repair of finger defects without hospitalization. JAMA. 1926; 87(18):1479

[7] Melone CP, Jr, Beasley RW, Carstens JH, Jr. The thenar flap–An analysis of its use in 150 cases. J Hand Surg Am. 1982; 7(3):291–297

[8] Polatsch DB, Rabinovich RV, Beldner S. The double thenar flap: a technique to reconstruct 2 fingertip amputations simultaneously. J Hand Surg Am. 2017; 42(5):396.e1–396.e5

[9] Rinker B. Fingertip reconstruction with the laterally based thenar flap: indications and long-term functional results. Hand (N Y). 2006; 1(1): 2–8

第76章　轴向旗形皮瓣和第一掌骨背侧动脉皮瓣（风筝样皮瓣）

Axial Flag Flap and First Dorsal Metacarpal Artery Flap (Kite Flap)

Roger B. Gaskins III　Zhongyu Li　著

吕　莉　王　立　译

摘　要

轴向旗形皮瓣和风筝样皮瓣是可用于覆盖近侧指骨缺损的旋转皮瓣。轴向旗形皮瓣是指近节指骨背侧的简单皮肤旋转皮瓣，用于覆盖近节指骨或掌指关节的掌侧或背侧。风筝样皮瓣是一种类似的筋膜皮瓣，取自近节指骨的桡侧，可用于覆盖邻近的手指或拇指。两种皮瓣均利用供指的掌背动脉，供区病变很小。

关键词

轴向旗形皮瓣，风筝样皮瓣，旋转，近节指骨，掌背动脉

多种局部组织皮瓣可用于覆盖近节指骨。轴向旗形皮瓣是一种简单的皮肤旋转皮瓣，从近节指骨背侧旋转覆盖近节指骨或掌指关节的掌侧或背侧。风筝样皮瓣是一种类似的筋膜皮瓣，取自近节指骨的桡侧，可用于覆盖邻近的手指或拇指。

一、主要原则

两种皮瓣均利用供指的掌背动脉。它们不需要解剖血管蒂部，笔者建议在动脉周围保留5～10mm的脂肪组织。轴向旗形皮瓣只需要在皮瓣将绕其旋转的拐角处有一个完整的组织桥。小尺寸的组织桥允许皮瓣的较大移动。风筝样皮瓣可以沿着动脉的长度移动，通常为30mm。

二、预期

这些皮瓣可靠地为近节指骨的创伤提供了足够的覆盖，并将供区的病变降至最低。这项技术需要多普勒、显微外科基本原则和受区部位组织健康。

三、适应证

近侧指骨或掌指关节的掌侧或背侧软组织缺失，需要覆盖。皮瓣必须有沿着掌背动脉的多普勒信号，才能使皮瓣得到充分的灌注。受区部位必须是切除所有坏死组织的健康组织床（图76-1）。

四、禁忌证

- 活动性感染。
- 缺损创面较大，不能用局部皮瓣覆盖。
- 掌背动脉无多普勒信号。
- 有桡背动脉外伤史，影响桡动脉的血管闭塞或痉挛性疾病。

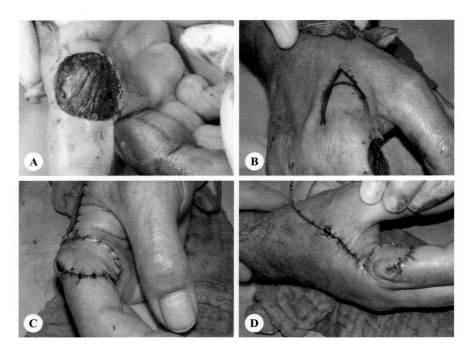

图 76-1　**A.** 示指掌骨头处掌侧皮肤缺损；**B.** 设计逆行第一掌背动脉瓣（逆行风筝样皮瓣）；**C.** 皮瓣旋转覆盖缺损创面；**D.** 一期闭合供区创面

经许可转载，引自 Slutsky DJ. The Art of Microsurgical Hand Reconstruction. 1st ed. ©2013 Thieme

五、特殊注意事项

与患者就创面覆盖的选择进行术前讨论，告知和设法达成患者的期望，这一点非常重要。患者应该意识到供区必须在皮瓣移位后移植。此过程需要放大镜和多普勒。

六、特殊说明、体位和麻醉

- 确保受区有健康的组织床。
- 仰卧在担架上或带有手桌的标准手术台上。
- 区域阻滞麻醉。
- 确认掌背动脉后，建议使用止血带。

七、技巧、要点和经验教训

止血带松开后，皮瓣通常需要几分钟的时间才能灌注。温热无菌盐水冲洗皮瓣可能有助于加速再灌注。如果皮瓣穿过隧道，评估每一受压区域的静脉充血情况。如果皮瓣的旋转角度太尖锐，可能会导致血管扭曲和皮瓣充血。包括伴行静脉和背侧皮下静脉有助于静脉回流，并入时皮瓣将会收缩。

（一）蒂部解剖

在血管蒂周围留出 5～10mm 的组织套袖可以避免对血管造成不必要的损伤，并减少损失血管蒂的可能。风筝样皮瓣的蒂可以追溯到拇指主动脉或桡动脉，以最大限度地延长蒂的长度。

（二）皮瓣尺寸

仔细测量缺损的大小，以达到计划的皮瓣覆盖范围。皮瓣从近节指骨基底延伸至近位指间关节背侧横纹，最大可达 4cm×2.5cm。注意供体皮瓣的每侧额外增加 2～3mm，以允许皮瓣无张力地置于受区，考虑到将来的皮瓣收缩。

（三）闭合

笔者通常使用 5-0 尼龙缝线以简单的间断缝合方式（间隔 5～6mm）来实现无张力缝合。

八、难点

血管蒂解剖后，多普勒信号应保持与解剖之前相似，如果注意到信号减弱，则血管蒂可能已经受到损伤或张力过大。患有小血管疾病患者不适合这种皮瓣覆盖。

九、关键手术步骤（图 76-2）

皮瓣的大小由手指缺损的大小决定。在解剖前用多普勒确认掌背动脉。它通常位于指骨的桡背侧（图 76-3）。血管蒂的宽度通常是指骨宽度的桡侧 1/3。皮瓣的末端尺寸根据受区部位的需要而定（供体皮瓣每侧额外增加 2～3cm）。供区皮瓣的最大尺寸为供区指骨的背侧面，最大可达 4cm×2.5cm。用无菌外科标记笔画出皮瓣，以确定大小和足够的覆盖范围。手臂止血带充气，但不会使肢体缺血。用 15 号手术刀切取全厚皮瓣。仔细解剖（但不穿过）伸肌腱腱周组织的水平。损伤腱周组织可导致术后伸肌粘连，需要额外治疗或手术松解。如果需要有感觉的皮瓣，可以切

取时包括桡神经浅支的终末支。笔者建议在血管蒂周围保留 5～10mm 的脂肪组织以避免创伤。在皮瓣完全掀起后，可能需要沿皮瓣走行切开，以便使血管蒂在皮瓣中无压力嵌入。重要的是要确保血管蒂没有压力。松开止血带，用肉眼和多普勒评估皮瓣的血流灌注情况（图 76-4）。当建立了足够的灌注，然后用 5-0 尼龙线将皮瓣间断缝合到供区。从肘窝切取全层皮片。同样，需要足够大的移植皮肤才能使供区无张力闭合。任何出血过多的区域都可以通过双极电灼止血。在皮瓣和

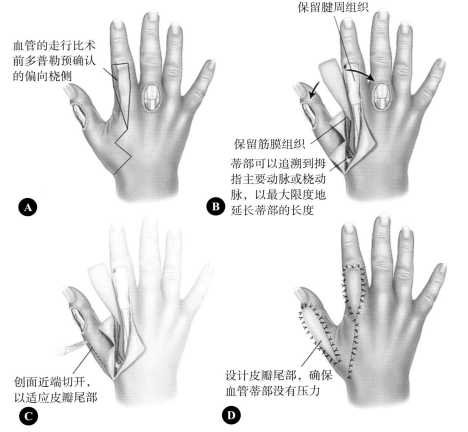

血管的走行比术前多普勒预确认的偏向桡侧

保留腱周组织

保留筋膜组织
蒂部可以追溯到拇指主要动脉或桡动脉，以最大限度地延长蒂部的长度

创面近端切开，以适应皮瓣尾部

设计皮瓣尾部，确保血管蒂部没有压力

▶ 图 76-2　第一掌背动脉皮瓣

A. 要注意，这些血管的走行往往比预期的偏向桡侧；B. 蒂部可以追溯到拇指主要动脉或桡动脉，以最大限度地延长蒂部的长度；C. 皮瓣转位，包括桡神经浅支的一个分支可作为有感觉的皮瓣；D. 无张力闭合（经许可转载，引自 Günter Germann, L Levin S, Sherman R. Reconstructive Surgery of the Hand and Upper Extremity. ©2017 Thieme）

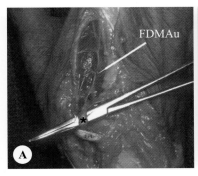

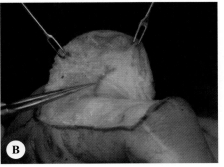

▶ 图 76-3　A. 尸体解剖显示来源于桡动脉的 FDMAu 尺侧分支（*）；B. 示指背侧筋膜内的 FDMAu，保留腱周组织

FDMAu. 第一掌背动脉（经许可转载，引自 Slutsky, D. The Art of Microsurgical Hand Reconstruction. ©2013 Thieme）

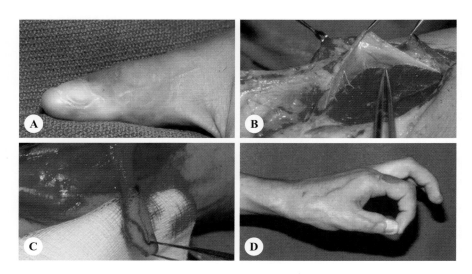

图 76-4　**A.** 拇指软组织缺损感觉缺失的临床照片；**B.** 第一掌背动脉显露在骨间肌筋膜内；**C.** 放松止血带后，掀起皮瓣观察灌注情况；**D.** 皮瓣和植皮区愈合

经许可转载，引自 Günter Germann, L, Levin S, Sherman R. Reconstructive Surgery of the Hand and Upper Extremity. ©2017 Thieme

植皮部位放置一层非粘连敷料。供区覆盖着盐水浸泡的纱布石膏和松散的弹性绷带固定。

十、挽救和补救措施

在仅靠皮瓣不能完全覆盖的情况下，局部组织重排是有帮助的。如果蒂的长度不足以到达供区，可以使用受区手指屈曲。如果可能，手应该保持在固有的正位，以避免术后挛缩。如果皮瓣无法挽救，可以用前臂、上臂、腹部或腹股沟皮瓣覆盖缺损。然而，这些选择并不理想，因为供体皮瓣的体积很大，而且经常需要多次手术。

推荐阅读

[1] Adani R, Busa R, Bathia A, Caroli A. The "kite flap" for dorsal thumb reconstruction. Acta Chir Plast. 1995; 37(3):63–66

[2] Foucher G, Braun JB. A new island flap transfer from the dorsum of the index to the thumb. Plast Reconstr Surg. 1979; 63(3):344–349

[3] Germann G, Hornung RW, Raff T. [Possibilities for using the first dorsal metacarpal artery in acute management of severe hand injuries]. Handchir Mikrochir Plast Chir. 1994; 26(6):325–329

第 77 章　Z 字成形术
Z-plasty

Rosemary Yi　著

吕　莉　王　立　译

摘　要

Z 字成形术是手外科中松解瘢痕或虎口挛缩的常用技术。三角形皮瓣沿着朝向最大张力线的中心部分掀起。局部皮瓣的重新排列允许通过横向组织的移位沿中心部分延伸。本章介绍 60°Z 字成形和连续多个 Z 字成形的技术。此外，还描述了一些具体的改进，如四瓣 Z 字成形术或"跳跃人"Z 字成形术，以达到更大的拉长，这对虎口挛缩很有用。

关键词

Z 字成形术，局部皮瓣，纵向瘢痕，四瓣 Z 字成形术，"跳跃人"Z 字成形术，五瓣 Z 字成形术

一、背景

（一）历史

Z 字成形术经常被用来改善瘢痕的功能和美观。

第一个描述是由 Denonvilliers[1] 于 1856 年提出的，用于手术矫正下睑外翻。Limberg 和 Davis 进一步推广了延长瘢痕的技术[2, 3]。目前，该技术有许多可用于各种应用的改进。

（二）分类

在手外科手术中，Z 字成形术最适合于解除纵向皮肤挛缩，如手部掌侧瘢痕、Dupuytren 挛缩、虎口挛缩或羊膜带综合征（图 77-1）。Z 字成形术是一种随机转位皮瓣。这种皮瓣从皮下或皮下神经丛获得血液供应，而轴型皮瓣则从单一的知名血管获得血液供应。因此，小心谨慎地注意在正确的平面上保持解剖，以保护从底部供应 Z 字成形的三角形皮瓣的小血管。转位皮瓣是一种利用局部组织的局部皮瓣，其优点在于它们具有相似的外观和功能。转位皮瓣将皮瓣移至蒂部或底部的外侧；因此，它们要求皮肤在挛缩线的外侧具有柔韧性。

二、技术

Z 字成形术通过沿中央挛缩的两侧形成三角形皮瓣，并移位外侧皮肤，将横向稳定性转换为沿中央部分的延长，从而拉长收缩的瘢痕。最常用的 60°Z 字成形术理论上会使挛缩线长度增加 75%（图 77-2）。尽管皮瓣角度越大，可以提供更大的延长（表 77-1），但由于皮瓣转位时张力过大，可能导致伤口裂开、皮瓣尖端坏死、瘢痕肥大或继发性挛缩。如果可用皮肤不能容纳单个大的 Z 字成形，可以设计连续多个 Z 字成形；理论上，横向损失保持不变，但纵向增益可累积。连续多个 Z 字成形术对治疗手指或手掌侧纵向瘢痕或 Dupuytren 挛缩很有用（图 77-3 至图 77-5）。

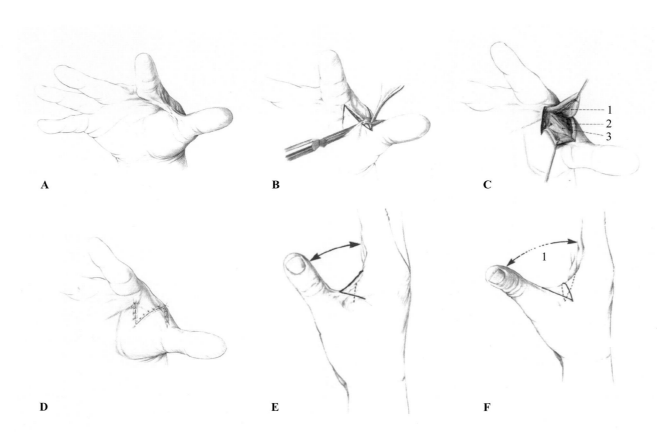

▲ 图 77-1　A. 虎口挛缩。B 至 D. 简单的 Z 字成形术。B. 适当切除瘢痕，并产生一个 Z 字。C. 皮瓣推进，并切除其余的瘢痕组织。1. 皮瓣；2. 鞍状动脉（变异占所有患者的 25%）；3. 瘢痕的深处。D. Z 字形皮肤闭合情况。E 至 F. 简单 Z 字成形术示意。E. 推进前的 Z 字成形术。F. 推进后的 Z 字成形术。1. 长度增加

经许可转载，引自 Pechlaner S, Hussl, H, Kerschbaumer. F, eds. Atlas of Hand Surgery. New York, NY: Thieme; 2000

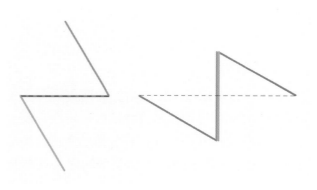

▲ 图 77-2　60° Z 字成形术
在皮瓣转位后，中心支（虚线）的长度增加了 75%

表 77-1　Z 字成形术的类型及其理论上的延长	
Z 字成形术的类型	中心支理论上的长度增加
单纯 45° Z 字成形	50%
单纯 60° Z 字成形	75%
单纯 90° Z 字成形	100%
四瓣 45° Z 字成形	100%
四瓣 60° Z 字成形	150%
五瓣 Z 字成形	125%

引自 Hudson DA.Some thoughts on choosing a z-plasty: The z-plasty made simple

　　横向柔韧性应作为 Z 字成形术计划的一部分进行测试。这是通过捏起中央支附近的皮肤来实现的。如果皮肤柔软，一个单纯的大的 Z 字成形就可能合适。如果可利用的横向皮肤有限，则应设计连续多个的 Z 字成形。重要的是要确保中央

挛缩外侧没有明显的瘢痕，特别是在皮瓣基底，因为这会限制皮瓣转位的距离。中心开口处朝向最大收缩轴线。如果瘢痕缩窄明显，如羊膜带综合征，应将其切除（图 77-6 和图 77-7）。皮瓣中

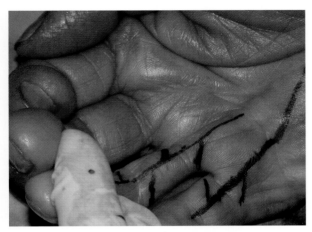

▲ 图 77-3　掌腱膜挛缩症男性患者，累及环小指掌指关节和近位指间关节。开放式筋膜切除术，标记纵向切口和连续多个 Z 字

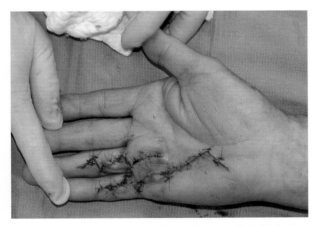

▲ 图 77-4　手术结果显示挛缩改善，以及与连续多个 Z 字并列，闭合皮肤，以避免皮肤紧张

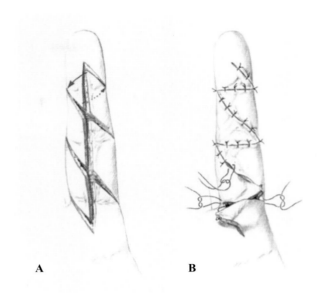

A　　　　　　　　**B**

▲ 图 77-5　连续多个 Z 字成形术的示意

经许可转载，引自 Pechlaner S, Hussl, H, Kerschbaumer. F, eds. Atlas of Hand Surgery. New York, NY: Thieme; 2000

长度和增加更多横向切口来解决。从拐角处开始缝合转位的边缘，它是由皮下穿过皮瓣顶端的半埋入式水平褥式缝合。应注意小心处理顶尖部位，因为它们很脆弱，并且最有可能坏死。其中间的边缘用连续或间断缝合。

三、改良手术

更大的角度可以获得更大的效果；然而，转位也变得更加困难。这就是 60°Z 字成形术最常用的原因。具体的改进包括四瓣 Z 字成形术和五瓣 Z 字成形术，在手外科手术中也常用，被称为"跳跃人"Z 字成形术。这些改良对于虎口挛缩特别有用。

为了获得更长的长度，四瓣 Z 字成形术将一个 90° 皮瓣转换为两个 45° 皮瓣，理论上长度增加 125%（图 77-9）。或者，四瓣 Z 字成形术可以利用两个 60° 皮瓣，理论上长度增加 264%；然而，对于 120° 皮瓣，与 45° 皮瓣相比，转位可能导致张力增加。对于虎口挛缩，中央挛缩线定位在指蹼远端的上方（图 77-10）。皮瓣设计为 45° 皮瓣。皮瓣仅在大鱼际肌筋膜浅层掀起。如果需要额外的指蹼深度，第一骨间的肌肉和筋膜可凹进去或分离拇收肌附着点。

四边的长度应该相等，以避免移位的问题。此外，角度也要尽可能准确。直尺可以帮助确保准确的角度，因为 60° 皮瓣是由等边三角形的两边形成，并且皮瓣底部的长度等于皮瓣边的长度。

如果皮瓣的可移动性有问题，应按顺序切开和测试。在向基底进行解剖时，应小心地掀起皮瓣，以保持皮瓣的厚度，以保护皮下和皮下神经丛。如果需要，皮瓣的尖端可以修薄，但基底部不可以。一旦制作了第一个皮瓣，就用皮肤钩将皮瓣移位穿过中心挛缩线处，同时要小心避免挤压皮瓣的尖端。如果皮瓣可以移位穿过中心挛缩线，则代表有足够的横向柔韧性可以继续（图 77-8）。皮瓣边缘移位困难，可以通过缩短边缘

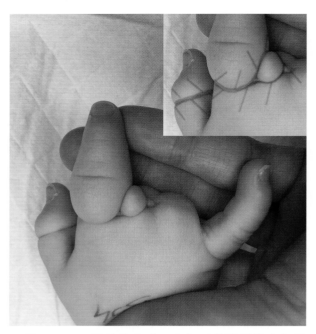

▲ 图 77-6 13 月龄的女孩，出生时羊膜带综合征影响双手

她没有功能性的中指或环指，拇指和示指周围有收缩带。插图：皮肤标记显示为切除收缩带以解决远端淋巴水肿。此外，设计连续多个 Z 字成形术修复手指

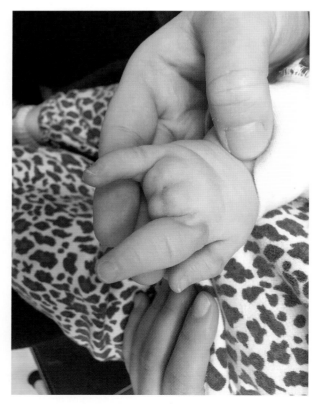

▲ 图 77-7 术后 6 周，切口愈合，手指轮廓得到改善，远端淋巴水肿正在消退

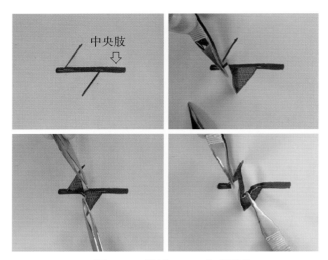

▲ 图 77-8 设计 60° Z 字成形术

在掀起一个皮瓣后，皮瓣转位的能力是基于使皮瓣穿过中心挛缩线 50% 的能力来确定的，再继续掀起转位剩余的皮瓣

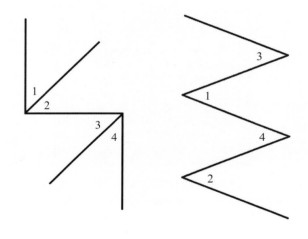

▲ 图 77-9 四瓣 Z 字成形术采用 45° 皮瓣，理论长度增加 120%

五瓣 Z 字成形术或"跳跃人"Z 字成形术在虎口挛缩中也是非常有用的。该皮瓣在相对的 Z 字成形术之间结合了 V-Y 推进皮瓣，以允许更大的延长，以及更容易的转位（图 77-10）。双反向 Z 字成形术的理论长度增加 75%，V-Y 推进皮瓣的理论长度增加 50%，合计 125%[4]。五瓣 Z 字成形术的实际长度小于四瓣 Z 字成形术[5]。然而，四瓣 Z 字成形术需要更多松弛的周围组织，因此当指蹼周围瘢痕较多时，五瓣 Z 字成形术可能是较好的选择。

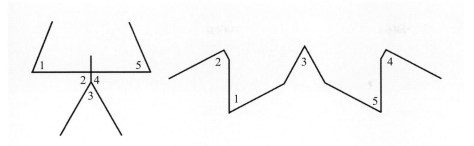

◀ 图 77–10　"跳跃人" Z 字成
形术修复虎口挛缩

四、术后护理

如果皮瓣很容易转位而没有过度紧张，手可以用柔软纱布包扎。敷料包括一块不粘连纱布和干燥无菌纱布覆盖在手术部位的，然后是加压包扎。伤口评估时间为 10～14 天。

在关节挛缩 / 僵硬的情况下，可以使用定制塑形的夹板来保持手指伸展或保持拇指外展。一旦伤口稳定，就开始进行专业康复治疗。瘢痕按摩和活动范围锻炼将有助于保持长度的延伸。

参 考 文 献

[1] Denonvilliers CP. Blepharoplastie. Bull Soc Chir Paris. 1856; 7:243

[2] Limberg AA. Skin Plastic with Shifting Triangle Flaps. Leningrad Traumatological Institute; Russia; 1929:862

[3] Davis JS, Kitlowski EA. The theory and practical use of the Z-incision for the relief of scar contractures. Ann Surg. 1939; 109(6):1001–1015

[4] Hudson DA. Some thoughts on choosing a Z-plasty: the Z made simple. Plast Reconstr Surg. 2000; 106(3):665–671

[5] Fraulin FOG, Thomson HG. First webspace deepening: comparing the fourflap and five-flap z-plasty. Which gives the most gain? Plast Reconstr Surg. 1999; 104(1):120–128

推 荐 阅 读

[1] Citron ND, Nunez V. Recurrence after surgery for Dupuytren's disease: a randomized trial of two skin incisions. J Hand Surg [Br]. 2005; 30(6):563–566

[2] Crow ML, McCoy FJ. Volume increase by Z-plasty to the finger skin: its application in electrical ring burns. J Hand Surg Am. 1977; 2(5):402–403

[3] Miura T. Congenital constriction band syndrome. J Hand Surg Am. 1984; 9A(1):82–88

[4] Moody L, Galvez MG, Chang J. Reconstruction of first web space contractures. J Hand Surg Am. 2015; 40(9):1892–1895, quiz 1896

[5] Rohrich RJ, Zbar RIS. A simplified algorithm for the use of Z-plasty. Plast Reconstr Surg. 1999; 103(5):1513–1517, quiz 1518

[6] Roush TF, Stern PJ. Results following surgery for recurrent Dupuytren's disease. J Hand Surg Am. 2000; 25(2):291–296

[7] Upton J, Tan C. Correction of constriction rings. J Hand Surg Am. 1991; 16(5):947–953

第78章　前臂桡侧皮瓣
Radial Forearm Flap

Takintope Akinbiyi　　Benjamin Chang　著

吕　莉　王　立　译

摘　要

前臂桡侧皮瓣由可靠和连续的桡动脉系统灌注，提供良好的血管化组织，包括皮肤、皮下组织、筋膜、肌腱、神经和骨骼。手部的灌注是通过尺动脉和完整的掌弓来维持的。已经描述了可达35cm×15cm的皮岛。它可以作为顺行、逆行或游离皮瓣，进一步增加其多功能性。最近的报道表明，它可以作为穿支旋转皮瓣，从而保护桡动脉。在解剖过程中，必须注意保护桡动脉穿支到上面的软组织，如果取骨，还要保留桡骨骨膜。由此产生的供体缺损，较小的皮瓣可以直接闭合，较大皮瓣可以皮肤移植。

关键词

筋膜皮瓣，脂肪筋膜皮瓣，骨皮瓣，前臂桡侧皮瓣，穿支皮瓣，尺桡骨融合，复发性腕管综合征，正中神经痛

前臂桡侧皮瓣（radial forearm flap，RFF）于1981年首次被提出，最初被称为"中国皮瓣"，它提供了血管化良好的组织，包括皮肤、皮下组织、筋膜、肌腱、神经和骨骼。

一、主要原则

RFF由桡动脉或其一个穿支供养。同侧手的远端灌注通过尺动脉和完整的掌弓得以维持。通过包含前臂内侧或外侧皮神经，保留感觉功能。

二、预期

RFF可作为筋膜皮瓣、脂肪筋膜皮瓣、骨皮瓣或筋膜皮瓣。如果采用皮岛，尺寸可达35cm×15cm[1]。如果带蒂，它从手背到肘部有一条旋转的弧线。如果作为游离皮瓣，其蒂可以解剖到肱动脉的起始点，提供足够的长度。RFF可以做有感觉的皮瓣，但只能提供保护性感觉。

三、适应证

RFF可用于修复小到中等大小的需要用包含较好血管化的皮肤、皮下组织、筋膜、骨和肌腱的薄而柔韧的组织覆盖的缺损。它可以用于任何地方，但最适合用于口咽、面部和颈部重建或上肢远端覆盖。筋膜可以覆盖裸露的肌腱，同时允许滑动，特别适用于治疗尺桡骨融合、复发性腕管综合征和正中神经的神经痛。它可作为近端带蒂皮瓣修复肘部周围缺损，逆行（远端）带蒂皮瓣修复远至近节指骨缺损，游离皮瓣修复远端缺损。

四、禁忌证

- 掌弓不完整致切取皮瓣后不能重建桡动脉。
- 既往桡动脉有损伤。
- 肢体有手术史或沿桡动脉走行有瘢痕形成。
- 吸烟者或糖尿病患者（相对禁忌证）。
- 骨量减少／骨质疏松（骨皮瓣相对禁忌证）。

五、特殊注意事项

需要对手部进行详细的检查，以观察桡动脉和尺动脉搏动、完整的掌浅弓和掌深弓（通过Allen 试验评估），以及手腕是否有任何手术、创伤或动脉导管插入的迹象。不能用静脉移植重建的不理想的动脉血流将导致手部缺血，特别是拇指，并可能限制皮瓣的存活。如果要将皮瓣用于黏膜表面重塑，应注意汗毛的质量和数量（如果有的话）。如果静脉回流不理想，可以很容易切取头静脉，为顺行皮瓣提供额外的引流。

六、特殊说明、体位和麻醉

- 患者仰卧位，手臂外展并放置在手术台上。

理想情况下，选择非优势手。整个上肢都准备好进入术野。

- 如果受区部位距离较远，应单独准备，以允许受区血管的广泛显露。小腿的一部分也应该准备好，以防需要重建桡动脉时切取大隐静脉。
- 止血带是有帮助的，但不是强制性的。如果使用，手臂应该只进行部分灌注，以便更好地观察血管。
- 皮瓣可在区域阻滞或全身麻醉下分离。

七、技巧、要点和经验教训

（一）桡动脉穿支的位置

桡动脉穿支主要位于前臂的远侧半至 1/3 内（图 78-1）[2, 3]。除此之外，只要穿支到达筋膜处，走行偏向轴行方式。游离皮瓣，无论是穿支或合并桡动脉，或者带皮岛的带蒂皮瓣在设计时都必须考虑到这一点。

如果远端筋膜也包括在内，同时保留其上覆盖的皮肤或采用更大的皮瓣以获取更多的穿支，

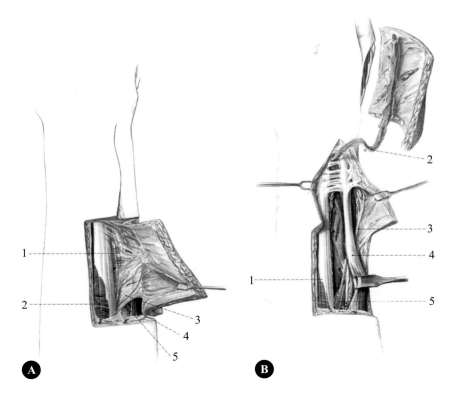

◀ 图 78-1　前臂桡侧皮瓣

A. 解剖前臂皮瓣，显露桡动脉及其相邻静脉和前臂血管化良好的筋膜，供应其上面的皮肤。1. 桡动脉及相邻静脉；2. 桡侧腕屈肌；3. 前臂筋膜；4. 肱桡肌；5. 旋前圆肌。B. 前臂皮瓣可围绕血管蒂转位（桡动脉和相邻静脉）上，并置于手背的缺损处。通过皮瓣的血流方向是相反的，现在由尺动脉通过掌弓提供。1. 桡侧腕屈肌；2. 桡动脉及相邻静脉；3. 桡神经浅支分支；4. 肱桡肌；5. 旋前圆肌（经许可转载，引自 Pechlaner S, Hussl, H, Kerschbaumer, F. 1st ed. Atlas of Hand Surgery. New York, NY: Thieme; 2000）

则基于最近端皮岛的逆行带蒂皮瓣获取最长的蒂部长度是可行的。如果可以识别出终末支或穿支，则可以设计两个或多个独立的皮岛（图78-2）。

（二）复合皮瓣

根据被重建的缺损的性质，可以利用多种组织类型来创建复合瓣。RFF能够包含桡骨远端的外侧皮质来提供的一小段硬骨。如果需要肌腱，可以包括掌长肌腱。

（三）皮瓣蒂部于皮下穿隧道

将皮瓣穿过皮桥下的隧道具有挑战性。在狭窄的空间内挤压皮瓣可能会切断桡动脉和皮瓣间的穿支，导致皮瓣的部分或全部丢失。为了避免这个问题，可以用无菌塑料布包裹皮瓣，将皮瓣末端缝合到塑料布上，同时保留蒂游离。这样可以在保持方向不变的同时保护皮岛的移位，这样蒂就不会扭曲（图78-3）。

八、难点

对于带蒂皮瓣，蒂部足够的长度用于旋转弧度，对于避免扭结或机械压迫蒂部至关重要。缝线或其他类似材料可用于创建模板，以帮助规划最终的旋转 / 通道。解剖出额外的1～2cm的蒂是有利的。由于大多数穿支位于桡动脉的远端半，近端定位的皮瓣可能无法结合足够的穿支，可能

导致皮瓣缺血和坏死。如果掌弓不完整，一旦切取皮瓣，手部可能会出现缺血。

九、关键手术步骤

（一）解剖

肱动脉在肘窝分叉形成桡动脉和尺动脉。桡动脉在肱桡肌正下方，旋前圆肌、旋前方肌和拇长屈肌上方穿行。桡动脉在肱桡肌和桡侧腕屈肌（flexor carpi radialis，FCR）之间的筋膜内沿其长度发出穿支。这些至上覆筋膜和皮肤的肌间隔穿支一般相距1～2cm，但更多地集中在桡动脉的远端。它们的平均直径为0.3～0.5mm。

除肌间隔穿支外，桡动脉还于旋前圆肌附着点远端沿桡骨外侧方向发出骨膜肌支。如果要切取一部分桡骨，必须在设计时包含这些。桡侧返动脉沿桡动脉走行近端分离后，直到腕部才有知名的分支。皮瓣通过浅静脉系统（头静脉、贵要静脉或前臂正中静脉）和深静脉系统（伴行静脉）回流（图78-4）。

（二）顺行带蒂筋膜皮瓣和游离皮瓣

对于前臂近端和肘关节的中小型缺损，带蒂顺行筋膜皮肤RFF是非常有用的（图78-5A）。掀起皮瓣包括五个关键步骤。

1. 皮岛设计

使用手持多普勒探头，沿着浅静脉标记处桡

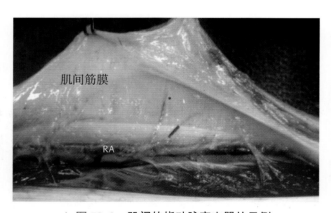

▲ 图78-2 肌间的桡动脉穿支器的示例

RA. 桡动脉（经许可转载，引自 Slutsky DJ. Pedicled radial forearm flap. In: Slutsky DJ, eds. The Art of Microsurgical Hand Reconstruction. ©Thieme; 2013）

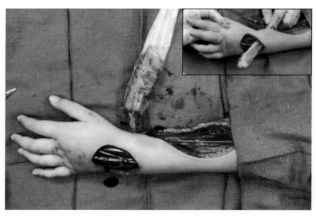

▲ 图78-3 为了保护皮岛，在旋转时保持蒂的方向，皮瓣可以用无菌塑料布包裹，皮瓣末端缝合到塑料布上，同时保留蒂游离

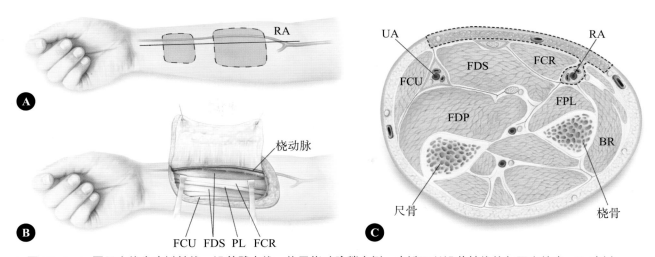

▲ 图 78-4　**A.** 图示直线为皮瓣轴线，沿前臂中线，位于桡动脉稍内侧。皮瓣可以沿着轴线的勾画出轮廓。**B.** 皮瓣（蓝色）在筋膜下掀起至桡侧腕屈肌的外侧边缘。深层解剖包括肌间间隔。**C.** 前臂远端旋前圆肌以远的横截面显示桡动脉的位置和筋膜皮瓣掀起的分离平面

PL. 掌长肌；FDS. 指浅屈肌；FCU. 尺侧腕屈肌；FCR. 桡侧腕屈肌；FPL. 拇长指屈肌；FDP. 指深屈肌；BR. 肱桡肌；UA. 尺动脉；RA. 桡动脉（经许可转载，引自 Slutsky DJ. The Art of Microsurgical Hand Reconstruction. 1st ed. Thieme）

动脉的走行。如果用皮岛掀起 RFF，会在前臂掌侧标记出尺寸（图 78-5B）。这种设计可以向尺侧略微移动，以获取带有较少汗毛生长的皮肤。通常，近侧缘由所需的蒂部长度来决定。远端边缘由所需皮瓣的大小决定，而且必须在腕横纹的近端。尺侧边界位于尺侧腕屈肌上方，桡侧边界位于肱桡侧上方。抬起手臂驱血，止血带充气。Esmarch 绷带不能更好地显示较小的血管。

2. 解剖尺侧

从尺侧边缘开始，切口向下延伸至深筋膜水平。将皮瓣从尺侧向桡侧掀起，直至显露 FCR 肌腱。应注意保护外露的腱周组织。深筋膜沿桡侧切开到 FCR，显露保护肱桡肌和 FCR 之间的肌间。

3. 桡侧剥离

皮瓣的桡侧边缘在桡动脉桡侧 1～2cm 处切开，皮瓣从桡侧向尺侧分离至肱桡肌。桡神经浅支在肱桡肌处出现并保护。肱桡肌腱回缩有助于分离桡动脉，但必须注意不要损伤穿支血管。如果需要额外的静脉回流，则桡侧边缘再向桡侧移位，以包含入头静脉。

4. 分离和切断远端蒂

分离桡动脉远端，并用微血管夹暂时阻断。

放松止血带，检查手部和皮瓣的灌注情况。如果两者均灌注良好，则在皮瓣远端结扎桡动脉和伴行静脉（图 78-5C）。

5. 皮瓣掀起和转移

皮瓣和蒂部从远端到近端小心掀起。截断或烧灼小分支，以防止出血和血肿形成。同样，在提起划掉的下层肌腱时，必须注意保持腱周组织完整。皮瓣转移到受区，不应扭曲或扭结蒂部。如果皮瓣穿隧道，则可以将其包裹在无菌塑料布中。如果皮瓣作为游离皮瓣，分离桡动脉近端，以解剖足够的蒂部长度（图 78-5D 和 E）。

（三）逆行（翻转）筋膜蒂皮瓣

逆行或翻转的桡动脉筋膜蒂皮瓣可用于修复前臂远端或手背的缺损。筋膜部分的掀起方式与上述类似（步骤 1-3），将皮岛放在前臂近端（图 78-6）。由于大多数桡动脉穿支位于桡动脉的远端半，因此必须使用无菌多普勒探头来确认是否包含有足够的穿支。如果掌侧脂肪筋膜层也包括在内，以获取远端蒂上足够的穿支，则可以使用小皮岛。对于手部远端缺损，皮瓣和蒂部可在中间皮桥穿隧道。皮桥可以切开，只要有一层皮肤覆盖在蒂部上就行。

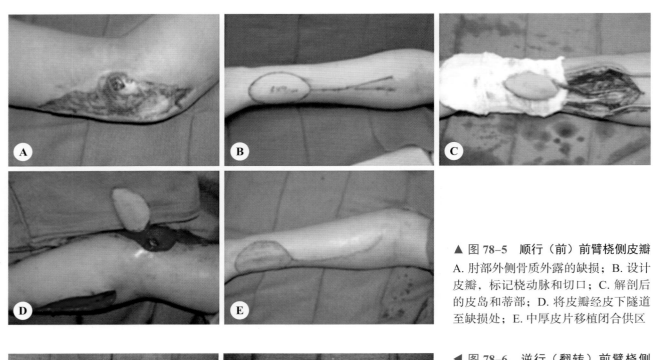

▲ 图 78-5 顺行（前）前臂桡侧皮瓣
A. 肘部外侧骨质外露的缺损；B. 设计皮瓣，标记桡动脉和切口；C. 解剖后的皮岛和蒂部；D. 将皮瓣经皮下隧道至缺损处；E. 中厚皮片移植闭合供区

◀ 图 78-6 逆行（翻转）前臂桡侧皮瓣
A. 皮瓣设计直接在蒂部上一个小尾巴，尾巴可以沿着蒂部延伸，以允许皮肤桥完全放松，并且同时覆盖蒂部；B. 将皮瓣穿隧道至背侧缺损，在这种情况下不需要尾巴，在置入创面前切除多余的皮肤

解剖桡动脉近端，并在计划结扎部位放置无创血管夹，以测试止血带放松后皮瓣的血管完整性。一旦无菌多普勒和皮缘出血确认血流灌注，就可以结扎桡动脉近端[4]。

（四）桡动脉穿支血管蒂皮瓣

前臂桡动脉皮瓣可作为基于穿支的旋转皮瓣。这是覆盖较小的邻近缺损而不牺牲桡动脉的理想选择。最大可切取 18cm × 8cm 的皮瓣[5]。首先在皮岛上用手持多普勒探头标记出理想的穿支。不使用止血带，以便术中可以连续识别和检查穿支。皮肤和筋膜分离与前面描述的相同（步骤 1～3）；然而，次要的穿支在肌间隔筋膜水平结扎，因此纵向血管丛保持完好。优势的穿支解剖至桡动脉水平并保护。可以旋转皮瓣以覆盖相邻的缺损。

（五）脂肪筋膜皮瓣

RFF 可作为脂肪筋膜瓣掀起。这使得其上覆盖的皮肤完好无损，避免需要供区植皮，尤其有助于确保肌腱覆盖。然而，需要用皮肤移植来覆盖受区部位的皮瓣。可以在文献中找到提起脂肪筋膜 RFF 的完整描述[6]。

（六）骨皮瓣

对于涉及骨缺损的重建要求，可用前臂桡侧骨皮瓣。皮瓣的筋膜皮肤部分如前所述（步骤 1～3），并增加了一些值得注意的东西。为了正确显露桡骨，肱桡肌腱和指浅屈肌的桡侧都必须完全移位，以使其完全回缩。拇长屈肌位于桡骨正上方，然后可以分开和回缩。如果骨皮瓣掀起，同时桡骨被覆盖，皮岛可能会向尺侧方向移动，以提供软组织覆盖。这种移位可能会妨碍头静脉进入皮瓣。最大达10cm和横截面积的外侧50%，可获得大部分皮质骨。在茎突近端约3cm处应留有足够的桡骨远端，以稳定和锚定钢板。截骨术应在两端逐渐变细，以最大限度地减少残余桡骨中的应力点。在外侧肌间隔保留桡动脉穿支至桡骨骨膜是必要的[1, 7]。

（七）其他皮瓣注意事项

如需肌腱，可用皮岛切取掌长肌腱。如果需要带感觉的皮瓣，前臂外侧皮神经可以被合并。

如果皮瓣宽度小于6cm，供区有时可以根据患者的体质直接闭合。如果外露肌腱的腱周组织完好无损，可以使用中厚皮片覆盖供区（图78-5E）。供区植皮后应放置前臂掌侧夹板。

十、挽救和补救措施

如果逆行皮瓣的动脉流入不足，就可能导致手部和（或）皮瓣缺血。无菌脉搏血氧仪可以放在拇指上，以帮助诊断手缺血。如果手部出现缺血，则需要使用大隐静脉移植重建桡动脉。皮瓣缺血可继发于机械压迫、动脉流入不足或穿支受损。机械压迫可能是在过度张力下闭合受区或蒂

部扭结造成的。皮瓣应从受区掀起，并评估蒂部。覆盖的皮桥可能需要切开。动脉流入不足可能会妨碍皮瓣的使用或需要转换为游离皮瓣。在给皮岛供血的穿支受损的情况下，皮岛的皮肤可以被制成全厚皮片，覆盖供区。需要选择使用其他皮瓣。在分离过程中桡动脉损伤可能需要在必要时转换为插入移植静脉的游离皮瓣。

十一、陷阱

用带汗毛的皮岛修复口腔内缺损是不可取的。带血管的骨皮瓣凿取骨质过多易发生桡骨骨折。用于重建供区的皮肤移植非常明显。严重的皮瓣水肿会发生取决于静脉回流的程度。如果不能保留腱周组织，将导致皮肤移植不能覆盖肌腱，或粘连形成肌腱滑动受限。切取RFF后手部缺血可能由尺动脉疾病或掌弓不全引起。如果包含穿支数量不足，会导致皮瓣缺血，尤其是逆行皮瓣。比受区缺损厚的筋膜皮瓣在移植时会导致边缘突然降低。为避免皮瓣插入浅薄缺损创面时，产生过大的压力，应使皮岛大于缺损，以使皮瓣边缘降低至缺损创面边缘。

参考文献

[1] Slutsky DJ. Pedicled radial forearm flap. In: Slutsky DJ, eds. The Art of Microsurgical Hand Reconstruction. New York, NY: Thieme; 2013: 24–32

[2] Kimura T, Ebisudani S, Osugi I, Inagawa K. Anatomical analysis of cutaneous perforator distribution in the forearm. Plast Reconstr Surg Glob Open. 2017; 5(10):e1550

[3] Onode E, Takamatsu K, Shintani K, et al. Anatomical origins of the radial artery perforators evaluated using color Doppler ultrasonography. J Reconstr Microsurg. 2016; 32(8):594–598

[4] Kaufman MR, Jones NF. The reverse radial forearm flap for soft tissue

reconstruction of the wrist and hand. Tech Hand Up Extrem Surg. 2005; 9(1):47–51

[5] Ho AM, Chang J. Radial artery perforator flap. J Hand Surg Am. 2010; 35(2):308–311

[6] Samson D, Power DM. The adipofascial radial artery perforator flap: a versatile reconstructive option in upper limb surgery. Hand Surg. 2015; 20(2):266–272

[7] Shnayder Y, Tsue TT, Toby EB, Werle AH, Girod DA. Safe osteocutaneous radial forearm flap harvest with prophylactic internal fixation. Craniomaxillofac Trauma Reconstr. 2011; 4(3):129–136

推荐阅读

[1] Chang SM, Hou CL, Zhang F, Lineaweaver WC, Chen ZW, Gu YD. Distally based radial forearm flap with preservation of the radial artery: anatomic, experimental, and clinical studies. Microsurgery. 2003; 23(4):328–337

[2] Chim H, Bakri K, Moran SL. Complications related to radial artery occlusion, radial artery harvest, and arterial lines. Hand Clin. 2015; 31(1):93–100

第十二篇

掌腱膜挛缩症
Dupuytren's Disease

第79章　小针刀掌腱膜切断术治疗掌腱膜挛缩症
Needle Aponeurotomy for Dupuytren's Disease

Charles F. Leinberry　著

田　野　于晓飞　译

摘　要

有很多手术方式可以治疗掌腱膜挛缩症，小针刀掌腱膜切断术自 2003 年被引入美国，在过去 10 年得到普及。它的优势在于操作简单，能够快速恢复功能，缺点是有较早的复发率，并且可能造成神经或肌腱的损伤。它非常适合想要尽快恢复功能，并且不在意较早复发的掌指关节或轻度的近位指间关节挛缩的患者。

关键词

掌腱膜挛缩症，小针刀掌腱膜切断术，挛缩

一、主要原则

掌腱膜挛缩症比较常见，据统计影响 3%～6% 的成年白种人，在美国和欧洲有 1350 万～2700 万患者。它存在于全部人种，40—50 岁时达到高峰，男性为 50 岁，女性为 60—70 岁。发病率随年龄的增加而增加。

掌腱膜挛缩最常累及的手指为环指，之后依次为小指、中指、拇指，示指最少见。原因主要是因为腱膜增殖期构成掌侧结节的成纤维细胞随机积累而进展形成。成纤维细胞可沿着张力线对齐，并组成绳子一样的结构，命名为束。这些胶原蛋白束相对脱细胞、无血管。很多时候有早期的皮肤凹痕或小凹，这是连接真皮和掌腱膜的条索导致的。

掌指关节和近位指间关节挛缩可同时发生，掌指关节挛缩也可产生条索，从而影响相邻手指间的指蹼。

小针刀掌腱膜切断术（needle aponeurotomy，NA）于 20 世纪 80 年代由 Lermusiaux 重新引入，用针代替刀，并由 Eaton 博士于 21 世纪初引入美国。NA 作为另一种开放筋膜切除术在过去几年得到显著普及。NA 基于用针切断束带的原则与开放手术治疗相对。它被良好的应用以提供更快的功能恢复，可以将挛缩矫正至可接受的程度。该操作需要透彻了解手部的解剖结构及小针刀。

二、适应证

NA 适用于掌指关节及近位指间关节挛缩的患者。然而，当被矫正的是掌指关节挛缩时，它有最好和更持久的效果，反之用于近位指间关节挛缩时疗效不太可靠，操作时通常患者会保持清醒以避免严重的并发症。

它非常适合大条索造成的掌指关节或近位指间关节挛缩，使大的结节状态最小化。这需要桌面测试阳性、掌指关节挛缩至少 30° 或相似的近位指间关节挛缩患者。

复发通常定义为治疗后出现关节挛缩大于 20°。在所有治疗技术中，估计 10 年复发率将近 65%，通常有 30% 在术后 2 年出现，15% 在术后 3~5 年出现，10% 在术后 5~10 年出现。NA 适用于任何有大且可触及的束带的患者，束带越大挛缩越重，尤其是掌指关节，也越容易治疗。

三、禁忌证

- NA 对于由之前手术造成的手术瘢痕导致的挛缩是禁忌。
- NA 不适用于单纯结节形成而尚未出现挛缩的患者。
- 当存在由尺侧条索引起的孤立性近位指间关节挛缩时，应注意保护指神经，指神经位于掌面，条索顶部中央。
- NA 不可用于需要长期服用氯吡格雷、华法林或阿司匹林等抗凝药的患者。

四、手术方法

NA 可以在办公室或门诊手术室进行。虽然切断束带会很疼，但通常不需要麻醉。在预期的疼痛控制下，采用腕部或手指神经阻滞，切断束带后，轻度镇静。手术可在门诊手术室进行。

手术通常需要患者躺在担架或平板上，并将手置于手桌上进行。手可以完成无菌准备，若在手术室则铺单，用碘酒酒精术前消毒。

若术者是右利手，患者右手患有束带，术者应坐于腋窝侧；相反，如果为左手，手术时则坐对侧。这样可以允许优势手持注射器，非优势手在手术过程中牵拉束带。

常规用 5ml 注射器抽取 3ml 利多卡因和 1ml 甲泼尼龙，装置 25 号 5/8 英寸（1.59cm）针头。少量麻醉药注射于条索上方，为切断条索，将针头置入条索，使用上下和平刮技术（图 79-1A），避免穿透条索。当采用平刮技术时，确保从条索掌侧浅表开始，逐渐沿条索深入。不要将针头置入条索过深，否则针头将无法切断（图 79-1B）。

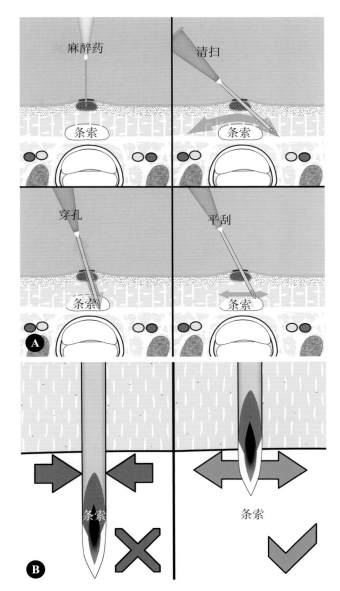

▲ 图 79-1　A. 图示进入条索，放入少量麻醉药，清扫组织，用平刮技术在条索上穿孔并切断；B. 将针头从条索掌侧浅表处置入，不要太深，否则将无法切断条索

经许可转载，引自 Eaton C. MD Chapter 4 Dupuytren's Disease 2017

保持患者术中清醒，若针尖进入神经血管束附近可能会有关于感觉异常的反馈。在屈曲横纹以近从近端开始到远端，然后穿过屈曲横纹，再下至手指（图 79-2）。

五、关键手术步骤

束带不应在最大的结节形成处被切断，而应在束带最突出的区域（图 79-3）。选择束带较薄的区域会使切断更简单。在手术过程中，做平刮动作时针头可以弯折。手术需要多个针头。

（一）切断束带

有些束带会在切的过程中即可发生断裂。当所有的区域都被切割，仍然有部分束带尚未断裂，可给予患者轻度镇静药物或给予腕部或手指神经阻滞麻醉，通过同时伸展近位指间关节及掌指关节并轻度按压来使残余束带断裂。

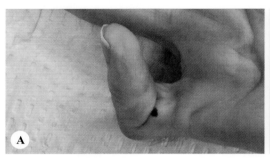
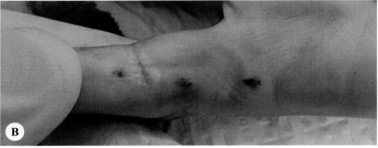

▲ 图 79-2　手指近位指间关节挛缩针的位置

经许可转载，引自 Eaton C. MD from C. Eaton et al, eds. Dupuytren's Disease and Related Hyperproliferative Disorders, 267. DOI 10. 1007/978-3-642-22697-7_34, ©Springer-Verlag Berlin Heidelberg 2012

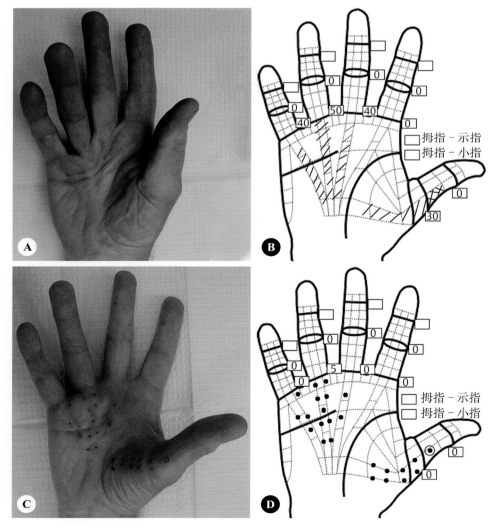

▲ 图 79-3　NA 操作前后手术位点的示意

经许可转载，引自 Eaton C. MD from J Hand Sarg 2011；36A: 910-915

当手指矫正完成后，可能会发生皮肤的撕裂。进行切割的位置选择很重要，一般不在有凹痕的区域或皮肤与条索粘连的区域，而是选择在邻近的区域，可避免皮肤撕裂的发生。但一般情况下，大多数皮肤的撕裂经过保守伤口护理都能够自行愈合。

在手术做完后，患者患病的手指和关节放置在临时的玻璃纤维夹板内，为掌指关节和近位指间关节保持一个尽可能大的伸展力。1 个月后将夹板取下并更换为由手部治疗师制作的普通夹板，在接下来的 3 个月内于夜间间断佩戴。开放伤口处行简单的伤口护理。

假如术中有任何可能的肌腱损伤，术后需告知患者 2 周内避免任何用力紧握或提物的动作，这包括高尔夫球或其他球拍类运动。

（二）并发症

1. 复发

复发通常定义为治疗后出现复发性关节挛缩大于 20°。在所有治疗技术中，估计 10 年复发率将近 65%，通常有 30% 在术后 2 年内出现，15% 在术后 3～5 年出现，10% 在术后 5～10 年出现。NA 复发率被报道为 30%～85%，将近 50% 的 NA 患者会在术后 2 年内出现不同程度的复发。

2. 其他

除了复发，其他并发症包括皮肤撕裂和挛缩的不完全矫正。少于 1% 的患者可能发生神经血管损伤。

推荐阅读

[1] Badois FJ, Lermusiaux JL, Massé C, Kuntz D. Non-surgical treatment of Dupuytren's disease using needle fasciotomy. Rev Rhum. 1993; 60(11):808–813

[2] Chen NC, Shauver MJ, Chung KC. Cost-effectiveness of open partial fasciectomy, needle aponeurotomy, and collagenase injection for Dupuytren's contracture. J Hand Surg Am. 2011; 36(11):1826–1834.e32

[3] Cheng HS, Hung LK, Tse WL, Ho PC. Needle aponeurotomy for Dupuytren's contracture. J Orthop Surg (Hong Kong). 2008; 16(1):88–90 (Hong Kong)

[4] Eaton C. Percutaneous fasciotomy for Dupuytren's contracture. J Hand Surg Am. 2011; 36(5):910–915

[5] Eaton C. ASSH presentation, 2006. http://www.eatonhand.com/tlk/na_web.htm

[6] Pess GM, Pess RM, Pess RA. Results of needle aponeurotomy for Dupuytren's contracture in over 1,000 fingers. J Hand Surg Am. 2012; 37(4):651–656

[7] van Rijssen AL, ter Linden H, Werker PM. Five-year results of a randomized clinical trial on treatment in Dupuytren's disease: percutaneous needle fasciotomy versus limited fasciectomy. Plast Reconstr Surg. 2012; 129(2):469–477

第80章 掌腱膜部分切除术治疗掌腱膜挛缩症
Subtotal Fasciectomy for Dupuytren's Disease

Craig S. Phillips　Grigory E. Gershkovich　著

田　野　于晓飞　译

摘 要

掌腱膜部分切除术是治疗掌腱膜挛缩症最普遍的手术技术之一。掌腱膜挛缩症是一种良性纤维增生性疾病，手功能的恶化继发于手指的挛缩。一旦有手术的指征，掌腱膜部分切除术可彻底切除涉及病变的相关病理组织，同时尽可能地保留掌侧皮肤。随着手指恢复伸展功能，同时保护好神经血管组织，术后可以获得非常满意的效果。

关键词

掌腱膜挛缩症，掌腱膜切除术，掌腱膜部分切除术，挛缩，掌腱膜挛缩体质

一、主要原则

掌腱膜挛缩症是一种手掌掌腱膜增生性疾病（图80-1），它最初表现为手掌结节，随后可以进展为条索状，最终发展为手指挛缩。实施掌腱膜部分切除术基于四项原则：①对皮瓣的设计和保留；②识别并保留每根手指的神经血管束；③切除与挛缩相粘连的病变组织；④松解挛缩。

二、适应证

一旦掌指关节或近位指间关节挛缩严重到足以干扰患者的日常生活，手术是一个可行的选择。随着病情发展，张开手掌变得困难，抓取物体变得笨拙，社交性耻辱感也可能加重患者的病情。对于患者来说，"桌面测试"可能是一种监测自己疾病进展的好方法。当患者不再能把手掌平放在一个平面上时则称检测为阳性。掌指关节屈曲挛缩 >30° 和近位指间关节挛缩 5°~10° 曾被用作手术治疗的指标[1]。然而，挛缩的程度和它会如何干扰功能因人而异（图80-2）。

三、禁忌证

（一）绝对禁忌证

手术绝对禁忌证是身体虚弱或一般健康状况较差不能耐受择期手术的患者。此外，对于精神疾病控制不佳、任何不愿意接受手术或无法参与术后康复的患者，手术并不是一个好的选择。同侧肢体活动性感染也是择期手术的禁忌证。

（二）相对禁忌证

已知受累手指受伤同时仅有一个指神经或指动脉剩余是该手术的相对禁忌证，残余指神经或指动脉的损伤会导致手指血管功能障碍或感觉丧失的严重后果。此外，掌腱膜挛缩易感体质、反复复发性疾病和严重的挛缩也是一个相对禁忌证。这些患者可能需要更广泛的筋膜切除术及全厚皮片移植[2, 3]。

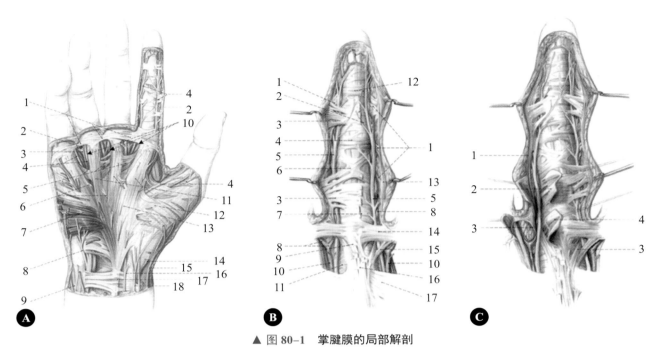

▲ 图 80-1　掌腱膜的局部解剖

A. 手掌皮下层。1. 掌横韧带；2. 指掌侧固有动脉；3. 指掌侧总动脉；4. 指掌侧固有神经；5. 横束；6. 指掌侧固有神经皮支；7. 掌短肌；8. 前臂内侧皮神经；9. 尺神经掌支；10. 掌侧隆起；11. 纵束；12. 鱼际筋膜；13. 掌腱膜；14. 桡动脉掌浅支；15. 桡神经浅支；16. 正中神经掌支；17. 掌长肌腱和掌腱膜；18. 前臂外侧皮神经掌支。B. 涉及手指皮肤韧带的掌腱膜。1. Cleland 韧带；2. A_4 滑车；3. Grayson 韧带；4. A_3 滑车；5. 指掌侧固有神经；6. C_1 滑车；7. A_2 滑车；8. 指掌侧固有动脉；9. 腱纤维；10. 指掌侧总动脉；11. A_1 滑车；12. A_5 滑车；13. 手指纵向束带；14. 掌浅横韧带；15. 内外侧韧带；16. 纵束；17. 横带。C. 掌腱膜在手指纵束系统的延续。1. 手指纵向束带；2. Grayson 韧带；3. 掌浅横韧带（经许可转载，引自 Pechlaner S, Hussl H, Kerschbaumer F. Atlas of Hand Surgery, 1st ed. ©2000 Thieme）

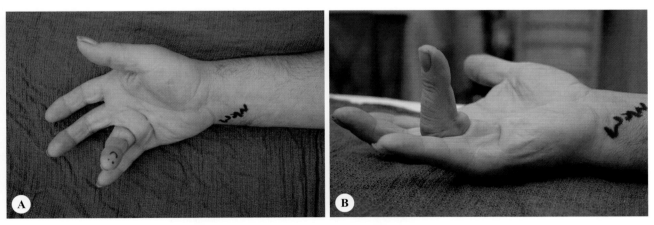

▲ 图 80-2　右手掌侧位显示无名指受累的 Dupuytren 病

在掌内可见一条延伸至掌指关节和近位指间关节远端的纤维。手掌内可见皮肤皱褶，表明病变筋膜与上覆皮肤密切相关。MCP 关节和 PIP 关节挛缩严重损害手功能，是次全筋膜切除术的指征。MCP. 掌指；PIP. 近位指间

四、手术方法

该手术最重要的是皮肤切口及皮瓣的设计。切除掌腱膜挛缩的筋膜后，保护皮肤的覆盖可使伤口更快愈合，并且减轻术后患者和医生对伤口处理的压力，加速康复。从心理学上而言，闭合性伤口相对于开放伤口，患者也能够更好地参与术后锻炼和康复课程。

因为掌腱膜挛缩形成的条索和结节紧挨着真

皮层，因此保护病变组织上的手掌皮肤可能具有一定的挑战性。分离这些层次可能很困难，识别近端和远端病变组织的解剖平面，能够帮助辨认正确的组织平面，以免损害手/手掌的皮瓣或留下多余的病变组织。手术最好在放大镜下放大进行。

（一）皮肤切口

皮瓣的设计取决于外科医生，但通常是选择经典掌侧 Bruner 切口（图 80-3A）。其他选择包括纵向中线切口随后 Z 字皮瓣、弧形切口、V-Y 推进皮瓣或者以上所有的组合[4]。解剖过程中可能发生皮肤穿孔的风险，但只要不过度损伤皮肤，通常不会出现严重后果。当皮肤穿孔较小时，能够允许血肿引流且不影响伤口的愈合，因此对于这种情况一般不需要额外的干预。

1. 特殊注意事项

当预计到达神经血管束时，皮瓣设计必须小心。广泛的识别和保护是最重要的。高危区域分布在每个手指的桡侧和尺侧皮肤褶皱，以及条索和结节周围（图 80-3B）。

2. 关键手术步骤

(1) 皮瓣处理

皮瓣的非创伤性操作很重要，切取时需要非常小心地进行微创操作。保护皮瓣防止点状坏死及随后可能出现的延迟愈合或增生性瘢痕。在每

个皮瓣下可用 4-0 尼龙缝线缝合固定于皮下，两个边缘由止血钳保护或缝合到相邻的皮肤（图 80-4）。然而，如果缝合是通过皮瓣全层皮肤的一角，它可能很容易撕裂和损伤皮肤。

(2) 皮肤缝合

在闭合伤口之前，止血带放气，仔细止血可预防术后血肿形成和伤口相关并发症。此外，在皮肤缝合之前和之后观察手指以确保手指在充分伸展时手指有充分的血流灌注（图 80-5A）。皮肤通常是以一种简单的间断缝合方式修复，这可允许血肿引流并减少皮肤缺损的可能（图 80-5B）。

（二）筋膜次全切除术

筋膜切除术的原则保持不变：①对筋膜解剖和病理学有基本的理解；②筋膜切除期间辨别和保护神经血管结构。

1. 解剖

如果对正常的筋膜框架和解剖结构不熟悉，那么手术切除的任务会变得非常困难和危险。当正常的筋膜条索患病后，神经血管束结构的路径变得异常（图 80-6）。这些患病的条索被称为束带，预先判断螺旋形带与手指神经血管束的关系是至关重要的。随着指间关节挛缩的增加，螺旋形带使神经血管束向手指中线移位。当挛缩时，之前神经血管束的线性路径被移位和包裹在螺旋形带

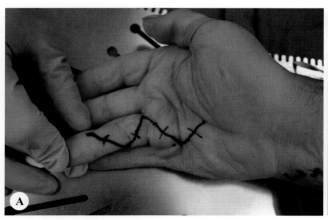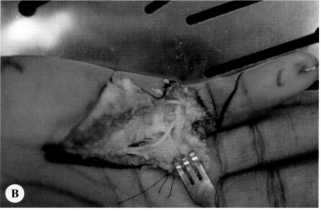

▲ 图 80-3　**A.** 掌侧图显示计划的皮肤切口，皮瓣以 **Bruner** 切口画线，计划切口的范围设计的近端与腕横韧带远端的终点一致，以防患者将来需要进行腕管切口；**B.** 识别出神经血管单元的第二个掌腱膜挛缩病例，神经血管单元损伤的高危区域包括指节间皮纹和靠近挛缩结节部位。图示小指尺侧和桡侧指神经。神经和各自的动脉在这些区域的解剖是表浅的

周围[5]（图 80-7）。

2. 技术技巧

条索和结节容易识别，但不容易识别神经血管结构。事实上，当神经血管束从手指近端行至远端时，它可以穿过深处并紧贴条索，给人一种突然结束的错觉。经过对挛缩腱膜近端和远端的神经血管束细致的解剖和识别，可以从病变组织中仔细分离这些重要结构（图 80-8），在腱膜切除前必须辨别两侧供给手指的神经血管束。

（三）松解挛缩

挛缩的掌腱膜和紧邻的神经血管束一旦有了明确的界限划分便可切除腱膜（图 80-9）。注意不要侵犯解剖深面的屈肌腱鞘，这会导致肌腱粘连

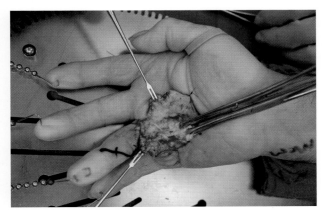

▲ 图 80-4　右手掌面图示皮肤掀起皮瓣
皮瓣角用 4-0 尼龙缝线固在皮下，防止张力过大导致全层皮肤撕裂，整个病例中的缝线被固定在邻近的皮肤

和随后出现的弓弦状畸形及手指僵硬。

特殊注意事项

术后患者手指所获得的修正角度是显而易见的，手部功能也能够随之得到明显改善（图 80-10）。患者术前对于掌指关节挛缩较近位指间关节挛缩更容易耐受，近位指间关节挛缩较同角度的掌指关节挛缩也更难以处理。当存在严重挛缩时，近位指间关节挛缩的完全矫正较掌指关节挛缩更不易实现。手部功能的改善也更与近位指间关节挛缩的矫正程度相关。正因如此，早期近位指间关节畸形发生时许多外科医生在治疗上可能更激进。此外，掌侧关节周围结构可因长期的手指挛缩而紧绷。因为术后的瘢痕增生问题非常常见，因此一般不鼓励进行彻底切开并松解掌侧的关节周围结构（掌板、侧副韧带）。此外，单纯的筋膜切除术对于挛缩矫正不易维持[6]，建议对这些结构简单操作以获得完全的伸直。

（四）复发和并发症

疾病的复发可以被定义为先前切除的位置上重新出现掌腱膜挛缩。近位指间关节相较掌指关节更易出现复发，尤其是在手术干预后的前 6 个月。初始挛缩的严重程度与更高的复发可能性有直接相关性。在术后固定治疗和康复中，依从性差的患者复发率也较高[7]。关于掌腱膜挛缩复发的理论是源于这样一种理念，即涉及疾病病理学的

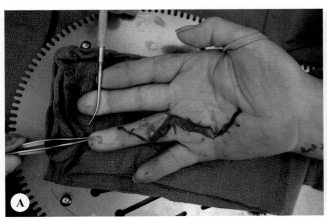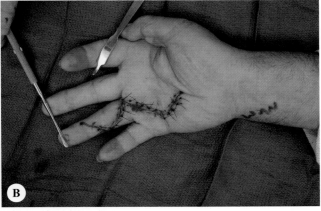

▲ 图 80-5　完成次全筋膜切除术后的手掌视图
A. 松开止血带，细致地完成止血，对灌注进行评估；B. 皮肤缝合采用 4-0 尼龙缝线间断缝合

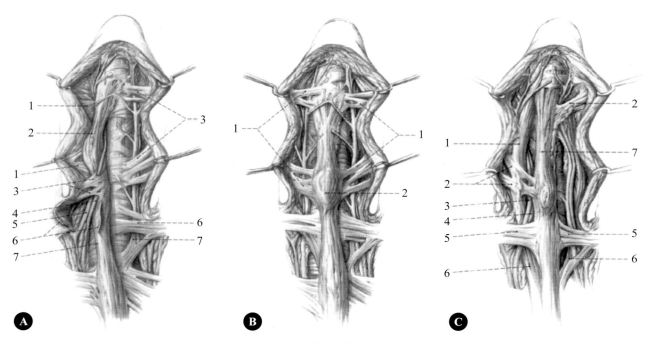

▲ 图 80-6　纤维性结构在手指的变化

A. 增厚的纵向条索与相关神经血管束的移位。1. Cleland 韧带；2. 手指纵向条索；3. Grayson 韧带；4. 指掌侧固有神经；5. 指掌侧固有动脉；6. 掌浅横韧带（反折）；7. 中外侧韧带。B. 腱鞘上形成的纤维条索。1. Grayson 韧带；2. 中央条索。C. 纤维性组织紊乱的局部的内、外侧束及神经血管束移位。1. 外侧束；2. Grayson 韧带；3. 指掌侧固有神经；4. 指掌侧固有动脉；5. 掌浅横韧带；6. 中外侧韧带；7. 中央条索（经许可转载，引自 Pechlaner S, Hussl H, Kerschbaumer F. Atlas of Hand Surgery. 1st ed. ©2000 Thieme）

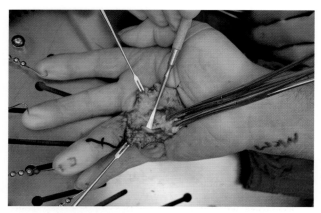

▲ 图 80-7　手掌侧图示尺侧指神经与环指的关系，指神经被其深处的螺旋索移位到中线浅表

神经处于更自由的顶部空间。掌腱膜底部被拉向近端，其与指神经密切相关可看到远端轨迹

关键细胞不仅存在于手的筋膜中，也存在于表面的真皮中[8]。筋膜切除术会尽量保留病变筋膜上的皮肤完好无损，这便会有残留下这些细胞的风险。

由于手术部位剩余的原生皮肤软组织更多，筋膜次全切除技术的疾病复发风险更高。研究表明，皮肤筋膜切除术和全厚皮片移植术的复发率较低。尽管如此，疾病复发仍可发生在患者手术部位的附近区域，但一般不会在全厚皮片移植术部位复发[2, 3]。皮肤移植需要一个供皮区，并在术后 3～4 周固定，以保护移植皮肤免受剪切力的影响，这会减缓术后的康复。如果疾病复发，皮肤筋膜切除术可能是首选的手术，而不是重复进行筋膜次全切除术。其他可能的并发症还包括神经血管损伤、血肿、伤口感染、皮肤坏死和瘢痕挛缩等。手指挛缩程度越严重，神经或血管损伤严重并发症发生率越高[9]。

特殊注意事项

早期发病且短时间内进展、病变波及范围广泛的严重掌腱膜挛缩患者，手术后复发风险更高[10]。

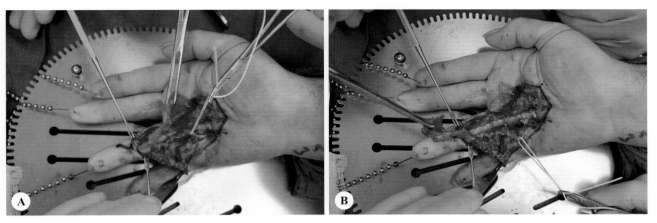

▲ 图 80-8 手掌侧视图，神经血管单元被一个白色血管环牵拉保护

A. 掌腱膜挛缩结节由用于协助处理病理组织的止血钳抓持；B. 条索慢慢地从其余组织中分离出来，用解剖剪刀小心地从神经血管单元分离，用止血钳牵到远端，直到所有条索被切除

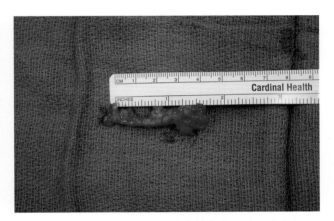

▲ 图 80-9 被切除的掌腱膜挛缩条索，并送病理科

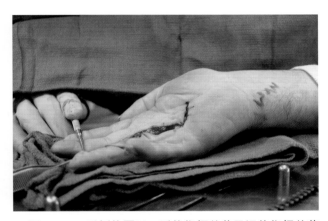

▲ 图 80-10 手侧位图示，近位指间关节及远位指间关节最终背伸至可接受的程度

参 考 文 献

[1] Rayan GM. Dupuytren's disease: anatomy, pathology, presentation, and treatment. Instr Course Lect. 2007; 56:101–111

[2] Hueston JT. "Firebreak" grafts in Dupuytren's contracture. Aust N Z J Surg. 1984; 54(3):277–281

[3] Tonkin MA, Burke FD, Varian JP. Dupuytren's contracture: a comparative study of fasciectomy and dermofasciectomy in one hundred patients. J Hand Surg [Br]. 1984; 9(2):156–162

[4] McFarlane RM, McGrouther DA, Flint MH. Dupuytren's Disease: Biology and Treatment. Edinburgh, New York: Churchill Livingstone; 1990

[5] McFarlane RM. Patterns of the diseased fascia in the fingers in Dupuytren's contracture: displacement of the neurovascular bundle. Plast Reconstr Surg. 1974; 54(1):31–44

[6] Beyermann K, Prommersberger KJ, Jacobs C, Lanz UB. Severe contracture of the proximal interphalangeal joint in Dupuytren's disease: does capsuloligamentous release improve outcome? J Hand Surg [Br]. 2004; 29(3):240–243

[7] Rives K, Gelberman R, Smith B, Carney K. Severe contractures of the proximal interphalangeal joint in Dupuytren's disease: results of a prospective trial of operative correction and dynamic extension splinting. J Hand Surg Am. 1992; 17(6):1153–1159

[8] McCann BG, Logan A, Belcher H, Warn A, Warn RM. The presence of myofibroblasts in the dermis of patients with Dupuytren's contracture: a possible source for recurrence. J Hand Surg [Br]. 1993; 18(5):656–661

[9] Bulstrode NW, Jemec B, Smith PJ. The complications of Dupuytren's contracture surgery. J Hand Surg Am. 2005; 30(5):1021–1025

[10] Degreef I, De Smet L. Risk factors in Dupuytren's diathesis: is recurrence after surgery predictable? Acta Orthop Belg. 2011; 77(1):27–32

第十三篇

关节镜
Arthroscopy

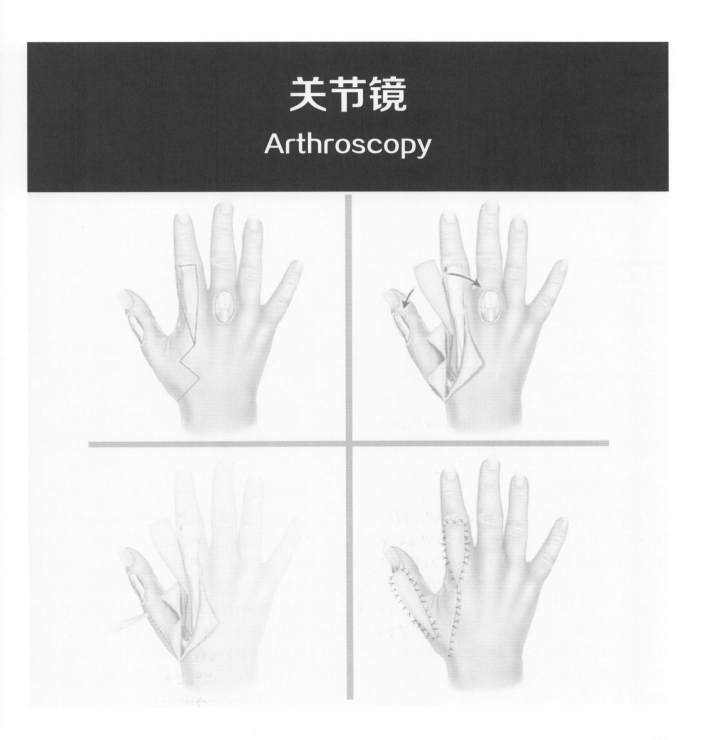

第 81 章　拇指腕掌关节和掌指关节镜
Thumb CMC and MCP Joint Arthroscopy

Mark L. Wang　Pedro K. Beredjiklian　著

王　立　于亚东　译

摘　要

拇指腕掌关节和掌指关节镜辅助手术的适应证一直在不断提高，这种微创和组织保护技术的应用也在不断发展中。这些技术最常见的适应证包括小关节疾病的诊断评估、滑膜切除术和关节囊皱缩、关节面切除，以及经关节镜下处理可复位关节内骨折。禁忌证则包括急性期的软组织损伤或感染、粉碎性的掌底骨折，以及不能闭合复位的关节内骨折。虽然这些不断发展的技术在外科医生的设备中代表了技术上可实现的工具，但这些技术的使用应该与其开放手术方案各自的风险和好处进行权衡。

关键词

腕关节镜，拇指基底关节炎，大多角骨掌骨关节炎，小关节镜，关节镜下 Bennet 骨折治疗

一、适应证

最常见的应用包括小关节疾病和韧带损伤的诊断评估、滑膜切除术、关节囊皱缩、关节表面切除术、关节内骨折辅助复位、副韧带撕脱损伤的修复、化脓性关节炎和小异物的取出[1-3,5-8]。

二、禁忌证

这些技术的禁忌证包括活动性感染、周围软组织破坏、粉碎性骨折（如 Rolando 骨折）或不能进行闭合性复位的关节内骨折[1-4]。

三、关键手术步骤

患者仰卧位，全身或局部麻醉下，手术臂以标准的方式完全准备和覆盖。无菌止血带置于肢体上，必要时可充气以改善关节镜下的视野。手臂固定在手腕关节镜牵引塔上，所有骨性突起用无菌毛巾填充保护（图 81-1）。在拇指上放置一个手指指套，约 8 磅（3.63kg）的牵引力牵引手腕，并根据术中情况进行调整，以优化关节镜下的关节视野。一个 0.25 英寸（6.35mm）的 Coban 条包裹在手指指套上可以帮助提高指套的安全性。

建立入路

1R 入路位于拇指腕掌（carpometacarpal，CMC）关节线水平，与拇长展肌腱呈垂直方向。1U 入路位于拇短伸肌腱的同一水平和尺侧（图 81-2）。在建立入路之前，先标记出穿过 CMC 关节的第一个腕背伸肌间隔内的肌腱走行的。22 号的针头通过 1R 入路穿入，向远端倾斜大约 25°，以适应 CMC 关节的鞍状表面，由桡侧向尺侧穿入关节[1,4]。同样，1U 入路也可以根据外科医生的偏好以类似的方式建立。如果在此步骤中遇到困难，可以使用

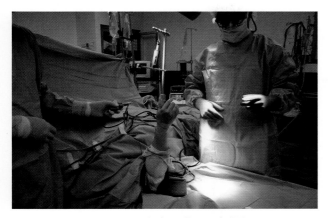

▲ 图 81-1　在牵引塔上固定拇指

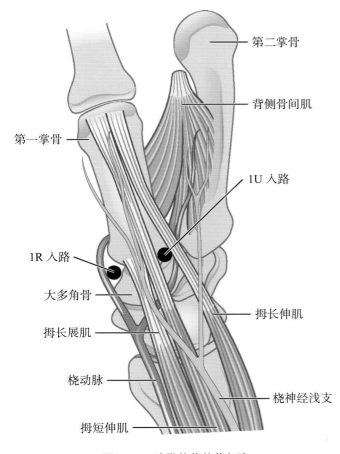

第二掌骨

背侧骨间肌

第一掌骨

1U 入路

1R 入路

大多角骨

拇长展肌

拇长伸肌

桡动脉

桡神经浅支

拇短伸肌

▲ 图 81-2　腕掌关节关节入路

微型 C 臂透视来验证正确的工作水平和针的位置。在建立两个入路之前，关节可以注入大约 1.0ml 的生理盐水。使用 11 号刀片，做 3mm 皮肤切口。笔者更倾向于平行于伸肌腱走行的纵向切口，从而尽量减少医源性损伤的可能性。用蚊式钳钝性

分离切口至关节囊，将内镜鞘用钝性的穿刺器穿入关节。将 1.9mm 30° 镜头和 3mm 探钩插入关节，通过重力或小关节泵打开盐水流入，随后进行诊断关节镜检查，根据需要将气动止血带充气至 250mmHg。在工作入口建立后，也可利用 2.7mm 30° 镜头来扩大视野。

四、诊断性腕关节镜

标准的镜头方向将掌骨表面的底部放置在 12 点的位置。分别于 1 点、4 点、5 点、6 点、7 点方向记录了掌骨和大多角骨关节面的质量，以及软骨软化的位置和分级。通过 1R 入路，可以通过镜头观察背侧、后斜韧带和尺侧副韧带的关节内部分的影像。利用通过 1U 入路内的探钩，可以进行动态测试每个结构的完整性。通过 1U 入路，可观察到前斜韧带、后斜韧带和尺侧副韧带。

五、关节镜下滑膜切除术

利用 1R 和 1U 入路，可以在关节镜辅助下使用 2mm 刨削刀进行部分滑膜切除术[1, 4-7]。此外，1.3mm 30° 微型射频可以在小关节内用于滑膜切除术、消融术和止血。在滑膜切除术中使用止血带可有助于改善关节镜的视野。

六、关节囊皱缩术

之前有报道过关节囊皱缩治疗 CMC 关节松弛与早期关节炎。微型的热电偶探头可以用来收缩和硬化关节囊的胶原组织和 CMC 韧带的邻近关节内部分[4-6]。要谨慎使用这个探头，注意避免医源性邻近结构的医源性热损伤，包括伸肌腱、桡神经浅支和周围的皮肤组织。

七、关节表面切除术

在 CMC 关节的彻底清创和滑膜切除术后，关节镜下可通过两个入路切除掌骨和大多角骨的关节面。术中微型 C 臂透视可能有助于定位边缘骨赘和测量切除的骨组织的面积。为了方便切除大多角骨内侧骨赘，Slutsky[2] 报道了远端 / 背侧（D_2）

副入路，位于拇长伸肌尺侧，第一和第二掌骨基底 V 形交叉远端大约 1cm 的间隙处，略远于背侧掌骨间韧带。D₂ 入路沿着一个向近端、桡侧和掌侧的角度，当使用刨削刀和磨钻时，应注意此水平的桡动脉背侧支[2]。随着 1R、1U 和 D₂ 入路的应用，经验丰富的小关节镜医生将该技术扩展到包括部分或完全大多角骨切除术，包括或不包括移植物插入和悬吊成形术[1, 2, 5-7]。目前，虽然这些不同的技术在小的样本量报道中显示了良好的临床结果，但任何一种特定技术治疗 CMC 关节的临床优势尚不清楚。

八、第 1 例掌骨关节内骨折复位

已有报道关节镜辅助复位拇指掌骨基部关节内骨折（如 Bennett 骨折）[3]。在进行关节镜检查前，应在麻醉下用透视检查受伤的手指，以确认碎片是否可移动，并可以闭合的方式复位。如果骨折不适合这种技术，应考虑转换为开放手术。这些可能的替代方案应在术前与患者进行讨论。一旦决定进行关节镜检查，在第一掌关节的底部，对着 Bennett 碎片的方向置入一枚 0.045 英寸（1.143mm）克氏针。在常规技术下，对 CMC 关节进行清创和滑膜切除，以便在关节内显示骨折线。调整牵引力和移动拇指掌骨直到关节镜下确认解剖复位，穿入 0.045 英寸（1.143mm）克氏针来进行固定。术后用拇人字夹板固定。该技术不适用于粉碎性骨折（包括 Rolando 骨折）、关节外骨折和软组织损伤等禁忌证[3]。

九、化脓性关节炎

化脓性 CMC 关节的冲洗和引流可以使用生理盐水冲洗，可以根据外科医生的判断使用抗生素治疗，以及 2.0mm 的刨削器进行滑膜切除。在弥漫性关节外脓肿的情况下，该技术的实用性应与开放切口引流的优势进行权衡。

十、掌指关节关节镜

掌指关节关节镜可以用于治疗化脓性关节炎、异物取出、侧副韧带损伤的诊断、Stener 损伤的再评估[8]。与拇指 CMC 关节镜类似，受伤的手指用手指套固定，大约 8 磅（3.63kg）的牵引力通过关节。采用标准的无创技术建立 1R 和 1U 入路，分别位于患指 EDC 肌腱的桡侧和尺侧，MCP 水平（图 81-3）。目前，MCP 关节镜检查的适应证仍然有限且不确定。虽然在技术上是可以实现的，但这些技术的使用应该与它们各自的开放手术替代方案的风险和有利之处进行权衡。

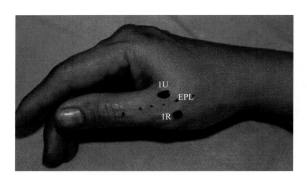

▲ 图 81-3 掌指关节关节镜检查的 1R 和 1U 入路
虚线表示拇长伸肌腱。EPL. 拇长伸肌

参 考 文 献

[1] Berger RA. A technique for arthroscopic evaluation of the first carpometacarpal joint. J Hand Surg Am. 1997; 22(6):1077–1080

[2] Slutsky DJ. The use of a dorsal-distal portal in trapeziometacarpal arthroscopy. Arthroscopy. 2007; 23(11):1244.e1–1244.e4

[3] Solomon J, Culp RW. Arthroscopic management of Bennett fracture. Hand Clin. 2017; 33(4):787–794

[4] Slutsky DJ. The role of arthroscopy in trapeziometacarpal arthritis. Clin Orthop Relat Res. 2014; 472(4):1173–1183

[5] Badia A. Trapeziometacarpal arthroscopy: a classification and treatment algorithm. Hand Clin. 2006; 22(2):153–163

[6] Culp RW, Rekant MS. The role of arthroscopy in evaluating and treating trapeziometacarpal disease. Hand Clin. 2001; 17(2):315–319, x–xi

[7] Menon J. Arthroscopic management of trapeziometacarpal joint arthritis of the thumb. Arthroscopy. 1996; 12(5):581–587

[8] Ryu J, Fagan R. Arthroscopic treatment of acute complete thumb metacarpophalangeal ulnar collateral ligament tears. J Hand Surg Am. 1995; 20(6):1037–1042

第82章　诊断性腕关节镜
Diagnostic Wrist Arthroscopy

Joseph Said Ⅲ　Donald Mazur　著

王　立　于亚东　译

摘　要

腕关节镜是经过综合病史和体格检查后诊断和评估疑似腕关节内疾病的参考标准。它作为一种治疗多种疾病的辅助方法的作用不断扩大。

关键词

腕关节镜，诊断性关节镜，关节镜清创，舟月韧带，月三角韧带，三角纤维软骨复合体，入路

一、主要原则

对桡腕关节和腕中关节的全面评估和记录是必要的。关节镜检查应以系统和统一的方法进行，以避免丢失病变，并以按预定的顺序检查和抓取图像。术前评估，包括疼痛的具体位置和损伤机制，如果有的话，将有助于区分有症状的病变和无症状的退行性疾病。应特别注意保存关节软骨，避免磨损和热损伤。

二、预期

患者应被告知该手术的特定风险，包括组织损伤、无法辨识的病变，以及任何可能的干预措施，包括需要固定。在对于诊断不确定的病例，患者和外科医生应准备好进行开放手术。如果检查结果表明需要进行后续手术，应向患者提供分期手术的选择，并在术前与患者进行讨论。

三、适应证

在全面的病史和体格检查后，可以进行腕关节镜检查来诊断和评估疑似关节内手腕疾病。一般来说，以下手术可以在关节镜下进行。

- 滑膜切除术。
- 游离体切除。
- 囊肿切除。
- 三角纤维软骨复合体（triangular fibrocartilage complex，TFCC）的清创和修复。
- 舟月骨间韧带（scapholunate interosseous ligament，SLIL）的评估和清创。
- 月三角骨间韧带（lunotriquetral interosseous ligament，LTIL）的评估和清创。
- 腕中关节疾病的评估与治疗。
- 关节囊的皱缩/挛缩的松解。
- 尺骨远端、桡骨茎突和腕骨的关节镜下切除。
- 骨折的关节镜辅助下复位和固定。

四、禁忌证

放射检查上有明显的桡腕关节炎。

五、特殊注意事项

大多数关节镜手术都是通过伸肌间室之间的

背侧入路进行的。由于它们远离桡动脉和桡神经分支，3～4 和 4～5 入路被认为是最安全的[1, 2]。桡神经和桡动脉的浅支平均分别距离 3～4 入路 16mm 和 26mm。因此，建立这些入路时，神经血管损伤的最大风险是 1～2 入路。桡浅神经和桡动脉都在该入路 3mm 范围内经过。尺神经背侧感觉支距离 6U 入路 4.5mm，距离 6R 入路 8.3mm[1]。由于分离神经血管风险较大，掌侧入路较不常用，但它们可根据需要观察背侧关节囊和掌侧骨间韧带。最后，通过使用短脉冲的射频器而不是长时间使用来避免热损伤。通常使用小关节的关节镜（1.9mm 或 2.7mm）。

六、特别说明、体位和麻醉

- 仰卧位，手臂放在手桌上（图 82-1）。
- 上臂上置止血带，但通常不需要充气。
- 手指放在牵引塔上，肘部和前臂用软垫包裹。
- 全身麻醉或局部阻滞麻醉。

（一）腕关节体位和牵引的提示、要点、经验教训

肢体不要驱血，以便在建立入路时更好地观察背侧的静脉。手指指套应考虑纵向和尺侧位移的影响。一般来说，在示指和环指上应用大尺寸的指套可以在桡腕关节上产生均匀牵引。置入镜头和器械需要 10～15 磅（4.54～6.80kg）的牵引

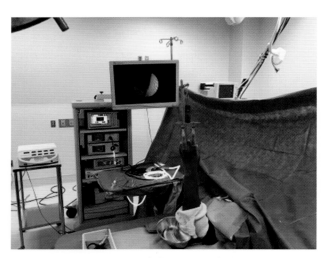

▲ 图 82-1　患者体位和设备安装

力。如果牵引塔在手桌上不稳定，在塔座下放置无菌毛巾或金属托盘加以稳定。腕关节轻度掌屈可以扩张背侧，使器械更容易置入。

（二）入路建立

标准的入路详见表 82-1 和图 82-2。使用 22 号针通过 3～4 入路向桡腕关节注入生理盐水，要考虑到正常的桡骨 11° 掌倾角。通过皮肤的浅层垂直切口和使用蚊式钳钝性分开关节囊可以减少肌腱损伤的风险。拇长伸肌（extensor pollicis longus，EPL）肌腱在 3～4 入路处容易损伤。插入一个钝性穿刺器，取出封闭器，插入 2.7mm 30° 关节镜。在关节镜监视下，将 18 号针插入 6U 入路，建立流出通道。为了避免冲洗液流出压力过高，可在流出针尾连接输液器，将冲洗液引入弯盘。此时可以在关节镜下观察下建立 4～5 入路，然后插入探针。

（三）桡腕关节

关节镜位于 3～4 入路，诊断性关节镜从正确定位桡舟关节和桡舟头韧带开始（图 82-3）。确定定位后，从桡侧向尺侧进行评估。首先注意桡骨沟，寻找桡骨茎突周围的游离体和滑膜炎。回到桡腕关节，检查并记录桡腕关节的关节软骨。桡侧至尺侧的掌侧韧带为桡舟头韧带、长桡月韧带、短桡月韧带、舟月韧带（Testut 韧带）。桡舟月韧带是一束状神经血管结构，无任何生物力学意义，可将其清理。采用 Geissler 评分对 SLIL 进行检查（图 82-4）和评估（表 82-2）[3]。向上倾斜镜头，以查看 SLIL 的近端膜性部分。可在该区域切除腕背囊肿。评估和记录桡月关节面的软骨（图 82-5）。向尺侧进一步移动镜头可以检查 LTIL，但通常很难区分。使用 3mm 探钩评估 TFCC 的桡骨缘、中央盘、尺侧附着部[4, 5]。采用 Palmer 分型来评估 TFCC 撕裂（表 82-3 和图 82-6）[6]。蹦床试验是通过用探针压下 TFCC 的中心部分来评估 TFCC 的紧张度（图 82-7 和图 82-8）。如果 TFCC 松弛，则表明有周围撕裂。探钩试验包括提起 TFCC 周围的连接部分，观察有无外周的断裂。中

入　路	位　置	用　途	潜在风险
	表 82-1　腕关节镜入路		
1~2	EPB 和 ECRL 之间	拇指大多角骨掌骨关节器械置入	桡神经浅支、桡动脉
3~4	EPL 和 EDC 之间，第二指蹼沿线，Lister 结节远端 1cm	基础的观察入路	桡神经浅支、桡动脉
4~5	在 EDC 和 EDM 之间，第四掌骨沿线	基础的器械置入入路	桡神经浅支、桡动脉
6R	ECU 桡侧	流出通道，尺侧疾病治疗时器械置入	尺神经背侧皮支
6U	ECU 尺侧	尺侧疾病治疗时器械置入	尺神经背侧皮支
MCR	3~4 入路远端 1cm，SLIL 远端	腕中关节的观察和器械置入通道	桡神经浅支
MCU	4~5 入路远端 1cm，LTIL 远端	腕中关节的观察和器械置入通道	桡神经浅支
VR	FCR 正后方，FCR 向尺侧牵开	LTIL、SLIL 掌侧部分和腕骨间背侧韧带的观察	正中神经、正中掌皮支、桡动脉
VU	屈肌腱后方，向尺侧牵开屈肌腱	LTIL、SLIL 掌侧部分和腕骨间背侧韧带的观察	正中神经、正中神经掌皮支、桡动脉

ECRL. 桡侧腕长伸肌；ECU. 尺腕伸肌；EPB. 拇短伸肌；EPL. 拇长伸肌；LTIL. 月三骨间韧带；SLIL. 舟月骨间韧带；EDC. 指总伸肌；EDM. 小指伸肌；FCR. 桡侧腕屈肌

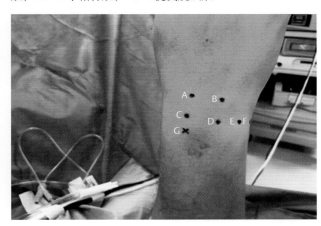

▲ 图 82-2　用于诊断腕关节镜检查的标准入路的临床照片
A. 桡侧腕中关节入路；B. 尺侧腕中关节入路；C. 3~4 入路；D. 4~5 入路；E. 6R 入路；F. 6U 入路；G. Lister 结节

心撕裂明显表现为 TFCC 中心磨损和尺骨小头外露。尺骨茎突前隐窝通常是手腕尺侧疼痛的位置，在这种情况下，可能会观察到滑膜炎，并需要进行清创（图 82-9）。最后，尺侧腕伸肌鞘下腱鞘炎可通过向背侧转动镜头，以观察背侧关节囊并进行清理。

为了评估背侧结构和掌侧 SLIL 和 LTIL，可以建立掌侧入路。在桡侧腕屈肌上做 1cm 切口，切开掌侧腱鞘并向尺侧牵开。用 18 号针定位桡腕关节，用蚊式钳钝性分离关节囊。

在屈肌腱尺侧做 1cm 切口来建立 VU 入路，然后将屈肌腱向桡侧牵开。用针头定位桡腕关节，钝性分离关节囊。

（四）腕中关节

完整的诊断性腕关节镜应包括腕中关节。用 18 号针垂直于腕关节，在 3~4 入路远端 1cm 处进入关节。如果有大量液体回渗，则表明 SLIL 或 LTIL 被破坏。在正确的定位下，头状骨的近端应该在图片顶部，下方则是 SLIL。MCU 入路是位于 4~5 入路远端 1cm。

检查腕中关节是否有游离体，清除炎性滑膜。使用 Geissler 关节镜分级再次评估 SLIL 和 LTIL[3]。评估钩骨近端极是否有关节病变[7]。如果存在关节损伤和 LTIL 损伤，可以进行 HALT（钩骨关节炎和月三角韧带撕裂）手术，对 LTIL 进行清创，切除钩骨近极 2~4mm。最后，评估腕关节不稳定，并通过掌侧关节囊和韧带的热皱缩术来治疗[8, 9]。

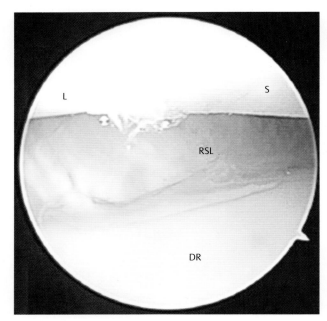

▲ 图 82-3　桡舟关节面

左侧腕关节内，注意舟骨（S）和月骨（L）的正确定位，下方是桡骨远端舟骨窝，以及背景中的桡舟头韧带

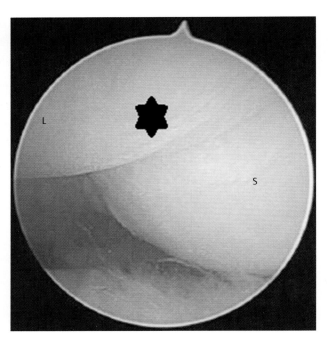

▲ 图 82-4　舟月韧带

S. 舟骨；L. 月骨；✱. 韧带

表 82-2　关节镜下腕骨间韧带损伤分级		
级　别	桡腕关节表现	腕中关节表现
I	韧带退变，出血	无退变，无出血，无台阶
II	韧带退变，出血	韧带退变，出血，关节不一致或有台阶形成，探针不能插入腕骨间
III	关节不一致或有台阶形成	关节不一致或有台阶形成，探针可以插入腕骨间
IV	关节不一致或有台阶形成	关节不一致或有台阶形成，2.7mm 镜头可以插入腕骨间

引自 Geissler WB, Freeland AE, Savoie FH, McIntyre LW, Whipple TL.Intracarpal soft-tissue lesions associated with an intraarticular fracture of the distal end of the radius.J Bone Joint Surg Am.1996；78（3）：357–365.

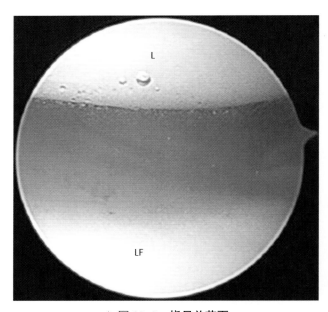

▲ 图 82-5　桡月关节面

LF. 月骨窝；L. 月骨

七、难点

- 腕关节镜检查比其他关节需要更精细的操作。为了防止镜头脱出关节，在握住关节镜的同时，可将示指放在手腕背侧，以提高关节的精细运动。

- 如果很难从 3～4 和 4～5 入路到达 TFCC。扩大视野的方法包括在小指和环指上使用指套，将腕关节轻度尺偏和掌屈，从 3～4 入路沿背侧囊将关节镜移至舟骨和月骨后侧，或使用 6R 和 6U 入路插入镜头和器械。

表 82-3　　Palmer 分型	
I 型：创伤性	**II 型：退变性（尺侧撞击综合征）**
a. 中央撕裂	a.TFCC 磨损
b. 尺侧撕裂，伴或不伴尺骨骨折	b.TFCC 磨损 + 月骨和（或）尺骨软骨软化
c. 远端撕脱	c.TFCC 磨损 + 月骨和（或）尺骨软骨软化 + 月三角韧带撕裂
d. 桡侧撕脱	d.TFCC 磨损 + 月骨和（或）尺骨软骨软化 + 月三角韧带撕裂 + 尺腕关节炎

TFCC. 三角纤维软骨复合体

引自 Palmer AK.Triangular fibrocartilage complex lesions：a classification.J Hand Surg 1989；14（4）：594-606

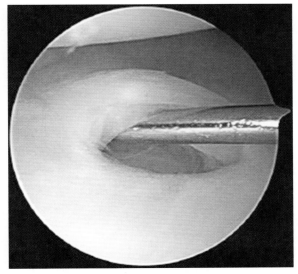

▲ 图 82-6　三角纤维软骨复合体中央部撕裂

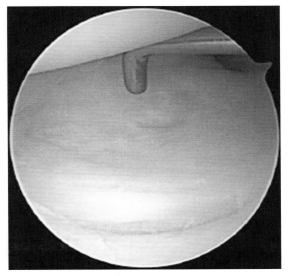

▲ 图 82-8　用从三角纤维软骨复合体挪开的探针进行蹦床试验。注意反弹效果，表明三角纤维软骨复合体边缘完好

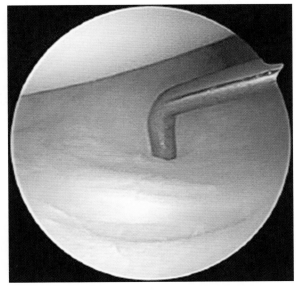

▲ 图 82-7　用探针进行三角纤维软骨复合体蹦床试验

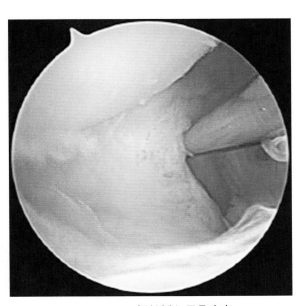

▲ 图 82-9　探针插入尺骨隐窝

- 确认 TFCC 外周撕裂是可修复的可能比较困难。在一项研究中，观察者内部和观察者之间对于是否有撕裂的意见分别为 67.4% 和 66.7%[10]。

八、关键手术步骤

- 在手臂上使用止血带可以避免出血和肿胀，以便在建立入路时更好地观察腕背静脉。
- 首先做浅表的、垂直的皮肤切口，建立 3~4 和 4~5 工作入路，然后用蚊式钳钝性分离关节囊。
- 从桡侧至尺侧进行诊断性关节镜检查，通过影像记录镜下发现和需要干预的部分。
- 保护关节软骨，避免磨损和热损伤。
- 特别注意评估常见的病变，包括 SLIL、LTIL、关节软骨和 TFCC。
- 近桡骨茎突、桡舟头韧带、尺骨茎突前隐窝和 ECU 腱鞘等处是常见需要清除滑膜的部位。
- 评估腕中关节。

- 如果要进行尺侧截骨缩短术或 TFCC Out-inside 修复术，应将手腕保持在牵引塔上，减少牵拉重量，以便更容易接近尺骨。
- 缝合切口。
- 根据手术方式选择夹板固定。

九、挽救和补救措施

如果视野不充分，有几种选择，包括增加牵引至 15 磅（6.8kg），增加止血带压力，提高灌注泵压，或者转换为适当的开放式手术。术前应与患者讨论开放性手术的可能性，包括可能的固定方式。在有可能进行关节融合术或重建手术的情况下，应提供分阶段、单独的手术方案。一般来说，可以用一个通用的背侧入路进行腕骨间不稳定障碍和背腕背囊肿治疗。

可通过第五伸肌间室到达桡尺远侧关节。TFCC 可通过第六伸肌肉间室或直接尺侧入路的延伸进入。可以通过扩大腕管入路，将腕管内容物的牵开后来处理掌侧病变。

参考文献

[1] Abrams RA, Petersen M, Botte MJ. Arthroscopic portals of the wrist: an anatomic study. J Hand Surg Am. 1994; 19(6):940–944

[2] Slutsky DJ. Principles and Practice of Wrist Surgery. Saunders; 2010

[3] Geissler WB, Freeland AE, Savoie FH, McIntyre LW, Whipple TL. Intracarpal soft-tissue lesions associated with an intra-articular fracture of the distal end of the radius. J Bone Joint Surg Am. 1996; 78(3):357–365

[4] Atzei A, Rizzo A, Luchetti R, Fairplay T. Arthroscopic foveal repair of triangular fibrocartilage complex peripheral lesion with distal radioulnar joint instability. Tech Hand Up Extrem Surg. 2008; 12(4):226–235

[5] Hermansdorfer JD, Kleinman WB. Management of chronic peripheral tears of the triangular fibrocartilage complex. J Hand Surg Am. 1991; 16(2):340–346

[6] Palmer AK. Triangular fibrocartilage complex lesions: a classification. J Hand Surg Am. 1989; 14(4):594–606

[7] Harley BJ, Werner FW, Boles SD, Palmer AK. Arthroscopic resection of arthrosis of the proximal hamate: a clinical and biomechanical study. J Hand Surg Am. 2004; 29(4):661–667

[8] Hargreaves DG. Arthroscopic thermal capsular shrinkage for palmar midcarpal instability. J Wrist Surg. 2014; 3(3):162–165

[9] Michelotti BF, Chung KC. Diagnostic Wrist Arthroscopy. Hand Clin. 2017; 33(4):571–583

[10] Park A, Lutsky K, Matzon J, Leinberry C, Chapman T, Beredjiklian PK. An evaluation of the reliability of wrist arthroscopy in the assessment of tears of the triangular fibrocartilage complex. J Hand Surg Am. 2018; 43(6):545–549

第83章 关节镜下 TFCC/韧带清创
Arthroscopic TFCC/Ligament Debridement

Matthew L. Drake 著

王 立 于亚东 译

摘 要

舟月和月三韧带撕裂、三角纤维软骨复合体损伤是手腕疼痛患者来治疗的疼痛最主要病因。对于没有腕关节不稳定的患者，简单、微创的关节镜下清创在最小的手术风险下可获得良好的疗效。MRI或诊断性关节镜等先进的影像评估可以提供有关关节病变的有价值的信息。

关键词

三角纤维软骨复合体，舟月韧带，月三角韧带，腕关节镜，清创

没有腕关节不稳定或关节炎腕关节疼痛临床诊断和治疗都比较困难。舟月（scapholunate，SL）和月三角［腕骨间（intercarpal，IC）］韧带和三角纤维软骨复合体（triangular fibrocartilage complex，TFCC）的部分撕裂是能在关节镜下处理的腕关节疼痛的主要原因（图83-1）。对这些病变可进行简单的关节镜下清创，其手术风险小，效果良好。

一、主要原则

在关节镜下评估关节的做出正确诊断和治疗决策，彻底了解手腕解剖是必不可少的。术前决策和患者选择是手术成功的关键。发生在带血管蒂外周的 TFCC 撕裂是可以修复的，而发生在无血管中心的撕裂则需要清创（图83-2）。

二、预期

对 MRI 或关节镜观察中发现退行性的结构进行清创，对不伴有腕关节或桡尺远侧关节不稳定腕部疼痛是有益的。外科医生必须认识到存在不稳定和其他潜在的疼痛来源，则不能采用清创术。

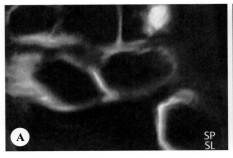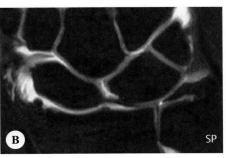

◀ 图 83-1 部分舟月韧带撕裂和三角纤维软骨复合体穿孔

经许可转载，引自 Schmitt R, Lanz U. Diagnostic Imaging of the Hand. 1st ed. ©2007 Thieme

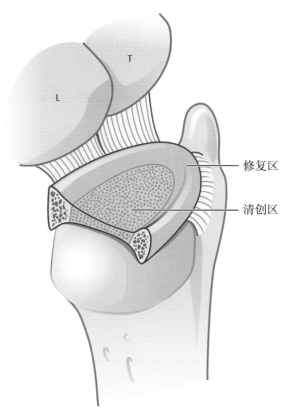

▲ 图 83-2　三角纤维软骨复合体修复区或清创区

三、适应证

通常认为腕部疼痛的产生是舟月韧带和月三角（lunotriquetral，LT）韧带及 TFCC 损伤。这些结构在摔倒后会受到部分破坏，或者随着时间的推移会退化。当结构功能正常（不存在腕间或桡尺远侧关节不稳定）时，单独进行关节镜清创可能是合适的，尽管支持这些手术的高质量文献很少。

四、禁忌证

当存在腕关节不稳定时，单纯清创可能不是太有效。腕关节不稳表现为影像学上的静态变化，诱发试验阳性，或镜下可见明显的 IC 韧带撕裂。通过查体检查下尺桡不稳定。此外，如果存在关节炎改变，TFCC 或 IC 韧带单纯清创未被证明是有效的。

五、特殊注意事项

术前决策至关重要。外科医生必须意识到

MRI 上看到的 IC 韧带和 TFCC 撕裂是非常常见的，并且随着年龄的增长而增加，因此应该被认为是附带的发现[1, 2]。腕关节稳定但疼痛的患者应尽量采用保守治疗，包括支具治疗、抗生素、类固醇注射，重要的是活动方式的改变。大多数患者求医时会主诉在负重伸展关节时腕背疼痛。如果这种动作可以避免，这也许能完全解决问题。应当告知患者，这些结构清创后疼痛的缓解是无法预期的。

六、特别说明、体位和麻醉

一般采用全身麻醉或局部阻滞。仰卧位。牵引塔上施加 10～15 磅（4.54～6.80kg）的牵引力，以获得良好的视野（图 83-3）。有多个商业化牵引设备可以使用。尽管一些设备允许轻松旋转和复位肢体，这对需要透视的病例是有帮助的，但一些简单的纵向牵引对该手术已经足够。使用一个小型关节镜（1.9mm 或 2.7mm）、一个小探针、3.5mm 刨削器和一个烧灼／射频探头。

七、技巧、要点和经验教训

- 手指指套用于示指和中指，其余手指是不必要的。
- 在手指上涂上液体黏合剂有助于固定手指指套。腕关节轻度桡偏和掌屈有助于更好地进行观察。
- 在切开前向桡腕关节注射 5～10ml 生理盐水有助于在建立入路时最大限度地减少医源性软骨损伤。
- 通常，只需要 3～4、4～5 和 6R 入路就可以成功完成清创（图 83-4）。腕中入路是完成手术目标的辅助入路。建立入路时用手术刀仅仅切开皮肤。使用小止血钳穿透关节，打开／扩张器械入路。如果通道太小，插入器械就会变得很困难。
- 通过重力将灌注液注入关节是足够的，将 18 号针头固定在输液器上将液体引流出来。
- 尽量减少使用射频探头，因为关节内部温度的升高可能会损伤关节内组织[3]。

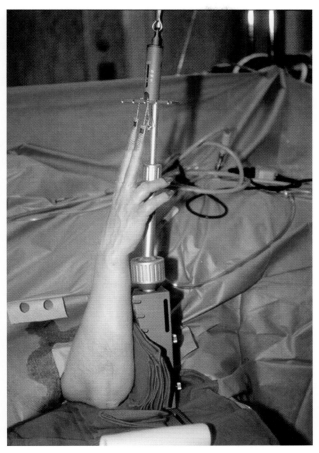

▲ 图 83-3 利用牵引治疗桡骨远端骨折的手术设备（关节镜技术）

经许可转载，引自 Plancher KD. Master Cases Hand and Wrist Surgery. 1st ed. ©2004 Thieme

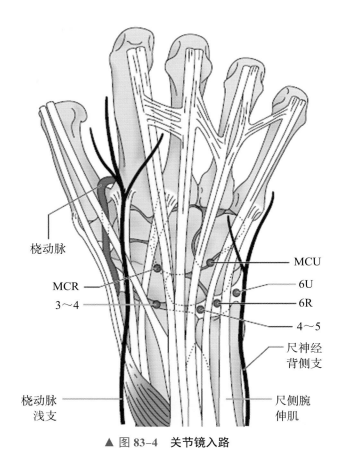

桡动脉

MCR

3～4

桡动脉浅支

MCU
6U
6R
4～5
尺神经背侧支
尺侧腕伸肌

▲ 图 83-4 关节镜入路

桡腕关节背侧（3～4、4～5、6R 和 6U）入路和腕中关节（MCR 和 MCU）入路用红色标记。MCR. 腕中关节桡侧；MCU. 腕中关节尺侧

八、关键手术步骤

5～10 磅（2.27～4.54kg）牵引关节，建立 3～4 入路，插入关节镜。向尺侧移动镜头，在皮肤切开前经皮使用针头来帮助确定 4～5 入路的最佳位置。建立 4～5 入路后，开始诊断关节镜。检查的主要结构是 SL 和 LT 韧带，以及 TFCC（图 83-5）。需要注意掌侧的外在韧带和关节软骨的状态。关节镜可以根据需要在不同入路之间交替移动。用刨削器清除背侧关节囊上的滑膜来扩大视野。用小探针来评估 SL 和 LT 韧带的状态。轻度撕裂、无明显的腕关节不稳定可单纯清创。如果有明显的不稳定，如完全韧带撕裂，则应考虑修复或重建手术（图 83-6）。6R 入路通常可以用来更好地观察 LT 韧带和 TFCC，并进行清创。对于 IC 韧带，使用刨削器清理游离边缘以使其变得稳定。注意不要清除 SL 韧带背侧和 LT 韧带掌侧，这些部分是最重要的结构。评估 TFCC 时，应该明确撕裂部分是否可以修复（外周撕裂）或是否应进行清创（中央撕裂）（图 83-7）。对于 TFCC，中心部分可以被清创为稳定的边缘，对桡尺远侧关节稳定性影响最小（图 83-8）。清除清创术中产生的所有碎片。在清创结束时，直接缝合皮肤切口，并根据实际情况使用夹板。可以用关节镜刨削器或射频探针进行清创。

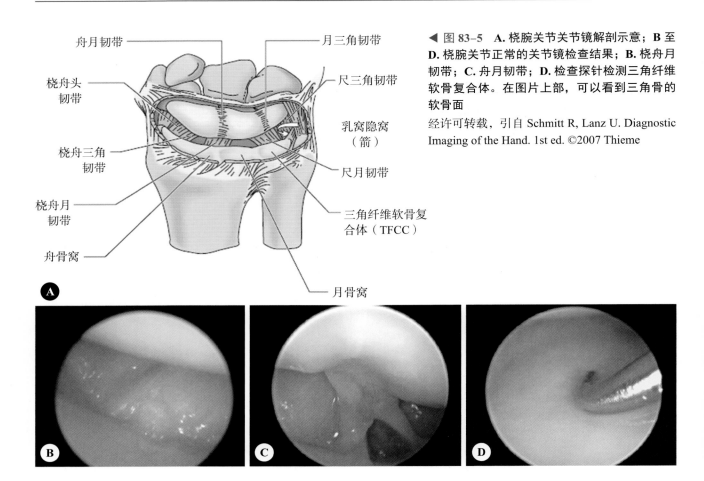

舟月韧带
桡舟头韧带
桡舟三角韧带
桡舟月韧带
舟骨窝

月三角韧带
尺三角韧带
乳窝隐窝（箭）
尺月韧带
三角纤维软骨复合体（TFCC）
月骨窝

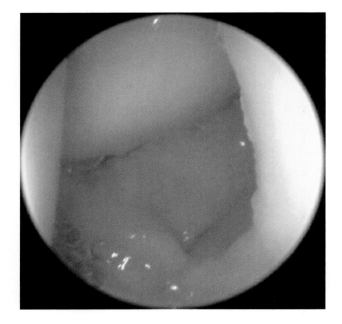

▲ 图 83-6 舟月韧带完全断裂
桡腕关节可以看见腕中关节内的头状骨（经许可转载，引自 Schmitt R, Lanz U. Diagnostic Imaging of the Hand. 1st ed. ©2007 Thieme ）

九、挽救和补救措施

尽管这些手术经常进行，但文献支持其有效性大多是小样本的回顾性病例系列。影像学表现出部分撕裂的临床意义尚不清楚，临床查体不一定能和影像学表现一致[4]。鉴于手术治疗效果在很大程度上尚未得到证实，X 线和客观检查是正常时，应主要采用保守治疗。如果患者腕间不稳定程度高于预期，则可能需要进行韧带修复或重建。在评估 TFCC 撕裂时，可以发现尺骨头突出、超过撕裂的 TFCC，软骨表面常发生退行性变。在这种情况下，一种选择是通过清创的 TFCC 使用磨钻进行关节镜下部分尺骨头切除（Wafer 手术）[5]。如果常用入路不能充分显示关节，医生应准备增加 6U 或 FCR 入路。如果术前考虑在除单纯清创外可能需要附加其他手术，应充分告知患者。

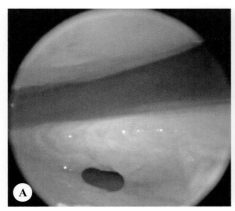
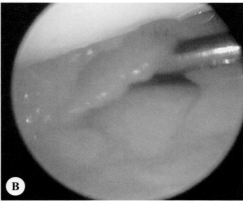

◀ 图 83-7 三角纤维软骨病变的关节镜检查

经许可转载，引自 Schmitt R, Lanz U. Diagnostic Imaging of the Hand. 1st ed. ©2007 Thieme

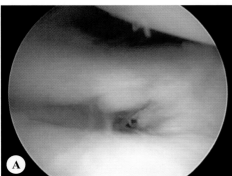
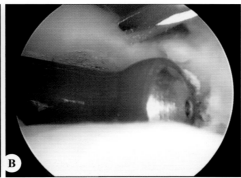

◀ 图 83-8 A. 三角纤维软骨复合体中央撕裂，可以透过穿孔的部位看见尺骨头；B. 使用关节镜射频清除撕裂边缘

图片由 Dr. Pedro Beredjiklian, MD 提供

参 考 文 献

[1] Wright TW, Del Charco M, Wheeler D. Incidence of ligament lesions and associated degenerative changes in the elderly wrist. J Hand Surg Am. 1994; 19(2):313–318

[2] Iordache SD, Rowan R, Garvin GJ, Osman S, Grewal R, Faber KJ. Prevalence of triangular fibrocartilage complex abnormalities on MRI scans of asymptomatic wrists. J Hand Surg Am. 2012; 37(1):98–103

[3] Huber M, Loibl M, Eder C, Kujat R, Nerlich M, Gehmert S. Effects on the distal radioulnar joint of ablation of triangular fibrocartilage complex tears with radiofrequency energy. J Hand Surg Am. 2016; 41(11):1080–1086

[4] Cantor RM, Stern PJ, Wyrick JD, Michaels SE. The relevance of ligament tears or perforations in the diagnosis of wrist pain: an arthrographic study. J Hand Surg Am. 1994; 19(6):945–953

[5] Tomaino MM, Weiser RW. Combined arthroscopic TFCC debridement and wafer resection of the distal ulna in wrists with triangular fibrocartilage complex tears and positive ulnar variance. J Hand Surg Am. 2001; 26(6):1047–1052

第84章 TFCC Outside-In 修复
TFCC Outside-In Repair

Sara Low　Christopher Williamson　著

王　立　于亚东　译

摘 要

三角纤维软骨复合体是一种腕关节内软骨样结构，对腕部的稳定、旋转、平移和载荷传递具有重要作用。TFCC 撕裂可能是创伤性的，也可能是退行性的。这种撕裂的最初治疗总是保守的，包括腕部固定 6～12 周。对于保守治疗失败的患者，根据是中央部还是外周撕裂，可采用关节镜下修复或清创。

关键词

TFCC，三角纤维软骨复合体，Outside-in

三角纤维软骨复合体（triangular fibrocartilage complex，TFCC）是一种腕关节内软骨样结构，对腕部的稳定、旋转、平移和载荷传递具有重要作用[1]。Palmer 和 Werner 在 1981 年将 TFCC 描述为通常由 5 个结构组成：关节盘、掌侧和背侧尺桡韧带、半月板同源物、尺侧副韧带（ulnar collateral ligament，UCL）和尺侧腕伸肌（extensor carpi ulnaris，ECU）腱鞘深层[2]（图 84-1）。关节盘以尺浅和尺深桡韧带为边界，分别水平和垂直抵至尺骨茎突前隐窝和尺茎突基部[1, 2]（图 84-2）。TFCC 也通过尺月和尺三角韧带止于月骨和三角骨[2]。Ahn 等也描述了半月板同源物的穿孔，称为茎突前隐窝，这是一种正常的解剖结构[2]。

此外，Atzei 等描述了 TFCC 尺侧的三个不同组成部分，包括近侧三角韧带、远侧蹦床结构和 UCL。基于这些结构，他们提出了一套用于治疗的分类系统，该系统已得到欧洲腕关节镜协会（European Wrist Arthroscopy Society，EWAS）的认可。近侧三角韧带代表尺侧 TFCC 近端部分（pc-TFCC），与股骨下韧带或深层尺桡韧带同义。尺侧 TFCC 远端部分（dc-TFCC）由 UCL 和远端吊床结构组成（图 84-3）[3]。治疗方案则依据这些结构的完整性制定。

一、主要原则

TFCC 的血液供应来自尺动脉背侧支和桡动脉腕掌侧支，也来自前骨间动脉。需要注意的是，TFCC 微血管的形态与膝关节半月板相似。经证实，TFCC10%～40% 的外周部分具有丰富的血管供应，中央区域血供相对缺乏[1, 4]。

二、描述

TFCC 撕裂的损伤机制可分为损伤性损伤和退行性损伤。大多数 TFCC 撕裂是外伤性的，通常包括伸出手腕时伸直、旋前位时摔倒，剧烈的牵拉，以及扭转时损伤[1, 3-5]。TFCC 损伤也常与桡骨远端骨折合并发生，有研究报道桡骨远端关节内骨折时 TFCC 损伤的发生率为 60%[6, 7]。相反，退行性 TFCC 撕裂是尺骨撞击综合征的结果，伴或不伴尺骨阳性变异。TFCC 撕裂通常会导致握力下降和手腕功能受损，特别是在腕关节负重的旋转运动时[1, 8]。患者常在尺侧鼻烟壶触及疼痛，尺侧鼻烟壶位于腕部 ECU 肌腱尺掌侧。如果 TFCC 撕裂导致桡尺远侧关节不稳定，患者经常主诉在抵抗前臂旋转时手腕自发"退让"[3]。

TFCC 损伤的体检应包括临床和麻醉下桡尺远侧关节的摆动试验，以评估桡尺远侧关节的稳定性。Ahn 等通过背屈、轴向负荷和尺侧偏斜或旋转腕关节，描述了一种尺侧研磨激发试验。这种试验的疼痛则提示 TFCC 撕裂[2]。尺骨隐窝阳性征，即 ECU 肌腱掌侧点压痛，也提示有 TFCC 撕裂[3]。X 线和 MRI 能够识别骨质异常和 TFCC 撕裂，但不能准确反映撕裂的大小和位置[2, 3]。腕关节镜仍是诊断 TFCC 撕裂的金标准[3]。

三、特殊注意事项

Palmer 等在 1989 年描述了 TFCC 撕裂的分类，将其分为 I 型创伤性和 II 型非创伤性或退行性[2]。I a 型撕裂位于无血管中央区域最为常见。如果固定治疗失败，可采用关节镜清创来缓解症状。I b 型涉及尺骨茎突基部撕裂，I c 型涉及尺三角韧带或尺月韧带撕裂，I d 型为桡骨附着处撕裂。I b 型和 I c 型撕裂在保守治疗失败的情况下，采用关节镜下修复或切开修复，初步的修复效果良好。I d 型撕裂涉及无血管区，然而也有一些笔者也报道了成功修复的病例[2]。当保守治疗或关节镜清创不成功时，TFCC 撕裂通常采用尺骨缩短或挽救手术治疗，具体方式取决于尺骨的变异程度[2]。

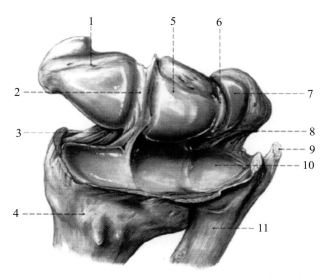

▲ 图 84-1　三角纤维软骨复合体与桡腕关节的解剖及关系
1. 舟骨；2. 骨间韧带；3. 桡舟月韧带；4. 桡骨；5. 月骨；6. 月三角骨间韧带；7. 三角骨；8. 尺月三角韧带的尺骨支和三角骨支；9. 腕关节尺侧副韧带；10. 三角纤维软骨；11. 尺骨（经许可转载，引自 Pechlaner S, Hussl, H, Kerschbaumer F. Atlas of Hand Surgery. 1st ed. ©2000 Thieme）

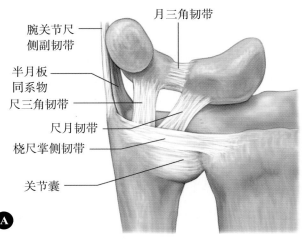

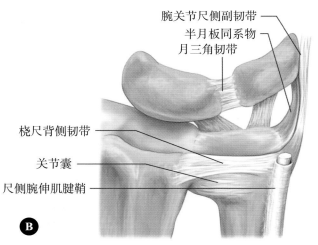

▲ 图 84-2　三角纤维软骨复合体（TFCC）掌侧和背侧视图，清楚地阐释了 TFCC 的不同组成部分
经许可转载，引自 Hirt B, Seyhan H, Wagner M, Zumhasch R. Hand and Wrist Anatomy and Biomechanics. 1st ed. ©2017 Thieme

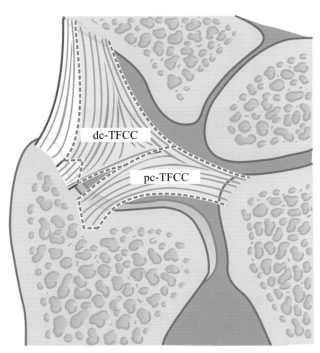

▲ 图 84-3　腕关节尺侧冠状切面，勾画出三角纤维软骨复合体的近端和远端成分

dc-TFCC. TFCC 远端部分；pc-TFCC. TFCC 近端部分（经许可转载，引自 Atzei, A. New trends in arthroscopic management of type 1-B TFCC injuries with DRUJ instability. J Hand Surg Eur Vol 2009; 34(5): 582-591）

2009 年，Atzei 等将 I b 型损伤分为 5 类，并对每个子类型提出了处理方案。该分类方法是基于尺侧病变或近端 TFCC 病变，以及病变可修复或不可修复进行分类，并得到 EWAS 的认可[3]。Atzei 等[9] 还将之前描述的蹦床测试和探钩试验纳入了他们的分类方法。

蹦床试验通过探针施加压力来评估 TFCC 周围结构的情况（图 84-4）。当 TFCC 失去其正常的回弹张力，并且松弛塌陷时，蹦床试验则为阳性，表明 TFCC 有外周撕裂[2,3]。

然而，蹦床试验的敏感性和特异性较低，因为一些患者的 TFCC 本身就松弛，可能会导致蹦床试验反弹较慢，从而导致假阳性。笔者建议使用蹦床试验作为手术决策的辅助试验。如果患者非手术治疗失败，MRI 显示 TFCC 撕裂，蹦床测试结果不明确或阳性将提示需要手术修复或重建。

探钩试验用来评估 pc-TFCC 部分，通过用探

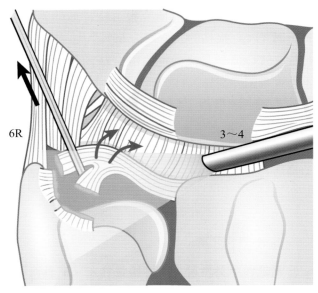

▲ 图 84-4　蹦床试验
将探针从 6R 入路穿入，对三角纤维软骨复合体的中心施加压力（图片由 Dr. Pedro Beredjiklian 提供）

针对 TFCC 尺侧最边缘向桡侧牵拉。如果 TFCC 垂直向上移动，这表明 TFCC 尺骨隐窝止点处或 pc-TFCC 撕裂[1,3]。

I b 型 TFCC 撕裂的 Atzei 分类见表 84-1。简而言之，1 型损伤是可修复的，仅有 dc-TFCC 撕裂，探钩试验正常，可采用经关节囊缝合。3 型损伤仅有 pc-TFCC 撕裂，探钩试验呈阳性，应采用尺骨隐窝止点重建术。2 型和 4 型撕裂是完全撕裂，如果可修复，则通过尺骨隐窝止点重建术治疗，如果不可修复，则需要肌腱移植来重建。5 型损伤是任何类型尺骨茎突基底撕裂伴有桡尺远侧关节炎，需要进行挽救性手术[1,3]。

四、适应证和禁忌证

大多数桡尺远侧关节稳定的 TFCC 损伤可以采用非手术的固定治疗，并在 6~9 个月愈合[9]。但是，如果患者存在持续的症状或有明显的桡尺远侧关节不稳时，则应该考虑 MRI、腕关节镜检查和手术治疗[5,9]。TFCC 撕裂早期修复的绝对禁忌证包括由于撕裂较大而在张力下缝合、伴有边缘退化或坏死的慢性撕裂、桡尺远侧关节软化或关节炎、慢性 Essex-Lopresti 损伤、既往存在

表 84-1　Ⅰb 型 TFCC 撕裂 Atzei 分级特点和治疗建议

	1 型：可修复的远端撕裂	2 型：可修复的完全撕裂	3 型：可修复的近端撕裂	4 型：不可修复的撕裂	5 型：DRUJ 关节炎
临床查体 DRUJ 不稳定	无 / 轻微	中度 / 严重	中度 / 严重	严重	中度 / 严重
TFCC 远端部分外观（桡腕关节镜）	撕裂	撕裂	完整	撕裂	可变
TFCC 近端部分形态（Hook 试验 /DRUJ 关节镜检查）	完整	撕裂	撕裂	撕裂	可变
TFCC 撕裂边缘的愈合潜力	良好	良好	良好	差	可变
桡尺远侧关节软骨状况（DRUJ 关节镜检查）	良好	良好	良好	良好	差
治疗方法	修复：韧带 - 关节囊缝合	修复：止点固定		重建：肌腱移植	挽救手术：关节成形或关节置换

TFCC. 三角纤维软骨复合体；DRUJ. 桡尺远侧关节

感染和严重尺骨头骨质疏松 [3]。相对禁忌证是腕关节软骨软化和乙状切迹发育不良 [3]。

五、手术方法

修复 TFCC 裂伤的手术包括开放探查和修复、关节镜辅助和全关节镜下经骨隧道缝合、带线锚钉或仅缝线缝合 [4, 9]。全关节镜辅助下 Outside-in 修复Ⅰb 型 TFCC 撕裂是理想的修复方法。推荐手术使用 Smith 和 Nephew 半月板修补器Ⅱ。

六、特殊说明、体位和麻醉

患者仰卧位，患肢置于标准手桌上。建议使用区域阻滞麻醉。在患肢放置无菌或非无菌的手臂止血带，按照标准无菌方式进行准备和包扎。将手和手腕用衬垫包裹好，固定在牵引塔上，牵引力为 10~15 磅（4.54~6.80kg），确保腕关节轻度掌屈，以方便建立背侧入路。

七、关键手术步骤

1. 使用标准技术在 Lister 结节远端建立 3~4

入路，插入 1.9mm 或 2.7mm 关节镜。

2. 使用镜下直接观察的方法，在 ECU 肌腱桡侧或尺侧建立 6R 或 6U 流出道。

3. 进行诊断性关节镜检查，使用刨削器或射频清除多余组织，以便更好地显示 TFCC。

4. 建立的 6R 或 6U 入路，使用探针尝试向桡侧牵拉 TFCC 尺侧缘进行探钩试验。

5. 使用刨削器或刮匙清理尺骨茎突隐窝，以促进 TFCC 的解剖愈合。

6. 首先处理最掌侧的撕裂。将弯曲（或直）针的带套芯的针头由尺腕关节近端 1cm 处插入。如果使用弯针，将针的凹面朝远端。

7. 将针头刺穿尺侧背囊，距离撕裂处边缘 2~3mm，然后穿过关节盘。

8. 在尺腕关节水平处插入第二带套芯的针头，即第一根针穿入点的远端。第二根针可以穿透 TFCC 远端或背侧至第一根针，与第一针方向垂直或水平。为了找到合适的穿入点，可能需要将第二针置于在背侧 ECU 肌腱上，甚至穿过 ECU 肌腱。如果是这样，将在缝合时进行相应处理。

9. 取下第二个针头的套芯，并将套索推进关节。

10. 操作第一个针头，使其穿过套索的线环（图84-5）。

11. 取下第一个针头的套芯，用2-0PDS缝线穿进第一个针头，穿过套索后。

12. 将第一根针稍微向回撤出，使针露在线圈外面。

13. 在收紧套住缝线的套索，主要不要让针头切断缝线。

14. 回抽第一个针头至关节囊外，以避免缝合过程中的缝线被针头切断。

15. 平稳、快速地回抽第二个针和套索，将PDS缝线的远端与之一起引到皮肤外面。

16. 完全抽回弯针，这样缝线的近端也露在皮肤外面。这完成了第一个水平褥式缝合。

17. 根据需要重复步骤6～16，从掌侧向背侧移动，直到修复部位有足够数量的缝线。

18. 在缝线上施加适当的张力，以评估修复后的稳定性和张力。如果缝线位置合适，应将关节盘向下拉向其隐窝的止点处。

19. 在缝线之间做一个2～3cm的纵向切口。

20. 如果伴有ECU腱鞘炎，可以切开ECU鞘并清理肌腱。

21. 向深部切开到腕背支持带，注意保护尺神经的背侧感觉分支。

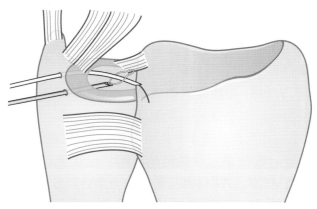

▲ 图84-5 三角纤维软骨复合体周围撕裂修复示意
使用 Outside-in 技术进行水平褥式缝合。唯一不同的是，在半月板缝线套装中，缝线可以通过空心针进行缝合

22. 用止血钳取出缝线，将它们穿入纵向切口。如果缝线穿过 ECU 肌腱，应抽出缝线，使其穿过 ECU 肌腱深面，而不要穿过 ECU 肌腱。

23. 将成对的缝线打结，确保线结直接贴在支持带上，中间没有软组织卡入，并确保缝线末端正确地绑在一起。同样，要确保尺背感觉神经的分支没有被卡住。

24. 彻底冲洗，缝合切口。

八、术后护理

术后康复应包括腕部固定，在腕关节完全旋后和伸直20°时使用"糖钳"夹板，持续固定3～4周。用长臂夹板将前臂固定在中立位。术后6周，去除所有夹板，允许腕关节主被动活动。术后10周后开始加强锻炼，并在允许的情况下恢复运动。

但是，对腕关节轴向载荷要求高的运动，至少要到术后第12周才能开始活动[10]。

九、难点

推荐的全层缝合技术避免了在很小的尺骨头上建立骨隧道或使用昂贵的带线锚钉，同时提供了令人满意的长期结果。笔者推荐使用一种可吸收缝线，以减少缝线对尺侧菲薄的皮下组织及附近 ECU 和感觉神经的刺激[10]。PDS 缝线优于 Monocryl 缝线，PDS 缝线在体内6个月的吸收率，比 Monocryl 缝线3个月的吸收率要长，6周时强度保持在60%，而 Monocryl 在2周时强度接近30%。因此，PDS 缝线能为 TFCC 的愈合提供更多的支持[11]。

桡尺远侧关节持续不稳定是导致术后效果不理想和再次手术的最常见原因[3]，通常是由于未能发现桡尺远侧关节的不稳定或修复不完全[3]。未能发现其他伴随的病变，如韧带损伤或尺骨阳性变异，也可导致症状持续和疗效不满意[4]。有小样本研究显示，尺神经背侧感觉支损伤的发生率为0.08%～50%[4, 12]。绝大多数患者出现一过性感觉异常，但少数患者因神经损伤需要再次手术[12]。通过6U入路的微创操作，定位和缝合时细致地剥离和使用可吸收缝线等方法来避免神经损伤。

囊肿形成、僵硬、肌腱损伤和感染是腕关节镜检查可能发生的其他并发症，但这些并不是 TFCC Outside-in 修复所特有的[4]。

十、技巧、要点和经验教训

- 确保在麻醉下检查桡尺远侧关节的松弛度，因为临床中肌肉紧张和警觉可能导致检查假阴性[10]。

- 在确定撕裂的类型后，镜头可以切换到 6R 入路，并旋转观察尺骨隐窝，可以用探钩试验来评估中 TFCC 隐窝的止点。

- 清理隐窝时，如果难以操作，可以使用直接的隐窝入路。该入路在 6U 入路近端 1cm 处，在前臂在充分旋后时，位于尺骨远端掌侧[3]。

- 通常先完成掌侧针头的穿入，以便更好地观察第二针。

- 当穿入第一针以处理更靠背侧撕裂时，皮肤的入针点应更靠近远端，以避开尺骨茎突[4]。

- 在做尺侧切口时，精细地剥离至腕背支持带可避免尺侧背侧感觉支的医源性损伤[4, 10]。

- 使用直角钳确保缝线结内没有软组织嵌入[4]。

- 由于桡尺远侧关节不稳定是症状没有改善的原因，修复完成后要检查桡尺远侧关节的稳定性。

参考文献

[1] Kirchberger MC, Unglaub F, Mühldorfer-Fodor M, et al. Update TFCC: histology and pathology, classification, examination and diagnostics. Arch Orthop Trauma Surg. 2015; 135(3):427–437

[2] Ahn AK, Chang D, Plate A-M. Triangular fibrocartilage complex tears: a review. Bull NYU Hosp Jt Dis. 2006; 64(3–4):114–118

[3] Atzei A. New trends in arthroscopic management of type 1–B TFCC injuries with DRUJ instability. J Hand Surg Eur Vol. 2009; 34(5):582–591

[4] Frank RM, Slikker W, Al-Shihabi L, Wysocki RW. Arthroscopic-assisted outside-in repair of triangular fibrocartilage complex tears. Arthrosc Tech. 2015;4(5):e577–e581

[5] Soreide E, Husby T, Haugstvedt JR. A long-term (20 years') follow-up after arthroscopically assisted repair of the TFCC. J Plast Surg Hand Surg. 2017; 51(5):296–300

[6] Ogawa T, Tanaka T, Yanai T, Kumagai H, Ochiai N. Analysis of soft tissue injuries associated with distal radius fractures. BMC Sports Sci Med Rehabil. 2013; 5(1):19

[7] Klempka A, Wagner M, Fodor S, Prommersberger KJ, Uder M, Schmitt R. Injuries of the scapholunate and lunotriquetral ligaments as well as the TFCC in intra-articular distal radius fractures: prevalence assessed with MDCT arthrography. Eur Radiol. 2016; 26(3):722–732

[8] Atzei A, Luchetti R, Braidotti F. Arthroscopic foveal repair of the triangular fibrocartilage complex. J Wrist Surg. 2015; 4(1):22–30

[9] Hermansdorfer JD, Kleinman WB. Management of chronic peripheral tears of the triangular fibrocartilage complex. J Hand Surg Am. 1991 Mar; 16(2):340–6

[10] Chen WJ. Arthroscopically assisted transosseous foveal repair of triangular fibrocartilage complex. Arthrosc Tech. 2017; 6(1):e57–e64

[11] Ethicon, Inc. or Ethicon Endo-Surgery, Inc., Data on file

[12] Anderson ML, Larson AN, Moran SL, Cooney WP, Amrami KK, Berger RA. Clinical comparison of arthroscopic versus open repair of triangular fibrocartilage complex tears. J Hand Surg Am. 2008; 33(5):675–682

第十四篇

感 染
Infection

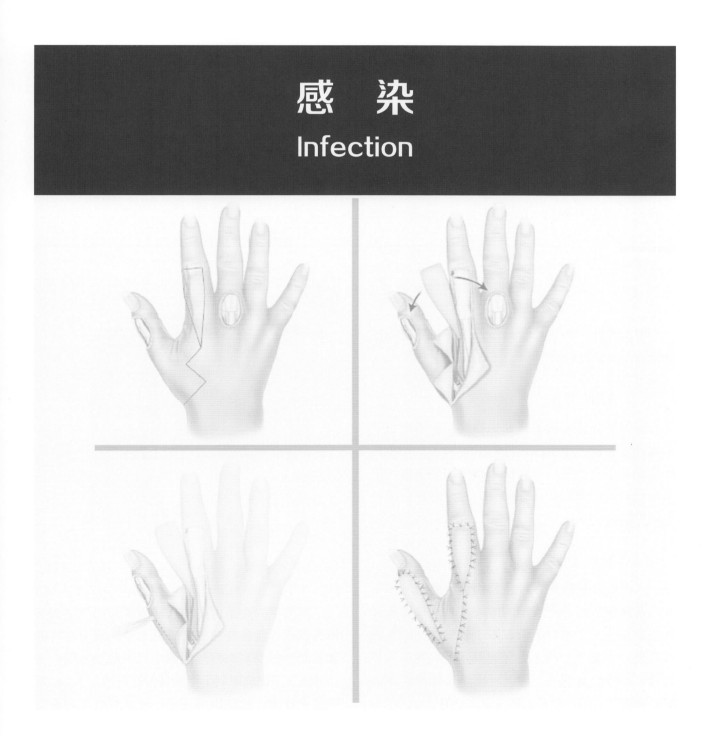

第 85 章　甲沟炎
Paronychia

T. Robert Takei　著

于亚东　于晓飞　译

摘　要

急性和慢性甲沟炎是许多临床医生经常遇到的问题，大多数急性感染与相关脓肿均需要外科手术引流，进一步研究以确定最佳治疗方案即抗生素的使用结合引流手术。获得性耐甲氧西林金黄色葡萄球菌感染的流行改变了最初经验性治疗急性感染的用药方式。最近的研究增加了对慢性甲沟炎的理解，其意味着并不是单纯的真菌感染，而是复杂的混合炎症过程。因此，这可能进一步改变这类疾病的初级医疗管理，注重抗炎的治疗理念和预防措施。

关键词

甲沟炎，感染，获得性耐甲氧西林金黄色葡萄球菌，类固醇

甲沟炎是一种感染，是涉及手指指甲及周围软组织的炎症过程。

一、解剖

指甲复合体包括甲板和甲周皮，甲周皮包括甲床和甲上皮，甲上皮（外侧甲皱襞）是指甲床外侧的软组织，近端甲板位于指甲皱襞下方，甲上皮指近端甲皱襞的远端部分，它附着在指甲板表面（图 85-1）。

二、病理生理学

大多数急性病例有轻微创伤史，典型的由正常皮肤菌群引起的上皮细胞溶解或直接接触可导致继发感染，大多数感染仅限于软组织，但有时可延伸到甲板下，甚至更深的甲床下，涉及远节指骨，可导致骨髓炎。注射可使感染延伸到甲上皮的对侧及周围，而并被称为甲周感染。

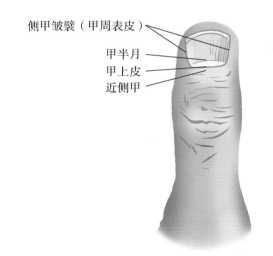

侧甲皱襞（甲周表皮）
甲半月
甲上皮
近侧甲

▲ 图 85-1　指甲解剖

慢性甲沟炎是由多种炎症因素作用于甲皱襞而引起的，此种变化因为反复水肿、感染生物体和刺激物的反复刺激形成的恶性循环导致组织易感性增加，因此限制了甲皱襞的适当愈合[1]。最近的研究证明，慢性甲沟炎是一种水肿反应而不是

真正的真菌感染，资料证明与使用抗真菌治疗相比，局部和全身使用皮质类固醇药物能取得更好的结果[2]，这些发现也提示了继发性真菌菌落感染的概念，它进一步加剧了正在进行的炎症过程，而不是对原发感染的传统思维[3]。

三、病原体

大多数与急性感染有关的常见细菌仍然是金黄色葡萄球菌和代表正常皮肤菌群的链球菌，接触口腔黏膜的感染菌常为啮蚀艾肯菌和出血败血性巴氏杆菌，其他常见的致病菌包括肺炎克雷白杆菌、类杆菌、粪肠球菌和铜绿假单胞菌。在过去的几十年中，社区获得性耐甲氧西林金黄色葡萄球菌（community-acquired methicillin-resistant staph aureus，CA-MRSA）感染的发病率一直在稳步上升[4]，白色念珠菌是慢性甲沟炎的最常见病原体，慢性病例中可见其他皮肤癣菌，包括毛癣菌、微孢子菌和表皮癣菌。

四、危险因素

慢性感染的相关高风险因素为糖尿病和免疫功能低下，急性甲沟炎与高风险因素显著的关联在文献中还没有明确的评价[3]。

五、鉴别诊断

与急性感染类似的情况包括痛风、急性钙沉积（羟基磷灰石）、化脓性肉芽肿和疱疹性甲沟炎，后者常见于常接触口腔黏膜和罹患呼吸系统疾病的儿童。手术是治疗疱疹性甲沟炎的禁忌证，其可被认为是典型的某种程度的病程迁延和自愈过程（图 85-2）。在急慢性病例中，鉴别诊断包括鳞状细胞癌、黑色素瘤、恶性黑色素瘤和其他赘生物[1, 5]。对常规治疗没有反应的慢性炎症，应该怀疑可能为恶性肿瘤。其他不太常见的导致炎症变化的原因可能包括与药物毒性有关的反应，包括维 A 酸（Indinavir）、表皮生长因子受体抑制药（西妥昔单抗、吉非替尼、拉帕替尼）和蛋白酶抑制药[3]。

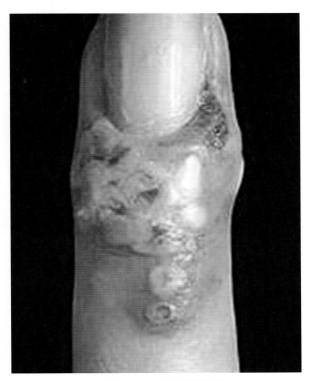

▲ 图 85-2　疱疹性甲沟炎
经许可转载，引自 Boyer MI, Chang J. 100 Hand Cases. 1st ed. ©2016 Thieme

六、诊断

（一）急性甲沟炎

仔细询问病史往往会在症状出现前几天会有轻微创伤史，修指甲、手指倒刺、嵌甲和咬指甲皆可促成感染，检查常显示局部肿胀、沿甲皱襞的红斑，触诊柔软，早期病例可能没有形成脓肿，脓液在甲周表皮内聚集，但也可能延伸到指甲板下面，影响指甲的贴覆（图 85-3）。

（二）慢性甲沟炎

慢性感染常有潮湿、刺激物和碱的接触史，导致病程迁延超过 6 周，病史通常表现为反复发作的炎症和引流，以及瘙痒和烧伤的症状，检查常见局部硬结、甲上皮周围不同程度的皮肤浸软（图 85-4）、甲板增厚和开槽，甲皱褶经常的间歇性引流与反复发作的炎症有关。

（三）研究

在不复杂的情况下，不需要常规影像学检

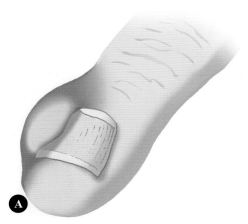
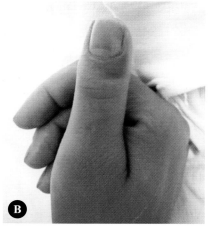

◀ 图 85-3　A. 甲沟炎脓肿形成的原理；B. 累及拇指的急性甲沟炎的临床表现
经许可转载，引自 Boyer MI, Chang J. 100 Hand Cases. 1st ed. ©2016 Thieme

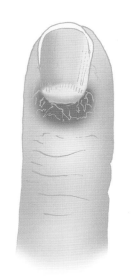

▲ 图 85-4　慢性甲沟炎

查。更复杂的问题可能需要进一步研究，包括 X 线和 MRI 检查，用以排除骨髓炎。在需要进一步考虑鉴别诊断的情况下，可能需要进行额外的检查。

七、治疗

（一）急性甲沟炎

早期阶段，感染可以通过局部护理来治疗，包括温热浸泡和经验性口服抗生素，用聚维酮－碘或氯己定稀释或不稀释的温热浸泡和局部抗生素、皮质类固醇治疗已被报道有不同程度的效果。不幸的是，这些治疗都没有得到任何高水平数据的明确支持[6]。如有脓肿，引流术优于使用抗生素，但没有统一的引流术方法。简单的针刺引流术、皮下针刺甲褶皱抬高引流、甲皱襞彻底切开引流、甲上皮切口、部分和完全甲板切除术都进行了描述（图 85-5）。甲板切除可能更适用于嵌甲或感染蔓延至甲下的情况。当进行切口引流时，建议在可能的情况下避免直接切开甲上皮皱襞，在文献报道中，明确支持一种手术技术而反对于另一种技术的证据水平非常有限[6]。最近的一项研究报道，在健康人中，对于急性甲沟炎和脓性指头炎的病例采用简单的脓肿引流术而没有使用抗生素取得没有并发症的很好结果[7]。这种治疗方法被认为有助于降低治疗成本，并有可能减少日益严重的单一疗法和耐药性问题。

（二）抗生素

抗生素治疗在治疗急性手部感染中的支柱是第一代头孢菌素或耐青霉素酶青霉素。然而，随着获得性耐甲氧西林金黄色葡萄球菌的流行，经验治疗的方法在不断变化。

在所有手部感染的病例中，局部耐甲氧西林金黄色葡萄球菌感染率＞10% 的情况下，口服甲氧苄啶/磺胺甲氧唑（TMP-SMX）或克林霉素是一种更好的一线治疗方法[4]。然而，报道的对克林霉素耐药 CA-MRSA 的发生率也在增加[8]。在接触口腔菌群，即咬指甲的个体中，使用更广泛的特殊抗生素，如克林霉素或阿莫西林/克拉维酸，比第一代头孢菌素更受欢迎，虽然文献报道有限，但多西环素和米诺环素的使用已被报道在治疗 MRSA 软组织感染方面是有效的[4]。

（三）慢性感染

大多数慢性甲沟炎是继发于日常活动中经常接触水和（或）刺激物，这个问题通常可以通过限制暴露和通过简单使用吹风机保持指甲干燥来控制。在过去，通常使用局部药物（包括克霉唑或托纳夫他）作为一线治疗，更多的难治性病例采用全身治疗，如口服伊曲康唑或特比萘芬。最近的数据表明，局部和口服皮质类固醇药物治疗可能在治疗慢性甲沟炎中发挥更重要的作用，甲泼尼龙乙酰甲酸 0.1% 乳膏和倍他米松 17- 戊酸 0.1% 软膏在治疗中显示出很好的临床效果[2]。他克莫司软膏是一种非甾体抗炎药，最初用于治疗特应性和过敏性接触性皮炎，最近的一项研究也显示了 0.1% 他克莫司软膏对慢性甲沟炎的治疗作用[9]。最近相关试验的结果支持了炎症过程的概念，并进一步表明，与抗真菌药物有关的临床益处可能同样归因于它们的抗炎特性。手术治疗适用于内科治疗无效并排除其他诊断的情况。虽然过去已经描述了各种手术技术，但带或不带甲板切除的甲周皮造瘘术是最常见的外科技术（图 85-6）。在局部伤口护理和过氧化氢浸泡下，再上皮化通常需要 2~4 周才能逐渐愈合。报道的其他技术包括整块切除甲皱襞，结合伤口护理和局部抗生素，所有技术都报道了良好的结果，没有比较研究表明一种技术相对于另一种技术具有优势并得到数据的支持[3]。

八、误区

- 脓肿不完全引流。
- 引流不充分，感染延伸到指髓引起脓性指头炎，进入屈肌腱鞘引起感染性腱鞘炎，并进入指骨骨髓导致骨髓炎。
- 抗生素谱狭窄。

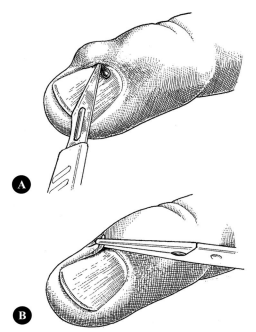

▲ 图 85-5 A. 急性甲沟炎引流邻近甲板的甲上皮切口；B. 一些上皮可以被移除，以允许持续引流
经许可转载，引自 Beasley RW. Beasley's Surgery of the Hand. 1st ed. ©2003 Thieme）

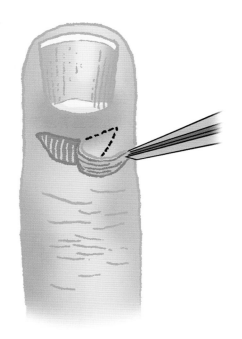

▲ 图 85-6 造瘘术治疗慢性甲沟炎

参考文献

[1] Relhan V, Goel K, Bansal S, Garg VK. Management of chronic paronychia. Indian J Dermatol. 2014; 59(1):15–20

[2] Tosti A, Piraccini BM, Ghetti E, Colombo MD. Topical steroids versus systemic antifungals in the treatment of chronic paronychia: an open, randomized double-blind and double dummy study. J Am Acad Dermatol. 2002; 47(1):73–76

[3] Shafritz AB, Coppage JM. Acute and chronic paronychia of the hand. J Am Acad Orthop Surg. 2014; 22(3):165–174

[4] Harrison B, Ben-Amotz O, Sammer DM. Methicillin-resistant Staphylococcus aureus infection in the hand. Plast Reconstr Surg. 2015; 135(3):826–830

[5] Meesiri S. Subungual squamous cell carcinoma masquerading as chronic common infection. J Med Assoc Thai. 2010; 93(2):248–251

[6] Ritting AW, O'Malley MP, Rodner CM. Acute paronychia. J Hand Surg Am. 2012; 37(5):1068–1070, quiz 1070

[7] Pierrart J, Delgrande D, Mamane W, Tordjman D, Masmejean EH. Acute felon and paronychia: antibiotics not necessary after surgical treatment. Prospective study of 46 patients. Hand Surg Rehabil. 2016; 35(1):40–43

[8] Osterman M, Draeger R, Stern P. Acute hand infections. J Hand Surg Am. 2014; 39(8):1628–1635, quiz 1635

[9] Rigopoulos D, Gregoriou S, Belyayeva E, Larios G, Kontochristopoulos G, Katsambas A. Efficacy and safety of tacrolimus ointment 0.1% vs. betamethasone 17–valerate 0.1% in the treatment of chronic paronychia: an unblinded randomized study. Br J Dermatol. 2009; 160(4):858–860

第86章 脓性指头炎
Felon

Brian Katt　Daren Aita　Daniel Fletcher　著

于亚东　于晓飞　译

摘要

脓性指头炎是指尖涉及掌垫的皮下脓肿，未经治疗的脓性指头炎可引起远端指腹的间隔综合征，金黄色葡萄球菌是脓性指头炎最常见的病原体，及时切开引流以防止指端指腹缺损和神经损伤，及时引流还可以防止扩散到远端指骨、远端指间关节和屈肌腱鞘，切开能降低皮肤坏死或神经损伤的机会。

关键词

脓性指头炎，感染，MRSA，切开引流

脓性指头炎是指尖或拇指掌侧指腹表面深层组织的脓肿，通常由细菌感染引起。

一、解剖

远端指腹的解剖与手指的其余部分不同，多个垂直小梁将指腹空间划分为不同的间隔室，这些小梁连接末端指骨的骨膜和指端皮肤来赋予指尖力量，这些隔室充满了脂肪组织和小汗腺，这些汗腺出口到无毛的皮肤，手指的动脉沿着远节指骨的桡侧和尺侧缘延伸，指神经正位于指动脉的掌侧，神经在指尖的腹部有广泛的末梢分支，提供了良好的触觉鉴别。

二、病理生理学

细菌可以通过多种途径进入远端指腹，这种情况可以发生于直接接种的针头或刺入的异物，皮肤细菌也可以通过汗腺进入，汗腺直接通向远端指腹，并包含于隔室内，这些隔室可以导致压力不断增加，由此产生的炎症和脓肿形成导致缺血性疼痛和持续的血管构成变形。如果不减压，脓性指头炎持续进展导致手指缺血和皮肤蜕皮。此外，由于此处皮肤的强度大，移动度小，感染易向深处蔓延，造成骨和关节囊的损害，减压只能通过皮肤进行[1]。

三、病原体

最常见的致病有机体是金黄色葡萄球菌，其次是链球菌，获得性耐甲氧西林金黄色葡萄球菌（methicillin-resistant staph aureus，MRSA）也很常见，因此一线抗生素使用方案应涵盖此种情况。所有的手部感染中，MRSA 的发病率占 34%～73%[2]，观察所有手部感染时，脓性指头炎感染更有可能是 MRSA 感染[3]。在本章中，从所有的手部感染来看，脓性指头炎占总感染的 1.9%，但占 CA-MRSA 感染的 6.3%。静脉用药和先前的手部感染是 CA-MRSA 感染的额外危险因素，革兰阴性菌致脓性指头炎的病例也见于报道[4]，当损伤是人或动物咬伤时，啮蚀艾肯菌、出血败血性巴氏杆菌则可能是致病菌，糖尿病患者或免疫功能低下的患者更有可能发生多种微生物感染。

四、危险因素

需要做手指血糖测量的患者有直接感染接触的危险。理论上讲，那些从事接触手部污染物、锋利物体的职业，以及那些接触动物和潜在动物叮咬的人，都有危险。免疫受损的个人也面临风险。

五、鉴别诊断

痛风、化脓性肉芽肿和疱疹性指头炎与此感染类似。局部创伤可表现为疼痛、发红和肿胀，无脓肿的局限性蜂窝织炎可有类似的主诉。确定一个表浅感染何时变为深部感染是困难的，并且可能需要额外的影像学检查。

六、诊断

获得患者的病史将有助于诊断。通常情况下，脓性指头炎会因刺穿伤或直接接种引起。检查常显示手指远侧指间关节指远纹以远掌侧肿胀、发热和压痛，患者主诉指腹部剧烈疼痛、肿胀，呈跳动性和高张力[5]。早期病例中，可能没有脓肿形成的证据，但随着疾病的进展，脓液会在手指指腹处聚集，脓性指头炎的进展会导致肿胀、高张力、静脉回流受损、微血管损伤和软组织坏死（图86-1）。严重病例可进展为骨膜炎、骨髓炎、脓毒性关节炎、化脓性屈肌腱鞘炎（图86-2）[1]。

当怀疑为脓性指头炎时，诊断不需要影像学检查，如果临床上无法做出诊断，超声检查可用于鉴别脓肿。对于骨膜炎或骨髓炎的延误表现，X线可能更具有评估价值。此外，MRI可能对评估深层结构受累的程度更有价值。

七、治疗

（一）概述

脓性指头炎的治疗涉及手术引流，无脓肿的

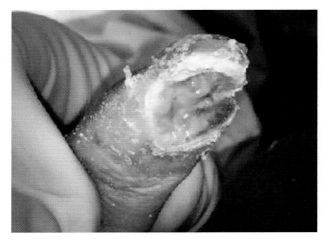

▲ 图 86-1 脓性指头炎引起的皮肤坏死

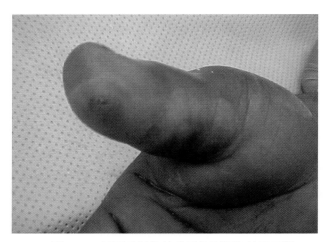

▲ 图 86-2 严重脓性指头炎延伸到拇指的屈肌鞘
图片由 Dr. Pedro Beredjiklian, MD 提供

手指蜂窝织炎可采用热敷、抬高患指和抗生素治疗，这些治疗被广泛使用，但没有得到明确支持或反对的有效资料[6]。大多数情况下，采用外科手术与抗生素治疗相结合，然而最近的一篇论文认为，健康患者手术减压后，可以不必要使用抗生素[7]。

（二）抗生素

传统上，手感染是用第一代头孢菌素经验性治疗，这类抗生素对最常见的病原体有效，包括葡萄球菌和链球菌。随着 CA-MRSA 感染所占百分比的增长，治疗发生了变化，甲氧苄啶 / 磺胺甲噁唑或多西环素似乎都对 MRSA 有效[2]；利奈唑胺是一种广谱口服抗生素，也可用于严重感染；

克林霉素已被用作一线药物，但目前抗克林霉素的 CA-MRSA 越来越多，其用途越来越少[8]。

（三）脓性指头炎外科手术

对脓性指头炎引流手术的几种方法已经描述，但主要的手术入路为手指侧方中线（图 86-3）或掌侧纵形切口（图 86-4），历史上描述的其他方法包括鱼口样切口（图 86-5）、曲棍球棒样或 J 形切口、手掌横纹和双侧中线切口，但这些额外的方法已被证明有更高的风险，包括残余指腹的不稳定、瘢痕敏感性、指神经损伤、指腹坏死等，目前不推荐[9, 10]。

止血带使用时建议手臂抬高，而不用针对上肢失血的 Eshmark 驱血加压方法。麻醉可选用指神经或局部阻滞麻醉的方法，必要时可给予镇静辅助。

虽然入路的一侧可以根据脓肿的位置进行调整，但是最常用的切口位于手指的侧中线，最好选择示指、中指和环指尺侧，小指和拇指桡侧[9, 11]，切口应放置在甲板侧面掌侧 2mm 和远侧指间折痕横纹处，应注意不要在远端指骨的中部附近解剖，以尽量减少穿透屈肌鞘导致医源性化脓性屈肌腱鞘炎的风险，切口应通过皮肤，并继续使用手术刀分离纤维垂直间隔，直到进入脓肿腔，进一步的解剖可以用止血钳或钝性探针完成。

指神经血管束在切口线的掌侧，注意保护避免掌侧方向解剖时损伤。此外，在窦道存在或正在形成的条件下，可以使用手指掌侧中线入路方法特别有用[10]，一些笔者主张这种方法具有较低的指神经损伤风险，而另一些笔者认为这可能通过手指垫导致更高的机会产生过敏性瘢痕[9, 10]。

当进入脓肿腔时，应做细菌培养和伤口冲洗。开始的 24~48h，伤口是开放引流的简易包扎，方便及时更换敷料，可以每天更换多次，换药的时间间隔、伤口的愈合时间和指腹萎缩的残余畸形程度取决于最初感染的严重程度。

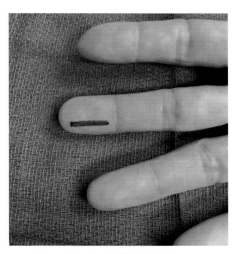

▲ 图 86-4 掌侧纵向切口

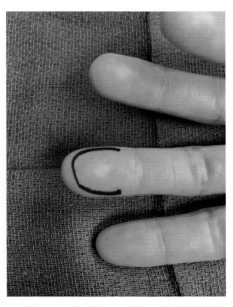

▲ 图 86-5 鱼嘴切口（这一点应该避免）

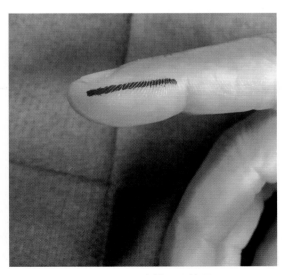

▲ 图 86-3 中轴切口位置

参 考 文 献

[1] Watson PA, Jebson PJ. The natural history of the neglected felon. Iowa Orthop J. 1996; 16:164–166

[2] Koshy JC, Bell B. Hand infections. J Hand Surg Am. 2019 Jan; 44(1):46–54

[3] Imahara SD, Friedrich JB. Community-acquired methicillin-resistant Staphylococcus aureus in surgically treated hand infections. J Hand Surg Am. 2010; 35(1):97–103

[4] Perry AW, Gottlieb LJ, Zachary LS, Krizek TJ. Fingerstick felons. Ann Plast Surg. 1988; 20(3):249–251

[5] Green DP. Green's Operative Hand Surgery. 5th ed. Philadelphia: Elsevier, Churchill, Livingstone; 2005:61

[6] Ritting AW, O'Malley MP, Rodner CM. Acute paronychia. J Hand Surg Am. 2012; 37(5):1068–1070, quiz 1070

[7] Pierrart J, Delgrande D, Mamane W, Tordjman D, Masmejean EH. Acute felon and paronychia: antibiotics not necessary after surgical treatment. Prospective study of 46 patients. Hand Surg Rehabil. 2016; 35(1):40–43

[8] Osterman M, Draeger R, Stern P. Acute hand infections. J Hand Surg Am. 2014; 39(8):1628–1635, quiz 1635

[9] Canales FL, Newmeyer WL, III, Kilgore ES, Jr. The treatment of felons and paronychias. Hand Clin. 1989; 5(4):515–523

[10] Kanavel AB. Infections of the Hand. 6th ed. Philadelphia: Lea and Febiger; 1933:157–166

[11] Linscheid RL, Dobyns JH. Common and uncommon infections of the hand. Orthop Clin North Am. 1975; 6(4):1063–1104

第87章　屈肌腱鞘炎
Flexor Tenosynovitis

Jason M. Rovak　著

于亚东　于晓飞　译

摘　要

化脓性屈肌腱鞘炎是手部屈肌腱鞘的一种急性感染，患者出现疼痛、肿胀和运动减少，治疗需要立刻手术引流和针对病原体的特殊抗生素。

关键词

手感染，屈肌腱鞘炎，屈肌腱鞘感染，化脓性腱鞘炎

化脓性屈肌腱鞘炎是一种急性感染，在屈肌鞘内向近端和远端蔓延，治疗应迅速而有效以防止并发症，如腱鞘瘢痕或肌腱断裂。最常见的病原体是金黄色葡萄球菌。

一、病史

感染的途径通常是手指掌侧的穿透伤，患者主诉疼痛，特别是运动时加重和红肿斑块。

二、鉴别诊断

常见的鉴别诊断包括浅表脓肿、脓毒性关节炎和痛风或假性痛风等结晶性疾病。

三、诊断检查

（一）体格检查

Kanaval 于 1921 年描述了化脓性屈肌腱鞘炎的典型的体格检查表现：①脓肿（腊肠样手指）；②感染手指屈曲位固定；③被动伸指时疼痛；④沿腱鞘表面触痛。前三种通常是敏感的，

但不是特异的，脓毒性关节炎和局部脓肿等情况也可导致明显的手指肿胀和运动时疼痛。由于屈曲位是正常手指的休息位，因而不是屈肌腱鞘炎的特异表现。屈肌腱鞘压痛在所有病例中都存在，并且是屈肌腱鞘炎的特异性表现。此外，笔者在实践中最有用的发现是，应该注意整个临床检查图片，患者有局限性脓肿，可能有活动时疼痛、肿胀和屈曲位固定，但一般不会在脓液聚集的范围外有压痛，掌侧 A_1 滑车处压痛是一个很好的鉴别发现，然而广泛的浅表脓肿肯定会有类似的表现。

手指腱鞘的解剖包括示指、中指和环指的单独鞘，小指鞘近端延伸进腕管，相当于尺侧滑囊，拇指鞘相当于桡侧滑囊延伸进腕管，桡侧和尺侧滑囊之间的滑液沟通可以通过前臂掌侧间隙，并导致形成"马蹄脓肿"（图 87-1）。

（二）实验室检查

化脓性屈肌腱鞘炎的诊断主要依据病史和体格检查，如果白细胞计数及百分比升高，也有助

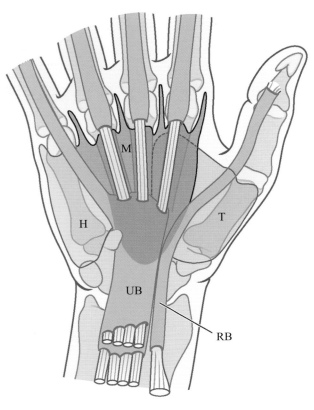

▲ 图 87-1　手指屈肌腱鞘的解剖

RB. 桡侧滑囊；UB. 尺侧滑囊。深部间隙：T. 鱼际间隙；M. 掌中间隙；H. 小鱼际间隙

于诊断，局部手部感染的健康患者可能没有明显的实验室检查异常，不应使用正常的 WBC 排除诊断，红细胞沉降率和 C 反应蛋白是非特异性炎症标志物，在非感染性条件下也可能升高；尽管如此，WBC 的升高，特别是百分比，以及炎性标志物可能是评估患者恢复期治疗效果的良好数据依据。

（三）放射学检查

影像学研究在诊断化脓性屈肌腱鞘炎方面没有显著作用，可能会延迟治疗，依据病史，X 线有益于确保没有隐匿的异物。治疗平片上的软组织气体可能预示着一个病情更加恶化的过程，如坏死性感染。在有问题的病例中，MRI 是评估这些患者的首选检查（图 87-2）。

四、治疗

化脓性屈肌腱鞘炎的治疗是外科引流结合使用合适的抗生素，及时邀请感染性疾病科进行会诊。虽然在非常早期的情况下可以单独使用抗生素，但失败的后果很严重，包括屈肌腱鞘瘢痕和屈肌腱断裂。出于实际原因，如果条件允许收治患者，并且有手术室（operating room，OR）和可用的外科医生，采用静脉滴注抗生素治疗并在适

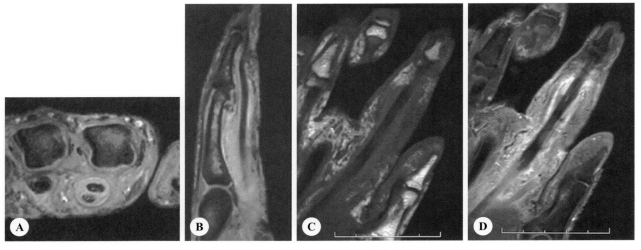

▲ 图 87-2　示指屈肌腱鞘脓肿

A. 轴向 T_2^* 加权 GRE 序列显示肌腱鞘中有大量的液体滞留，浅层与深屈肌腱分离；B. 腱旁软组织和中指骨髓的炎性水肿，屈肌腱转位，脂肪饱和的 T_2 加权 FSE 序列；C 和 D. 腱鞘脓肿周围炎症对比增强，炎症已经扩散到掌骨间隙，服用钆后 T_1 加权 SE 序列明显和脂肪饱和（经许可转载，引自 Schmitt R, Lanz U. Diagnostic Imaging of the Hand. 1st ed. ©2007 Thieme）

当的工作人员和设备的情况下进行手术引流。如果手术能迅速完成，那么尽量在抗生素治疗之前获得分泌物培养，因为积极的抗生素治疗可能会使培养结果复杂化，并且可能更难确定适当的门诊抗生素治疗方案。

（一）麻醉

在局部麻醉或全身麻醉下，手术引流可以安全地完成。在感染的情况下，通常避免臂丛神经阻滞麻醉。使用局部麻醉需要选择适当的患者，如果手掌远端出现红肿斑块，可能很难达到充分麻醉。感染的软组织是酸性环境，而局部麻醉药本身是弱碱性，不会以质子化、带电的形式穿过细胞膜，因此局部麻醉药（如马卡因或利多卡因）可能无效。笔者发现，如果红斑没有延伸到 A_1 滑车水平，局部麻醉是治疗这个问题有效且经济的麻醉方法。尝试局部麻醉阻滞可能是合适的，并根据是否达到充分的麻醉来确定适当手术入路。如果红斑面积更广泛，手掌水平的注射不能充分麻醉，手腕部阻滞麻醉也是有用的。止血带用于止血，这可能是决定局部麻醉是否合适的限制因素。如果有广泛的浅表脓肿，以及一个大的手术入路计划，患者可能不能容忍较长的止血带时间。笔者没有尝试局部麻醉时使用肾上腺素，但这可能提供足够的止血效果，而不需要使用止血带。如果局部麻醉不合适，可以进行全身麻醉。

（二）外科技术

如果感染显示是单独的屈肌鞘感染而没有明显的浅表脓肿时，在接近 A_1 滑车水平的 Bruner 切口可进入屈肌鞘系统（图 87-3）。通常有肿胀的滑膜炎和脓性外观，远端可以采取对口切开，远侧指间屈曲纹处，横切口允许进入屈肌腱鞘，而不破坏滑车系统，在屈曲侧或腱鞘位置的远端开一个小窗口，用手 / 手指像挤奶一样从近端向远端将异常出现的液体挤出，将其进行细菌培养；如果沿手指走行有一个明显的局部肿胀部位，可能需要另外一个切口，以排除浅表感染。浅表感染通常发生在最初的接种地点，将一个小的Ⅳ号导管

从近端到远端通过近端切口放置到屈肌鞘中，用大量生理盐水冲洗，可选择 18 号导尿管，生理盐水适合冲洗，并容易从远端切口流出。如果液体不能自由流动，可能是导管扭曲，重新定位手指感染部位是有帮助的。相关的浅表脓肿可能需要一个更延展的手术入路，这可以通过 Bruner 切口或在近节和远节指骨上的 Bruner 切口完成，中节指骨水平通过外侧切口连接，这提供了一个很好的组织皮瓣，以覆盖显露的结构（图 87-3）。

适当冲洗后，伤口应彻底开放，清创后敷料包扎或使用烟卷式引流。松弛的软组织和显露的关键结构可以进行缝合，使用柔软厚重的敷料包扎，为了舒适可以使用或不使用夹板。

（三）术后护理

术后第 1 天，去除敷料，用 1/2 生理盐水和 1/2 过氧化氢混合液浸泡 5～10min，然后重新包

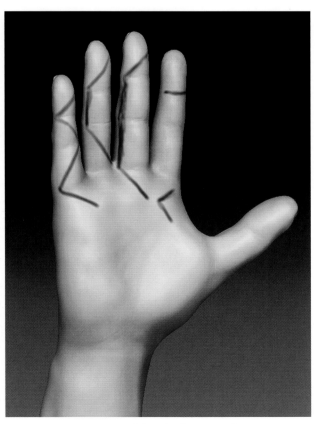

▲ 图 87-3　小指 - 标准 Bruner 切口

环指和中指 -Bruner 切口及中侧延伸线，示指屈曲腱鞘炎的标准手术入路

扎。如果必要的话，烟卷式引流可以在 2 天后拔出，重新包扎。如果没有适当的临床改善，应考虑重复引流，术后早期的物理 / 专业化治疗有助于更快的恢复运动功能。

五、抗生素管理

经验性治疗应解决葡萄球菌和假定 MRSA，直到培养结果明确致病菌和获得敏感性抗生素。随着细菌培养和敏感性抗生素的获得，抗生素可以根据特定的病原体量身定做，并有助于选择适当的静脉滴注或口服抗生素门诊方案。

六、住院与门诊治疗

如果患者是健康和可靠的，屈肌腱鞘炎可以门诊治疗而不用住院治疗，除了每天 1～2 次抗生素用药和换药，也不用接受任何护理。笔者更倾向让患者在最初治疗时接受适当的经验性抗生素治疗，第二天进行换药更换敷料时开始接受专业的药物浸泡，更换敷料包扎。如果不适和肿胀较轻，可以进行运动功能的锻炼。笔者也会建议让患者去看感染病医生，口服和静脉滴注抗生

素均可在门诊进行。如果患者总体上健康，没有全身疾病的迹象，可靠且保险可以覆盖包括留置管、静脉滴注等治疗，就可以作为门诊患者来治疗。如果是周末和术后第 1 天，随访是不实际的。如果患者不可靠，或者患者的保险不包括门诊静脉滴注抗生素治疗，我不会把患者当作住院患者对待。

七、预期

屈肌腱鞘炎可导致屈肌腱鞘内瘢痕形成，康复可能需要相当长的时间，可能需要相当多的门诊治疗，笔者建议充分告知患者，他们的手指可能不会完全恢复正常，并且存在长时间的肿胀、不适或僵硬感。

八、误区

- 引流不充分。
- 引流不充分，感染延伸到骨，导致骨髓炎。
- 抗生素覆盖率不足。
- 在严重的情况下，分期清创手术或通过导管持续盐水冲洗引流可能是必要的。

推荐阅读

[1] Bruner JM. The zig-zag volar-digital incision for flexor-tendon surgery. Plast Reconstr Surg. 1967; 40(6):571–574

[2] Hall RF, Jr, Vliegenthart DH. A modified midlateral incision for volar approach to the digit. J Hand Surg [Br]. 1986; 11(2):195–197

[3] Kanavel A. Infections of the Hand. 4th ed. Philadelphia: Lea & Febiger; 1921

[4] Stevens, D.L. et al. Practice guidelines for the diagnosis and management of skin and soft tissue infections: 2014 update by the Infectious Diseases Society of America. Clin Infect Dis. 2014 Jul 15;59(2):e10–52

第 88 章　脓毒性关节
Septic Joint

Samir Sodha　著

于亚东　于晓飞　译

摘　要

手部感染性关节炎需要紧急手术治疗，延迟手术治疗可导致细菌毒素迅速降解关节软骨，伴随炎症反应和容积过载导致压力坏死。手部关节感染可由现有的邻近感染扩散引起，而血行途径感染不太常见。最常见的手部关节污染机制是穿透伤，当掌指关节屈曲握拳损伤时，通过裂伤或穿刺伤直接接种应特别关注。追溯感染源病史不仅对抗生素的选择和治疗很重要，而且对手部脓毒性关节的定位也很重要，在治疗远位指间关节、近位指间关节、MCP 关节和腕关节的化脓性感染时都有特殊的意义。

关键词

手部感染，脓毒性腕关节，咬伤，脓毒性手指关节

手部和腕部关节感染的治疗与治疗较大关节感染的原则相同。在相对较小空间的封闭范围内，细菌毒素和免疫原性反应都在接种后几小时内开始侵蚀表面[1]，因此迅速手术冲洗关节和清创坏死组织至关重要。术中对有氧和厌氧菌进行培养，在临床实践中，如果患者免疫功能低下或有海水接触史，建议也包括真菌和分枝杆菌培养，最近的研究也提示了这类感染对抗生素的选择和小关节感染治疗的持续时间上有一定的影响，并将在本章中进一步讨论[2-5]。

一、临床表现

异物或咬伤所致的穿透损伤是手指关节感染前最常见的病史，它既可以感染远位指间（distal interphalangeal，DIP）关节，也与未治疗的甲沟炎或脓性指头炎在呈现症状之前相关[6]。如果

是未检查或未处理的已知的近位指间（proximal interphalangeal，PIP）关节污染，则屈曲腱鞘感染可能是另一个感染来源。全身性体征在孤立性脓毒性指关节的诊断中不太可靠，然而，发热、寒战和异常生命体征等迹象存在时，应该特别注意通过血行传播的远距离传染源。脓毒性腕关节与小指关节感染有不同的表现，通常表现为一个无创伤性的手腕疼痛、局部发热和运动时疼痛加重[7]。虽然对任何感染都很重要，但在评估脓毒性腕关节的可能性时，对病史进行一次全面审查，特别注意炎症和并存的免疫病[8]。

二、诊断

脓毒性手指关节的诊断有明显的临床征象，在先前有许多次创伤，涉及人或动物咬伤、刺或针的穿刺伤、刀伤，以及许多其他创伤造成关节

播种的病史。脓毒性腕关节呈现不同的情况，需要更多地关注病史，并更多地依靠诊断性检验来排除其他原因，如可能表现为感染的节肢动物炎症。

（一）体格检查

一个脓毒性手指关节的患者通常表现为一个容易识别的梭形肿胀的受累关节，以及红斑、局部发热和任何形式运动时的疼痛。在这种情况下，手指有波动感，由于关节囊的容积过载，手指可能不能运动，所涉及手指沿线的损伤部位也提供了感染接种机制的线索，有助于确定手术方案。在检查过程中，临床医生应该把关节上最小的伤口作为污染来源，然而，脓毒性腕关节的检查结果也可以在许多炎症性和其他免疫系统疾病条件下疼痛的手腕中出现，这些结果包括局部发热、发红，主被动旋转运动时疼痛和水肿[7]。

（二）鉴别诊断

脓毒性关节炎鉴别诊断中比较常见的情况列于表 88-1。在直接创伤、先前手术和最近感染的情况下，进行相关检查可以很容易地诊断关节感染。如果没有这些诱发因素，单独的检查不足以确定诊断，则可以通过适当的放射学和实验室检查进行更完整的临床评估。

三、实验室和诊断检查

在任何情况下，如果脓毒性关节处于不同的状态，实验室测试应包括白细胞计数（white cell count，WBC）、C 反应蛋白（C-reactive protein，CRP）水平和红细胞沉降率（erythrocyte sedimentation rate，ESR）。临床适当时，还应检测尿酸水平、莱姆病（由扁虱叮咬而出现麻疹、发热等症状的一种传染性疾病）滴度、血清炎症性疾病标志物。通常情况下，升高的急性期炎症标志物，以及关节疼痛和发热对脓毒性关节的鉴别诊断价值很高[9]。

尽管如此，血清炎症标志物的升高是非特异性的，正如在许多先前的研究中所检查的那样，可以在许多非传染性条件下发现[10-12]。

X 线可以增加进一步的证据，帮助排除关节感染，在一项研究中，观察腕部感染在 X 线上发现软骨钙素沉着，在大多数情况下表明这是一个非传染性的过程[13]。其他 X 线表现，特别是不同的节肢动物炎症的差别见表 88-1。

由于缺乏关键的能确立诊断的病理图像或确诊关节感染的标准实验室检查，因此关节液分析仍是确定诊断的最佳选择[8]。小关节的联合运动本身可能很难进行，当尝试运动而不产生液体时，并不一定排除关节感染[10]。当成功进行关节穿刺术时，滑膜液分析的首选应该是革兰染色、培养和结晶分析[14]，各种病情可以通过滑液检测进行鉴别（表 88-1）。如果可以获得足够的量，可以检测关节液 WBC，然而由于使用中的不可预测性，为了诊断脓毒性关节，这可以作为第二层选择[14-16]。对手部和腕部可疑关节感染的系统检查涉及临床

表 88-1　脓毒性关节炎鉴别诊断检查摘要

	关节引流术	X 线	相关的实验室值
脓毒性关节炎	+革兰染色 +培养	可能的关节间隙增宽：异物	很高的 CRP
CPPD	弱正电非双折射晶体	软骨病	
痛风	负双折射针状晶体	关节周围侵蚀，呈"鼠咬"形状	尿酸水平升高
炎性疾病		关节邻近及周围侵蚀	阳性 RF，ANA
钙化性关周炎		关节周围钙沉积	

CRP.C 反应蛋白；CPPD. 焦磷酸钙沉积症；RF. 类风湿因子；ANA. 抗核抗体

评估、成像和血清分析，综合这几方面的发现做出最终诊断，而不是单纯依靠任何一个进行特异性诊断。

四、外科治疗

手和手腕的感染性关节炎需要紧急手术引流，一旦关节切开引流，建议纵向牵引关节以帮助整个关节灌洗，虽然许多外科原则在感染组织清创、异物清除和关节软骨评估方面保持不变，但手和腕部的每个特定关节因为它们各自的解剖和位置，都需要有独特的考虑。

（一）脓毒性远位指间关节

1. 外科入路

远位指间关节通常通过背侧 H 形或 Y 形切口入路，掀起全厚皮瓣，并注意保护末端伸肌腱，在终腱两侧进入关节。在穿透性创伤的情况下，伤口应延伸以显露关节。如果无法完成，可行一个单独的切口打开 DIP 关节，伤口本身可以作为一个入口，允许灌洗引流，使用小规格血管导管是一个有用的技巧，通过小伤口冲洗小关节（图 88-1）。情况允许时，也可以使用中轴切口更好地保护末端肌腱，在侧副韧带与伸肌终腱之间深层解剖打开关节囊，这种方法也有利于处理伴随的屈肌腱鞘感染。

2. 特别考虑

独特的 DIP 关节感染导致末端伸肌腱变薄，如果伸肌终腱在初始手术时无法避开而受损，一个有用的提示是通过伸肌机制将其与真皮进行 1~2 针缝合，同时保持其余的伤口开放。随着感染的解决，这至少有机会修复肌腱并进行 DIP 关节夹板固定。晚期槌状畸形的发展可以通过感染清除后的二次重建或关节融合来挽救。

（二）脓毒性近位指间关节

1. 外科入路

近位指间关节可以通过背侧入路或侧中轴入路进入，在背侧入路中，于中央腱两侧的一边显露关节囊，并小心处理伸肌装置。当使用侧中轴

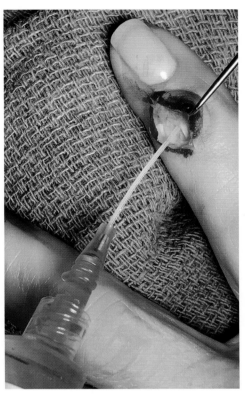

▲ 图 88-1 临床照片显示了远位指间关节的背外侧入路，使用血管导管协助冲洗关节

切口时，牵开横向的支持韧带后，在掌板和侧副韧带之间打开关节[17]，再一次使用血管导管灌洗关节，这种方法是很有帮助的，出口也很小。

2. 特别考虑

当伸肌装置因感染或直接受到创伤而退化时，会导致手指呈纽扣状畸形，当出现背侧创伤性伤口时，可遇到部分或完全的中央腱损伤。虽然这增加了整体情况的复杂性，但首先需注意的是化脓性 PIP 关节的解决方案。如果中央腱损伤滑脱，采用侧腱束向背侧中央的真皮下缝合，其余伤口可开放及引流，并且 PIP 关节夹板伸直位固定。在关节感染可以清除和关节软骨可以保持的情况下，纽扣状畸形晚期重建也是一种选择。然而，如果关节表面受损且叠加伸肌装置不足，关节融合术是更优的选择。

（三）脓毒性掌指关节

1. 外科入路

掌指（metacarpophalangeal，MCP）关节通过

背侧入路显露，更深的关节囊切开术可以通过伸肌腱帽的纵向切口或矢状带的近端部分进入，这两种方法都需要仔细处理矢状带，以避免肌腱半脱位，手法牵引关节有助于观察关节面的破坏程度和清除任何其他保留的异物或碎片，然后进行标准化的灌洗和清创。

2. 特别考虑

脓毒性 MCP 关节值得特殊提及的一个原因是这种伤害经常被医疗保健医师忽视。当 MCP 关节紧密屈曲时，将导致其上方皮肤和伸肌腱充分伸展，在这种情况下与另一个人的嘴接触时，就会容易造成咬伤（图 88-2）。呈现的伤口有时可能看起来是良性的，这导致临床治疗医生将损伤视为轻微的；如果灌洗不足，伤口处理不佳，就会导致脓毒性 MCP 关节[18, 19]，延迟处理情况恶化可导致可怕的截肢后果。需净化手术室环境[20, 21]，如果能获得满意的清创，在初次手术清洗时可修复伴发的伸肌装置的裂伤[22, 23]，然而在大多数情况下，肌腱损伤在稍后阶段处理能得到更好的结果。

（四）脓性腕关节

外科入路

在治疗脓毒性腕关节时，均提倡关节镜和开放手术治疗[7, 24]。虽然这两种方法都是可以接受的，但关节镜手术已经被证明可以减少住院时间和手术次数[15, 24, 25]。如果采用关节镜方法，则用小关节镜建立标准的 3～4 入路，冲洗液通过关节镜进入，并通过 6R 或 6U 入口流出（图 88-3）。流出口也可根据需要用于器械入路和滑膜切除术[26]，一旦灌洗完成，其就会被打开，或者可以留下来专门作为引流口。

如果关节镜设备无法使用，或者一个人选择进行开放的关节切开术，背侧切口只需尺侧到 Lister 结节，在第三和第四伸肌腱鞘之间沿切口解剖至关节囊[7]。一旦开始冲洗和清创，重要的是屈、伸手腕，以达到关节所有的凹槽，伤口可以开放或者需保留引流口外，余处进行松散的缝合。

五、术后护理

（一）外科伤口管理

脓毒性关节一旦进行了充分的手术冲洗和清创，手术伤口通常是开放的，可根据情况选择后续专门的处理选择，包括敷料包扎、引流或使用纱布芯（烟卷式引流）。如果计划第二次清洗，除非有明显的肌腱损伤，可以考虑延迟关闭，建议关节早期活动。

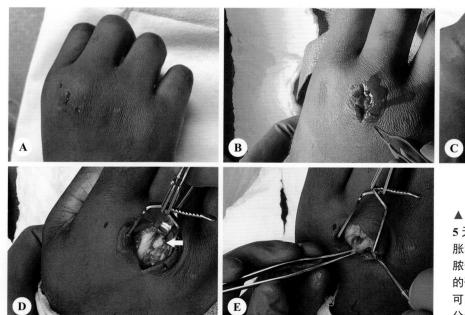

▲ 图 88-2　A. 患者在打架咬伤后第 5 天的临床照片，掌指关节疼痛和肿胀增加；B. 切开皮肤后，观察到大量脓性引流；C. 在伤口中可见关节软骨的碎片；D. 发现伤口与掌指关节相通，可见掌骨头关节软骨（白箭）；E. 部分伸肌腱损伤

果，所以抗生素治疗的升级是必要的，社区获得性耐甲氧西林金黄色葡萄球菌感染的患病率增加，初步需要经验性使用广谱抗生素[2, 3]，建议使用万古霉素和哌拉西林 / 他唑巴坦静脉经验性治疗[27]。除万古霉素外，其他选择可以是头孢曲松或氨苄西林 – 舒巴坦[14]，万古霉素的替代品有克林霉素、甲氧苄啶 – 磺胺甲噁唑或达普霉素[2, 3]，这些一线经验性抗生素可以适应更具体的靶向方案，针对一旦被培养和革兰染色确定的生物体。

抗生素治疗小关节感染的持续时间也在演变，结合适当的外科治疗，可考虑较短疗程的静脉和口服抗生素治疗[4, 5]。目前建议注射治疗 1 周或以下，辅以口服治疗 1～3 周[4, 5]。上述建议可能需要视具体情况而定，包括感染的时间和严重程度、患者因素和临床情况，必要时需对以上建议进行一定修改。

六、脓毒性关节后遗症

及时的手术干预和适当的抗生素治疗可以期待取得良好的结果[7, 12, 15, 20]，即使成功及时地根除脓毒性关节，但关节僵硬后遗症也并不罕见[28]，延迟的诊断或临床表现预示着一个更不祥的预后，导致关节退变、肌腱损伤和骨髓炎。

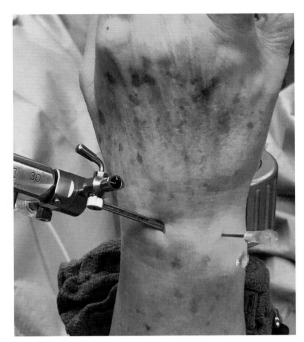

▲ 图 88-3　手部标准的腕关节镜设置的临床照片
注意：6R 是用针头定位的，可以用更大口径的套管代替液体出口

（二）抗生素疗法

在这个抗生素对细菌耐药性增加的时代，精心挑选合适的抗菌药物方案就显得尤为重要。当处理一个脓毒性关节，由于新出现的病原体耐药性，考虑到治疗不足、延迟治疗会产生严重的后

参考文献

[1] Josefsson E, Tarkowski A. Staphylococcus aureus-induced inflammation and bone destruction in experimental models of septic arthritis. J Periodontal Res. 1999; 34(7):387–392

[2] Harrison B, Ben-Amotz O, Sammer DM. Methicillin-resistant Staphylococcus aureus infection in the hand. Plast Reconstr Surg. 2015; 135(3):826–830

[3] Tosti R, Samuelsen BT, Bender S, et al. Emerging multidrug resistance of methicillin-resistant Staphylococcus aureus in hand infections. J Bone Joint Surg Am. 2014; 96(18):1535–1540

[4] Kowalski TJ, Thompson LA, Gundrum JD. Antimicrobial management of septic arthritis of the hand and wrist. Infection. 2014; 42(2):379–384

[5] Meier R, Wirth T, Hahn F, Vögelin E, Sendi P. Pyogenic arthritis of the fingers and the wrist: can we shorten antimicrobial treatment duration? Open Forum Infect Dis. 2017; 4(2):ofx058

[6] Rangarathnam CS, Linscheid RL. Infected mucous cyst of the finger. J Hand Surg Am. 1984; 9(2):245–247

[7] Rashkoff ES, Burkhalter WE, Mann RJ. Septic arthritis of the wrist. J Bone Joint Surg Am. 1983; 65(6):824–828

[8] Umberhandt R, Isaacs J. Diagnostic considerations for monoarticular arthritis of the hand and wrist. J Hand Surg Am. 2012; 37(7):1480–1485

[9] Boustred AM, Singer M, Hudson DA, Bolitho GE. Septic arthritis of the metacarpophalangeal and interphalangeal joints of the hand. Ann Plast Surg. 1999; 42(6):623–628, discussion 628–629

[10] Skeete K, Hess EP, Clark T, Moran S, Kakar S, Rizzo M. Epidemiology of suspected wrist joint infection versus inflammation. J Hand Surg Am. 2011; 36(3):469–474

[11] Mehta P, Schnall SB, Zalavras CG. Septic arthritis of the shoulder,

elbow, and wrist. Clin Orthop Relat Res. 2006; 451(451):42–45

[12] Yap RT, Tay SC. Wrist septic arthritis: an 11 year review. Hand Surg. 2015; 20(3):391–395

[13] Kang G, Leow MQH, Tay SC. Wrist inflammation: a retrospective comparison between septic and non-septic arthritis. J Hand Surg Eur Vol. 2017; 1: 1753193417738166

[14] Jennings JD, Ilyas AM. Septic arthritis of the wrist. J Am Acad Orthop Surg. 2018; 26(4):109–115

[15] Sammer DM, Shin AY. Comparison of arthroscopic and open treatment of septic arthritis of the wrist. J Bone Joint Surg Am. 2009; 91(6):1387–1393

[16] Schulz BM, Watling JP, Vosseller JT, Strauch RJ. Markedly elevated intraarticular white cell count caused by gout alone. Orthopedics. 2014; 37(8):e739–e742

[17] Abrams RA, Botte MJ. Hand infections: treatment recommendations for specific types. J Am Acad Orthop Surg. 1996; 4(4):219–230

[18] Gonzalez MH, Papierski P, Hall RF, Jr. Osteomyelitis of the hand after a human bite. J Hand Surg Am. 1993; 18(3):520–522

[19] Shoji K, Cavanaugh Z, Rodner CM. Acute fight bite. J Hand Surg Am. 2013; 38(8):1612–1614

[20] Mennen U, Howells CJ. Human fight-bite injuries of the hand. A study of 100 cases within 18 months. J Hand Surg [Br]. 1991; 16(4):431–435

[21] Kelly IP, Cunney RJ, Smyth EG, Colville J. The management of human bite injuries of the hand. Injury. 1996; 27(7):481–484

[22] Nygaard M, Dahlin LB. Dog bite injuries to the hand. J Plast Surg Hand Surg. 2011; 45(2):96–101

[23] Briden AJ, Povlsen B. Primary repair of a flexor tendon after a human bite. Scand J Plast Reconstr Surg Hand Surg. 2004; 38(1):62–63

[24] Sammer DM, Shin AY. Arthroscopic management of septic arthritis of the wrist. Hand Clin. 2011; 27(3):331–334

[25] Hariri A, Lebailly F, Zemirline A, Hendriks S, Facca S, Liverneaux P. Contribution of arthroscopy in case of septic appearance arthritis of the wrist: a nine cases series. Chir Main. 2013; 32(4):240–244

[26] Sammer DM, Shin AY. Comparison of arthroscopic and open treatment of septic arthritis of the wrist. Surgical technique. J Bone Joint Surg Am. 2010; 92 Suppl 1 Pt 1:107–113

[27] Osterman M, Draeger R, Stern P. Acute hand infections. J Hand Surg Am. 2014; 39(8):1628–1635, quiz 1635

[28] Wittels NP, Donley JM, Burkhalter WE. A functional treatment method for interphalangeal pyogenic arthritis. J Hand Surg Am. 1984; 9(6):894–898

索 引
Index

"跳跃人" Z 字成形术 ·················· 409

数字

1 区 ································· 013
2 区 ································· 018
3 区 ································· 022
4 区 ································· 022
5 区 ································· 022

A

A₁ 滑车 ····························· 074

B

白细胞计数 ························· 470
扳机指 ····························· 074
扳机指松解 ························· 074
半钩骨成形术 ······················ 191
保护下活动 ························· 336
背侧桡腕韧带 ················ 319, 364
背侧嵌合体不稳定 ·················· 362
背侧入路 ···················· 235, 281
背侧腕间韧带 ················ 319, 364
Bennet 骨折 ······················ 196
闭合复位经皮穿针 ·················· 173
臂丛损伤 ·························· 116
臂内侧皮神经 ······················ 153
剥脱性骨软骨炎 ···················· 093
搏斗咬伤 ·························· 002

C

侧副韧带 ···················· 336, 340
尺侧副韧带 ············ 155, 346, 353, 448
尺侧副韧带撕裂 ···················· 346
尺侧腕屈肌 ············· 046, 117, 230

尺侧腕伸肌 ············· 085, 092, 324, 448
尺骨半切关节成形术 ············ 323, 326
尺骨头 ···························· 330
尺骨远端切除 ······················ 330
尺骨撞击综合征 ···················· 323
尺桡骨融合 ························· 414
尺桡关节远端 ······················ 330
尺神经 ················· 148, 152, 156
尺神经减压 ························· 148
尺神经前置术 ······················ 148
尺神经嵌压 ························· 140
初期神经修复 ······················ 102
穿支皮瓣 ·························· 414
创面覆盖 ·························· 376
创面管理 ·························· 381
创伤后关节炎 ················ 308, 330
槌状指 ···························· 168
CMC 关节炎 ························ 303

D

大多角骨切除术 ················ 298, 303
大多角骨掌骨关节炎 ················· 434
大鱼际皮瓣 ························· 400
带血管蒂股骨内侧髁 ················· 265
带血管蒂骨移植 ···················· 265
单髁骨折 ·························· 184
De Quervain 腱鞘炎 ············ 079, 090
低位尺神经麻痹 ···················· 054
低位正中神经麻痹 ·················· 042
第一掌骨基底 ······················ 214
蒂部移植 ·························· 400
DIP 关节炎 ························ 292
DIPJ 融合 ························· 292

动态加压板·······················201, 310

动态外固定·······················191

DRUJ 不稳定·····················330

对掌成形术·······················042

F

反作用力吊带·····················093

风筝样皮瓣·······················405

复发性腕管综合征·················414

复杂区域疼痛综合征···············280

富血小板血浆·····················337

G

干骺端延伸性骨折·················242

功能重建·························028

肱桡肌···························037

股骨内侧髁骨瓣···················265

骨 – 软骨股骨内侧滑车············267

骨关节炎·························330

骨间后神经·····················093, 160

骨间膜···························038

骨间前神经···············068, 132, 142, 160

骨块间螺钉·······················214

骨皮瓣···························414

骨性槌状指·······················188

骨折块特异性内固定···············235

关节不稳·························336

关节对应不良·····················336

关节固定术·······················292

关节镜清创·······················437

关节镜下 Bennet 骨折治疗··········434

关节炎···························298

硅胶棒···························028

过度使用损伤·····················089

Guyon 管·························140

H

Henry 入路·······················230

Herbert 螺钉·····················218

红细胞沉降率·····················470

滑雪者拇指·······················353

化脓性腱鞘炎·····················465

获得性耐甲氧西林金黄色葡萄球菌·········456

J

肌电图 / 神经传导速度···········055, 093

肌腱不稳定·······················085

肌腱断裂·······················060, 065

肌腱起点清理·····················097

肌腱损伤·························022

肌腱填塞·························298

肌腱修复·························018

肌腱移植·················028, 367, 371

肌腱转位···········035, 042, 054, 060, 068

基底关节·························298

畸形排列·························277

畸形愈合·············254, 260, 277, 281

急性尺侧副韧带撕裂···············346

甲沟炎···························456

假爪畸形·························260

剪切骨折·························184

腱鞘炎···························085

腱鞘重建·························085

交叉综合征·······················089

截骨术···························254, 277

截骨矫正术·······················260, 281

筋膜皮瓣·························414

近端缺血性坏死···················265

近端腕骨切除术···················309

近节指骨·························405

近排腕骨背伸不稳定···············265, 269

近排腕骨切除·····················314

近位指间·····002, 010, 020, 030, 054, 075, 336, 401, 469

近位指间关节·····················184, 191

经桡侧腕屈肌入路·················230

经皮穿针·························196

局部皮瓣·························409

聚羟基乙酸导管···················112

聚乙醇酸·························103

K

开放减压·························152

开放性腕管松解术·················124

克氏针···················173, 196, 214

Kienbock 病·····275, 314

控制日常活动·····093

跨越板·····242

L

类风湿关节炎·····068

连续锁边水平褥式缝合·····009

邻指翻转皮瓣·····393

猎场看守者拇指·····353

邻指皮瓣·····393

M

慢性腕部疼痛·····160

Mannerfelt 损伤·····068

末节指骨·····188

末节指骨骨折·····168

Moberg 皮瓣·····388

拇长屈肌·····043, 068, 132

拇长屈肌腱断裂·····068

拇长伸肌·····036, 060, 243, 309, 438

拇长展肌·····038, 079, 089

拇短屈肌·····043

拇短伸肌·····079, 089, 162

拇短展肌·····043

拇对掌肌·····043

拇收肌·····140

拇指尺侧副韧带不稳·····353

拇指尺侧副韧带修复·····346

拇指尺侧副韧带重建·····353

拇指对掌·····042

拇指基底关节炎·····303, 434

拇指基底疼痛·····303

拇指 UCL 不稳定·····353

拇指腕掌关节·····298

拇指掌指关节·····346, 353

N

耐甲氧西林金黄色葡萄球菌·····461

桡侧副韧带·····346

桡侧副韧带撕裂·····346

桡侧副韧带修复·····346

桡侧感觉神经·····079

桡侧屈腕肌·····367

桡侧腕长伸肌·····035, 037, 057, 092

桡侧腕短伸肌·····036, 092

桡侧腕屈肌·····036, 230, 303, 416

桡尺汇聚·····330

桡尺远侧关节·····324, 330, 371

桡骨茎突骨折伴舟月·····239

桡骨远端·····230

桡骨远端骨折·····060, 068, 225, 235, 242, 249, 277, 281

桡管综合征·····093

桡神经麻痹·····035

桡神经损伤·····035

内部牵张板·····242

内肌阴性征·····054

内镜松解·····148

内镜下腕管松解术·····128

内镜下肘管松解术·····148

内上髁·····097

脓毒性手指关节·····469

脓毒性腕关节·····469

脓性指头炎·····461

P

皮肤缺损·····376

皮肤替换·····376

PIP 关节·····336

Q

前臂桡侧皮瓣·····414

前臂桡骨皮瓣·····414

前臂内侧皮神经·····153

前置转位·····152

浅屈肌·····337

浅屈肌腱·····056

桥接板·····242

切开复位内固定·····173, 209

切开引流·····461

轻微移位骨折·····218

屈肌腱·····028

屈肌腱鞘感染·····465

屈肌腱鞘炎·····465

屈肌腱损伤·····013, 018

屈肌腱狭窄性腱鞘炎·······················074
屈肌腱修复·························013, 022
屈肌旋前肌群·····························097
屈肘功能复位·····························116
全厚皮片移植·····························381
全腕关节固定术·························308
全腕关节融合·····························308
拳击手骨折·······························196

R

桡尺远侧关节·················065, 225, 371
韧带重建肌腱填塞·················298, 303
Rolando 骨折·····························196

S

三角钩·····································320
三角纤维软骨复合体···········085, 323, 330,
371, 437, 443, 448
伸肌腱·························002, 008, 188
伸肌鞘管·································079
神经导管·································102
神经连接物·······························102
神经缺损·································112
神经松解·································156
神经损伤·································112
神经外膜·································108
神经修复·································112
神经移位·································116
神经重建·································102
矢状束·····································002
示指固有伸肌···········002, 043, 060, 065
视觉模拟量表···························332
手部骨折·································179
手外伤·····································381
手腕肌腱炎·······························089
手掌·······································393
手指·······································340
手指关节炎·······························292
手指融合·································292
双髁骨折·································184
双束移位·································116
撕脱骨折·································188

四瓣 Z 字成形术·························409
四角融合·································318
SL 修复·····································358
SL 增宽·····································358
髓内固定·································209
髓内无头螺钉固定·····················210
损伤分区·································002

T

特殊处理的异体神经···················102
头短截骨·································275
退变性肌腱病···························097
脱细胞同种异体神经移植物···········110

V

V–Y 推进皮瓣·····················385, 388

W

瓦勒变性·································108
Wafer 手术·······························323
外尺侧副韧带···························093
外固定·····································249
外上髁清理·······························092
外上髁炎·································092
顽固性网球肘···························092
腕侧腕长伸肌···························250
腕长伸肌·································243
腕尺侧疼痛·······························085
腕短伸肌·································243
腕骨间·····································443
腕关节不稳·······························358
腕关节镜·······················434, 437, 443
腕关节炎·····························314, 318
腕管松解·································128
腕管综合征·······················124, 134
腕横韧带·································144
腕间关节固定···························318
腕去神经支配···························160
腕塌陷·····································265
腕掌·····················250, 298, 434
网球肘带·································093
无血管蒂结构骨移植···················269

五瓣 Z 字成形术·····409

X

膝降动脉·····265
胶原导管·····112
小关节镜·····434
小针刀掌腱膜切断术·····422
小指短屈肌·····140
小指对掌肌·····140
小指固有伸肌腱·····061
小指伸肌·····003, 011
小指展肌·····045
旋前方肌·····132, 161
旋前圆肌·····036
旋前圆肌综合征·····132
旋转不良·····260

Y

炎症性关节炎·····308
异体移植·····108
原位减压·····152
远位指间·····010, 020, 032, 054, 336, 469
远位指间关节·····188, 194, 292
远位指间关节固定术·····292
远位指间关节炎·····292
月骨切除·····275
月三角·····320, 324, 444
月三角骨间韧带·····437
月三角韧带·····437，443

Z

Z 字成形术·····409
掌板·····191
掌板成形术·····191
掌背动脉·····405
掌侧嵌合体不稳定·····324
掌侧入路·····230, 277
掌侧推进皮瓣·····388
掌侧斜行指尖截指·····400
掌长肌·····029, 230
掌骨·····260
掌骨骨折·····196, 201, 209

掌骨骨折切开复位内固定·····201
掌腱膜部分切除术·····426
掌腱膜挛缩·····426
掌腱膜挛缩症·····422
掌腱膜切除术·····426
掌指·····010, 020, 035, 054, 069, 074, 210, 301, 304, 340, 402, 471
诊断性关节镜·····437
正中神经嵌压·····132
正中神经痛·····414
正中神经受压·····124
正中神经掌皮支·····132
脂肪筋膜皮瓣·····414
直接吻合·····102
指端粉碎骨折·····168
指骨·····173, 254
指骨覆盖·····393
指骨骨折·····173, 179
指尖截指·····385
指间·····035, 068
指浅屈肌·····020, 132
指浅屈肌腱·····025, 028, 043, 069
指浅屈肌转位·····068
指深屈肌·····020, 132
指深屈肌腱·····025, 028, 045
指总伸肌·····002, 011, 061, 065, 094
中厚皮片移植·····376
中央腱·····002
舟骨·····218
舟骨 – 大多角骨 – 小多角骨·····068
舟骨 – 小多角骨·····299
舟骨不连·····265
舟骨不连晚期塌陷·····160, 269
舟骨不愈合性进行性塌陷·····314
舟骨骨折不愈合·····269
舟骨切除·····318
舟骨腰部骨折不愈合·····265
舟骨月骨复位并联合·····365
舟月骨·····363
舟月骨间韧带·····358, 437
舟月骨进行性塌陷·····160, 314, 367

舟月关节囊缝合术·······················362

舟月关节囊固定术·······················362

舟月韧带·····················367, 437, 443

舟月韧带断裂···························358

舟月韧带修复···························358

轴型皮瓣·····························405

肘部神经压迫··························156

肘管······························156

肘管松解···························148

肘管综合征·······················148, 152

爪形手·····························054

自体神经···························102

自体移植···························108

自行车麻痹·························140

总活动度···························174

纵向瘢痕···························409